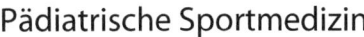

Pädiatrische Sportmedizin

Ingo Menrath · Christine Graf · Urs Granacher · Susi Kriemler
(Hrsg.)

Pädiatrische Sportmedizin

Kompendium für Kinder- und Jugendärzte, Hausärzte und Sportärzte

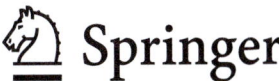

Hrsg.
Ingo Menrath
Klinik für Kinder- und Jugendmedizin
Universitätsklinikum Schleswig-Holstein
Lübeck, Deutschland

Christine Graf
Institut für Bewegungs- und
Neurowissenschaft
Deutsche Sporthochschule Köln
Köln, Nordrhein-Westfalen, Deutschland

Urs Granacher
Professur für Trainings- und
Bewegungswissenschaft
Universität Potsdam
Potsdam, Brandenburg, Deutschland

Susi Kriemler
Institut für Epidemiologie, Biostatistik und
Prävention
Universität Zürich
Zürich, Schweiz

Gesellschaft für Pädiatrische Sportmedizin vermerken

„Aus Gründen der besseren Lesbarkeit verwenden wir in diesem Buch überwiegend das generische Maskulinum. Dies impliziert immer beide Formen, schließt also die weibliche Form mit ein"

ISBN 978-3-662-61587-4   ISBN 978-3-662-61588-1   (eBook)
https://doi.org/10.1007/978-3-662-61588-1

Die Deutsche Nationalbibliothek verzeichnet diese Publikation in der Deutschen Nationalbibliografie; detaillierte bibliografische Daten sind im Internet über ▶ http://dnb.d-nb.de abrufbar.

© Andrey Kiselev/stock.adobe.com
Umschlaggestaltung: deblik Berlin

Planung/Lektorat: Christine Lerche
Springer ist ein Imprint der eingetragenen Gesellschaft Springer-Verlag GmbH, DE und ist ein Teil von Springer Nature.
Die Anschrift der Gesellschaft ist: Heidelberger Platz 3, 14197 Berlin, Germany

Vorwort

Körperliche Aktivität und sportliches Training haben eine hohe Bedeutung für die Gesundheit und Leistungsfähigkeit von Kindern und Jugendlichen. Wenn Kinder und Jugendliche den Bewegungsempfehlungen der Weltgesundheitsorganisation (WHO) von 60 min körperlicher Aktivität pro Tag bei moderaten bis hohen Intensitäten folgen und dreimal pro Woche Krafttraining absolvieren, hat dies einen hohen präventiven Wert, wodurch das Risiko für körperliche und psychische Erkrankungen sinkt und das psychosoziale Wohlbefinden steigt.

Auch in der Kinder- und Jugendmedizin wächst der Stellenwert von Bewegung, Spiel und Sport. Wir freuen uns daher, mit dem Kompendium zur pädiatrischen Sportmedizin ein vielseitiges Buch verfasst zu haben, das neben theoretischen Grundlagen einen hohen Praxisbezug hat. Die Inhalte haben Relevanz für Kinder und Jugendliche im Breiten- wie auch im Leistungssport. Für den Praxisalltag finden sich vielseitige Themen wie zum Beispiel die Sporttauglichkeitsuntersuchung oder die Trainingsanpassung unter besonderen äußeren Bedingungen. Aber auch für Kinder und Jugendliche mit einer chronischen Erkrankung sind körperliche Aktivität und sportliches Training von besonderer Bedeutung. Daher widmet sich ein Kapitel spezifischen Aspekten im Zusammenhang mit Sport und entsprechenden Entitäten.

Wir danken den zahlreichen Autoren unterschiedlichster Fachdisziplinen für ihre Beiträge, die maßgeblich dazu beigetragen haben, dass dieses Kompendium so viele Aspekte verschiedenster Bereiche abdeckt. Besonders freut es uns, dass wir Autoren aus Deutschland, der Schweiz und Österreich gewinnen konnten. Auch die Zusammenarbeit mit der Gesellschaft für Pädiatrische Sportmedizin (GPS) und der Deutschen Gesellschaft für Sportmedizin und Prävention (DGSP) hat viel zu der erfolgreichen Gestaltung dieses Kompendiums beigetragen.

Wir sind überzeugt, dass das Kompendium einen Beitrag leisten kann, dass wichtige medizinische Aspekte zum Thema körperliche Aktivität und sportliches Training im Kindes- und Jugendalter verstärkt Berücksichtigung finden. Unser Ziel ist es, dass Kinder und Jugendliche mit und ohne körperliche oder psychische Erkrankungen regelmäßig körperlich aktiv sind und so ihre Gesundheit fördern, ohne sich gleichzeitig einem gesundheitlichen Risiko auszusetzen.

Ingo Menrath
Christine Graf
Urs Granacher
Susi Kriemler
Im Sommer 2021

Inhaltsverzeichnis

IV   Pädiatrische Fragen in der sportmedizinischen Praxis

V   Prävention und Gesundheitsförderung

VI Verletzungen und Notfälle

Herausgeber- und Autorenverzeichnis

Über die Herausgeber

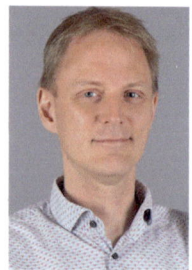

PD Dr. Ingo Menrath

Facharzt für Kinder- und Jugendmedizin, Pädiatrische Endokrinologie und Diabetologie. Oberarzt, Universitätsklinikum Schleswig-Holstein, Lübeck.

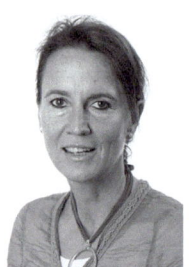

Prof. Dr. Dr. Christine Graf

Fachärztin für Allgemeinmedizin, Sport- und Ernährungsmedizin. Leiterin der Abteilung Bewegungs- und Gesundheitsförderung der Deutschen Sporthochschule Köln, Vizepräsidentin der Deutschen Gesellschaft für Sportmedizin und Prävention.

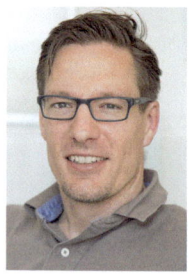

Prof. Dr. Urs Granacher

Leiter Professur für Trainings- und Bewegungswissenschaft, Universität Potsdam; Vorstandsmitglied der Gesellschaft für Kindersportmedizin (GPS).

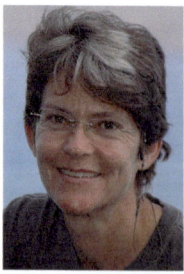

Prof. Dr. Susi Kriemler

Fachärztin für Pädiatrie und Sportmedizin, Wissenschaftlerin am Institut für Epidemiologie, Biostatistik und Prävention der Universität Zürich; Präsidentin der Gesellschaft für Kindersportmedizin (GPS).

Autorenverzeichnis

Prof. Dr. Dr. Michael Behringer Goethe-Universität Frankfurt, Institut für Sportwissenschaften, Arbeitsbereich Sportmedizin und Leistungsphysiologie,, Campus Ginnheim, Frankfurt am Main, Deutschland

Dr. Gallus Bischof Klinik für Psychiatrie und Psychotherapie, Universität zu Lübeck, Lübeck, Deutschland

Pia Brecht Abteilung für Kinderorthopädie und Kindertraumatologie, Helios Klinikum Emil von Behring, Berlin, Deutschland

Prof. Dr. Dirk Büsch Arbeitsbereich Sport und Training, Institut für Sportwissenschaft, Carl von Ossietzky Universität Oldenburg, Oldenburg, Deutschland

Prof. Dr. Anja Carlsohn Department Ökotrophologie, Hochschule für Angewandte Wissenschaften Hamburg, Hamburg, Deutschland

Dr. Michael Cassel Zentrum für Sportmedizin, Hochschulambulanz der Universität Potsdam, Universität Potsdam, Potsdam, Deutschland

Dr. Dennis Dreiskämper Institut für Sportwissenschaft, Universität Münster, Münster, Deutschland

Prof. Dr. Alexander Ferrauti Lehrstuhl für Trainingswissenschaft, Fakultät für Sportwssenschaft, Ruhr-Universität Bochum, Bochum, Deutschland

Dr. Holger Förster Praxis für Pädiatrie und Sportmedizin, Salzburg, Österreich

Thea Fühner Professur für Trainings- und Bewegungswissenschaft, Universität Potsdam, Potsdam, Deutschland

Dr. Judith Gebauer Med. Klinik 1, Abteilung für Endokrinologie, Diabetologie und Stoffwechselmedizin, Universitätsklinikum Schleswig-Holstein, Lübeck, Deutschland

Dr. Kathleen Golle Professur für Trainings- und Bewegungswissenschaft, Universität Potsdam, Potsdam, Deutschland

Prof. Dr. Dr. Christine Graf Institut für Bewegungs- und Neurowissenschaft, Köln, Deutschland

Prof. Dr. Urs Granacher Professur für Trainings- und Bewegungswissenschaft, Universität Potsdam, Potsdam, Deutschland

Jochen Gunkel Chefarzt Kinderabteilung, Klinikum Schleswig i.R., Schleswig, Deutschland

Dr. Miriam Götte Zentrum für Kinder- und Jugendmedizin, Universitätsklinikum Essen, Essen, Deutschland

Prof. Dr. Helge Hebestreit Universitäts-Kinderklinik Würzburg, Würzburg, Deutschland

Dipl.-Psych. Hannah Hoffmann Klinik für Psychiatrie und Psychotherapie, Universität zu Lübeck, Lübeck, Deutschland

Prof. em. Dr. Albrecht Hummel Falkensee, Deutschland

Prof. Dr. Christoph Härtel Klinik für Kinder- und Jugendmedizin, Universitätsklinikum Schleswig-Holstein, Lübeck, Deutschland

Dr. Sabine Kesting Technische Universität München, Fakultät für Sport- und Gesundheitswissenschaften, München, Deutschland

Dr. Daniel Klein Institut für Sportdidaktik und Schulsport, Institut für Outdoor Sport und Umweltforschung, Deutsche Sporthochschule Köln, Köln, Deutschland

Dr. Benjamin Koch Landesinstitut für Schule, Freie Hansestadt Bremen, Bremen, Deutschland

Dr. Benno Kretzschmar Klinik für Kinder- und Jugendmedizin, St. Georg Klinikum Eisenach, Eisenach, Deutschland

Prof. Dr. Susi Kriemler Institut für Epidemiologie, Biostatistik und Prävention, Universität Zürich, Zürich, Schweiz

Dr. Wolfgang Lawrenz Katholisches Klinikum Essen, St. Vincenz-Krankenhaus, Klinik für Kardiologie, Essen, Deutschland

Dr. Daniela Marx-Berger Ostschweizer Kinderspital St. Gallen, Sportmedizin und pädiatrische Nephrologie, OstschweizerKinderspital, St. Gallen, Schweiz

Prof. Dr. Frank Mayer Zentrum für Sportmedizin, Hochschulambulanz der Universität Potsdam, Universität Potsdam, Potsdam, Deutschland

PD Dr. Ingo Menrath Universitätsklinikum Schleswig–Holstein, Klinik für Kinder- und Jugendmedizin, Lübeck, Deutschland

Dr. Claudia Niessner Institut für Sport und Sportwissenschaften, Karlsruher Institut für Technologie, Karlsruhe, Deutschland

Dr. Jutta Noffz Institut für Sportwissenschaft, Christian-Albrechts-Universität zu Kiel, Deutschland

Dr. Birgit Palzkill Köln, Deutschland

PD Dr. Claudio Perret Schweizer Paraplegiker-Zentrum, Sportmedizin Nottwil, Nottwil, Schweiz

Dr. Thomas Radtke Institut für Epidemiologie, Biostatistik und Prävention, Universität Zürich, Zürich, Schweiz

Franziska Richter Klinik für Kinder- und Jugendmedizin, Universitätsklinikum Schleswig-Holstein, Lübeck, Deutschland

Teresa Rymarcewicz Professur für Trainings- und Bewegungswissenschaft, Universität Potsdam, Potsdam, Deutschland

Dr. Daniel Sahm Kinder- und Jugendrheumatologe, Deutsches Zentrum für Kinder- und Jugendrheumatologie Garmisch-Partenkirchen, Garmisch-Partenkirchen, Deutschland

Dr. Florian Schaub Universitätskinderspital Zürich und Schulthess Klinik, Zürich, Schweiz

Dr. Holger Schmitt Atosklinik, Deutsches Gelenkzentrum Heidelberg, Heidelberg, Deutschland

Peter Schober Graz, Österreich

Dr. Simone Schulze Kinder- und Jugendärztin, Eppingen, Deutschland

Dr. Simone von Sengbusch Universitätsklinikum Schleswig–Holstein, Klinik für Kinder- und Jugendmedizin, Lübeck, Deutschland

Christoph Skutschik Gothe-Universität Frankfurt, Institut für Sportwissenschaften, Arbeitsbereich Sportmedizin und Leistungsphysiologie, Campus Ginnheim, Frankfurt am Main, Deutschland

Dr. Tobias Stadtfeld Wormeldange, Luxembourg

Dr. Daniel Studer Abteilung für Orthopädie, Universitäts-Kinderspital beider Basel (UKBB), Universität Basel, Basel, Schweiz

Julia Tappendorf Institut für Gesundheitssport & Public Health, Universität Leipzig, Leipzig, Deutschland

Prof. Dr. Petra Wagner Institut für Gesundheitssport & Public Health, Universität Leipzig, Leipzig, Deutschland

Jun.-Prof. Dr. Thomas Wendeborn Institut für Sportpsychologie und Sportpädagogik, Universität Leipzig, Leipzig, Deutschland

Dr. Urs Wiget Uitikon Waldegg, Schweiz

Prof. Dr. Alexander Woll Institut für Sport und Sportwissenschaften, Karlsruher Institut für Technologie, Karlsruhe, Deutschland

Dr. Hagen Wulff Institut für Gesundheitssport & Public Health, Universität Leipzig, Leipzig, Deutschland

Einleitung

Inhaltsverzeichnis

Nutzen und Risiken von Bewegung und Sport im Kindes- und Jugendalter

Susi Kriemler, Jochen Gunkel und Helge Hebestreit

Inhaltsverzeichnis

© Springer-Verlag GmbH Deutschland, ein Teil von Springer Nature 2021
I. Menrath et al. (Hrsg.), *Pädiatrische Sportmedizin*,
https://doi.org/10.1007/978-3-662-61588-1_1

1

Es ist wohl heute unbestritten, dass Bewegung und Sport sich positiv auf verschiedenste Aspekte von Gesundheit und Entwicklung von Kindern und Jugendlichen auswirken (◘ Tab. 1.1), dennoch sind sie auch mit Risiken verbunden (◘ Tab. 1.2). Weitergehende Ausführungen werden in anderen Kapiteln beschrieben (s. Querverweise in den Tabellen).

1.1 Positive Auswirkungen von Bewegung, Sport und Training auf Körperfunktionen

Körperzusammensetzung Kinder und Jugendliche, die körperlich genügend aktiv sind und bleiben, haben weniger Körperfett als diejenigen, die körperlich inaktiv sind (Hills et al. 2011). Körperlich aktive Kinder und Jugendliche haben, insbesondere nach der Pubertät, mehr Muskelmasse und -kraft (Granacher et al. 2011), was sich ebenfalls positiv auf viele Gesundheitsparameter auswirkt (Behm et al. 2017; Hammami et al. 2016).

Längenwachstum und Pubertätsentwicklung Das Längenwachstum von Jungen und Mädchen auch bei intensivstem Sport ist entgegen der oft zitierten Meinung, dass intensives Training das Längenwachstum kompromittieren kann, nicht eingeschränkt. Dies betrifft sowohl das gesamte Längenwachstumspotenzial als auch die einzelnen Körpersegmente. Ebenfalls gibt es keinerlei Hinweise, dass die pubertäre Entwicklung, weder die Wachstumsgeschwindigkeit noch der Zeitpunkt und die Geschwindigkeit des pubertären Wachstumsschubs, verzögert ist (Malina et al. 2013). Nicht ganz ausgeschlossen ist, dass jedoch intensives Training zu Veränderungen des endokrinen Systems führen kann.

Symmetrie Bei einseitigem Training können sich die Körperstrukturen, insbesondere Muskulatur und Knochen, asymmetrisch anpassen und hypertrophieren. Studien an intensiv trainierenden Kindern und Jugendlichen in Schlagsportarten zeigen, dass sich die skelettalen Strukturen an die intensive Beanspruchung anpassen, die Muskulatur hypertrophiert, der Knochen dichter wird und mit endostalem sowie periostalem (je nach Pubertätsstadium) Wachstum reagiert (Warden et al. 2014).

▪ **Sehnen, Knorpel, Knochen**

Sehnen Eine regelmäßige mechanische Beanspruchung von Sehnen und Muskel-Sehnen-Einheiten führt zu einer Zunahme des Durchmessers der Sehnen relativ zu funktionellen und morphologischen Anpassungen des Muskels, die gleichzeitig zu einer erhöhten Steifigkeit und damit Stabilität der Sehnen führen (Couppe et al. 2008; Kjaer et al. 2009; Mersmann et al. 2017).

Knochen 43 % der maximalen Knochenmasse („peak bone mass") wird während ca. 5 Jahren um die maximale Wachstumsgeschwindigkeit zur Mitte der Pubertät erworben. Körperlich aktive Kinder und Jugendliche zeigen höhere Knochendichten als ihre inaktiven Kollegen. Dabei scheinen Belastungsformen des Knochens, welche Stöße („impact loading") induzieren (springen, hüpfen, joggen), den Knochen biegen („bending": Krafttraining) oder ziehen („torque": Klettern), einen optimalen Stimulus zu setzen (Hart et al. 2017).

Knorpel Knorpel scheint wenig zu reagieren auf erhöhte mechanische Beanspruchung. Dies entspricht auch seiner Unfähigkeit, nach einer Verletzung zu regenerieren. Knorpel scheint sich deshalb zu unterscheiden von anderen muskuloskelettalen Geweben, da er nicht mit einem Zuwachs von Gewebe auf mechanischen Stress reagieren kann (Eckstein et al. 2006).

◻ Tab. 1.1 Nachgewiesene und diskutierte Effekte von Bewegung und Sport im Kindes- und Jugendalter

	Auswirkung	Effekt von Bewegung, Sport und Training	Referenzen, Kapitel
Leistungsfähigkeit	Ausdauer	↑	2, 3, 7
	Kraft	↑	2, 3, 6
	Schnelligkeit	↑	2, 3, 6
	Koordination	↑	2, 3, 8
Anpassung des Körpers	Körperzusammensetzung	Fettanteil ↓, Muskelmasse v.a. nach der Pubertät ↑	2 (Hills et al. 2011)
	Längenwachstum, Pubertät	Kein Effekt	3 (Malina et al. 2013)
	Symmetrie	Hypertrophe Muskel- und Skelettanpassung an der belasteten Seite	(Warden et al. 2014)
	Herzfunktion	Volumen linker Ventrikel ↑, Schlagvolumen ↑, Ruhe-Herzfrequenz ↓, max. Herzfrequenz→	(Bjerring et al. 2019)
	Lungenfunktion	Vitalkapazität und Einsekundenkapazität→bis↑, max. Ventilation ↑	(Bovard et al. 2018; Nourry et al. 2005)
	Sehnen Knorpel Knochen	Querschnitt ↑ Keine Anpassung Querschnitt & Dichte ↑	4.2 (Mersmann et al. 2017)
Psyche und Verhalten	Selbstvertrauen	↑	4.2 (Rodriguez-Ayllon et al. 2019)
	Stimmung	↑	4.2 (Biddle und Asare 2011)
	Sozialverhalten	↑	(Carson et al. 2016; Poitras et al. 2016)
Kognition	Gedächtnis, Aufmerksamkeit, schulische Leistungen	↑ bis→	4.2 (Hillman et al. 2011)
Verhinderung von Krankheiten	Zukünftiges Bewegungs- und Sportverhalten	→bis ↑	(Rauner et al. 2015; Telama 2009; Telama et al. 2014)
	Herz-Kreislauf-Risikofaktoren (Bluthochdruck, Blutfette, -zucker)	↓	4.2 (Andersen et al. 2011)
	Osteoporoserisiko	↓	4.2 (Warden et al. 2014)
	Infektionen	↓ bis ↑ je nach Intensität und Risiko	15 (Walsh 2018)

1

◻ Tab. 1.2 Potenzielle Risiken von Bewegung und Sport im Kindes- und Jugendalter

	Beispiele	Referenzen, Kapitel
Akute Verletzungen	Muskelverletzungen, Zerrungen, Bandruptur, Knochenbrüche	23 (C. Emery und Tyreman 2009; C. A. Emery 2003)
Überlastungsschäden	Apophysitiden, Tendinititiden, Stressfrakturen	26 (DiFiori et al. 2014)
Plötzlicher Tod	Bei Myokarditis oder kardialen Anomalien	4.4 (Chandra et al. 2013; Corrado 2005)
Eisenmangel	Anämie, Leistungseinbusse	4.4 (Clenin et al. 2015)
Pubertäre Reifung	Primäre oder sekundäre Amenorrhoe	2.3 (Malina et al. 2013)
Essstörung, Energiedefizit	Multiple psychische und physische Störungen	4.4 (Joy et al. 2016)
Amenorrhoe	Primäre oder sekundäre Amenorrhoe	4.4 (Ackerman und Misra 2011)
Kälte-/Hitzeschäden	Unterkühlung, Sonnenstich, Hitzeerschöpfung, Hitzschlag	10.3 (Council on Sports 2011)
Doping	Anabolika, Sexhormone	4.4, 17 (Dandoy und Gereige 2012)
Übertraining/Burnout	Herzfrequenz in Ruhe, Schlafstörungen, Kopfschmerzen, Übelkeit, vermehrte Verletzungs- und Infektanfälligkeit Stimmungsschwankungen, fehlende Trainings- und Wettkampfmotivation	4.4 (Sabato et al. 2016; Winsley und Matos 2011)
Gewalt im Sport	Doping, sexueller Missbrauch, emotionale Gewalt, Diskrimination	4.4, 17, 18 (Mountjoy et al. 2015)

Herzfunktion Trainierte Erwachsene weisen verschiedene strukturelle und funktionelle Anpassungen des Herzens und kardiovaskulären Systems auf, die unter dem Begriff „Sportherz" subsummiert werden. Es finden sich ein vergrößerter linker Ventrikel, eine Sinusbradykardie, EKG-Veränderungen im Sinne einer linksventrikulären Hypertrophie, verschiedene AV-Blockbilder und ST-T Wellenveränderungen, die normalen Anpassungen auf das Training entsprechen und nichts mit einer Herzerkrankung zu tun haben. Training vor und während der Pubertät scheint initial das Myokardvolumen des linken Ventrikels im Sinne einer konzentrischen Anpassung und sekundär das endsystolische und enddiastolische Volumen im Sinne einer exzen-trischen Anpassung zu vergrößern (Bjerring et al. 2018, 2019). Die maximale Herzfrequenz ändert sich durch Training nicht, aber sowohl der Ruhepuls als auch die submaximale Herzfrequenz werden niedriger. In Ruhe sind die Herzfrequenzen von präadoleszenten Rennradfahrern und Schwimmern um zirka 10 Schläge geringer als bei Nichtsportlern (Rowland 2008).

Lungenfunktion Ausdauertrainierte jugendliche Sportler zeigen oft erhöhte Lungenvolumina und -flüsse gegenüber Gleichaltrigen, und einzelne Studien zeigen eine Anpassung der Lungenvolumen und -flüsse an ein sportliches Training (Nourry et al. 2005). Unklar bleibt, ob es sich um klare Trainingseffekte oder eher um eine genetische Selektion von

Jugendlichen mit größeren Lungenvolumina und einer besseren Funktion in Sportarten wie zum Beispiel schwimmen handelt, in denen sich diese positiv auf die Leistungsfähigkeit auswirken (Bovard et al. 2018).

■ **Psyche und mentale Gesundheit**

Selbstvertrauen reflektiert das Maß, wie stark sich ein Kind wertschätzt, und gilt als ein wichtiger Indikator von psychischer Gesundheit und Wohlgefühl. Körperliche Aktivität kann zu einem verbesserten Selbstvertrauen führen, vor allem in der Adoleszenz (Ekeland et al. 2005). Da das globale Selbstvertrauen neben der körperlichen Aktivität durch enorm viele Faktoren des täglichen Lebens beeinflusst werden kann, sind Effekte durch Bewegung und Sport schwierig zu messen. Beobachtungsstudien zeigen, dass eine Erhöhung der körperlichen Aktivität und eine Reduktion von Inaktivität die mentale Gesundheit von Kindern und Adoleszenten verbessern können (Rodriguez-Ayllon et al. 2019).

Stimmung Interventionsstudien zeigen einen Benefit von körperlicher Aktivität auf die Stimmung bzw. Bekämpfung der Depression. Die Datenlage ist nicht sehr aussagekräftig und viele Aussagen beruhen auf Beobachtungsstudien (Biddle und Asare 2011; Rodriguez-Ayllon et al. 2019).

Sozialverhalten Sozial kompetente Kinder haben mehr Chancen im Leben, eine bessere Ausbildung oder einen besseren Job zu bekommen, sie sind mental gesünder und das Risiko für kriminelle Handlungen oder Drogenkonsum ist reduziert. Immer mehr Studien berichten, dass körperliche Aktivität ein wichtiger positiver, Inaktivität und insbesondere der Medienkonsum in früher Kindheit relevante negative Prädiktoren für eine gesunde Entwicklung und auch für die Sozialkompetenz sind (Carson et al. 2016; Hinkley et al. 2014; Poitras et al. 2016).

Akademische (schulische) Leistung Unter kontrollierten Laborbedingungen hat körperliche Aktivität einen positiven Einfluss auf kognitive Fähigkeiten (Hillman et al. 2011). Noch unklar bleibt der Transfer in die schulische Umgebung. Jedoch gilt: Mehr Bewegung und mehr Sportunterricht, auch wenn dieser durch eine Reduktion von akademischen Stunden kompensiert wird, wirken sich aber in keiner Weise negativ auf die akademischen Leistungen aus (Donnelly et al. 2016).

1.2 Potenziell negative Auswirkungen von Bewegung, Sport und Training auf Körperfunktionen

Während heutzutage die körperliche Inaktivität bei vielen Kindern und Jugendlichen mehr und mehr zunimmt, gibt es eine Gruppe von (Hoch-)Leistungssportlern, die den Gegenpol dazu bilden und immer früher und intensiver zu trainieren beginnt. Ein hohes Maß von insbesondere intensiver körperlicher Aktivität und Sport ist mit gesundheitlichen Risiken verknüpft und kann die Gesundheit auch langfristig negativ beeinflussen. Diese potenziell negativen Auswirkungen werden wie in weiteren Kapiteln beschrieben und diskutiert (s. Querverweise).

Plötzlicher Herztod Glücklicherweise ist die Inzidenz eines plötzlichen Herztods bei jugendlichen Athleten sehr gering und beläuft sich auf ca. 2–4/100.000 Personenjahre mit einer großen Dominanz des männlichen Geschlechts. Die Gründe variieren nach Region, sind aber am häufigsten eine linksventrikuläre hypertrophe Kardiomyopathie, ein arrhythmogener rechter Ventrikel, Rhythmusstörungen oder falsch mündende Koronararterien. Wenn auch das Gesche-

1

hen sehr selten ist und nicht alle dieser Pathologien im EKG sichtbar sind, wird neben einer kardialen Anamnese und einem klinischen Status auch ein 12-Kanal-EKG gefordert (Chandra et al. 2013; Corrado et al. 2005).

Literatur

Ackerman KE, Misra M (2011) Bone health and the female athlete triad in adolescent athletes. Phys Sportsmed 39:131–141

Andersen LB, Riddoch C, Kriemler S, Hills A (2011) Physical activity and cardiovascular risk factors in children. Br J Sports Med 45:871–876

Behm DG, Young JD, Whitten JHD, Reid JC, Quigley PJ, Low J et al (2017) Effectiveness of traditional strength vs. power training on muscle strength, power and speed with youth: a systematic review and meta-analysis. Front Physiol 8:423

Biddle SJ, Asare M (2011) Physical activity and mental health in children and adolescents: a review of reviews. Br J Sports Med 45:886–895

Bjerring AW, Landgraff HE, Leirstein S, Aaeng A, Ansari HZ, Saberniak J, et al (2018) Morphological changes and myocardial function assessed by traditional and novel echocardiographic methods in preadolescent athlete's heart. Eur J Prev Cardiol 25:1000–1007

Bjerring AW, Landgraff HE, Stokke TM, Murbraech K, Leirstein S, Aaeng A, et al (2019) The developing athlete's heart: a cohort study in young athletes transitioning through adolescence. Eur J Prev Cardiol 26:2001–2008

Bovard JM, Welch JF, Houghton KM, McKenzie DC, Potts JE, Sheel AW (2018) Does competitive swimming affect lung growth? Physiol Rep 6:e13816

Carson V, Hunter S, Kuzik N, Gray CE, Poitras VJ, Chaput JP et al (2016) Systematic review of sedentary behaviour and health indicators in school-aged children and youth: an update. Appl Physiol Nutr Metab 41:S240–265

Chandra N, Bastiaenen R, Papadakis M, Sharma S (2013) Sudden cardiac death in young athletes: practical challenges and diagnostic dilemmas. J Am Coll Cardiol 61:1027–1040

Clenin G, Cordes M, Huber A, Schumacher YO, Noack P, Scales J, Kriemler S (2015) Iron deficiency in sports – definition, influence on performance and therapy. Swiss Med Wkly 145:w14196

Corrado D, Pelliccia A, Bjornstad HH, Vanhees L, Biffi A, Borjesson M, et al (2005) Cardiovascular pre-participation screening of young competitive athletes for prevention of sudden death: proposal for a common European protocol. Consensus Statement of the Study group of sport cardiology of the working group of cardiac rehabilitation and exercise physiology and the working group of myocardial and pericardial diseases of the european society of cardiology. Eur Heart J 26:516–524

Council on Sports Medicine and Fitness and Council on School Health, Bergeron MF, Devore C, Rice SG, American Academy of Pediatrics (2011) Policy statement – Climatic heat stress and exercising children and adolescents. Pediatrics 128:e741–747

Couppe C, Kongsgaard M, Aagaard P, Hansen P, Bojsen-Moller J, Kjaer M, Magnusson SP (2008) Habitual loading results in tendon hypertrophy and increased stiffness of the human patellar tendon. J Appl Physiol 1985(105):805–810

Dandoy C, Gereige RS (2012) Performance-enhancing drugs. Pediatr Rev 33:265–271; quiz 271–262

DiFiori JP, Benjamin HJ, Brenner J, Gregory A, Jayanthi N, Landry GL, Luke A (2014) Overuse injuries and burnout in youth sports: a position statement from the American Medical Society for Sports Medicine. Clin J Sport Med 24:3–20

Donnelly JE, Hillman CH, Castelli D, Etnier JL, Lee S, Tomporowski P, et al (2016) Physical activity, fitness, cognitive function, and academic achievement in children: a systematic review. Med Sci Sports Exerc 48:1197–1222

Eckstein F, Hudelmaier M, Putz R (2006) The effects of exercise on human articular cartilage. J Anat 208:491–512

Ekeland E, Heian F, Hagen KB (2005) Can exercise improve self esteem in children and young people? A systematic review of randomised controlled trials. Br J Sports Med 39:792–798; discussion 792–798

Emery C, Tyreman H (2009) Sport participation, sport injury, risk factors and sport safety practices in Calgary and area junior high schools. Paediatr Child Health 14:439–444

Emery CA (2003) Risk factors for injury in child and adolescent sport: a systematic review of the literature. Clin J Sport Med 13:256–268

Granacher U, Goesele A, Roggo K, Wischer T, Fischer S, Zuerny C et al (2011) Effects and mechanisms of strength training in children. Int J Sports Med 32:357–364

Hammami R, Chaouachi A, Makhlouf I, Granacher U, Behm DG (2016) Associations between balance and muscle strength, power performance in male youth athletes of different maturity status. Pediatr Exerc Sci 28:521–534

Hart NH, Nimphius S, Rantalainen T, Ireland A, Siafarikas A, Newton RU (2017) Mechanical basis of bone strength: influence of bone material, bone structure and muscle action. J Musculoskelet Neuronal Interact 17:114–139

Hillman CH, Kamijo K, Scudder M (2011) A review of chronic and acute physical activity participation on neuroelectric measures of brain health and cognition during childhood. Prev Med 52(Suppl 1):S21–28

Hills AP, Andersen LB, Byrne NM (2011) Physical activity and obesity in children. Br J Sports Med 45:866–870

Hinkley T, Teychenne M, Downing KL, Ball K, Salmon J, Hesketh KD (2014) Early childhood physical activity, sedentary behaviors and psychosocial wellbeing: a systematic review. Prev Med 62:182–192

Joy E, Kussman A, Nattiv A (2016) 2016 update on eating disorders in athletes: a comprehensive narrative review with a focus on clinical assessment and management. Br J Sports Med 50:154–162

Kjaer M, Langberg H, Heinemeier K, Bayer ML, Hansen M, Holm L et al (2009) From mechanical loading to collagen synthesis, structural changes and function in human tendon. Scand J Med Sci Sports 19:500–510

Malina RM, Baxter-Jones AD, Armstrong N, Beunen GP, Caine D, Daly RM et al (2013) Role of intensive training in the growth and maturation of artistic gymnasts. Sports Med 43:783–802

Mersmann F, Bohm S, Schroll A, Boeth H, Duda GN, Arampatzis A (2017) Muscle and tendon adaptation in adolescent athletes: a longitudinal study. Scand J Med Sci Sports 27:75–82

Mountjoy M, Rhind DJ, Tiivas A, Leglise M (2015) Safeguarding the child athlete in sport: a review, a framework and recommendations for the IOC youth athlete development model. Br J Sports Med 49:883–886

Nourry C, Deruelle F, Guinhouya C, Baquet G, Fabre C, Bart F et al (2005) High-intensity intermittent running training improves pulmonary function and alters exercise breathing pattern in children. Eur J Appl Physiol 94:415–423

Poitras VJ, Gray CE, Borghese MM, Carson V, Chaput JP, Janssen I et al (2016) Systematic review of the relationships between objectively measured physical activity and health indicators in school-aged children and youth. Appl Physiol Nutr Metab 41:S197–239

Rauner A, Jekauc D, Mess F, Schmidt S, Woll A (2015) Tracking physical activity in different settings from late childhood to early adulthood in Germany: the MoMo longitudinal study. BMC Public Health 15:391

Rodriguez-Ayllon M, Cadenas-Sanchez C, Estevez-Lopez F, Munoz NE, Mora-Gonzalez J, Migueles J H et al (2019) Role of physical activity and sedentary behavior in the mental health of preschoolers, children and adolescents: a systematic review and meta-analysis. Sports Med 49:1383–1410

Rowland TW (2008) Cardiorespiratory responses during endurance exercise: maturation and growth. The young athlete. Blackwell, Oxford, UK, S 39–49

Sabato TM, Walch TJ, Caine DJ (2016) The elite young athlete: strategies to ensure physical and emotional health. Open Access J Sports Med 7:99–113

Telama R (2009) Tracking of physical activity from childhood to adulthood: a review. Obes Facts 2:187–195

Telama R, Yang X, Leskinen E, Kankaanpaa A, Hirvensalo M, Tammelin T et al (2014) Tracking of physical activity from early childhood through youth into adulthood. Med Sci Sports Exerc 46:955–962

Walsh NP (2018) Recommendations to maintain immune health in athletes. Eur J Sport Sci 18:820–831

Warden SJ, Mantila Roosa SM, Kersh ME, Hurd AL, Fleisig GS, Pandy MG, Fuchs RK (2014) Physical activity when young provides lifelong benefits to cortical bone size and strength in men. Proc Natl Acad Sci U S A 111:5337–5342

Winsley R, Matos N (2011) Overtraining and elite young athletes. Med Sport Sci 56:97–105

Sportphysiologische Grundlagen im Kindesalter

Inhaltsverzeichnis

Entwicklung von Kraft, Ausdauer, Schnelligkeit, Beweglichkeit und Koordination

Claudia Niessner, Urs Granacher und Alexander Woll

Inhaltsverzeichnis

© Springer-Verlag GmbH Deutschland, ein Teil von Springer Nature 2021
I. Menrath et al. (Hrsg.), *Pädiatrische Sportmedizin*,
https://doi.org/10.1007/978-3-662-61588-1_2

2

2.1 Einführung in die Thematik

Die Betrachtung von Bewegungsverhalten und motorischer Leistungsfähigkeit in Verbindung mit Entwicklungs- und Gesundheitsfragen im Kindes- und Jugendalter ist unverzichtbar und spielt vor allem in der Gesundheitsförderung eine bedeutende Rolle (Smith et al. 2014). Studien belegen z. B., dass die motorische Leistungsfähigkeit bereits in jungen Jahren unabhängig von Übergewicht und körperlich-sportlicher Aktivität stark mit der späteren Mortalität zusammenhängt (Högström et al. 2015). Daher ist die Diagnose der motorischen Leistungsfähigkeit eine unverzichtbare Voraussetzung, um den Leistungs- und Entwicklungsstand von Kindern und Jugendlichen zu beobachten. Bestandteil der regelmäßigen Vorsorgeuntersuchungen in der Kinderarztpraxis sollte die regelmäßige Analyse des motorischen Leistungsstands zur Abschätzung der motorischen Entwicklung sein (Oberger et al. 2014).

Im Folgenden wird zunächst der Begriff „motorische Leistungsfähigkeit" definiert, dann werden alters- und geschlechtsabhängige Entwicklungskurven für die unterschiedlichen motorischen Dimensionen dargestellt.

2.2 Begriffsbestimmung und theoretische Grundlagen

> **Definition**
>
> Motorik wird als die Gesamtheit aller Steuerungs- und Funktionsprozesse verstanden, die der Haltung und Bewegung zugrunde liegen (Bös und Mechling 1983).

Im fähigkeitsorientierten Ansatz der Bewegungswissenschaft wird der Ausprägungsgrad der motorischen Fähigkeiten über die Qualität der beobachtbaren Bewegungshandlungen in Entwicklungs-, Lern- und Leistungsprozessen bestimmt (Bös 2001). Für das Niveau und die Ausführungsqualität von sportlichen und/oder alltagsmotorischen Fertigkeiten sind die motorischen Fähigkeiten Kraft, Ausdauer, Schnelligkeit, Koordination und Beweglichkeit verantwortlich. Fähigkeiten sind dabei latente Konstrukte auf Prozessebene, die nicht direkt beobachtbar sind. So kann man z. B. die Ausdauerleistungsfähigkeit nicht direkt beobachten, jedoch über die geleistete Wattzahl beim Fahrradergometer-Test oder die gelaufenen Runden bei einem Lauftest indirekt messbar machen. Mit anderen Worten, diese Testindikatoren beschreiben die latente Fähigkeit „Ausdauer". Messungen erfolgen demnach auf der Handlungsebene, von Interesse sind jedoch die sich dahinter verbergenden latenten motorischen Fähigkeiten und deren Entwicklung.

Zur Differenzierung der motorischen Leistungsfähigkeit gibt es in der Sportwissenschaft sowohl national als auch international verschiedene Ansätze (vgl. zusammenfassend Bös und Mechling 1983; Roth und Willimczik 1999). Als ein möglicher Zugang zur dimensionsanalytischen Betrachtung hat in der Sportwissenschaft der fähigkeitsorientierte Ansatz eine lange Tradition.

Im Folgenden wird der fähigkeitsorientierte Ansatz nach Bös (1987) beschrieben (◘ Abb. 2.1).

Auf einer ersten Ebene werden die motorischen Fähigkeiten in energetisch determinierte konditionelle Fähigkeiten oder informationsorientierte koordinative Fähigkeiten differenziert. Innerhalb eines Bewegungsvollzugs stehen die koordinativen Fähigkeiten grundsätzlich in Interaktion mit den konditionellen Fähigkeiten (Golle et al. 2019).

Auf einer zweiten Ebene werden die zentralen Fähigkeitskategorien (motorische Grundeigenschaften, motorische Hauptbeanspruchungsformen) Ausdauer, Kraft,

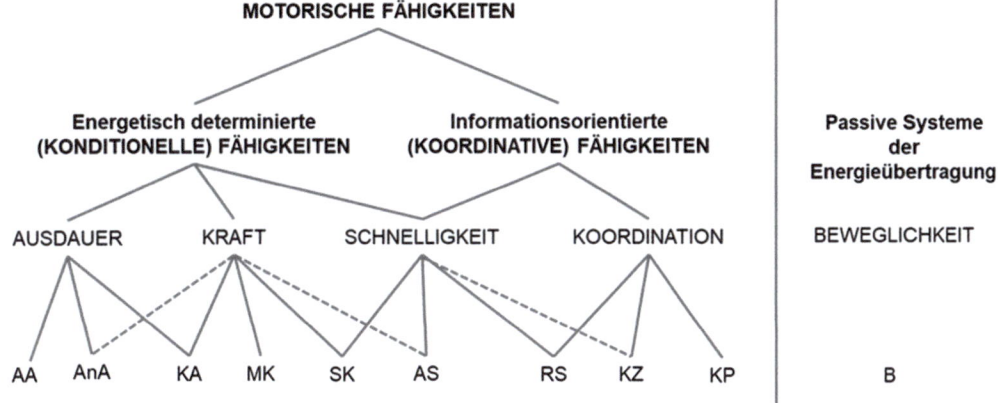

AA=Aerobe Ausdauer; AnA=Anaerobe Ausdauer; KA=Kraftausdauer; MK=Maximalkraft; SK=Schnellkraft; AS=Aktionsschnelligkeit; RS= Reaktionsschnelligkeit; KZ=Koordination (Zeitdruck); KP=Koordination (Präzision); B=Beweglichkeit

◻ **Abb. 2.1**   Differenzierung motorischer Fähigkeiten. (Nach Bös 1987, S. 94)

Koordination, Schnelligkeit und Beweglichkeit unterschieden. Hierbei nehmen die Schnelligkeit und die Beweglichkeit Sonderpositionen ein, da sie weder dem konditionellen noch dem koordinativen Bereich eindeutig zugeordnet werden können.

Auf einer detaillierten dritten Ebene lassen sich auf der Basis von Belastungsnormativen (z. B. Dauer, Umfang, Intensität) zehn Fähigkeitskomponenten unterscheiden.

Die beschriebene Differenzierung liegt im Folgenden der Beschreibung der Entwicklungsverläufe der motorischen Leistungsfähigkeit im Kindes- und Jugendalter zugrunde.

2.3 Entwicklungskurven der motorischen Leistungsfähigkeit

In der Bewegungsforschung finden sich zahlreiche Publikationen, in denen die Ausprägungen der motorischen Fähigkeiten und ihre Entwicklung analysiert wurden. Meist werden dem quantitativ-deskriptiven Ansatz folgend die motorischen Entwicklungsdaten grafisch dargestellt, indem auf der X-Achse die Zeit (das Alter) und auf der Y-Achse die Merkmalsausprägung, z. B. Kraft, aufgetragen werden.

Altersbedingte, populations- und zeitabhängige Entwicklungskurven stellen lediglich einen groben Richtwert dar, individuelle Verlaufskurven können davon abweichen (vgl. Wollny 2007 und siehe detailliert ▶ Kap. 3 Fühner et al.).

Zusammenfassend findet man für den stark idealisierten und durchschnittlichen Verlauf der Entwicklung der motorischen Leistungsfähigkeit (alle Dimensionen) über die Lebensspanne folgende Beschreibung:

Für die Ausprägung der motorischen Leistungsfähigkeit zeigt sich nach Bös (1994) prinzipiell ein Anstieg in der Altersspanne vom 5. bis ca. 17. Lebensjahr. Im späteren Jugend- oder frühen Erwachsenenalter erreicht die motorische Leistungsfähigkeit ihren Höhepunkt, dieser ist um das 18. Lebensjahr zu erwarten. Eine Vielzahl an Studien dokumentiert für den Altersbereich von 11–18 Jahren eine beschleunigte Entwicklung. Diese wird von unterschiedlichen Autoren vor allem auf die in diesem Zeitraum

2

auftretenden gravierenden biologischen Wachstums- und Reifungsprozesse (z. B. Körperhöhe, -masse, Muskelmasse) und auf verstärkte Sozialisationsmechanismen (z. B. Mitgliedschaft in Vereinen u. a.) zurückgeführt (vgl. Baquet et al. 2006; Bös 1994).

In den folgenden ▶ Abschn. 2.3.1 bis 2.3.5 werden typische Entwicklungsverläufe der einzelnen Dimensionen der motorischen Leistungsfähigkeit geschlechts- und altersspezifisch beschrieben.

❯ **Exkurs: Perzentilkurven zur Bewertung der Entwicklung der motorischen Leistungsfähigkeit bei Kindern und Jugendlichen**
Die absoluten Messwerte der motorischen Leistungsfähigkeit und deren Entwicklung werden bei Kindern und Jugendlichen anders als bei Erwachsenen im Kontext von Alter und Geschlecht bewertet. Die aus den Vorsorgeheften bekannten Diagramme der Perzentilkurven für Körperhöhe, Body-Mass-Index und Kopfumfang können durch Normdiagramme zur motorischen Leistungsfähigkeit ergänzt werden. Die Perzentilkurven zeigen die Verteilung der motorischen Leistungen relativ zu einer Referenzpopulation und ermöglichen eine Einordnung individueller Werte. Diese normativen Daten erleichtern somit die Bewertung des motorischen Entwicklungsstandes. Ein in den Entwicklungskurven abgelesenes Perzentil gibt an, wie viel Prozent der Kinder gleichen Alters und Geschlechts unter- oder oberhalb dieses Wertes liegen, und ermöglicht somit eine Einordnung im Vergleich zur Referenzpopulation.
Als Grenzwerte für pathologische Ausprägungen, z. B. für motorische Auffälligkeiten, werden bestimmte Perzentile einer Referenzpopulation festgelegt. Mehrheitlich wird die 15. Perzentile als Grenzwert (Cutoff) für eine motorische Auffälligkeit definiert (Henderson und Sugden 1992).

2.3.1 Entwicklung der Kraft

Die Überprüfung der Kraftfähigkeit im Kindes- und Jugendalter kann mittels sportmotorischer Tests wie z. B. dem Standweitsprung, den Sit-ups und Liegestützen erfolgen oder anhand biomechanisch- apparativer Verfahren wie z. B. mit dem Handdynamometer oder mithilfe einer Kraftmessplatte.

Die Entwicklung der Kraftfähigkeit vom Kindes- bis ins Jugendalter verläuft sowohl bei Mädchen als auch bei Jungen ähnlich. Bis zur Pubertät kommt es zu einem gleichmäßigen, relativ langsamen Anstieg mit stetigen Zuwachsraten in der Schnellkraft, Maximalkraft und der Kraftausdauer (◘ Abb. 2.2 und 2.3).

Die Steigerung der Kraftfähigkeit während der Entwicklung im Kindes- und Jugendalter hängt physiologisch gesehen von der Muskelfaserzusammensetzung, vom physiologischen Muskelquerschnitt, der Länge der Muskeln und von der inter- und intramuskulären Koordination ab (Menzi et al. 2007).

In der präpubertären Phase unterscheiden sich die Kraftzuwachsraten zwischen Mädchen und Jungen nicht oder nur geringfügig (Granacher et al. 2009). Bei den Jungen kommt es dann jedoch ab der Pubertät zu einem verstärkten Zuwachs vor allem in der Maximal- und Schnellkraft. Bei den Mädchen hingegen verbessern sich ab der Pubertät die Schnellkraft, Maximalkraft und die Kraftausdauer nur noch geringfügig. Bei untrainierten weiblichen Jugendlichen zeigt sich sogar eine Stagnation der Kraftfähigkeiten (Winter und Hartmann 2007).

Die hormonellen Veränderungen vor allem in der Pubertät (Ausschüttung von Testosteron) und intensive Wachstumsprozesse (einschließlich der Organe und Organsysteme) begünstigen im Bereich der konditionellen Fähigkeiten die Entwicklung von Kraftfähigkeiten (Meinel und Schnabel 2007).

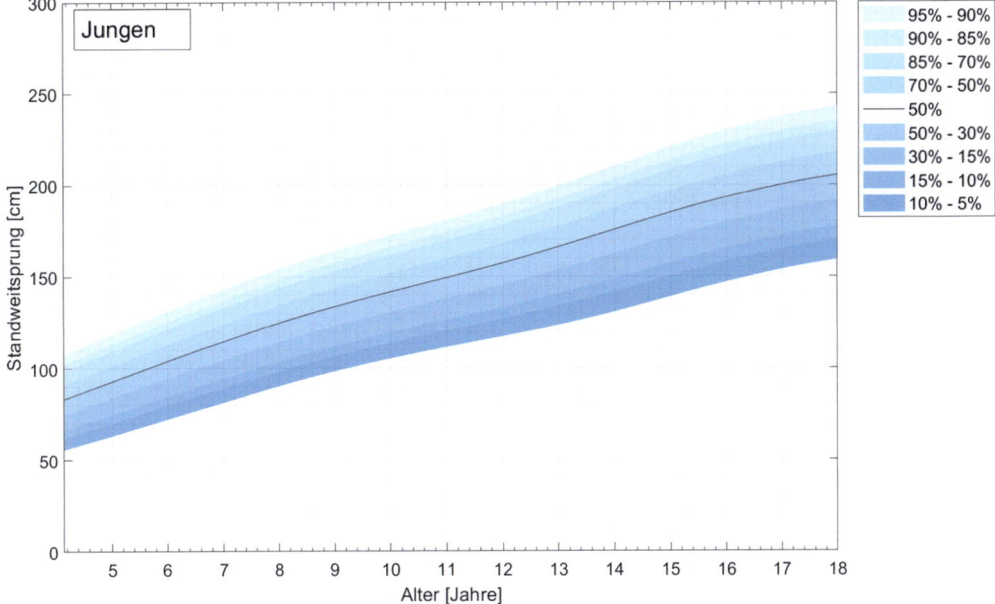

■ **Abb. 2.2** Entwicklung der Kraftfähigkeit der Jungen am Beispiel des Standweitsprungs (Niessner et al. 2020). (Den dargestellten Perzentilkurven liegen standardisiert gemessene Werte von Kindern und Jugendlichen im Alter von 4–17 Jahren zugrunde, die im Rahmen der bundesweit repräsentativen Motorik-Modulstudie 2009–2012 erhoben wurden)

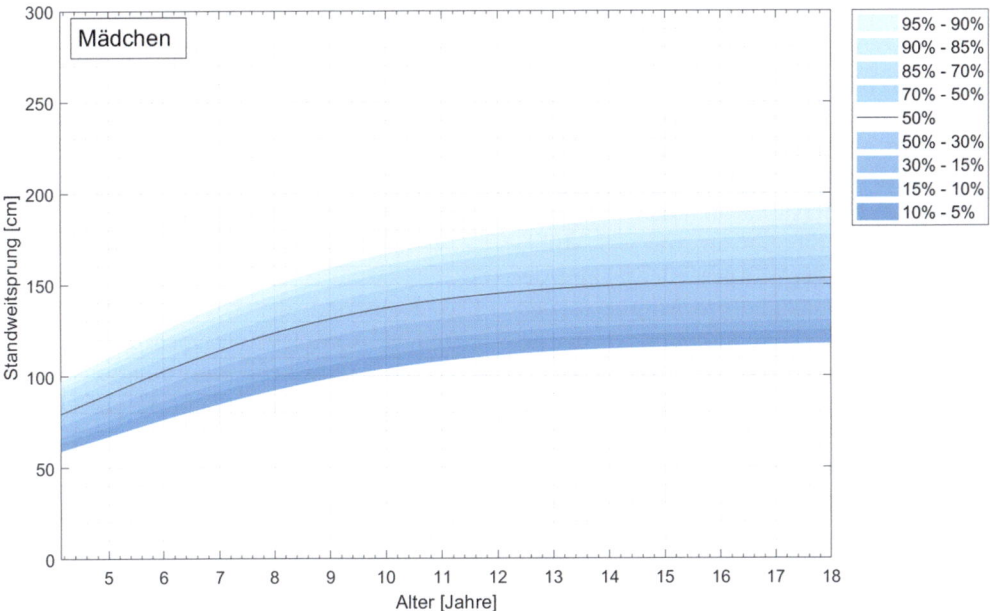

■ **Abb. 2.3** Entwicklung der Kraftfähigkeit der Mädchen am Beispiel des Standweitsprungs (Niessner et al. 2020)

2

2.3.2 Entwicklung der Schnelligkeit

„Schnelligkeit ist die Fähigkeit, unter ermüdungsfreien Bedingungen in maximal kurzer Zeit motorisch zu reagieren und/oder zu agieren" (Hohmann et al. 2002, S. 87). Die Schnelligkeit wird sowohl „konditionell" als auch „koordinativ" beeinflusst. Die „konditionell beeinflusste Schnelligkeit" (z. B. Schnellkraftausdauer, Kraftschnelligkeit) verhält sich während der motorischen Entwicklung weitgehend kraftabhängig. Sie zeigt eine kontinuierliche Verbesserung bis zur Pubertät. Wie auch bei der Kraftfähigkeit führen der veränderte Hormonstatus und damit einhergehend die Trainierbarkeit bei den Jungen zu einer stark verbesserten Schnelligkeitsleistung. Die koordinativ beeinflusste Schnelligkeit hingegen, wie z. B. die optische Reaktionsschnelligkeit, steigt vom Grundschulalter bis zum 19. Lebensjahr kontinuierlich an. Hier zeigen sich keine geschlechtsspezifischen Unterschiede (vgl. Schmidtbleicher 1994).

2.3.3 Entwicklung der Ausdauer

Als Bruttokriterium zur Bewertung der Ausdauerleistungsfähigkeit wird häufig die maximale Sauerstoffaufnahme ($\dot{V}O_2$max) herangezogen. Sie gibt an, wie viel Milliliter Sauerstoff der Körper im Zustand der Ausbelastung maximal pro Minute verwerten kann. Die Erfassungsmethoden der aeroben Ausdauerleistungsfähigkeit sind unterschiedlich (z. B. Fahrradergometer-Tests mit unterschiedlichen Belastungsprotokollen, unterschiedliche Lauftests etc.).

Die *absolute* $\dot{V}O_2$max steigt bei beiden Geschlechtern im Kindesalter an. Für die Jungen zeigt sich ein nahezu linearer Anstieg der $\dot{V}O_2$max im Verhältnis zum chronologischen Alter. Die Daten zur $\dot{V}O_2$max von Mädchen zeigen eine ähnliche, aber weniger konsistente Tendenz. Mädchen erreichen zu

Beginn der Pubertät (ca. 12.–14. Lebensjahr) ihre höchste absolute $\dot{V}O_2$max, Jungen in einem Alter von 18/19 Jahren. Die absolute $\dot{V}O_2$max ist bei Jungen zwischen 10–35 % höher als bei Mädchen. Physiologische Erklärungen für die Geschlechtsunterschiede der $\dot{V}O_2$max im Jugendalter sind die höhere Muskelmasse und die höhere Hämoglobinkonzentration bei Jungen (Armstrong et al. 2011).

Die $\dot{V}O_2$max hängt stark mit der Körpermasse zusammen und wird deshalb häufig für diese kontrolliert, indem die $\dot{V}O_2$max (ml/min) einfach durch die Körpermasse (kg) dividiert und als einfaches Verhältnis ml/kg/min ausgedrückt wird.

Für die *relative* $\dot{V}O_2$max zeigt sich vom Kindes- bis ins frühe Erwachsenenalter nahezu keine Veränderung. Jedoch zeigen sich auch für die relative $\dot{V}O_2$max geschlechtsspezifische Unterschiede. Die relative $\dot{V}O_2$max der Jungen bleibt konstant bei ca. 48 ml/kg/min. Mädchen erreichen früher den Kulminationspunkt. Vereinzelt wird für die Mädchen bereits in der Kindheit ein Abfall der relativen $\dot{V}O_2$max nachgewiesen (45 ml/kg/min auf 35 ml/kg/min) (Armstrong et al. 2011; Conzelmann und Blank 2009; Malina 2001).

2.3.4 Entwicklung der Koordination

Das Konstrukt der koordinativen Fähigkeiten ist komplex und mehrdimensional, d. h. unterschiedliche Koordinationsaufgaben können unterschiedliche Koordinationsaspekte messen (z. B. Reaktionsfähigkeit, Orientierungsfähigkeit etc.) (Golle et al. 2019). Die Entwicklung der Koordination kann somit je nach Koordinationsaufgabe deutlich unterschiedlich verlaufen. Übergeordnet lässt sich jedoch folgender Entwicklungsverlauf skizzieren (◻ Abb. 2.4 und 2.5): Die Entwicklung der koordinativen Leistungsfähigkeit ist gekennzeichnet durch

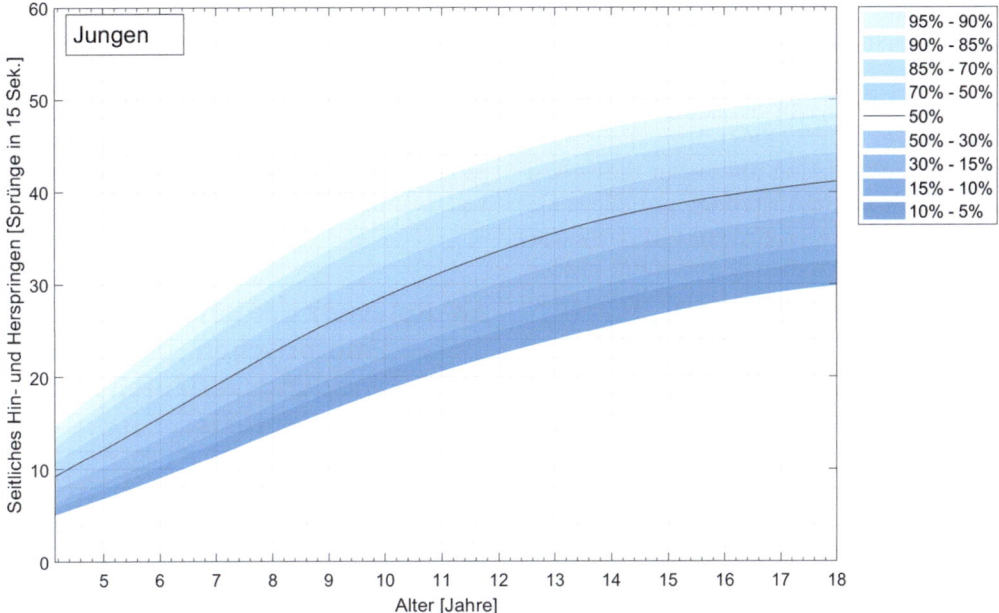

■ **Abb. 2.4** Entwicklung der Koordination der Jungen am Beispiel des seitlichen Hin- und Herspringens (Niessner et al. 2020)

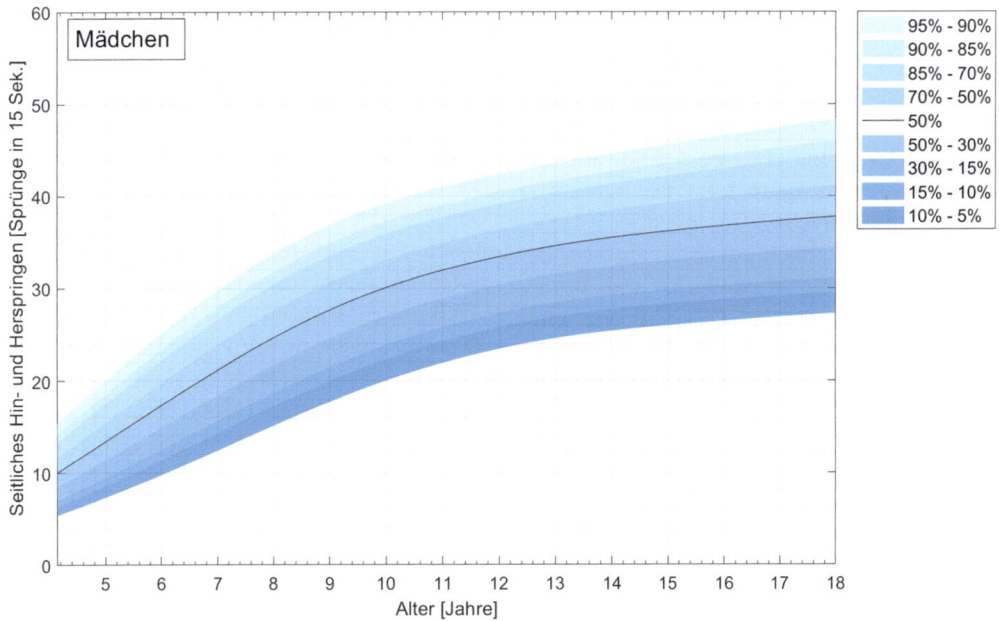

■ **Abb. 2.5** Entwicklung der Koordination der Mädchen am Beispiel des seitlichen Hin- und Herspringens (Niessner et al. 2020)

eine frühe Phase des raschen Anstiegs, eine äußerst dynamische Phase im jüngeren Schulkindalter und ein schnelles Erreichen der optimalen Kompetenzausprägung (Albrecht 2016). Hirtz (2002) führt diese dynamische Entwicklung auf die in diesem Alter beschleunigte Ausreifung grundlegender Funktionen des zentralen Nervensystems und den starken Bewegungsdrang zurück. Ab dem 11./12. Lebensjahr verlangsamt sich die Entwicklung der koordinativen Fähigkeiten deutlich bzw. stagniert. Die Verlangsamung ab dem 11./12. Lebensjahr sieht Hirtz (2002) zum einen im Abschluss der Entwicklung des zentralen Nervensystems und zum anderen in der Umstrukturierung der Motorik aufgrund des zweiten Gestaltwandels (Geschlechtsreife und körperbauliche Veränderungen verbunden mit einer Verschiebung der Körperproportionen) begründet.

2.3.5 Entwicklung der Beweglichkeit

Im Allgemeinen nimmt die Beweglichkeit in den Beanspruchungsebenen der großen Körpergelenke bis etwa zum Ende des 20. Lebensjahres zu, dann folgt ein langsamer Rückgang (Albrecht 2016).

Die Beweglichkeit ist abhängig von der Dehnbarkeit von Muskulatur und Bindegewebe sowie von der Gelenkigkeit knöchernen Strukturen (Wydra 2009). Bei der Beschreibung der Beweglichkeitsentwicklung ist zu differenzieren, welche Gelenke und Körperteile an einer Übung beteiligt sind. So wird beispielsweise mittels Abstandsmaßen beim „Sit-and-Reach" oder der klassischen Testaufgabe „Rumpfbeuge" die Dehnfähigkeit der ischiokruralen Muskelgruppe, der Rückenmuskulatur, der Hüftgelenkbeweglichkeit und der gesamten Wirbelsäule erfasst. Die Entwicklung der Beweglichkeit kann somit je nach Testaufgabe deutlich unterschiedlich verlaufen. Für die Leistungsentwicklung bei der

Rumpfbeuge von 4- bis 17-jährigen Mädchen und Jungen fand Albrecht (2016) einen leichten Anstieg der Beweglichkeitsleistung bei den Jungen bis ca. 16 Jahren und bei den Mädchen bis ca. 13 Jahren, danach zeigte sich eine Stagnation der Beweglichkeitsleistung.

2.4 Relevanz der Bewertung von motorischen Entwicklungsverläufen in der Kinderarztpraxis

Die Relevanz der Frage nach der Entwicklung der motorischen Leistungsfähigkeit im Kindes- und Jugendalter liegt im frühzeitigen Erkennen von Bedingungen, welche für Entwicklungsveränderungen verantwortlich sind. Für Entwicklungsprognosen und -interventionen bedarf es regelmäßiger Diagnostiken der motorischen Leistungsfähigkeit, um Unterschiede im Leistungs- und Entwicklungsstand von Kindern und Jugendlichen objektiv sichtbar zu machen (Oberger et al. 2014). Gerade in der Kinderarztpraxis kann die ärztliche Diagnose sinnvoll durch objektive Messverfahren der motorischen Leistungsfähigkeit ergänzt werden. Mit der Einordnung von Testergebnissen zur motorischen Leistungsfähigkeit unter Berücksichtigung von Perzentilkurven können frühzeitig Auffälligkeiten oder Verzögerungen im Entwicklungsprozess der motorischen Leistungsfähigkeit von Kindern erkannt werden (Golle et al. 2015), um so frühzeitig altersgerecht und zielgerichtet intervenieren zu können.

Literatur

Armstrong N, Tomkinson G, Ekelund U (2011) Aerobic fitness and its relationship to sport, exercise training and habitual physical activity during youth. Br J Sports Med 45(11):849–858
Albrecht C (2016) Entwicklung und Einflussfaktoren der Entwicklung der motorischen Leistungsfä-

higkeit im Kindes- und Jugendalter – Befunde der MoMo-Längsschnittstudie. Dissertation am Institut für Bewegungserziehung und Sport der Pädagogischen Hochschule Karlsruhe. KIT. ▶ https://doi.org/(KIT):10.5445/IR/1000053005

Baquet G, Twisk JWR, Kemper HCG, Van Praagh E, Berthoin S (2006) Longitudinal follow up of fitness during childhood: interaction with physical activity. Am J Hum Biol 18(1):51–58

Bös K (Hrsg) (1987) Handbuch sportmotorische Tests. Hogrefe, Göttingen

Bös K (1994) Differentielle Aspekte der Entwicklung motorischer Fähigkeiten. In: Baur J, Bös K, Singer R (Hrsg) Motorische Entwicklung – Ein Handbuch. Hofmann, Schorndorf, S 238–256

Bös K (Hrsg) (2001) Handbuch motorischer Tests. Hogrefe, Göttingen

Bös K, Mechling H (1983) Dimensionen sportmotorischer Leistungen (Wissenschaftliche Schriftenreihe des Deutschen Sportbundes, Bd. 17). Hofmann, Schorndorf

Conzelmann A, Blank M (2009) Entwicklung der Ausdauer. In: Baur J, Bös K, Conzelmann A, Singer R (Hrsg) Handbuch Motorische Entwicklung, 2. vollst. überarb. Aufl. Hofmann, Schorndorf, S 167–186

Golle K, Mechling H, Granacher U (2019) Koordinative Fähigkeiten und Koordinationstraining im Sport. In: Güllich A, Krüger M (Hrsg) Bewegung, Training, Leistung und Gesundheit. Springer, Berlin. ▶ https://doi.org/10.1007/978-3-662-53386-4_51-1.

Golle K, Muehlbauer T, Wick D, Granacher U (2015) Physical fitness percentiles of german children aged 9–12 years: findings from a longitudinal study. PLoS ONE 10(11):e0142393. ▶ https://doi.org/10.1371/journal.pone.0142393

Granacher U, Kriemler S, Gollhofer A, Zahner L (2009) Neuromuskuläre Auswirkungen von Krafttraining im Kindes-und Jugendalter: Hinweise für die Trainingspraxis. Dtsch Z Sportmed 60(2):41

Henderson SE, Sugden DA (1992) The movement assessment battery for children. The Psychological Corporation, San Antonio, TX (1992)

Hirtz P (2002) Untersuchungen zur Entwicklung koordinativer Fähigkeiten. In: Ludwig G, Ludwig B (Hrsg) Koordinative Fähigkeiten – koordinative Kompetenz. Reihe Psychomotorik in Forschung und Praxis. Universität Kassel, Kassel, S 104–112

Högström G, Nordström A, Nordström P (2015) Aerobic fitness in late adolescence and the risk of early death: a prospective cohort study of 1.3 million Swedish men. Int J Epidemiol 45(4):1159–1168. ▶ https://doi.org/10.1093/ije/dyv321

Hohmann A, Lames M, Letzelter M (Hrsg) (2002) Einführung in die Trainingswissenschaft, 2. Aufl. Limpert, Wiebelsheim

Malina RM (2001) Physical activity and fitness: pathways from childhood to adulthood. Am J Hum Biol 13:162–172

Meinel K, Schnabel G (2007) Bewegungslehre. Sportmotorik, 11. überarb. Aufl. Südwestverlag, München

Menzi C, Zahner L, Kriemler S (2007) Krafttraining im Kindes- und Jugendalter. Schweiz Z Sportmed Sporttraumatologie 55(2):38–44

Niessner C, Utesch T, Oriwol D, Hanssen-Doose A, Schmidt SCE, Woll A, Bös K & Worth A (2020) Representative Percentile Curves of Physical Fitness From Early Childhood to Early Adulthood: The MoMo Study Front Public Health 8:458. ▶ https://doi.org/10.3389/fpubh.2020.00458

Oberger J, Albrecht C, Opper E, Geuder J, Bös K, Worth A (2014) Erfassung der motorischen Leistungsfähigkeit – Was ist in der Kinderarztpraxis machbar? Hans Marseille, Berlin

Roth K, Willimczik K (1999) Bewegungswissenschaft (rororo rororo-Sport, Bd 18679, Orig.-Ausg). Rowohlt, Reinbek bei Hamburg

Schmidtbleicher D (1994) Entwicklung der Kraft und der Schnelligkeit. In: Baur J, Bös K, Singer R (Hrsg) Motorische Entwicklung. Hofmann, Schorndorf, S 129–150

Smith JJ, Eather N, Morgan PJ, Plotnikoff RC, Faigenbaum AD, Lubans DR (2014) The health benefits of muscular fitness for children and adolescents: a systematic review and meta-analysis. Sports Med 44(9):1209–1223. ▶ https://doi.org/10.1007/s40279-014-0196-4 (PMID: 24788950)

Winter R, Hartmann C (2007) Die motorische Entwicklung (Ontogenese) des Menschen von der Geburt bis ins hohe Alter (Überblick). In: Schnabel G, Meinel K (Hrsg) Bewegungslehre-Sportmotorik. Meyer & Meyer, Aachen, S 243–373

Wollny R (2007) Bewegungswissenschaft. Ein Lehrbuch in 12 Lektionen. Meyer & Meyer, Aachen

Wydra G (2009) Entwicklung der Beweglichkeit. In: Baur J, Bös K, Conzelmann A, Singer R (Hrsg) Handbuch Motorische Entwicklung. Hofmann, Schorndorf, S 187–195

Körperliche Leistungsfähigkeit im Kontext von Wachstum und Reifung

Thea Fühner, Susi Kriemler, Alexander Woll und Urs Granacher

Inhaltsverzeichnis

© Springer-Verlag GmbH Deutschland, ein Teil von Springer Nature 2021
I. Menrath et al. (Hrsg.), *Pädiatrische Sportmedizin*,
https://doi.org/10.1007/978-3-662-61588-1_3

Kinder gleichen chronologischen Alters können sich erheblich in Wachstum und biologischem Reifegrad und folglich in ihrer körperlichen Leistungsfähigkeit unterscheiden, wobei sich dieser Kontrast in der Regel besonders deutlich in der Pubertät zeigt (Mirwald et al. 2002). In diesem Zusammenhang bezieht sich Wachstum auf Veränderungen (Längen-/Massenzunahme) des Körpers oder einzelner Segmente, während die Reifung biologische Veränderungen des Körpers beinhaltet (Malina et al. 2004; Stratton und Oliver 2014). Die in ◘ Abb. 3.1 dargestellten Nachwuchstennisspieler des Deutschen Tennisbundes verdeutlichen den Kontrast in Wachstum und biologischer Reife deutlich. Die Spieler haben annähernd das gleiche chronologische Alter (A=14,2 Jahre vs. B=13,8 Jahre), unterscheiden sich jedoch in Wachstum und biologischer Reife erheblich. So hat der Spieler A eine Körperhöhe von 153 cm, wohingegen der Spieler B im gleichen Alter

bereits 182 cm groß ist. D. h., die Körperhöhen unterscheiden sich um fast 30 cm. Ein selbiger Kontrast zeigt sich bei der biologischen Reife. Der sich spät entwickelnde Spieler A liegt ca. 1,7 Jahre vor dem Zeitpunkt der höchsten Wachstumsrate (Peak Height Velocity [PHV]). Der sich früh entwickelnde Spieler B hat den Zeitpunkt der höchsten Wachstumsrate bereits vor ca. 1,8 Jahren durchlaufen. Die beiden Spieler mit vergleichbarem chronologischem Alter weisen jedoch hinsichtlich ihres biologischen Reifgrads einen Unterschied von 3,5 Jahren auf. Wachstum und biologische Reife sind somit keine linearen Prozesse.

In ◘ Abb. 3.2 wurden getrennt für Mädchen und Jungen die Wachstumsraten (Angabe in Zentimetern pro Jahr [cm/J] der stehenden und sitzenden Körperhöhe) im pubertären Alter dargestellt. Vor der Pubertät wachsen Jungen und Mädchen ca. 5 cm/J. Die Mädchen weisen die höchste Wachstumsrate (ca. 9 cm/J) im Alter von

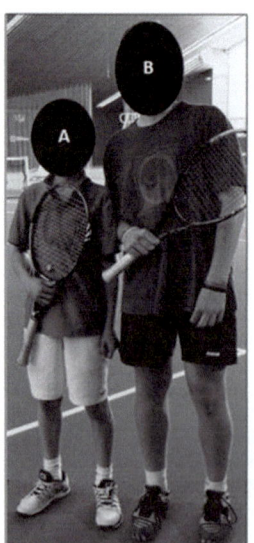

Spieler A (spät entwickelt)	
Alter:	14,2 Jahre
Körperhöhe:	153 cm
Körpermasse:	38,5 kg
PHV:	15,9 Jahre
YPHV:	-1,7 Jahre
Aufschlag:	135 km/h
CMJ:	33,4 cm
20 m Linearsprint:	3,34 s
Crunches:	50

Spieler B (früh entwickelt)	
Alter:	13,8 Jahre
Körperhöhe:	182 cm
Körpermasse:	80,3 kg
PHV:	12,0 Jahre
YPHV:	+1,8 Jahre
Aufschlag:	180 km/h
CMJ:	36,6 cm
20 m Linearsprint:	3,27 s
Crunches:	23

◘ **Abb. 3.1** Anthropometrische Daten sowie Werte der Aufschlaggeschwindigkeit, des Counter Movement Jumps (CMJ), des 20-Meter-Linearsprints und der Anzahl Crunches (Bauchaufzüge) zweier deutscher Nachwuchsleistungstennisspieler gleichen chronologischen Alters, jedoch unterschiedlicher biologischer Reife; PHV = Peak Height Velocity (Zeitpunkt der höchsten Wachstumsrate); YPHV = Years from PHV (Maturity Offset, welcher die Zeit vor oder nach dem PHV angibt); km/h = Kilometer pro Stunde; CMJ = Counter Movement Jump; cm = Zentimeter; m = Meter; s = Sekunden (in Anlehnung an Ferrauti 2020)

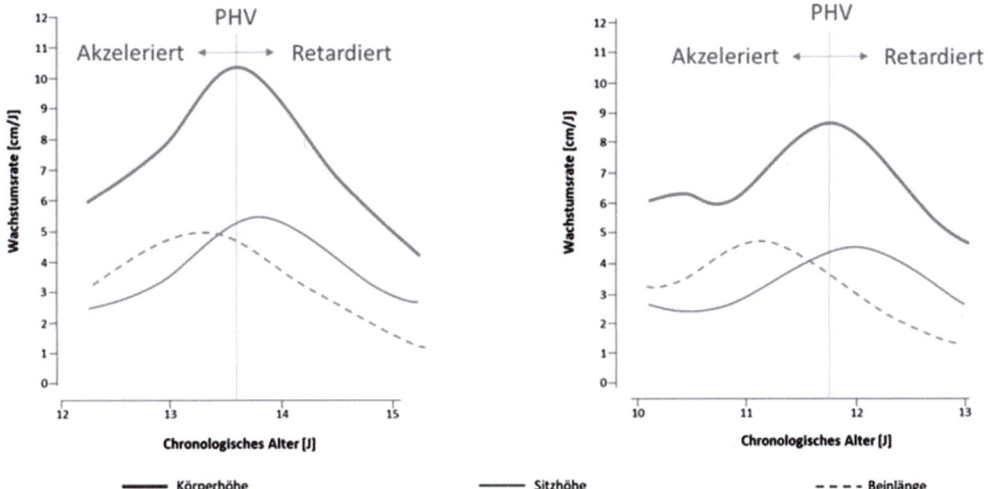

Abb. 3.2 Wachstumsraten der Körperhöhe, Sitzhöhe und Beinlänge (abgeleitet aus der Differenz von stehender und sitzender Körperhöhe) im pubertären Alter für Jungen (links) und Mädchen (rechts); PHV = Peak Height Velocity (Zeitpunkt der höchsten Wachstumsrate); cm = Zentimeter; J = Jahr. (Modifiziert nach Mirwald et al. 2002)

ca. 12 Jahren auf, die Jungen erreichen diesen Zeitpunkt im Mittel zwei Jahre später, d. h. mit dem 14. Lebensjahr bei einer Wachstumsrate von ca. 10 cm/J. Um den PHV haben die Jungen und Mädchen ca. 92 % ihrer finalen Körperhöhe des Erwachsenenalters erreicht. Zu Beginn der Pubertät findet zunächst ein beschleunigtes Extremitätenwachstum statt und erst anschließend beschleunigt sich die Wachstumsrate des Rumpfes und Kopfes. Jedoch sei vermerkt, dass individuelle Abweichungen in Bezug auf den Zeitpunkt und das Ausmaß des PHV bei beiden Geschlechtern auftreten können (Malina et al. 2004; Mirwald et al. 2002).

Über das prozentuale Verhältnis der Beinlänge zur Sitzhöhe (%) bzw. der Veränderung dieses prozentualen Verhältnisses lassen sich Aussagen zum biologischen Reifegrad machen. Nimmt dieses prozentuale Verhältnis zu, befindet sich das Kind vor dem Zeitpunkt der höchsten Wachstumsrate (prä-PHV). Nimmt es dagegen ab, hat das Kind den Zeitpunkt der höchsten Wachstumsrate bereits abgeschlossen oder

überschritten (post-PHV) (Mirwald et al. 2002). Mit anderen Worten, die Beinlänge erfährt die höchste Wachstumsrate vor dem Erreichen des PHV (prä-PHV) und die Sitzhöhe (Rumpflänge) nach dem PHV (post-PHV) (Malina 2017). Entsprechend lassen sich Kinder und Jugendliche anhand ihres PHV in die Entwicklungsstufen *früh entwickelt, durchschnittlich entwickelt* und *spät entwickelt* einteilen. Unter Berücksichtigung einer Standardabweichung von 1 Jahr werden Mädchen und Jungen mit einem PHV von ≤ 11,0 bzw. ≤ 13,0 Jahren als früh entwickelt bzw. einem PHV von ≥ 13,0 bzw. ≥ 15,0 Jahren als spät entwickelt eingestuft. Entsprechend verschieben sich die in Abb. 3.2 dargestellten Wachstumsraten bei früh entwickelten Kindern nach links und bei spät entwickelten Kindern nach rechts (Malina et al. 2004).

Das Beispiel der deutschen Nachwuchstennisspieler (Abb. 3.1) wie auch Abb. 3.2 zeigen, wie unterschiedlich Wachstum und biologische Reife von Kindern gleichen chronologischen Alters sein können. So sind früh entwickelte

Jugendliche größer, schwerer und muskulöser, haben breitere Schultern sowie längere Beine als spät entwickelte gleichaltrige Jugendliche. Diese unterschiedlichen körperlichen Voraussetzungen haben einen deutlichen Einfluss auf die körperliche Fitness (Lloyd et al. 2014). Die Auswirkungen der unterschiedlichen körperlichen Voraussetzungen zeigen sich ebenfalls in ausgewählten allgemeinen und tennisspezifischen Parametern der körperlichen Fitness der beiden Nachwuchstennisspieler aus ◘ Abb. 3.1. In ◘ Abb. 3.1 sind neben den anthropometrischen Daten auch die Werte der Aufschlaggeschwindigkeit, des Counter Movement Jumps, des 20-Meter-Linearsprints und der Anzahl der Crunches (Bauchaufzüge) der beiden Tennisspieler dargestellt. Für den früh entwickelten Spieler B (◘ Abb. 3.1) zeigt sich bei den schnellkraftdominierten Tests Aufschlaggeschwindigkeit, Counter Movement Jump und 20-Meter-Linearsprint ein Leistungsvorteil. Der spät entwickelte Spieler A (◘ Abb. 3.1) schneidet besser bei den kraftausdauerdominierten Crunches ab. Dies könnte auch im Zusammenhang mit einer geringeren Körpermasse stehen.

Aus diesem Grund gilt es, Wachstum und biologische Reife bei der Bewertung von Entwicklungsverläufen sowie der Interpretation körperlicher Leistungsdaten heranzuziehen, um vermeintliche Differenzen entsprechend ab- und einschätzen zu können (Lloyd et al. 2014).

> Aufgrund von Unterschieden in Wachstum und biologischer Reife gleichaltriger Kinder gilt es, diese Bereiche bei der Bewertung von Entwicklungsverläufen und der Interpretation körperlicher Leistungsdaten heranzuziehen, um vermeintliche Differenzen entsprechend ab- und einschätzen zu können.

3.1 Methoden zur Abschätzung des biologischen Reifegrads

Aufgrund der erheblichen Unterschiede bezüglich des biologischen Reifegrads bei Gleichaltrigen müssen einfach anzuwendende (ökonomische), aber dennoch gültige (valide) Verfahren angewandt werden, die ein Abschätzen des biologischen Reifegrades ermöglichen.

Goldstandard ist aktuell die Knochen- bzw. Skelettalterbestimmung mittels einer röntgenologischen Untersuchung der linken Handwurzelknochen (Lloyd et al. 2014). Anhand dieser Röntgenaufnahmen kann durch die initiale Ossifikation bei kleineren Kindern bis zum adulten Schluss der Epiphysenfugen der biologische Reifegrad bzw. das Knochenalter abgeschätzt werden. Für die Bewertung der biologischen Reife anhand des Skelettalters können verschiedene Interpretationsverfahren herangezogen werden: die Greulich-Pyle-Methode (Greulich und Pyle 1999), die Tanner-Whitehouse (Tanner et al. 2001) sowie die Fels-Methode (Roche et al. 1988). Die drei Methoden variieren zwar in der zugrunde liegenden Population und in ihren Ansätzen zur Interpretation der Röntgenaufnahmen, dennoch erstellen alle einen zusammengesetzten Wert für das Skelettalter. Allerdings limitieren unbegründete Bedenken über die gesundheitliche Belastung durch Röntgenstrahlen (ein Handröntgenbild birgt 0,001 Milli-Sievert Strahlenbelastung und entspricht in etwa einer dreistündigen Strahlenbelastung beim Fernsehschauen), hohe finanzielle Kosten, ein erheblicher technischer Aufwand sowie ein oft fehlendes Know-how bei der Interpretation der Aufnahmen die Anwendung insbesondere bei sportmedizinischen Studien mit großen Stichproben (Armstrong 2019;

Stratton und Oliver 2014). Zur endokrinologischen Abklärung von Wachstumsstörungen und zur Abklärung extremer Wachstumsverläufe ist die genauere Skelettalterbestimmung mittels Handröntgen indiziert.

Ein weiteres Verfahren bietet die Einschätzung der Entwicklung sekundärer Geschlechtsmerkmale nach Tanner (Marshall und Tanner 1969, 1970). Die Stadien werden klinisch bestimmt. Gemäß der Ausprägung der sekundären Geschlechtsmerkmale mit Brustentwicklung, Schambehaarung und Menarche bei den Mädchen bzw. Genitalentwicklung, Schambehaarung, Stimmbruch und Gesichtshaarwuchs bei Jungen wird das Pubertätsstadium erfasst und in fünf Tannerstadien eingeteilt. Je höher das Stadium, desto weiter sind die Jugendlichen biologisch entwickelt (Malina et al. 2004). Allerdings ist diese Methode auf den Zeitraum der Pubertät beschränkt. Zudem erfordert die Einteilung in eines der fünf Stadien eine hohe fachliche Expertise bzw. darf nur von Medizinern und/oder Eltern vorgenommen werden (Lloyd et al. 2014).

Eine praktikable und ökonomische Methode zur Bestimmung des biologischen Reifegrades ist das Verfahren nach Mirwald et al. (2002). Dieses basiert auf den bereits oben erläuterten unterschiedlichen Wachstumsraten der unteren und oberen Extremitäten während der Pubertät. Die Berechnung des PHV erfolgt in zwei Schritten:

Zunächst wird der Abstand zum Zeitpunkt des PHV (Years from PHV [YPHV]) anhand des chronologischen Alters sowie anthropometrischer Daten (Körperhöhe [cm], Sitzhöhe [cm], Beinlänge [cm] – berechnet aus der Differenz von Körperhöhe stehend und sitzend – und Körpermasse [kg]) berechnet:

1. $\text{YPHV}_{\text{männlich}} = -9{,}236 + (0{,}0002708 \times \text{Beinlänge} \times \text{Sitzhöhe})$
$- (0{,}001663 \times \text{chronologisches Alter} \times \text{Beinlänge})$
$+ (0{,}007216 \times \text{chronologisches Alter} \times \text{Sitzhöhe})$
$+ (0{,}02292 \times (\text{Körpermasse} \div \text{Körperhöhe} \times 100))$

2. $\text{YPHV}_{\text{weiblich}} = -9{,}376 + (0{,}0001882 \times \text{Beinlänge} \times \text{Sitzhöhe})$
$+ (0{,}0022 \times \text{chronologisches Alter} \times \text{Beinlänge})$
$+ (0{,}005841 \times \text{chronologisches Alter} \times \text{Sitzhöhe})$
$- (0{,}002658 \times \text{chronologisches Alter} \times \text{Körpermasse})$
$+ (0{,}07693 \times (\text{Körpermasse} \div \text{Körperhöhe} \times 100))$

Ergibt sich für die YPHV ein negativer Wert, befindet sich das Kind vor dem PHV und umgekehrt. Durch die Subtraktion der YPHV vom chronologischen Alter kann der individuelle PHV (3) bestimmt werden:

3. PHV = chronologisches Alter
$- \text{YPHV}_{\text{männlich/weiblich}}$

Müller et al. (2015) verglichen die Regressionsgleichungen von Mirwald et al. (2002) mit der Goldstandardmethode der Knochen- und Skelettalterbestimmung nach Greulich-Pyle mithilfe einer Bland-Altmann-Analyse sowie des Intraklassen-Korrelationskoeffizienten. Beide Analysen zeigten eine akzeptable Übereinstimmung der beiden Verfahren (ICC [95 % CI] = 0,48 [0,13 – 0,69]).

Neben der Anwendung der Regressionsgleichungen existieren darüber hinaus Online-Rechner oder auch kostenlose Berechnungsprogramme zum Download im Internet, mithilfe derer YPHV und PHV abgeschätzt werden können. Die Grundlage dieser Programme ist das Verfahren von Mirwald et al. (2002). Im englischsprachigen Raum bietet die Online-Lösung des Fachbereichs Kinesiologie der Universität Saskatchewan einen praktikablen Ansatz (► https://www.apps.usask.ca/kin-growthutility/phv_ui.php). Im deutschen Sprachraum hat das Institut für Angewandte Trainingswissenschaft Leipzig das frei zugängliche Programm *BioFinal* entwickelt (► https://www.iat.uni-leipzig.de/service/downloads/fachbereiche/technik-taktik/biofinal/view).

❯ Für die Abschätzung des biologischen Reifegrads stehen verschiedene Methoden zur Verfügung: Für klinische Zwecke existiert der Goldstandard der Skelettalterbestimmung mittels Handröntgen und für einfachere Anwendungsfelder die Regressionsgleichungen nach Mirwald et al. (2002).

3.2 Modell zur Entwicklung der körperlichen Fitness im Kindes- und Jugendalter

Bei der langfristigen Ausbildung junger Athleten gilt es, den PHV zu berücksichtigen, um eine individualisierte Entwicklung der körperlichen Fitness zu gewährleisten. Dafür entwickelten Lloyd und Oliver (2012) das sogenannte Modell zur Entwicklung der körperlichen Fitness im Kindes- und Jugendalter (Youth Physical Development Model) (🞂 Abb. 3.3 und 3.4). Das zunächst für den Nachwuchsleistungssport entwickelte Modell wurde nach und nach an die Anforderungen der allgemeinen Bevölkerung von Kindern und Jugendlichen angepasst (Lloyd et al. 2015). Das adaptierte Modell legt geschlechtergetrennt für die Lebensjahre vom Kleinkindalter (2 Jahre) bis zum Erwachse-

chrono. Alter	2	3	4	5	6	7	8	9	10	11	12	13	14	15	16	17	18	19	20	>21
Altersstufe	Frühe Kindheit			Mittlere & späte Kindheit							Jugendalter/Adoleszenz									Erwachsenenalter
Reifegrad	prä-PHV											PHV			post-PHV					
Adaptationen	Vorwiegend neuronal											Kombiniert neuronal und strukturell/hormonell								
EBF	●	●	●	●	●	●	●	●	●	●						●	●			
SSF		●			●	●		●	●	●				●	●	●	●			
Beweglichkeit	●	●				●	●	●								●	●			
Gewandtheit	●	●			●	●	●	●					●	●	●	●		●	●	●
Schnelligkeit	●	●			●	●	●	●				●	●	●	●			●	●	●
Schnellkraft	●	●			●	●	●	●				●	●	●	●			●	●	●
Maximalkraft	●	●	●	●	●	●	●	●				●	●	●	●			●	●	●
Hypertrophie				●								●			●	●	●	●		● ● ●
Ausdauer			●				●						●					●	●	●

🞂 **Abb. 3.3** Modell zur Entwicklung der körperlichen Fitness im Kindes- und Jugendalter für männlich. Je mehr Punkte in einer Zelle abgebildet sind, desto größer ist die Bedeutung dieser Komponente der körperlichen Fitness für einen bestimmen Entwicklungsabschnitt; chrono. Alter = chronologisches Alter, PHV = Peak Height Velocity, EBF = elementare Bewegungsfertigkeiten, SSF = sportartspezifische Fertigkeiten. (Modifiziert nach Lloyd und Oliver 2012; Lloyd et al. 2015; Lüder et al. 2018)

chrono. Alter	2	3	4	5	6	7	8	9	10	11	12	13	14	15	16	17	18	19	20	>21
Altersstufe	Frühe Kindheit			Mittlere & späte Kindheit					Jugendalter/Adoleszenz											Erwachsenenalter
Reifegrad	prä-PHV										PHV			post-PHV						
Adaptationen	Vorwiegend neuronal								Kombiniert neuronal und strukturell/hormonell											
EBF	●	●	●	●	●	●	●	●	●						●	●				
SSF	●			●	●		●	●	●						●	●	●	●		
Beweglichkeit	●	●		●	●	●									●	●				
Gewandtheit	●	●		●	●	●			●	●	●	●				●	●	●		
Schnelligkeit	●	●		●	●	●			●	●	●	●				●	●	●		
Schnellkraft	●	●		●	●	●			●	●	●	●			●	●	●	●		
Maximalkraft	●	●	●	●	●	●	●		●	●	●	●			●	●	●	●		
Hypertrophie				●					●				●	●	●	●		●	●	●
Ausdauer	●					●					●						●	●	●	

◘ **Abb. 3.4** Modell zur Entwicklung der körperlichen Fitness im Kindes- und Jugendalter für weiblich. Je mehr Punkte in einer Zelle abgebildet sind, desto größer ist die Bedeutung dieser Komponente der körperlichen Fitness für einen bestimmen Entwicklungsabschnitt; chrono. Alter = chronologisches Alter, PHV = Peak Height Velocity, EBF = elementare Bewegungsfertigkeiten, SSF = sportartspezifische Fertigkeiten. (Modifiziert nach Lloyd und Oliver 2012; Lloyd et al. 2015; Lüder et al. 2018)

nenalter (>21 Jahre) die systematische, individuelle Entwicklung der körperlichen Fitness sowie psychosozialer Merkmale dar. Im Gegensatz zu vorherigen Modellen wird nicht nur das chronologische Alter, sondern auch der biologische Reifegrad berücksichtigt. Die Kernaussage des Modells ist, dass die meisten Komponenten der körperlichen Fitness während der Entwicklung durchweg trainierbar sind, allerdings mit unterschiedlichen, individuellen Schwerpunkten in den einzelnen Phasen der biologischen Reife (prä-PHV, PHV, post-PHV). Durch diese individualisierte Entwicklung erfolgt eine Abkehr von den klassischen Modellen sogenannter sensibler Phasen („windows of opportunity"). Inhaltlich stützt sich das evidenzbasierte Modell auf eine Vielzahl wissenschaftlicher Untersuchungen (Originalarbeiten und Literaturüberblicksbeiträge) zur Entwicklung der körperlichen Fitness. Diese wurden für das Modell zur Entwicklung der körperlichen Fitness im Kindes- und Jugendalter zusammengefasst, um darüber Rückschlüsse auf die individuelle Entwicklung der körperlichen Fitness anhand des PHV und des

Geschlechts zu ziehen (Lloyd und Oliver 2012; Lloyd et al. 2015). Für die Schnelligkeit wurde beispielsweise eine Arbeit von Rumpf et al. (2012) einbezogen, welche die Trainingseffekte verschiedener Sprinttrainingsmethoden in den Phasen prä-PHV, PHV und post-PHV untersuchte. Die Ergebnisse zeigten, dass die Schnelligkeit durchweg während der Entwicklung trainierbar ist, wenn auch mit unterschiedlichen Ansprechbarkeiten und Trainingsmethoden in bestimmten Entwicklungsabschnitten (Rumpf et al. 2012).

Das Modell kann wie folgt interpretiert werden: Je mehr Punkte in einer Zelle abgebildet sind, desto größer ist die Bedeutung dieser körperlichen Fitnesskomponente für einen bestimmten Entwicklungsabschnitt im Vergleich zu den anderen Komponenten. Besonders in der frühen bis mittleren Kindheit (prä-PHV und PHV) ist die Ausbildung der elementaren Bewegungsfertigkeiten (z. B. Laufen, Springen, Werfen) für die sich in der Pubertät und Adoleszenz anschließende Entwicklung komplexer sportartspezifischer Fertigkeiten (z. B. Hürdenlaufen, Weitsprung, Speerwerfen) essenziell. Das heißt, die elementaren Bewegungsfertigkeiten stellen die Voraussetzung für die sportartspezifischen Fertigkeiten dar. Ab dem mittleren Kindesalter bis zum Erreichen des PHV sollte die Ausbildung der Komponenten Gewandtheit, Schnelligkeit sowie Schnell- und Maximalkraft im Vordergrund stehen. Ab dem PHV sollte dagegen der Fokus auf der Entwicklung der Schnell- und Maximalkraft sowie der Hypertrophie und Ausdauer liegen. Mit anderen Worten: Vor dem PHV sind die Kinder besonders empfänglich für neuronale Reize, während sie danach sowohl für neuronale als auch für strukturelle Reize eine hohe Anpassungsfähigkeit aufweisen. Dies ist auf die beschleunigte Entwicklung des neuromuskulären Systems (neuronale Plastizität), die erhöhte Sensitivität für die motorische Kontrolle und koordinative Adaptionen in der prä-PHV-Phase sowie die Entwicklung der Wachstumshormone und einer größeren Muskelmasse während des PHV zurückzuführen. Somit nimmt die Entwicklung und Förderung der Muskelkraft die zentrale Rolle in dem Modell ein, denn über alle Entwicklungsstufen hinweg zeigt sich eine hohe Gewichtung der Kraftkomponenten (Lloyd und Oliver 2012; Lloyd et al. 2015). Die Bedeutsamkeit der Muskelkraft ergibt sich dadurch, dass diese die körperliche Leistungsfähigkeit steigern, Gesundheitsmarker und das persönliche Wohlbefinden verbessern sowie das Verletzungsrisiko minimieren kann (Howard et al. 2019).

> **Definition**
>
> Die neuronale Anpassung meint die Kraftmodulation über die Rekrutierung, Frequenzierung und Synchronisation motorischer Einheiten (sog. intramuskuläre Koordination). Dem gegenüber bezieht sich die strukturelle Anpassung auf muskulo-tendinöse-skelettale Prozesse wie beispielsweise die Muskelhypertrophie.

Lloyd et al. (2012, 2015) beziehen sich in ihrem Modell auf biologisch früh und spät entwickelte Kinder und Jugendliche. So verschieben sich die Inhalte des Modells bei früh entwickelten Jugendlichen nach links, so dass komplexe Trainingsinhalte in einem früheren chronologischem Alter durchgeführt werden können, da diese bereits über die nötigen physiologischen Voraussetzungen verfügen. Im Gegensatz dazu verlagern sich die Inhalte bei einem spät entwickelten Jugendlichen nach rechts, so dass komplexe Trainingsinhalte in einem späteren chronologischen Alter realisiert werden, wenn der Jugendliche die notwendigen physiologischen Voraussetzungen dafür erlangt hat.

> Das Modell zur Entwicklung der körperlichen Fitness im Kindes- und Jugendalter kann als Grundlage zur Förderung der körperlichen Fitness unter Berücksichtigung individueller Voraussetzungen (biologischer Reifegrad) angesehen werden.

Der Aspekt der Verschiebung der Trainingsinhalte für Spät- bzw. Frühentwickelte zeigt sich ebenfalls im Bereich der Verletzungsprävention. Die Forschungsgruppen um Müller et al. (2017) und van der Sluis et al. (2015) untersuchten innerhalb von Längsschnittstudien mit jugendlichen Skifahrern bzw. Fußballspielern den Einfluss des biologischen Reifegrads auf die Verletzungshäufigkeit. Die Längsschnittstudien belegten, dass spät entwickelte Jugendliche ein signifikant höheres Verletzungsrisiko für Überlastungsschäden im Vergleich zu früh entwickelten aufwiesen, da Erstere noch nicht über die nötigen physiologischen Voraussetzungen gleichaltriger Frühentwickler verfügten. Dieser Zusammenhang sensibilisiert ebenfalls für eine Beachtung des biologischen Reifegrads bei der Planung entsprechender Trainingsinhalte (spät entwickelt vs. früh entwickelt) und der damit langfristigen Leistungsentwicklung (Müller et al. 2017; van der Sluis et al. 2015).

Vor diesem Hintergrund lässt sich ableiten, dass früh entwickelte Jugendliche aufgrund ihrer fortgeschrittenen biologischen Reife gleichaltrigen spät entwickelten Jugendlichen hinsichtlich der körperlichen Fitness (Kraft, Ausdauer, Schnelligkeit) meist überlegen sind (vgl. auch ◘ Abb. 3.1) (Malina et al. 2004). Daraus resultiert, dass vermehrt früh entwickelte Kinder und Jugendliche aufgrund der körperlichen Fitness für die Nachwuchskader selektiert werden. Dadurch kommt es zu einer Bevorteilung bzw. Benachteiligung von Früh- bzw. Spätentwicklern (Lloyd et al. 2014). In diesem Kontext zeigt sich auch der sogenannte relative Alterseffekt („relative age effect"). Dieser liegt vor, wenn die Quartalsverteilung der Geburtsdaten selektierter Kinder und Jugendlicher verzerrt bzw. nicht gleichmäßig verteilt ist und es zu einer Überrepräsentation früher geborener Kinder (d. h. derjenigen, die nah am jeweiligen Stichtag geboren wurden) kommt. Dieser Effekt konnte bereits in vielen Sportarten (Fußball, Handball, Volleyball, Tennis, Baseball, Eishockey etc.) nachgewiesen werden (Musch und Grondin 2001), denn häufig ist das chronologische Alter das einzige Klassifizierungsmerkmal bei der Einteilung von Mannschaften oder Gruppen (Lloyd et al. 2014).

Gegensätzliches zeigt sich beim Turnen. Dort werden häufiger spät entwickelte Kinder und Jugendliche selektiert, da z. B. eine geringere Körperhöhe und eine geringere Körpermasse Vorteile im Anforderungsprofil des Turnens schaffen (Armstrong 2019).

An dieser Stelle sei darauf hingewiesen, dass intensives Training per se keinen negativen Einfluss auf das Wachstum und die biologische Reife zu haben scheint (Malina et al. 2013). Dies geht aus einem Überblicksbeitrag von Malina et al. (2013) zum Turnen hervor, einer Sportart, die durch ein frühes Hochleistungsalter gekennzeichnet ist. In diesem Überblicksbeitrag analysierte die Forschungsgruppe sämtliche bereits publizierte Literaturquellen zu diesem Thema. Resultierend daraus resümieren sie, dass weder die finale Körperhöhe noch das Wachstum der Extremitäten, die biologische Reifung oder der PHV durch intensives Training (negativ) beeinträchtigt werden. Dagegen kann es durch hohe Trainingsumfänge im Kraft- oder Ausdauertraining zu Abweichungen im weiblichen Menstruationszyklus kommen. Urso (2019) stellt heraus, dass über 60 % von weiblichen Hochleistungsausdauersportlerinnen Abweichungen vom normalem Menstruationszyklus bis hin zum Ausbleiben der Periode berichten. Kommt dies vor, muss zwingend auch an eine Essstörung („restricted eating disorder" [REDS]) gedacht werden.

Aufgrund all dieser Begebenheiten sollte der biologische Reifegrad bei der Bewertung der körperlichen Fitness berücksichtigt werden, um eine individuelle und faire Leistungsbewertung sowie eine individualisierte Trainingssteuerung zu gewährleisten, um darüber hinaus z. B. aufgrund unvorhergesehener Wachstumsschübe die Chance auf eine Talentselektion zu bewahren (Lloyd et al. 2014; Mirwald et al. 2002). So fordert auch der Deutsche Olympische Sportbund (2013) in seinem Nachwuchsleistungssportkonzept 2020, dass sich Talentsichtung und -entwicklung stärker an dem individuellen biologischen Reifegrad als am chronologischen Alter orientieren sollte. Eine Möglichkeit zur langfristigen Ausbildung junger Athleten unter Berücksichtigung des biologischen Reifegrads bietet das hier vorgestellte Modell zur Entwicklung der körperlichen Fitness im Kindes- und Jugendalter. Gleichzeitig sei nochmals darauf hingewiesen, dass dieses Modell nicht nur für den Leistungssport, sondern auch für die allgemeine Bevölkerung von Kindern und Jugendlichen Anwendung finden sollte. So oder so können Trainer, Vereine oder betreuende Pädiater viel Gutes tun, wenn sie diesen Umstand kennen und beachten, indem sie Spätentwickler vor Überforderung und Dropout schützen sowie ihnen die Zeit lassen, ihren biologischen Leistungsnachteil aufzuholen und darüber hinaus Frühentwickler adäquat fordern. Wohl stets schwierig wird bleiben, die Teams „biologisch" anstatt „chronologisch" aufzustellen, da dies die Jugendlichen selbst oft nicht wollen und eine Festlegung des präzisen biologischen Alters nicht exakt vorgenommen werden kann.

Zusammenfassend lässt sich festhalten, dass ausgehend vom Modell zur Entwicklung der körperlichen Fitness im Kindes- und Jugendalter die meisten Komponenten der körperlichen Fitness während der Kindheit mit unterschiedlichem Maß (mehr Punkte entsprechen einer höheren Gewichtung) trainierbar sind. Dabei kommt der Komponente der Muskelkraft eine besondere Bedeutung zu, da diese einen bedeutsamen Einfluss auf alle anderen Fitnesskomponenten hat. Allerdings benötigt dieses Modell eine individuelle, praktische (trainingsmethodische) Umsetzung und erfordert, dass Unterschiede hinsichtlich Geschlecht und Zeitpunkt des biologischen Reifegrads berücksichtigt werden (Lloyd und Oliver 2012; Lloyd et al. 2015).

> **Praxistipp**
>
> – Kinder gleichen chronologischen Alters können sich erheblich in Wachstum und biologischer Reife unterscheiden, was folglich einen Einfluss auf die körperliche Fitness hat. Daher gilt es, Wachstum und biologische Reife bei der Bewertung von Entwicklungsverläufen sowie der Interpretation körperlicher Leistungsdaten heranzuziehen, um vermeintliche Differenzen entsprechend ab- und einschätzen zu können.

– Zur Abschätzung des biologischen Reifegrads stehen verschiedene Methoden zur Verfügung, wobei sich die Regressionsgleichungen nach Mirwald et al. (2002) sowie die darauf aufbauenden Online-Tools als praktikable Methode in der Praxis etabliert haben.

– Für spezielle, insbesondere klinisch und psychologisch heikle oder relevante Fragestellungen existiert der Goldstandard der Skelettalterbestimmung mittels Handröntgen.

– Das Modell zur Entwicklung der körperlichen Fitness im Kindes- und Jugendalter kann als Grundlage zur Förderung der körperlichen Fitness unter Berücksichtigung individueller Voraussetzungen (biologischer Reifegrad) angesehen werden.

Literatur

Armstrong N (2019) Development of the youth athlete. Routledge, London

Deutscher Olympischer Sportbund (2013) Nachwuchsleistungssportkonzept 2020 – Unser Ziel: Dein Start für Deutschland. Frankfurt a. M.

Ferrauti A (Hrsg.) (2020) Trainingswissenschaft für die Sportpraxis. Springer, Heidelberg

Greulich WW, Pyle SI (1999) Radiographic atlas of skeletal development of the hand and wrist, 2. Aufl. Stanford University Press, Stanford

Howard R, Eisenmann J, Moreno A (2019) Position statement executive summary: the national strength and conditioning association position statement brief summary. Strength Conditioning J 41(2):124–126

Lloyd RS, Oliver JL (2012) The youth physical development model: a new approach to long-term athletic development. Strength Conditioning J 34(3):61–72

Lloyd RS, Oliver JL, Faigenbaum AD, Howard R, de Ste Croix MBA, Williams CA et al (2015) Long-term athletic development – Part 1: a pathway for all youth. J Strength Conditioning Res 29(5):1439–1450

Lloyd RS, Oliver JL, Faigenbaum AD, Myer GD, De Ste Croix MBA (2014) Chronological age vs. biological maturation: implications for exercise programming in youth. J Strength Conditioning Res 28(5):1454–1464

Lüder B, Golle K, Hummel A, Granacher U (2018) Training im Sportunterricht. Sportunterricht 67(2):52–57

Malina RM (2017) Assessment of biological maturation. In: Armstrong N, van Mechelen W (Hrsg) Oxford textbook of children's sport and exercise medicine, 3. Aufl. Oxford University Press, Oxford, S 3–11

Malina RM, Baxter-Jones ADG, Armstrong N, Beunen GP, Caine D, Daly RM, Lewis RD, Rogol AD, Russell K (2013) Role of intensive training in the growth and maturation of artistic gymnasts. Sports Med 43(9):783–802

Malina RM, Bouchard C, Bar-Or O (2004) Growth, maturation, and physical activity, 2. Aufl. Human Kinetics, Champaign, IL

Marshall WA, Tanner JM (1969) Variations in pattern of pubertal changes in girls. Arch Dis Child 44:291–303

Marshall WA, Tanner JM (1970) Variations in the pattern of pubertal changes in boys. Arch Dis Child 45:13–23

Mirwald RL, Baxter-Jones AD, Bailey DA, Beunen GP (2002) An assessment of maturity from anthropometric measurements. Med Sci Sports Exerc 34(4):689–694

Müller L, Hildebrandt C, Müller E, Fink C, Raschner C (2017) Long-term athletic development in youth alpine ski racing: the effect of physical fitness, ski racing technique, anthropometrics and biological maturity status on injuries. Front Physiol 8:1–11

Müller L, Müller E, Hildebrandt C, Kapelari K, Raschner C (2015) Die Erhebung des biologischen Entwicklungsstandes für die Talentselektion – welche Methode eignet sich? Sportverletz Sportschaden 29:56–63

Musch J, Grondin S (2001) Unequal competition as an impediment to personal development: a review of the relative age effect in sport. Dev Rev 21:147–167

Roche AF, Chumlea WC, Thissen D (1988) Assessing the skeletal maturity of the hand-wrist: FELS method. Charles C. Thomas, Springfield

Rumpf MC, Cronin JB, Pinder SD, Oliver JL, Hughes MG (2012) Effect of different training methods on running sprint times in male youth. Pediatr Exerc Sci 24(2):170–186

Stratton G, Oliver JL (2014) The impact of growth and maturation on physical performance. In: Lloyd RS, Oliver JL (Hrsg) Strength and conditioning for young athletes. Science and application. Routledge, New York, S 3–18

Tanner JM, Healy MJR, Goldstein H, Cameron N (2001) Assessment of skeletal maturity and prediction of adult height (TW3 method), 3. Aufl. Saunders, London

Urso A (2019) The menstrual cycle and strength training. Official J Eur Weightlifting Fed 12:68–75

Van der Sluis A, Elferink-Gemser MT, Brink MS, Visscher C (2015) Importance of peak height velocity timing in terms of injuries in talented soccer players. Int J Sports Med 36(4):327–332

Einfluss von Bewegung und Sport auf die Gesundheit und Entwicklung

Susi Kriemler, Helge Hebestreit und Thomas Radtke

Inhaltsverzeichnis

© Springer-Verlag GmbH Deutschland, ein Teil von Springer Nature 2021
I. Menrath et al. (Hrsg.), *Pädiatrische Sportmedizin*,
https://doi.org/10.1007/978-3-662-61588-1_4

4

4.1 Einleitung

Die überwiegende Mehrheit der Jugend ist gesund. Trotzdem spielt der zunehmende Bewegungsmangel eine Rolle in der Entwicklung von Zivilisationskrankheiten wie Übergewicht, kardiovaskulären Risikofaktoren oder Haltungsschäden. Bewegung und Sport sind deshalb zu wichtigen Säulen der Prävention geworden; sie wirken sich bei Gesunden (Andersen et al. 2011; Poitras et al. 2016; Rizzoli et al. 2010) und bei fast jeder chronischen Krankheit (Coleman et al. 2018; West et al. 2019) positiv aus (◻ Abb. 4.1). Negative Auswirkungen von Bewegung und Sport sind verhältnismäßig selten (◻ Abb. 4.1), können aber in vielen Fällen minimiert oder verhindert werden. So entstehen z. B. akute Verletzungen oder Überlastungen des Bewegungsapparates, Übertraining, Leistungsasthma, Eisenmangel oder auch Essstörungen. Unabhängig von diesen negativen Auswirkungen von Bewegung und Sport sind die Dropoutraten von Kindern und Jugendlichen im Breiten- und Leistungssport hoch. Schlussendlich

liegt es in der menschlichen Natur, nach Erfolg zu streben, so dass auch die Jugendlichen nicht gefeit sind vor Doping und dem Missbrauch von unerlaubten Substanzen.

4.2 Positive Auswirkungen von Sport

4.2.1 Kardiovaskuläre Risikofaktoren

Bewegung und Sport sind schon bei Kindern und Jugendlichen mit einem gesünderen kardiovaskulären Risikoprofil vergesellschaftet (Andersen et al. 2011). Wohl eine der wichtigsten Studien wurde schon vor zwei Dekaden publiziert (Berenson et al. 1998). Sie zeigte anhand von Autopsiedaten bei Kindern und Jugendlichen mit tödlichen Verkehrsunfällen, dass die Arteriosklerose schon in der Kindheit beginnt und der Schweregrad mit wachsender Zahl von kardiovaskulären Risikofaktoren zunimmt. Zumeist werden kardiovaskuläre

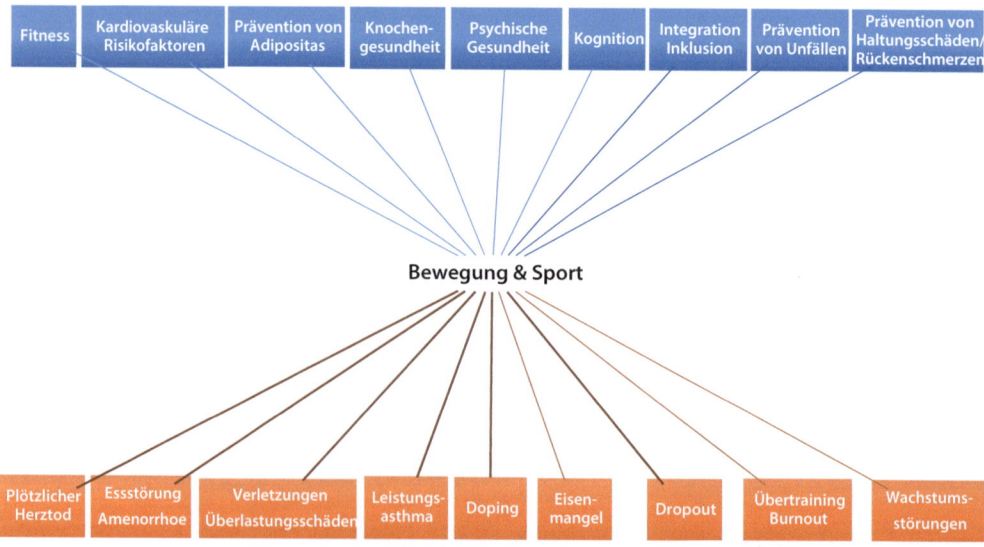

◻ **Abb. 4.1** Positive und negative Auswirkungen von Bewegung und Sport auf die Gesundheit von Kindern und Jugendlichen

Risikofaktoren bei Kindern und Jugendlichen in Form von Scores erfasst. Dies ist sinnvoller, als auf einzelne dichotome Risikofaktoren zu fokussieren wie im metabolischen Syndrom (Andersen und Froberg 2015). Nimmt man diesen Risikoscore zu Hilfe, haben Jugendliche mit der geringsten Fitness als Marker einer niedrigen körperlichen Aktivität ein bis zu 15-mal höheres kardiovaskuläres Risiko als die Fittesten. Daten von europäischen 9- bis 15-jährigen Kindern und Jugendlichen zeigen, dass eine moderate und intensive körperliche Aktivität von rund 2 h pro Woche für die 9-Jährigen und 1,5 h pro Woche für die 15-Jährigen reichen, um den kardiovaskulären Risikoscore zu senken (◘ Abb. 4.2) (Andersen et al. 2006). Longitudinale Daten über 12 Jahre belegen, dass junge Erwachsene, die als Adoleszente eine große Muskelkraft und Ausdauerfitness hatten, den

niedrigsten kardiovaskulären Risikoscore zeigen (◘ Abb. 4.3) (Grontved et al. 2015). In einer randomisierten, kontrollierten Studie mit 6- bis 13-jährigen Kindern konnte der kardiovaskuläre Risikoscore durch ein multimodales Bewegungsprogramm in der Schule mit Einschluss einer täglichen Turn- und Sportstunde in der Interventionsgruppe gegenüber der Kontrollgruppe signifikant verbessert werden (Kriemler et al. 2010). Aus all diesen Daten kann gefolgert werden, dass regelmäßige Bewegung und Sport von mindestens moderater Intensität über 60–120 min pro Tag mit Integration von Krafttraining von mindestens dreimal pro Woche zu genügen scheint, das kardiovaskuläre Risiko niedrig zu halten (Andersen et al. 2006).

Bluthochdruck Prospektive Kohortenstudien zeigen, dass Kinder mit hohem Blutdruck im Kindesalter eine hohe Wahrscheinlichkeit haben, diesen auch im Erwachsenenhalter zu zeigen. In der Bogalusa-Herzstudie waren Kinder in der höchsten Quintile des Blutdrucks 3- bis 4-mal häufiger von einer Hypertonie im Alter von 30 Jahren betroffen als ihre normotensiven Alterskollegen. Des Weiteren zeigten 50 % der hypertensiven Erwachsenen bereits einen hohen Blutdruck im Kindesalter (Bao et al. 1995). Insbesondere moderate bis intensive körperliche Aktivität ist assoziiert mit einem niedrigeren systolischen und diastolischen Blutdruck (Poitras et al. 2016). Ein körperliches Training kann aber durchaus den Blutdruck bei Adoleszenten mit Hypertonie reduzieren (Hansen et al. 1991), insbesondere wenn diese Jugendlichen übergewichtig sind (Cai et al. 2014).

Dyslipidämie Lipidprofile von wachsenden Kindern werden durch die hormonellen Veränderungen während der Pubertät beeinflusst, sodass die isolierten Effekte von Wachstum und Entwicklung und der körperlichen Aktivität schwierig zu

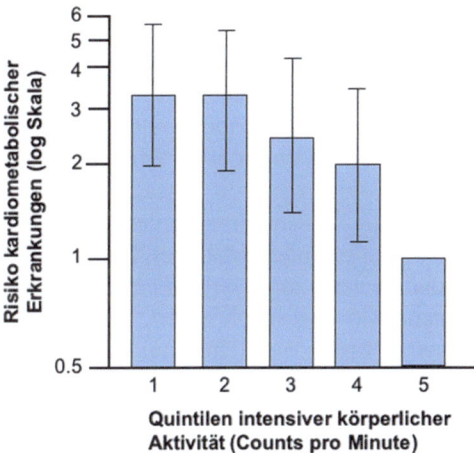

◘ **Abb. 4.2** Risiko für ein erhöhtes kardiovaskuläres Risiko, dargestellt als Quintilen von moderater bis intensiver körperlicher Aktivität (Referenz = höchste Quintile mit bei 1732 Kindern und Jugendlichen im Altern von 9 bis 15 Jahren aus der European Heart and Youth Study (Andersen et al. 2006). Die ersten drei Quintilen unterschieden sich signifikant von der 5. Quintile hinsichtlich des Risikoscores. Die körperliche Aktivität in der 4. Quintile, bei der noch kein erhöhtes kardiovaskuläres Risiko bestand, lag bei 116 min pro Tag für die 9-Jährigen und 88 min für die 15-Jährigen

4

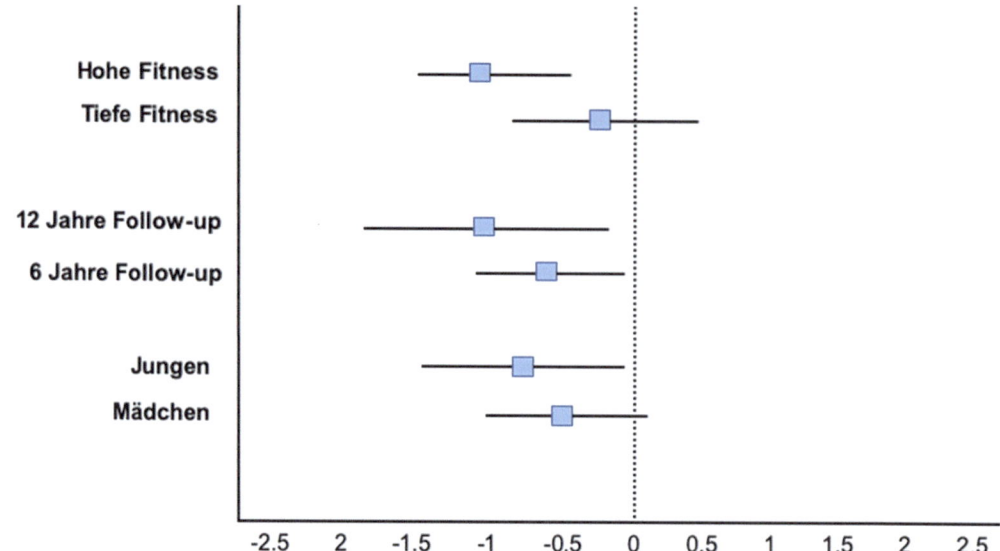

■ **Abb. 4.3** Kardiovaskulärer Risikoscore als junge Erwachsene pro Standardabweichung isometrischer Muskelkraft in der Jugend, stratifiziert für tiefe bzw. hohe kardio-respiratorische Fitness, einen Beobachtungszeitraum von 6 bzw. 12 Jahren und Geschlecht. Die Punkte mit 95 %-Konfidenzintervallen geben an, wie viele Standardeinheiten (z-Score) sich der Risikoscore im Erwachsenenalter pro Standardabweichung isometrischer Muskelkraft in der Jugend veränderte. Die Daten zeigen einen additiven Effekt von isometrischer Muskelkraft und Fitness im Jugendalter auf den kardiovaskulären Risikoscore im jungen Erwachsenenalter unabhängig von Geschlecht und der Zeit des Follow-ups (Grontved et al. 2015)

differenzieren sind. Studien zu den Effekten von körperlichem Training auf die Lipidspiegel im Blut zeigen nur zum Teil positive Effekte. Die meisten Studien, die einen positiven Effekt von körperlicher Aktivität auf Blutlipide fanden, waren effektiv in der Verbesserung von sowohl HDL als auch LDL, wobei meist auch eine Reduktion von Körpergewicht bei normal- und übergewichtigen Jugendlichen zu verzeichnen war (Cai et al. 2014). Die Gewichtsreduktion könnte deshalb eine Bedingung für einen positiven Effekt auf die Blutlipide sein.

Glukosestoffwechsel und **Insulinresistenz** Während der Pubertät kommt es zu einem parallelen Rückgang der körperlichen Aktivität sowie der Insulinsensitivität, noch mehr bei übergewichtigen und adipösen Jugendlichen als bei Normalgewichtigen. Heute sind im Rahmen der Adipositasepidemie eine steigende Anzahl von Jugendlichen von einer Insulinresistenz oder gar

einem Typ-2-Diabetes betroffen. Trotzdem sind körperliche Aktivität und Insulinsensitivität direkt korreliert, auch unabhängig vom Übergewicht (Berman et al. 2012), da Fett- und Muskelgewebe die Insulinsensitivität unabhängig voneinander regulieren. Gerade deshalb führt ein regelmäßiges Training, insbesondere wenn moderate und intensive körperliche Aktivität involviert ist, zu einer verbesserten Insulinsensitivität unabhängig von einer Veränderung des BMIs (Berman et al. 2012; Fedewa et al. 2014). Trotzdem ist körperliches Training am effektivsten hinsichtlich Verbesserung der Insulinresistenz bei Jugendlichen mit hohem BMI, da diese die niedrigste Insulinsensitivität haben. Kraft-, Ausdauer- und Circuittrainings über 6 bis 24 Wochen haben zu klinisch relevanten Verbesserungen von Nüchterninsulin (11,4 U/ml (95 % CI 5,2–17,5)) und HOMA-IR von 2,0 (95 % CI 0,4–3,6) geführt (Fedewa et al. 2014). Offensichtlich spielte es keine Rolle, ob Kraft- bzw. Ausdauertraining oder eine andere Art von körperlicher Aktivität durchgeführt, sondern eher, dass überhaupt etwas getan wurde (Fedewa et al. 2014).

Übergewicht und Adipositas

Das durchschnittliche Gewicht von Kindern und Jugendlichen hat über die letzten drei Dekaden um mehrere Kilogramm zugenommen (Lobstein et al. 2015). Wir differenzieren zwischen Übergewicht und Adipositas (>90. bzw. >97. Perzentile für Übergewicht und Adipositas, respektive). Die Prävalenz von überhöhtem Körpergewicht reicht in Europa von 8–30 % für Übergewichtige und von 1–13 % für adipöse Kinder und Jugendliche (Brown et al. 2019; Schienkiewitz et al. 2019). Leider ist es so, dass kindliches Übergewicht mit einer Plethora von kardiovaskulären, psychischen und sozialen Risikofaktoren vergesellschaftet ist (Dietz und Robinson 2005) und dass es bisher trotz weltweiter Anstrengungen nicht gelungen ist, effektive Programme zu entwickeln, die aus übergewichtigen Jugendlichen Normalgewichtige machen oder die Prävalenz von exzessivem Körpergewicht klinisch relevant einschränken (Waters et al. 2011). Da sich ein körperliches Training bei Kindern und Jugendlichen mit Übergewicht und Adipositas aber positiv auf diverse wichtige Gesundheitsparameter (kardiovaskuläre Risikofaktoren, Fitness), auf die Psyche und auch auf soziale Faktoren auswirkt, sind Bewegung und Sport im therapeutischen Ansatz unabdingbar (Styne et al. 2017). Evidenzbasierte Strategien zur Primär- und Sekundärprävention sind neben einer gesunden Ernährung und regelmäßiger körperlicher Aktivität unter anderem die Reduktion von körperlicher Inaktivität und Medienkonsum, die Integration eines aktiven Schulunterrichts und Schulwegs sowie die tägliche Turn- und Sportstunde. All diese Möglichkeiten können früh in Krippen, Kindergärten und Schulen unter Einbezug von Eltern und der sozialen Gruppen umgesetzt werden. Es kann nicht genügend betont werden, dass die

Primärprävention von Adipositas essenziell ist, da die Erfolgsaussichten, das Übergewicht je wieder los zu werden, sehr gering sind (Brown et al. 2019) und Daten auch keinen wirklichen Rückgang der Epidemie zeigen (Visscher et al. 2015).

4.2.2 Knochengesundheit

Eine der wichtigsten Funktionen des Skeletts ist die Gewährleistung der mechanischen Stabilität für die Beanspruchung des Körpers in Ruhe und Bewegung. Die Knochenmasse bestimmt das Frakturrisiko mit. Deshalb liegt es auf der Hand, dass durch das Erreichen einer maximalen Knochenmasse am Ende des Wachstums das Frakturrisiko im Erwachsenenalter reduziert wird. Wenn auch 60 % der Variabilität der maximalen Knochenmasse durch die Genetik erklärt sind, können die restlichen 40 % durch eine adäquate Ernährung mit genügend Kalzium, Eiweiß und Vitamin D und insbesondere durch regelmäßige Bewegung und Sport positiv beeinflusst werden (Rizzoli et al. 2010). Knochenmasse und -architektur passen sich an die äußeren Bedingungen an, die durch die mechanischen Belastungen und die Muskelaktivität entstehen. Dabei scheinen vor allem Belastungsformen des Knochens, welche Stöße induzieren („impact loading": springen, hüpfen, joggen), aber auch solche, die den Knochen biegen („bending": Krafttraining) oder ziehen („torque": klettern), einen optimalen Stimulus zu setzen (Hart et al. 2017). Der wachsende Knochen hat eine weit größere Kapazität, sich an mechanische Beanspruchungen anzupassen, als der ausgewachsene Knochen, so dass der mechanischen Beanspruchung des Knochens vor Abschluss des Wachstums eine große Bedeutung zukommt (Weaver et al. 2016). Erreicht man eine Steigerung der maximalen Knochenmasse von 10 % am Ende des Wachstums, kann eine Osteoporose im Alter um 13 Jahre verzögert werden

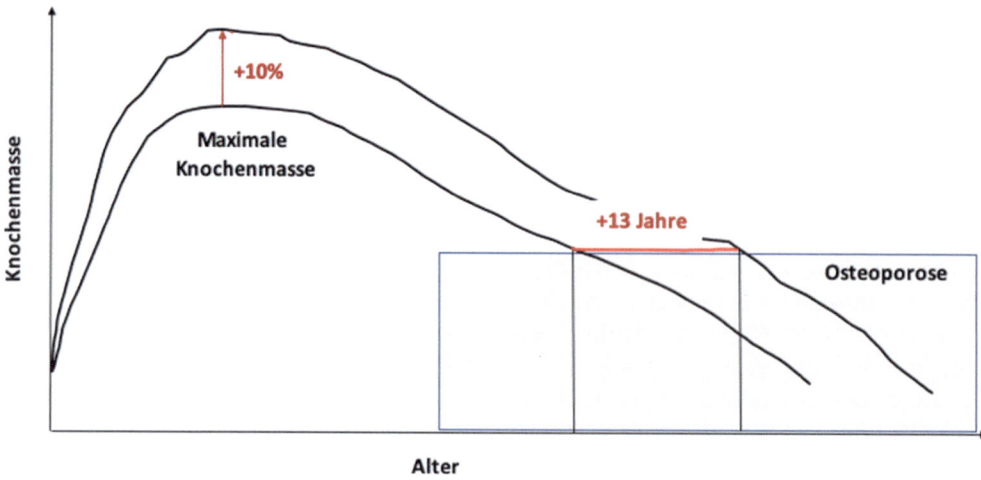

Abb. 4.4 Schematische Darstellung der Knochenmasse über ein Leben. Kann die Knochenmasse am Ende des Wachstums durch körperliche Aktivität während der Jugend um 10 % mehr aufgebaut werden, verzögert sich das Erreichen der osteoporotischen Knochenmasse um 13 Jahre. (Aus Kanis 1994)

(Abb. 4.4) (Kanis 1994). Ein körperliches Training beispielsweise in der Schule von 10–30 min 3-mal wöchentlich scheint grundsätzlich ausreichend zu sein, um einen relevanten knochenaufbauenden Effekt zu erreichen (Hughes et al. 2007).

4.2.3 Psychische Gesundheit

Bewegung und Sport wirken sich ebenfalls positiv auf die Psyche von Kindern und Jugendlichen aus. Selbstmord, Depression, Essstörungen, ADHS und Angststörungen sind einige der Krankheiten, die bei Jugendlichen besonders häufig vorkommen (Viner und Booy 2005). Bei einer hohen Prävalenz von solchen psychischen Störungen im Jugendalter gewinnt der Zusammenhang zwischen Bewegung und Sport und der Psyche an Bedeutung. Es wurde ein positiver Zusammenhang mit Selbstvertrauen, Lebenszufriedenheit und Glück bzw. ein negativer Zusammenhang mit Angstgefühlen und Depressionen, Stress und Schikane durch Kollegen dokumentiert (Parfitt und Eston 2005; Wiles et al. 2012). Auch wenn der Zusammenhang von Bewegung und Sport mit der Prävention psychischer Krankheiten vor allem auf Vergleichsstudien basiert und deshalb die Kausalität infrage gestellt werden kann (Rodriguez-Ayllon et al. 2019), werden durch Bewegung und Sport wichtige psychische Qualitäten wie Selbstbewusstsein, Toleranz gegenüber Enttäuschungen und Niederlagen, Konfliktfähigkeit, positives Denken, Durchsetzungsvermögen etc. entwickelt, verbessert und geschult. Eine longitudinale Studie an Adoleszenten belegte beispielsweise, dass mehr Zeit in aktiver Sportausübung assoziiert war mit mehr Autonomie, Kompetenzempfinden und sozialer Verbundenheit, was sich positiv auf die mentale Gesundheit auswirkte (Dore et al. 2020). Der Zusammenhang zwischen moderater und intensiver körperlicher Aktivität scheint dabei bei Jugendlichen in Teamsportarten stärker zu sein als in Einzelsportarten (Dore et al. 2016). Wichtig in der Entwicklung von Strategien zur Erhaltung und Verbesserung der psychischen Gesundheit ist gerade in der heutigen Zeit auch das Wissen, dass sedentäres Verhalten unabhängig von der körperlichen Aktivität negativ assoziiert ist mit mentaler Gesundheit (Abb. 4.5).

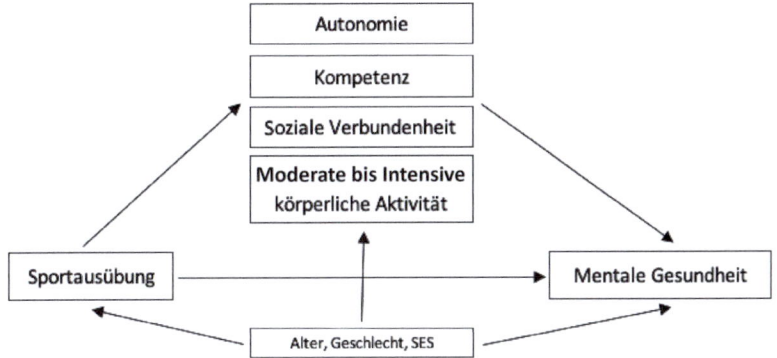

□ Abb. 4.5   Die Anzahl der Jahre mit aktiver Sportausübung führt zu einer höheren mentalen Gesundheit, wobei ein Teil durch eine höhere Autonomie und Kompetenz, durch mehr soziale Verbundenheit ist und ein weiterer Teil durch mehr moderate bis intensive körperliche Aktivität. Das Modell wurde für Alter, Geschlecht und sozioökonomischen Status (SES) adjustiert. (Adaptiert von Dore et al. 2020)

4.2.4 Kognition

Die Fähigkeit des Hirns, sich kontinuierlich an sich ändernde Begebenheiten anzupassen, hängt davon ab, wie viel es stimuliert wird. In den ersten Lebensjahren werden neue Synapsen und Verbindungen im Hirn gebildet; ein Vorgang, der genetisch beeinflusst ist, aber auch durch Erfahrungen in einer stimulierenden Umgebung geprägt wird (Blakemore und Frith 2005). Diverse Hirnareale und insbesondere der frontale Kortex entwickeln sich weiter in der Adoleszenz, aber auch darüber hinaus ein Leben lang. Regionen des motorischen Kortex werden stimuliert, wenn man nur an eine bestimmte Bewegung denkt, sodass rein mentales Training dazu genutzt werden kann, motorische Fertigkeiten im Sport zu trainieren. Des Weiteren zeigte sich, dass ein regelmäßiges körperliches Training im Tiermodell zu einer verbesserten Hirnfunktion und zu effizienterem Lernen geführt hat. Dabei hat sich die Anzahl der Hirnzellen im Hypocampus, die verantwortlich ist für Lernen und Gedächtnis, während eines 6-wöchigen Trainings verdoppelt, und auch ihre Funktion hat sich verbessert.

Dies zeigte sich in Form von verlängerten Aktivierungspotenzialen als Indiz der Speicherung des Gelernten im Gedächtnis. Dieses Tiermodell zeigt, wie regelmäßiges körperliches Training Lernprozesse verbessern kann, und dies ein Leben lang. Eine zunehmende Zahl von Studien an Kindern zeigt ebenfalls einen positiven Zusammenhang zwischen körperlicher Aktivität, Fitness, Kognition und akademischer Leistung (Donnelly et al. 2016; Hillman et al. 2011). Sogar eine Reduktion von zwei Schulstunden zugunsten einer täglichen Sportstunde innerhalb der ersten sechs Schuljahre über ein Schuljahr hinweg hat zu keiner reduzierten akademischen Leistung in der Interventions- gegenüber der Kontrollgruppe geführt, hingegen konnten viele positive Effekten auf Fitness, Körperfett und kardiovaskuläre Risikofaktoren beobachtet werden (Kriemler et al. 2010). Diese Begebenheiten können in der individuellen Beratung genutzt werden und sollten auch präventive Strategien auf Schulebene durch ein Mehr an körperlicher Aktivität bzw. Schulsport unterstützen, ohne dabei das primäre Ziel der akademischen Bildung durch die Schule zu verletzen.

4

4.3 Einfluss von Sport auf die Entwicklung

Lange galt intensives Training als Grund für ein reduziertes Wachstum sowie eine verzögerte Pubertät und spätere Menarche. Heute ist man der Meinung, dass auch intensives körperliches Training weder Wachstum noch Pubertätsentwicklung noch den Eintritt der Menarche beeinflusst (Malina et al. 2013). Die meisten Studien, die einen Effekt von Sport auf Wachstum und Entwicklung vermuteten, haben relevante Einflussgrößen wie familiäre Veranlagungen für die Körperlänge und Entwicklungsverläufe, die häusliche Umgebung und Gewohnheiten (z. B. Ernährung), ungenügend einbezogen. Die aktuellen Untersuchungen legen nahe, dass ein Kind oder Jugendlicher – besonders auch während der Pubertät – den Sport wählt, der am besten zu den Voraussetzungen passt. So finden sich vor allem Jugendliche mit früher Pubertätsentwicklung in Sportarten, die Geschwindigkeit und Kraft erfordern, während Jugendliche mit später Pubertätsentwicklung in Disziplinen wie Kunstturnen und Langstreckendistanzen brillieren. Dazu kommt (leider), dass auch von Trainerseite diejenigen, die aufgrund der Physis besser passen, priorität behandelt und eingesetzt werden. Als unschöne Konsequenz dieser Selektion scheiden viele Jugendliche während dieser wichtigen Zeit der Pubertät, in der die Weichen für eine lebenslange Sportausübung gestellt werden, aus eigener Entscheidung (Selbstselektion) oder durch das Verhalten der Trainer oder des Systems aus dem aktiven Sport aus. Es gibt jedoch einige Faktoren, die das Ausscheiden verhindern können; es sind beispielsweise empfundene Kompetenz, Unterstützung von Eltern, eine gute Trainer-Athlet-Beziehung, die Qualität der Freundschaften und Akzeptanz durch Peers, die Freude am Sport und vor allem auch der intrinsische Vorsatz, die Sportaktivität weiterhin auszuüben (Gardner et al. 2017).

4.4 Potenziell negative Auswirkungen von Bewegung und Sport

Kinder und Jugendliche sollten nicht nur vor zu wenig Bewegung und Sport geschützt werden, sondern es gilt auch, möglichst viele potenziell negative Auswirkungen zu verhindern oder zumindest früh zu erkennen und einzugreifen. Solche negativen Auswirkungen finden sich vor allem bei intensivem Training und häufiger Teilnahmen an Wettkämpfen. Nicht selten trainieren 10- bis 12-jährige Kinder schon 15–20 Stunden pro Woche. Neben häufigen körperlichen Verletzungen können gerade auch psychische „Verletzungen" auftreten, begünstigt z. B. durch Eltern, die Druck ausüben oder ihre Kinder nicht vor emotional misshandelnden Trainern oder Mobbing durch Mitspieler schützen (Kerr et al. 2016). Fast alle in ◻ Abb. 4.1 erwähnten negativen Auswirkungen werden in anderen Kapiteln dieses Buches besprochen und werden daher hier nicht oder nur am Rande thematisiert (Essstörung in ▶ Abschn. 4.4, Verletzungen und Überlastungen in ▶ Kap. 23, 26, Eisenmangel in ▶ Abschn. 4.4, Doping in ▶ Kap. 17, Gewalt im Sport 9 ▶ Kap. 18, Leistungsasthma in ▶ Kap. 29).

4.4.1 Verletzungen und Überlastungsschäden

Bewegung und Sport sind in >30 % verantwortlich für akute Verletzungen bei Kindern und Jugendlichen, und ungefähr 35 von 100 verletzten Jugendlichen brauchen eine medizinische Betreuung. In 60 % ist die untere Extremität betroffen. Bei Jungen zeigen sich die höchsten Verletzungsraten im Eishockey, Rugby, Basketball, Fußball, Wrestling und beim Laufen, bei Mädchen im Basketball, Fußball, Eishockey, Handball, beim Laufen und im Feldhockey (Emery et al. 2015). Überlastungsschäden entstehen durch repetitive mechanische Überbeanspruchungen des muskuloskelettalen System. Sie machen ca. die Hälfte aller Verletzungen im Sport aus und reichen von Apophysenverletzungen über anteriore Knieschmerzen bis hin zu Stressfrakturen in fast jedem Knochen des Körpers (DiFiori et al. 2014).

Da Unfälle und Überlastungen zu einem verminderten Bewegungsverhalten bis hin zum Dropout aus dem regelmäßigen Sport, zu langfristigen Schäden am Bewegungsapparat wie beispielsweise zu einer Früharthrose, aber auch zu ungewolltem Gewichtszuwachs mit Übergewicht führen können, ist die Entwicklung von präventiven Strategien zur Reduktion von Verletzungen und Überlastungen essenziell. Seit vielen Jahren existiert ein Modell zur Entwicklung der Unfallpräventionsstrategie, das auch heute noch gilt (◘ Abb. 4.6).

Das Modell betont, dass ein wichtiger Teil des Erfolgs von präventiven Maßnahmen im Verständnis über Risiken und Ursachen von Verletzungen besteht. Dadurch wurden z. B. Regeln angepasst wie die Fixierung von Polstern beim Fußball, die Reduktion von Kontakt/Kollisionen bei Teamsportarten oder härtere Bestrafung bei Fouls. Obwohl mit solchen präventiven Strategien eine Großzahl von Verletzungen reduziert oder gar verhindert werden kann, scheinen das Erlangen von motorischen Basiskompetenzen mit guter Ausdauer, Kraft und Koordination sowie die Integration von neuromuskulären propriozeptiven Übungen in Trainings wichtige Pfeiler der Unfall- und Überlastungsprävention zu sein (Emery et al. 2015).

4.4.2 Plötzlicher Herztod

Der plötzliche Todesfall ist zum Glück sehr selten und tritt bei ca. einem von 100.000 Athleten ein. Daten aus Italien zeigen ein 2,8-fach erhöhtes Risiko bei jungen Wettkampfathleten gegenüber einer nicht sportaktiven Vergleichsgruppe (Corrado et al. 2005). Verschiedene strukturelle oder elektrische Abnormalitäten können einen plötzlichen Herztod auslösen – am häufigsten

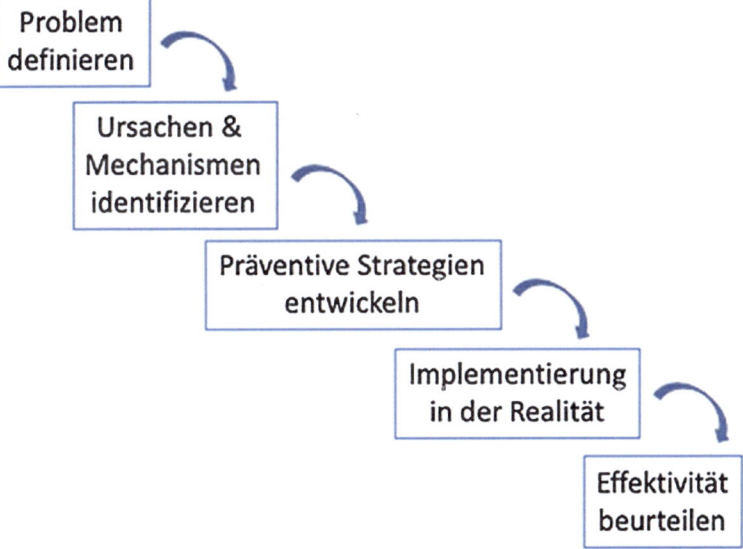

◘ **Abb. 4.6** Modell zur Entwicklung von präventiven Maßnahmen zur Reduktion von Sportverletzungen und -überlastungen (adaptiert nach Finch 2006; van Mechelen et al. 1992)

sind dies die linksventrikuläre hypertrophe Kardiomyopathie, der arrhythmogene rechte Ventrikel, Rhythmusstörungen anderer Ursache und falsch mündende Koronararterien (Ostman-Smith 2011). Viele dieser Anomalien können diagnostiziert und mittels medikamentöser und apparativer Therapien behandelt werden. Die Europäische Gesellschaft für Kardiologie (ESC) und auch das Internationale Olympische Komitee (IOC) unterstützen deshalb das italienische Modell eines obligatorischen 12-Kanal-Ruhe-EKG-Screenings bei sportlich aktiven Kindern und Jugendlichen (Corrado et al. 2005). Für das 12-Kanal-EKG spricht die Evidenz einer italienischen, 25 Jahre dauernden prospektiven Studie, in der durch das EKG-Screening die Mortalität bei Athleten um 90 % reduziert werden konnte. Kritiker stellen die Durchführung eines 12-Kanal-EKG als Routineuntersuchung jedoch wegen der fraglichen Generalisierbarkeit der italienischen Daten und der Schwierigkeit der flächendeckenden Umsetzung bei begrenzten Ressourcen und ungenügenden Auswertekompetenzen infrage und äußern sich klar gegen ein Screening (Maron et al. 2014; Van Brabandt et al. 2016). Die meisten europäischen sportmedizinischen Gesellschaften unterstützen momentan den europäischen Vorschlag für ein EKG-Screening durch Leitlinien, die neben der Anamnese und klinischen Untersuchung ein 12-Kanal-Ruhe-EKG bei der Sporttauglichkeitsuntersuchung für alle Jugendlichen ab 14 Jahren vorsehen, die Wettkämpfe betreiben (Corrado et al. 2005). Es ist jedoch denkbar, dass sich diese Empfehlungen in (naher) Zukunft ändern könnten.

4.4.3 Essstörung

Verglichen zur Normalbevölkerung ist die Essstörung im Sport (auch „Relatives Energiedefizit-Syndrom" oder RED-S, „female athlete triad" oder „Anorexia athletica" genannt) häufiger anzutreffen (Prävalenz im Sport ca. 1:5 gegenüber 1:10–20 in der Normalbevölkerung) mit einer 90%-igen Dominanz im weiblichen Geschlecht (Sundgot-Borgen und Torstveit 2004). Zu bedenken ist dabei, dass die Zahlen möglicherweise noch höher sind, da eine beträchtliche Dunkelziffer vermutet werden kann. Risikosportarten sind solche, bei denen ein niedriges Gewicht zu einem Wettkampf- oder Leistungsvorteil im Sport führt wie in ästhetischen Sportarten, im Ausdauersport oder in Sportarten mit Gewichtskategorien. RED-S beschreibt die weitreichenden gesundheitlichen Konsequenzen einer eigentlichen Essstörung im Sport bei Mädchen und Jungen, die fast jedes System des menschlichen Körpers betreffen können (Joy et al. 2016; Mountjoy et al. 2015a). Das Screening für gestörtes Essverhalten, für Essstörungen und ihre Konsequenzen ist eine der wichtigsten Aufgaben der sportmedizinischen Untersuchung. Die Sportärzte sollten die diagnostischen Kriterien einer Essstörung und des RED-S-Syndroms kennen, damit sie die richtigen Abklärungen durchführen und entscheiden können, wann die jungen AthletInnen aus dem Sport genommen werden müssen und ab wann sie wieder wettkampffähig sind. Präventive Strategien zur Verhinderung und Behandlung von Essstörungen sollten nicht nur für die Athleten selbst entwickelt werden, sondern auch Trainer, Eltern und Sportverbände mit einbeziehen.

> Sich allein schon der hohen Prävalenz der Essstörungen bewusst zu sein, hilft enorm, um die betroffenen Jugendlichen zu identifizieren. Dadurch kann eine Therapie rasch eingeleitet und je nach Schweregrad ein Sportverbot ausgesprochen werden, um irreversible Schäden und eine Chronifizierung zu verhindern (Mountjoy et al. 2015b).

4.4.4 Doping und Missbrauch von Suchtmitteln

3–12 % der Jugendlichen konsumieren Substanzen zur Verbesserung der Leistungsfähigkeit oder wegen des Wunsches nach einem „idealen" Aussehen, Jungen deutlich mehr als Mädchen (Dandoy und Gereige 2012). Dieser Trend ist durch diverse Faktoren erklärt, wie beispielsweise durch die zunehmende Popularität von Wettkampfsport, den Fokus der Medien auf Schlankheit bei Mädchen und muskuläre Körper bei Jungen, den Druck durch Trainer und Eltern, das altersentsprechende Verhalten, Risiken auf sich zu nehmen und sich unbesiegbar zu fühlen, sowie die heutzutage einfache Beschaffung von unerlaubten Substanzen im Internet. Besonders häufig werden Dopingmittel wie anabole Steroide, Stimulantien, Kortikoide, aber auch Blutdoping und Supplemente wie Kreatin oder Schmerzmittel verwendet. Neben den akuten Gefährdungen durch die eingesetzten Substanzen selbst wird als zusätzliches Risiko die oft mit Doping verbundene gesteigerte generelle Affinität zu Drogen diskutiert. So kann eine zu unbeschwerte Einstellung gegenüber diversen Genussmitteln wie Nikotin, Koffein oder Alkohol weiter zum Einsatz von leistungssteigernden Medikamenten verleiten. Da die diversen Stoffe meist privat über das Internet, über Kollegen, aber auch über Vereine und Trainer erworben werden, ist die Information sehr einseitig und meist auf die möglichen positiven Aspekte beschränkt. Doping muss daher auch im Kindes- und Jugendalter explizit gesucht und angesprochen werden. Neben einer spezifischen Anamnese ist auf Warnzeichen wie einen plötzlichen Muskelzuwachs über kurze Zeit, Akne im Gesicht und am Körper, „Schwangerschaftsstreifen", Stimmungsschwankungen und aggressives Verhalten oder Virilisierungszeichen bei Mädchen zu achten.

❯ Im Kampf gegen Doping geht es primär um die Erhaltung der Gesundheit im körperlichen und psychosozialen Bereich und um die Verhinderung einer Drogen- und weiterer Substanzabhängigkeit.

Für weitere Informationen gibt es hervorragende Websites, die konsultiert werden können (▶ https://www.antidoping.ch oder http//▶ www.no-doping.org oder ▶ https://www.wada-ama.org/) sowie Gratis-Apps, mit denen jedes Medikament vor der Einnahme hinsichtlich verbotener Substanzen oder Methoden im Sport überprüft werden kann (Antidoping Switzerland).

4.4.5 Anämie

In Reihenuntersuchungen fand man bei 1–5 % der Athleten eine Anämie, v. a. eine Eisenmangelanämie. Wesentlich häufiger zeigen Laborwerte jedoch einen nicht anämisierenden Eisenmangel auf. Dass Eisen nicht nur als Sauerstofftransporter oder in der Muskelfunktion gebraucht wird, sondern in multiplen essenziellen Stoffwechselvorgängen des Immun- und Nervensystem involviert ist, unterstreicht die Wichtigkeit, bewusst an ein Defizit zu denken. Hauptsächliche Ursachen sind die regelmäßigen Menstruationsblutungen, eine ungenügende Aufnahme von Eisen insbesondere bei Vegetariern und Veganern oder auch eine mechanische Zerstörung der Erythrozyten durch intensive körperliche Tätigkeiten. Ein Eisenmangel kann auch ohne Anämie zu Müdigkeit und Leistungseinbußen führen und sollte dann auch ohne das Vorhandensein einer Anämie behandelt werden. Die Therapie erfolgt nutritiv oder mittels einer oralen Eisensubstitution (Clenin et al. 2015).

Von der eigentlichen Eisenmangelanämie ist ein relativ niedriges Hämoglobin durch Hypervolämie in Ruhe abzugrenzen.

4

Bei körperlicher Belastung kommt es dann zur Hämokonzentration in einen optimalen Bereich bzgl. Sauerstofftransport und Rheologie.

4.4.6 Übertraining und Burnout

Unter Übertraining versteht man eine chronische Überlastungsreaktion durch zu hohe Trainingsvolumina und -intensitäten sowie ungenügende Regenerationszeiten. Symptome sind eine erhöhte Herzfrequenz in Ruhe, Schlafstörungen, Kopfschmerzen, Übelkeit, vermehrte Verletzungs- und Infektanfälligkeit, Stimmungsschwankungen, fehlende Trainings- und Wettkampfmotivation und die Unfähigkeit, sich zu konzentrieren (Winsley und Matos 2011). Burn-out ist das Resultat von chronischem Stress, der dazu führt, dass ein junger Athlet einen zuvor freudvoll ausgeführten Sport aufgeben möchte oder dies auch tut. Burn-out geht mit emotionaler Erschöpfung, einem Gefühl von Überforderung sowie einer fehlenden Zufriedenheit gegenüber der eigenen Leistung einher und kann durchaus vergesellschaftet mit oder Folge eines Übertrainings sein. Das Übertraining ist deshalb nicht ganz einfach vom Burn-out abzugrenzen. Während beim Übertraining die körperlichen Symptome überwiegen, entspricht das Burn-out mehr einer emotionalen Erschöpfung (Brenner et al. 2007).

Es ist extrem schwierig zu definieren, wie viel Training und Wettkampfstunden für junge Athleten zu viel sind und zu einem Übertraining oder Burn-out führen können. Die Prävalenz ist von Sport zu Sport und individuell sehr unterschiedlich, ist aber klar höher bei Einzel- als bei Mannschaftssportarten, insbesondere wenn sie einhergehen mit perfektionistischen Charakterzügen und wenn sie auf hohem Niveau betrieben werden. Durch regelmäßiges Monitoring von physischem und psychischem Wohlbefinden junger Leistungssportler können Warnsymptome frühzeitig

erkannt und entsprechend behandelt werden. Ein besonderes Augenmerk sollte auf Risikoperioden im Sport (z. B. gegen Saisonende) oder in Zusammenhang mit der beruflichen Ausbildung (Kombination mit Prüfungen) gelegt werden (Sabato et al. 2016). Gerade junge Athleten haben ein Risiko, mit oder auch ohne Übertraining ein Burn-out zu entwickeln, da sie nicht nur erheblich und ungewohnt körperlich beansprucht werden, sondern auch unter einem hohen psychologischen Druck stehen, Erfolg im Sport zu haben. Der zunehmende Druck, im Sport erfolgreich zu werden, hat zu einer frühen Spezialisierung geführt, die vermehrt mit Übertraining und/oder Burn-out einhergeht (Sabato et al. 2016). So kann der durch das intensive Training und die große Erwartungshaltung für einen Wettkampferfolg genährte Stress mit oder ohne Bestehen eines Übertrainings zur Erschöpfung führen.

> Übertraining und Burn-out können verhindert werden, indem die frühe Spezialisierung hinausgezögert und eine optimistische Haltung unterstützt und gefördert wird und Aktivitäten zur psychischen und physischen Regeneration nicht zu kurz kommen. Dadurch werden körperliche Resistenz, Resilienz, Selbstvertrauen und konstruktive Bewältigungsstrategien gestärkt (Sabato et al. 2016).

4.4.7 Gewalt im Sport

Das Interesse am Schutz des Kindes vor Gewalt im Sport hat in den letzten Jahren zugenommen. Trotzdem wird es wahrscheinlich immer so sein, dass eine Dunkelziffer bleibt und die Sensibilisierung nie aufhören darf. Um Gewalt im Sport definieren zu können, sind drei prinzipielle Fragen relevant: Wer? Wo? Wie? Jeder kann grundsätzlich zum Täter werden und Gewalt ausüben: der Athlet selbst, Trainer, Eltern oder auch Teamkollegen. Gerade

▣ Tab. 4.1   Verschiedene Formen von Gewalt bei kindlichen Athleten

Eigene Gefährdung	Durch Beziehung	Durch Organisation
Akute Verletzung	Sexuelle Nötigung	Misshandlung durch Publikum
Depression	Sexuelle Ausbeutung	Diskrimination
Selbstverletzung	Körperliche Gewalt	den Missbrauch zulassende Kulturen
Essstörung	Forciertes körperliches Training	Systematisch ungesunde Trainingsprogramme
Burn-out	Emotionale Gewalt	Schikane
Doping	Virtueller Missbrauch	Medizinisch ungenügende Versorgung
	Vernachlässigung	Systematisches Doping
	Mobbing, Schikane	Vorgabe eines falschen Alters
	Doping	

Mobbing und Schikane wird oft durch Gleichaltrige ausgeführt. Die Gewalt findet nicht nur im Training statt, sondern mehr und mehr auch in den sozialen Medien. Definitionsgemäß sind mit dem Begriff „Gewalt" alle Formen gemeint, also körperliche, psychische und soziale Gewalt. Oft wird vergessen, dass Gewalt mehr oder weniger bewusst auch durch die Sportler gegen sich selbst angewendet werden kann, indem sie sich mit Burn-out, einer Essstörung oder Doping gefährden. Obwohl die Selbstgefährdung oft nicht als eigentliche Gewalt angesehen wird, kann diese genauso gefährdend sein, wie wenn sie durch eine Beziehung z. B. zwischen AthletIn und Trainer stattfindet. Häufig findet die Gewalt auf Beziehungs- oder Organisationsebene statt (▣ Tab. 4.1). Das Ausmaß ist mit einer großen Dunkelziffer belastet, obwohl die Presse immer wieder über schlimme Fälle von sexueller Gewalt im Sport berichtet. Unterschätzt und schwierig zu erfassen ist die emotionelle Gewalt an Kindern und Jugendlichen, die so durch inadäquate Äußerungen und Verhalten meist von Trainern, aber auch von Teamkollegen „misshandelt" werden.

❯ Unabdingbar sind flächendeckende präventive Maßnahmen, die es leider nur punktuell gibt, obwohl Verbände und Sportvereine eine moralische, ethische und legale Verpflichtung haben, Programme zum Schutz der kindlichen Gesundheit zu schaffen (Ljungkvist et al. 2008). Die genaue Beschreibung von unangepassten Verhaltensweisen und offensichtlicher Gewalt im Sport mit Kindern kann helfen, die Hürden in der Einführung von Schutzmaßnahmen zum Wohl der Kinder zu verringern (Mountjoy et al. 2015).

Literatur

Andersen LB, Froberg K (2015) Advancing the understanding of physical activity and cardiovascular risk factors in children: the European Youth Heart Study (EYHS). Br J Sports Med 49:67–68

Andersen LB, Harro M, Sardinha LB, Froberg K, Ekelund U, Brage S, Anderssen SA (2006) Physical activity and clustered cardiovascular risk in children: a cross-sectional study (The European Youth Heart Study). Lancet 368:299–304

Andersen LB, Riddoch C, Kriemler S, Hills AP (2011) Physical activity and cardiovascular risk factors in children. Br J Sports Med 45:871–876

Bao W, Threefoot SA, Srinivasan SR, Berenson GS (1995) Essential hypertension predicted by tracking of elevated blood pressure from childhood to adulthood: the Bogalusa heart study. Am J Hypertens 8:657–665

Berenson GS, Srinivasan SR, Bao W, Newman WP, Tracy RE, Wattigney WA (1998) Association between multiple cardiovascular risk factors and atherosclerosis in children and young adults. The Bogalusa heart study. N Engl J Med 338:1650–1656

Berman LJ, Weigensberg MJ, Spruijt-Metz D (2012) Physical activity is related to insulin sensitivity in children and adolescents, independent of adiposity: a review of the literature. Diabetes Metab Res Rev 28:395–408

Blakemore SJ, Frith U (2005) The learning brain: lessons for education: a precis. Dev Sci 8:459–465

Brenner JS, American Academy of Pediatrics Council on Sports Medicine & Fitness (2007) Overuse injuries, overtraining, and burnout in child and adolescent athletes. Pediatrics 119:1242–1245

Brown T, Moore TH, Hooper L, Gao Y, Zayegh A, Ijaz S et al (2019) Interventions for preventing obesity in children. Cochrane Database Syst Rev 7:CD001871

Cai L, Wu Y, Cheskin LJ, Wilson RF, Wang Y (2014) Effect of childhood obesity prevention programmes on blood lipids: a systematic review and meta-analysis. Obes Rev 15:933–944

Clenin G, Cordes M, Huber A, Schumacher YO, Noack P, Scales J, Kriemler S (2015) Iron deficiency in sports – definition, influence on performance and therapy. Swiss Med Wkly 145:w14196

Coleman N, Nemeth BA, LeBlanc CMA (2018) Increasing wellness through physical activity in children with chronic disease and disability. Curr Sports Med Rep 17:425–432

Corrado D, Pelliccia A, Bjornstad HH, Vanhees L, Biffi A, Borjesson M et al (2005) Cardiovascular pre-participation screening of young competitive athletes for prevention of sudden death: proposal for a common European protocol. Consensus statement of the study group of sport cardiology of the working group of cardiac rehabilitation and exercise physiology and the working group of myocardial and pericardial diseases of the European society of cardiology. Eur Heart J 26:516–524

Dandoy C, Gereige RS (2012) Performance-enhancing drugs. Pediatr Rev 33:265–271; quiz 271–262

Dietz WH, Robinson TN (2005) Clinical practice. Overweight children and adolescents. N Engl J Med 352:2100–2109

DiFiori JP, Benjamin HJ, Brenner J, Gregory A, Jayanthi N, Landry GL, Luke A (2014) Overuse injuries and burnout in youth sports: a position statement from the American medical society for sports medicine. Clin J Sport Med 24:3–20

Donnelly JE, Hillman CH, Castelli D, Etnier JL, Lee S, Tomporowski P et al. (2016) Physical activity, fitness, cognitive function, and academic achievement in children: a systematic review. Med Sci Sports Exerc 48:1197–1222

Dore I, O'Loughlin JL, Beauchamp G, Martineau M, Fournier L (2016) Volume and social context of physical activity in association with mental health, anxiety and depression among youth. Prev Med 91:344–350

Dore I, Sylvester B, Sabiston C, Sylvestre MP, O'Loughlin J, Brunet J, Belanger M (2020) Mechanisms underpinning the association between physical activity and mental health in adolescence: a 6-year study. Int J Behav Nutr Phys Act 17:9

Emery CA, Roy TO, Whittaker JL, Nettel-Aguirre A, van Mechelen W (2015) Neuromuscular training injury prevention strategies in youth sport: a systematic review and meta-analysis. Br J Sports Med 49:865–870

Fedewa MV, Gist NH, Evans EM, Dishman RK (2014) Exercise and insulin resistance in youth: a meta-analysis. Pediatrics 133:e163-174

Finch C (2006) A new framework for research leading to sports injury prevention. J Sci Med Sport 9:3–9; discussion 10

Gardner LA, Magee CA, Vella SA (2017) Enjoyment and behavioral intention predict organized youth sport participation and dropout. J Phys Act Health 14:861–865

Grontved A, Ried-Larsen M, Moller NC, Kristensen PL, Froberg K, Brage S, Andersen LB (2015) Muscle strength in youth and cardiovascular risk in young adulthood (the European Youth Heart Study). Br J Sports Med 49:90–94

Hansen HS, Froberg K, Hylderbrandt N, Nielsen JR (1991) A controlled study of eight months of physical training and reduction of blood pressure in children: the Odeuse schoolchild study. BMJ 303:682–685

Hart NH, Nimphius S, Rantalainen T, Ireland A, Siafarikas A, Newton RU (2017) Mechanical basis of bone strength: influence of bone material, bone structure and muscle action. J Musculoskelet Neuronal Interact 17:114–139

Hillman CH, Kamijo K, Scudder M (2011) A review of chronic and acute physical activity participation on neuroelectric measures of brain health and cognition during childhood. Prev Med 52(Suppl 1):S21-28

Hughes JM, Novotny SA, Wetzsteon RJ, Petit MA (2007) Lessons learned from school-based skeletal loading intervention trials: putting research into practice. Med Sport Sci 51:137–158

Joy E, Kussman A, Nattiv A (2016) 2016 update on eating disorders in athletes: a comprehensive narrative review with a focus on clinical assessment and management. Br J Sports Med 50:154–162

Kanis JA (1994) Assessment of fracture risk and its application to screening for postmenopausal osteoporosis: synopsis of a WHO report. WHO Study Group. Osteoporos Int 4:368–381

Kerr G, Stirling AE, MacPerson E (2016) Psychological injury in pediatric and adolescent sports. In: Caine D, Purcell L (Hrsg) Injury in pediatric and adolescent sports: epidemiology, treatment and prevention. Springer, New York, S 179–190

Kriemler S, Zahner L, Schindler C, Meyer U, Hartmann T, Hebestreit H, et al. (2010) Effect of school based physical activity programme (KISS) on fitness and adiposity in primary schoolchildren: cluster randomised controlled trial. BMJ, 340:c785

Ljungkvist A, Mountjoy M, Brackenridge C (2008) IOC consensus statement on sexual harassment & abuse in sport. Int J Sport Exer Psych 6:442–449

Lobstein T, Jackson-Leach R, Moodie ML, Hall KD, Gortmaker SL, Swinburn BA et al (2015) Child and adolescent obesity: part of a bigger picture. Lancet, 385:2510–2520

Malina RM, Baxter-Jones AD, Armstrong N, Beunen GP, Caine D, Daly RM et al (2013) Role of intensive training in the growth and maturation of artistic gymnasts. Sports Med 43:783–802

Maron BJ, Friedman RA, Kligfield P, Levine BD, Viskin S, Chaitman BR et al (2014) Assessment of the 12-lead electrocardiogram as a screening test for detection of cardiovascular disease in healthy general populations of young people (12–25 years of age): a scientific statement from the American Heart Association and the American College of Cardiology. J Am Coll Cardiol 64:1479–1514

Mountjoy M, Rhind DJ, Tiivas A, Leglise M (2015) Safeguarding the child athlete in sport: a review, a framework and recommendations for the IOC youth athlete development model. Br J Sports Med 49:883–886

Mountjoy M, Sundgot-Borgen J, Burke L, Carter S, Constantini N, Lebrun C et al (2015a) The IOC relative energy deficiency in sport clinical assessment tool (RED-S CAT). Br J Sports Med 49:1354

Mountjoy M, Sundgot-Borgen J, Burke L, Carter S, Constantini N, Lebrun C et al (2015b) RED-S CAT. Relative Energy Deficiency in Sport (RED-S) Clinical Assessment Tool (CAT). Br J Sports Med 49:421–423

Ostman-Smith I (2011) Sudden cardiac death in young athletes. Open Access J Sports Med 2:85–97

Parfitt G, Eston RG (2005) The relationship between children's habitual activity level and psychological well-being. Acta Paediatr 94:1791–1797

Poitras VJ, Gray CE, Borghese MM, Carson V, Chaput JP, Janssen I et al. (2016) Systematic review of the relationships between objectively measured physical activity and health indicators in school-aged children and youth. Appl Physiol Nutr Metab 41:S197–239

Rizzoli R, Bianchi ML, Garabedian M, McKay HA, Moreno LA (2010) Maximizing bone mineral mass gain during growth for the prevention of fractures in the adolescents and the elderly. Bone 46:294–305

Rodriguez-Ayllon M, Cadenas-Sanchez C, Estevez-Lopez F, Munoz NE, Mora-Gonzalez J, Migueles JH et al. (2019) Role of physical activity and sedentary behavior in the mental health of preschoolers, children and adolescents: a systematic review and meta-analysis. Sports Med, 49:1383–1410

Sabato TM, Walch TJ, Caine DJ (2016) The elite young athlete: strategies to ensure physical and emotional health. Open Access J Sports Med 7:99–113

Schienkiewitz A, Damerow S, Schaffrath Rosario A, Kurth BM (2019) Body mass index among children and adolescents: prevalences and distribution considering underweight and extreme obesity: Results of KiGGS Wave 2 and trends. Bundesgesundheitsblatt Gesundheitsforschung Gesundheitsschutz 62:1225–1234

Styne DM, Arslanian SA, Connor EL, Farooqi IS, Murad MH, Silverstein JH, Yanovski JA (2017) Pediatric obesity-assessment, treatment, and prevention: an endocrine society clinical practice guideline. J Clin Endocrinol Metab 102:709–757

Sundgot-Borgen J, Torstveit MK (2004) Prevalence of eating disorders in elite athletes is higher than in the general population. Clin J Sport Med 14:25–32

Van Brabandt H, Desomer A, Gerkens S, Neyt M (2016) Harms and benefits of screening young people to prevent sudden cardiac death. BMJ 353:i1156

van Mechelen W, Hlobil H, Kemper HC (1992) Incidence, severity, aetiology and prevention of sports injuries. A review of concepts. Sports Med 14:82–99

Viner R, Booy R (2005) Epidemiology of health and illness. BMJ 330:411–414

Visscher TL, Heitmann BL, Rissanen A, Lahti-Koski M, Lissner L (2015) A break in the obesity epidemic? Explained by biases or misinterpretation of the data? Int J Obes (Lond) 39:189–198

Waters E, de Silva-Sanigorski A, Hall BJ, Brown T, Campbell KJ, Gao Y et al (2011) Interventions for preventing obesity in children. Cochrane Database Syst Rev, CD001871

Weaver CM, Gordon CM, Janz KF, Kalkwarf HJ, Lappe JM, Lewis R et al. (2016) The National Osteoporosis Foundation's position statement on peak bone mass development and lifestyle factors: a systematic review and implementation recommendations. Osteoporos Int, 27:1281–1386

West SL, Banks L, Schneiderman JE, Caterini JE, Stephens S, White G et al. (2019) Physical activity for children with chronic disease; a narrative review and practical applications. BMC Pediatr 19:12

Wiles NJ, Haase AM, Lawlor DA, Ness A, Lewis G (2012) Physical activity and depression in adolescents: cross-sectional findings from the AL-SPAC cohort. Soc Psychiatry Psychiatr Epidemiol 47:1023–1033

Winsley R, Matos N (2011) Overtraining and elite young athletes. Med Sport Sci 56:97–105

4

Aspekte von Training und Leistungssport im Kindes- und Jugendalter

Inhaltsverzeichnis

Training im langfristigen Leistungsaufbau

Christoph Skutschik und Michael Behringer

Inhaltsverzeichnis

© Springer-Verlag GmbH Deutschland, ein Teil von Springer Nature 2021
I. Menrath et al. (Hrsg.), *Pädiatrische Sportmedizin*,
https://doi.org/10.1007/978-3-662-61588-1_5

Hinter jedem Spitzenathleten, der auf dem Podium den Gewinn einer Medaille feiert, steckt die Geschichte eines Kindes, das begann, Sport zu treiben, und mit der Zeit sehr gut darin wurde. Um sportliche Erfolge auf internationaler Ebene zu erreichen, wird von Seiten des Staats und der Verbände der Versuch unternommen, talentierte Kinder bereits früh in ihrer Entwicklung zu identifizieren und mittels spezieller Förderprogramme zu Höchstleistungen zu befähigen. Doch was ist eigentlich ein „Talent" im Sport?

5.1 Sportliches Talent

Das Wort Talent geht auf das lateinische Wort „talentum" zurück, was einer damals gebräuchlichen Masseneinheit (ca. 30 kg) entsprach. Die heutige Verwendung des Wortes beruht vermutlich auf dem Evangelium (Matthäus ▶ Kap. 25), wo die von Gott verliehenen Fähigkeiten als anvertraute Talente bezeichnet werden. Laut Gagnés differenziellem Modell von Begabung und Talent (DMGT) (2009) kann zwischen begabten und talentierten Sportlern unterschieden werden. Dabei zeichnen sich begabte Kinder dadurch aus, dass bestimmte ihrer angeborenen Fähigkeiten – ohne spezielle Förderung – zu den besten 10 % innerhalb ihrer Altersklasse zählen. Von talentierten Kindern spricht man dagegen dann, wenn durch gezieltes Trainieren dieser Fähigkeiten Leistungen erreicht werden, die unter den besten 10 % der in derselben Sportart aktiven Athleten innerhalb ihrer Altersklasse rangieren. Die Suche nach begabten und talentierten Kindern ist für Vereine und Verbände von großem Interesse. Dabei spielen zunehmend auch wirtschaftliche Aspekte eine zentrale Rolle, da sich der Sport international professionalisiert und damit kostenintensiver wird. Ziel der Talentidentifikationsprogramme ist es, schon möglichst früh diejenigen Athleten zu identifizieren, deren Eigenschaften eine

erfolgreiche Karriere im Erwachsenenalter versprechen (Johnston et al. 2018), und ihnen möglichst gute Bedingungen zur leistungssportlichen Entwicklung zu bieten.

5.1.1 Talentsuche (Sichtung & Auswahl)

Nachdem in den meisten Sportarten nur begrenzte finanzielle und – daraus resultierend – personelle Mittel zur Verfügung stehen, erhofft man sich Erfolge durch eine Fokussierung der Ressourcen auf die „fähigsten" Kinder und Jugendlichen. Gleichzeitig nimmt die Anzahl der potenziellen Spitzenathleten von morgen in Folge des demografischen Wandels stetig ab und somit der Konkurrenzkampf der Sportverbände um die begabtesten Kinder weiter zu. Damit langfristig aus einem möglichst großen Pool talentierter Sportler ausgewählt werden kann, versuchen die Vereine und Verbände, die Kinder möglichst früh zu rekrutieren und an eine Sportart zu binden, bevor diese sich für eine andere Sportart entscheiden (Hohmann 2017). Auch aus Sicht des Deutschen Olympischen Sportbundes (DOSB) sollte eine solche Begabtensichtung spätestens in der Grundschule erfolgen, damit den Kindern ihren Begabungen und damit genetischen Voraussetzungen entsprechende Sportangebote gemacht werden können, um so schon früh eine Förderung des Kindes zu ermöglichen (Richartz et al. 2014). Johnston et al. (2018) sehen eine solch frühe Sichtung kritisch: Sie warnen davor, dass eine zu frühe Einteilung der Kinder in begabt und unbegabt zu einer verminderten Förderung von Kindern führen könnte, die sich möglicherweise noch zu Top-Athleten entwickeln, aber zu diesem Zeitpunkt noch keine herausragende Leistung zeigen.

Sowohl die antrainierten motorischen und kognitiven Fähigkeiten als auch die genetische Prädisposition werden als Voraussetzungen für körperliche Höchstleistung angesehen (Johnston et al. 2018).

Dabei hält die Debatte an, welcher Faktor den größeren Einfluss auf die Entwicklung von Topathleten hat: Sind es die Begabungen und damit genetischen Voraussetzungen oder sind es die in ihrer sportlichen Karriere erfahrene Ausbildung und damit das Umfeld, in dem sie aufwachsen und trainiert wurden? Unter genetischen Voraussetzungen werden nicht nur die physischen, sondern auch die kognitiven und psychologischen Eigenschaften verstanden. Nach Issurin (2017) weisen Weltklasseathleten beispielsweise eine hohe intrinsische Motivation auf und sind deshalb bereit, öfter, länger und härter zu trainieren als andere Athleten. Neben Leistungstests zur sportartspezifischen Fitness sollten deshalb auch solche Persönlichkeitsmerkmale in der Talentsuche Beachtung finden.

> **EyeCatcher**
>
> Sowohl antrainierte Fähigkeiten als auch die genetische Disposition gelten als Voraussetzung für sportliche Höchstleistung.

Als Beispiel für eine genetische Disposition sei hier die Körperhöhe angeführt. Während im Basketball Körperhöhen über 2 m von Vorteil sind, stellt im Turnen eine kleine Körperhöhe einen Selektionsvorteil dar. Je nach Sportart fallen diese genetischen Prädispositionen jedoch unterschiedlich stark ins Gewicht, so dass ein Mangel an genetisch bedingten Vorteilen durch das Trainieren motorischer und kognitiver Fähigkeiten ausgeglichen werden kann.

Während die beispielhaft aufgeführte Körperhöhe eine nicht zu beeinflussende Eigenschaft darstellt, geht man bei den meisten anderen physiologischen und psychomotorischen Eigenschaften von einer gewissen Modulierbarkeit durch gezieltes Training aus, wobei die genetische Prädisposition dennoch Einfluss behält (Güllich 2014). Vor allem mittels Zwillingsstudien und molekularbiologischen Untersuchungen wurde versucht, die anteilige Bedeutung von Training und Veranlagung an sportlichen Fähigkeiten zu quantifizieren. Dabei scheinen anaerobe Parameter wie Schnelligkeit, Explosivkraft etc. eine große genetische Komponente zu besitzen, während aerobe Fitness wie die maximale Sauerstoffaufnahme und koordinative Fähigkeiten – mit Ausnahme von räumlicher Wahrnehmung – scheinbar stärker durch Training moduliert werden können (Issurin 2017).

5.1.2 Talentförderung

Gute genetische Voraussetzungen (Begabung) allein reichen folglich nicht aus, um zur internationalen Weltspitze aufzurücken. Auch intensives und umfangreiches Training ist Voraussetzung für sportlichen Erfolg (Güllich 2014). Nach der häufig zitierten Theorie von Ericsson et al. (1993) sind zum Erreichen individueller Höchstleistung mindestens 10 Jahre oder 10.000 h intensives Training nötig. Diese Regel scheint jedoch nicht generell auf alle Sportarten zuzutreffen. Tatsächlich wird in Sportarten mit hohem koordinativ-ästhetischem Anteil ein Trainingsumfang von durchschnittlich ca. 9000 h sportartspezifischen Trainings in der Weltspitze beobachtet (Issurin 2017). Dem gegenüber können in Sportarten aus den Bereichen Ausdauer, Kampf- oder Kraftsport bereits 3000–7000 h sportartspezifisches Training ausreichen.

In einer großen Metaanalyse kommen Macnamara et al. (2016) zu dem Ergebnis, dass nur 18 % der Varianz der Leistung durch die akkumulierten Trainingsstunden erklärt werden. In der Weltspitze beträgt der Wert sogar nur 1 %.

Es zeigt sich, dass neben der reinen Akkumulation von Trainingsstunden andere Faktoren ebenfalls einen großen Einfluss auf die Entwicklung sportlicher Leistung besitzen. Moesch et al. (2011) stellten in Sportarten, die in Einheiten wie Zentimeter, Gramm oder Sekunden gemessen werden, zwar durchaus einen Zusammenhang zwischen

Trainingsstunden und dem Leistungsstand fest. Allerdings waren es vor allem die Trainingsstunden, die ab dem 18. Lebensjahr gesammelt wurden, welche die besten Athleten von der Subelite unterschieden.

Doch auch diese 3000–10.000 h Training müssen mit der Freizeit, aber vor allem auch mit der schulischen Ausbildung der jungen Athleten vereinbart werden. Gleichzeitig sollte dieses Training von möglichst gut ausgebildeten Trainern und Übungsleitern durchgeführt werden, um eine hohe Qualität der Trainingsinhalte zu gewährleisten (Myer et al. 2016). Zur Ermöglichung einer hochqualitativen trainingsmethodischen Infrastruktur bündeln viele Verbände ihre Ressourcen in zentralen Leistungszentren. Zunehmend werden junge Athleten auf Sportinternaten oder „Eliteschulen des Sports" unterrichtet, die eine zeitliche und logistische Vereinbarkeit des Sports mit dem Unterricht erleichtern und gleichzeitig die Anfahrtszeiten minimieren. Insbesondere im Fußball liegen die nötigen finanziellen Mittel vor, weshalb dort direkt von den Vereinen spezialisierte Leistungszentren betrieben werden, die oft mit Schulen kooperieren und so den Schulunterricht und die Trainingseinheiten unter

besten trainingstheoretischen Voraussetzungen aufeinander abstimmen. Eine solche Förderung von Athleten in Sportarten, deren Verbände über keine eigenen Internate und Ganztagsschulen verfügen, kann vor allem in einer der 43 „Eliteschulen des Sports" und später in Olympischen Stützpunkten erfolgen (Richartz et al. 2014).

◾ **Kaderstruktur**

Die öffentliche Förderung von Talenten ist in Deutschland an eine Zugehörigkeit der Athleten zu einem *Kader* geknüpft. Diese Kader werden anhand der Leistungs- und Altersklasse eingeteilt. Jüngere Athleten können zunächst im Landeskader (LK) und später im Nachwuchskader 1&2 (NK) gefördert werden. Erwachsene Athleten können bei entsprechender Leistung dem Perspektiv- (PK) oder Olympiakader (OK) angehören. Abhängig von der Sportart besteht außerdem die Möglichkeit einer Förderung im Teamsport- (TK) oder Ergänzungskader (EK). Ab der Aufnahme in den Nachwuchskader 1 ist die Förderung mit einer Betreuung in olympischen Stützpunkten verbunden. Eine Übersicht über die Kader und deren Zusammensetzung kann ◾ Abb. 5.1 entnommen werden. Die

	Individualsportarten	Teamsportarten	
OK*	Athleten Platz 1-8 bei OS oder WM oder Weltranglistenplatz 1-10	NM Platz 1-8 bei OS oder WM oder Weltranglistenplatz 1-10	***Förderung in olympischen Stützpunkten (außer TK)**
PK*	Athleten mit Aussicht auf Teilnahme bei (über-) nächsten OS	NM mit Aussicht auf Teilnahme bei (über-) nächsten OS	
EK*/TK	Trainingspartner, sportfachlich begründete Einzelfälle	NM ohne Aussicht auf Teilnahme bei nächsten OS, Einzelfälle	
NK1*	Athleten mit mittel- bis langfristiger Perspektive auf Aufnahme in NM	Jugend-NM der (zweit-) ältesten Jahrgänge (U17-U21) oder Teilnahme an Jugend-WM	
NK2	Athleten an der Schnittstelle zwischen Bundes- und Landeskader	Athleten an der Schnittstelle zwischen Bundes- und Landeskader (U15-U16)	
LK	Erste Förderung auf Ebene der Bundesländer nach mehrjährigem Grundlagentraining		

◾ **Abb. 5.1**   Übersicht über die Kader and deren Zusammensetzung

Aufnahme in einen Kader ist vor allem an die erzielten Leistungen im laufenden Wettkampfjahr gebunden. Dabei kommt es häufig zu Wechseln der Kaderzugehörigkeit einzelner Athleten. Eine Aufnahme in einem Kader ist deshalb noch kein Garant dafür, dass daraus auch eine Wiederaufnahme in einen gleichen oder besseren Kader im Folgejahr resultiert. So lag der Anteil der Athleten, die nach 3 Jahren noch immer einem Kader angehörten, bei etwa 40–60 % (Güllich und Emrich 2012). Zugleich ist eine Kaderzugehörigkeit in jungen Jahren keine Voraussetzung für eine spätere Aufnahme.

5.2 Modelle des langfristigen Leistungsaufbaus

Von diversen Autoren wurde der Versuch unternommen, die verschiedenen Dimensionen und Voraussetzungen sportlicher Entwicklung junger Athleten in einem theoretischen Konstrukt abzubilden. Die bekanntesten und in der Praxis verbreiteten Modelle des langfristigen Leistungsaufbaus wurden zu Beginn des neuen Jahrtausends entwickelt und sehen eine Einteilung des Trainings in aufeinander aufbauende Phasen vor.

5.2.1 Developmental Model of Sports Participation (DMSP)

Côté führt in seinem im Jahr 1999 vorgestellten Developmental Model *of Sports Participation* (DMSP) den Begriff der „deliberate practice" ein (Côté et al. 2007). Dieser Begriff beschreibt das strukturierte Trainieren in einer Sportart im Gegensatz zu einem ungeplanten, spielerischen Sporttreiben, was als „deliberate play" bezeichnet wird. Letzteres sollte vermehrt in den früheren Phasen der Entwicklung zum

Einsatz kommen und sukzessive durch einen größeren Anteil strukturierten Trainings ersetzt werden. Die sportliche Entwicklung wird in folgende Stufen eingeteilt:

1. **Die Jahre des Ausprobierens** (Alter: 6–12): In diesem Alter sollen die Kinder spielerisch Erfahrungen in möglichst vielen verschiedenen Sportarten sammeln und Spaß an Bewegung bekommen.
2. **Die Jahre der Spezialisierung** (Alter: 13–15): In diesem Zeitraum kann es zu einer Spezialisierung auf eine oder mehrere Sportarten kommen und der Anteil der "deliberate practice" können deutlich erhöht werden. Alternativ kann der Sport nur freizeitmäßig betrieben werden und keine leistungssportliche Karriere angestrebt werden.
3. **Die Jahre des Investierens** (Alter: 15+): Falls es zu einer Spezialisierung auf eine Sportart gekommen sein sollte, ist es nun das Ziel, diese Sportart mittels intensiven Trainings auf höchstem Niveau zu betreiben.

Kritik an diesem Modell richtet sich vor allem auf die Einteilung nach Altersklassen, da der Entwicklungsstatus der Jugendlichen dabei unberücksichtigt bleibt (Pichardo et al. 2018).

5.2.2 Modell der langfristigen athletischen Entwicklung (LTAD)

Dem in der Praxis weit verbreiteten Modell der langfristigen athletischen Entwicklung (engl. Long Term Athlete Development [LTAD]) von Balyi und Hamilton (2004) folgend, sollte das Training an die Voraussetzungen der jeweiligen Entwicklungsstufe der Athleten angepasst werden. Dabei wird von der Existenz von sensiblen Phasen, sog. „windows of opportunity" ausgegangen, in denen ein Training bestimmter motorischer Eigenschaften zu verstärkten Leistungszunahmen in diesem Bereich führt (s. ▶ Abschn. 3.2. Werden die Fenster jedoch verpasst, können die nicht erworbenen Fähigkeiten nicht im weiteren Lebensverlauf aufgeholt werden. Das Training wird von Beginn der Aufnahme sportlicher Aktivität an in folgende Stufen eingeteilt:

1. **FUNdamentals:** In dieser Phase sollen die Kinder fundamentale Bewegungsmuster, also lokomotorische, manipulative und Gleichgewichtsfähigkeiten erlernen. Gleichzeitig sollen mittels spielerischer Mittel konditionelle Fähigkeiten wie Agilität, Beweglichkeit, Koordination und Schnelligkeit angelegt werden, während das Hauptaugenmerk auf der Vermittlung von Freude an Bewegung liegen sollte.

2. **Learn to Train** (w: 8–11 Jahre, m: 9–12 Jahre): In dieser Entwicklungsstufe sollen die Kinder die grundlegenden sportartspezifischen Techniken erlernen sowie die fundamentalen Bewegungsmuster vertiefen.
   Die Autoren empfehlen ein verstärktes Training der koordinativen Fähigkeiten, da Kinder in dieser Entwicklungsphase besonders auf Reize dieser Art ansprechen würden.
   Bei Sportarten mit früher Spezialisierung werden die beiden ersten Abschnitte in die dritte Phase integriert, da bereits früh mit speziellem Training begonnen werden muss (Balyi und Hamilton 2004).

3. **Train to Train** (w: 11–15 Jahre, m: 12–16 Jahre): In diesem Abschnitt sollen die bereits erworbenen generellen und sportartspezifischen Fähigkeiten weiter ausgebaut werden. Ein Training der konditionellen Fähigkeiten wie Ausdauer und Kraft soll in dieser Phase besonders effektiv sein. Eine Gewöhnung an intensives Training soll angestrebt werden.

4. **Train to Compete** (w: 15–17 Jahre, m: 16–18 Jahre): Es wird ein größerer Fokus auf den Wettbewerb gelegt und die erworbenen Fähigkeiten sollen weiter ausgebaut werden. Das Training in dieser Phase ist hochintensiv und relativ umfangreich.

5. **Train to Win** (w: 17+ Jahre, m: 18+ Jahre): Ziel des Trainings in dieser Phase ist es, alle erworbenen Fähigkeiten zu optimieren und die persönliche Bestleistung zu erreichen. Dabei wird das Training maximal individualisiert und an den persönlichen Eigenschaften und Bedürfnissen der Athleten ausgerichtet.

6. **Retirement/Active for Life:** Im Anschluss an die professionelle Karriere kann das erworbene Wissen eingesetzt werden, um als Funktionär oder Trainer weiterhin in der Sportart aktiv zu bleiben.

Bei Sportarten mit niedrigem Höchstleistungsalter werden die beiden ersten Stufen übersprungen, und es wird bereits in jungen Jahren spezialisiert trainiert. Kritik an diesem Modell bezieht sich vor allem auf die wissenschaftlich nur schwach belegten sensiblen Phasen: Während eine erhöhte Entwicklungsgeschwindigkeit gewisser Fähigkeiten in bestimmten Phasen wissenschaftlich gut belegt ist, gibt es für die postulierte erhöhte Sensitivität für Trainingsreize nur wenige Hinweise. Des Weiteren ist umstritten, ob ein ungenutztes Verstreichen dieser Fenster in späteren Jahren tatsächlich nicht mehr nachgeholt werden kann (Ford et al. 2011). Auch an diesem Modell wird die Ausrichtung des Trainingsfortschritts am chronologischen Alter der Kinder kritisiert. In neueren Modellen wird stattdessen eine Orientierung an den technischen Fertigkeiten und dem biologischen Entwicklungsstatus empfohlen (Pichardo et al. 2018).

5.2.3 Modell zur Entwicklung der körperlichen Fitness im Kindes- und Jugendalter (YPD)

Das *Modell zur* Entwicklung der körperlichen Fitness im Kindes- und Jugendalter (engl. Youth Physical Development [YPD]) von Lloyd und Oliver (2012) sowie das modifizierte Composite YPD (Lloyd et al. 2015) beschreiben eine Empfehlung der Trainingsinhalte über den gesamten Entwicklungszeitraum von früher Kindheit bis ins junge Erwachsenenalter (2–21+ Jahre) auf Grundlage des Entwicklungsstatus.

Eine detaillierte Beschreibung des Modells kann in ▶ Kap. 3 gefunden werden.

5.2.4 Das deutsche Modell

Im deutschsprachigen Raum hat sich in der Praxis die nachfolgende Einteilung der Trainingsstufen etabliert (Schnabel et al. 2014):

■ **Nachwuchstraining**
Das Nachwuchstraining umfasst die grundlegende Ausbildung der Kinder und Jugendlichen in der entsprechenden Sportart und soll die jungen Athleten in allen Dimensionen der Leistungsfähigkeit auf die Anforderungen des Hochleistungstrainings vorbereiten. Es wird wiederum in zwei Phasen untergliedert:

■■ **Allgemeine Grundlagenausbildung**
Das Ziel des Grundlagentrainings liegt darin, eine breite Basis an konditionellen Fähigkeiten und Bewegungsformen zu schaffen, auf die im weiteren Leben zurückgegriffen und aufgebaut werden kann. Darunter versteht man grundlegende Bewegungsmuster wie Laufen, Rennen, Springen, Werfen etc. Spaß an der Bewegung steht in dieser Phase im Vordergrund. In dieser Phase sollten 2 bis maximal 5 Trainingseinheiten pro Woche durchgeführt

werden (Myer et al. 2016). Auch in dieser Phase können schon Elemente der späteren Hauptsportart eingebaut werden, sollten jedoch nicht im Mittelpunkt des Trainings stehen. Einige Autoren gehen davon aus, dass Kinder in dieser Phase möglichst viele Sportarten ausprobieren sollten, die sie auf verschiedenen Ebenen fordern (Myer et al. 2015; Bergeron et al. 2015). Demgegenüber gibt es jedoch viele Beispiele von erfolgreichen Sportlern, die bereits in jungen Jahren nur eine Sportart ausgeübt haben.

■■ **Aufbautraining**
Im Anschluss an die sportartübergreifende Grundausbildung dient das Aufbautraining der Festigung und Erweiterung der erworbenen allgemeinen physischen und psychischen Grundlagen im Hinblick auf eine Sportart. Diese Trainingsphase zeichnet sich durch eine hohe Vielfältigkeit und einen zunehmenden Anteil des sportartspezifischen Trainings aus. Diese Stufe dient der Vorbereitung einer Spezialisierung auf eine Sportart oder Disziplin.

■ **Anschlusstraining**
Das Anschlusstraining umfasst die finale Spezialisierung auf eine Sportart. Das Training soll die Jugendlichen auf die Trainingsumfänge und Intensitäten des Hochleistungstrainings vorbereiten, die einen Anschluss an Bestleistungen in der jeweiligen Disziplin ermöglichen. Das Anschlusstraining stellt also eine Übergangsphase zum Hochleistungstraining dar.

■ **Hochleistungstraining**
Das Hochleistungstraining stellt die letzte und höchste Stufe des Trainingsaufbaus dar und verfolgt das Ziel, die Athleten zu ihrer bestmöglichen Leistung in einer Sportart zu befähigen und dieses Niveau möglichst lange stabil zu halten. Besonderes Merkmal dieser Trainingsphase ist die hohe Individualisierung und Spezialisierung der Trainingsinhalte.

5.2.5 Weitere Modelle

Neben den an Alters- bzw. Entwicklungsstufen gekoppelten Einteilungen existieren
auch Modelle, die sich am aktuellen Leistungsstand der Athleten und Athletinnen
orientieren. Dabei wird eine Einteilung in
die verschiedenen Stufen nur auf Grundlage der aktuellen Leistung vorgenommen
und ein Auf- und Abstieg innerhalb dieser
Stufen ist jederzeit möglich. Ein Beispiel einer solchen leistungsabhängigen Theorie
stellt das Modell *Foundation, Talent, Elite
and Mastery* (FTEM) dar, welches besonders im australischen Leistungssport Anwendung findet (Weissensteiner 2017). Aus
Platzgründen kann auf dieses und weitere
Modelle leider nicht tiefer eingegangen werden.

5.3 Spezialisierung

Den bekannten Entwicklungsmodellen folgend, scheint es für die motorische Entwicklung in den meisten Sportarten von
Vorteil zu sein, wenn sich ein Athlet in
jungen Jahren in verschiedenen Sportarten versucht und damit ein breites motorisches Repertoire aufbaut (Balyi und Hamilton 2004; Lloyd und Oliver 2012), was unter dem Begriff der Vielseitigkeit bekannt
ist (Schnabel et al. 2014). Falls jedoch in-
ter-/nationale Bestleistungen erzielt werden sollen, muss er sich früher oder später
für eine Sportart entscheiden und sich auf
diese festlegen, um die sportartspezifischen
Trainingsinhalte zu perfektionieren. Diese
Fokussierung auf eine einzige Sportart wird
Spezialisierung genannt. Der optimale Zeitpunkt der Spezialisierung ist in der Wissenschaft noch immer Gegenstand von
Diskussionen: Einige Autoren gehen davon aus, dass Kinder in dieser Phase möglichst viele Sportarten ausprobieren sollten,
die sie auf verschiedenen Ebenen fordern

(Myer et al. 2015; Bergeron et al. 2015).
Demgegenüber gibt es jedoch viele Beispiele von erfolgreichen Sportlern, die bereits in jungen Jahren nur eine Sportart ausgeübt haben. Die Evidenzlage ist weiterhin
unklar. Ein wichtiges Kriterium des richtigen Zeitpunktes einer Spezialisierung stellt
dabei das Höchstleistungsalter dar. Damit
wird das Alter bezeichnet, in dem die physiologischen und psychischen Eigenschaften
der Athleten optimal für Höchstleistungen
in der entsprechenden Sportart ausgebildet
sind. Je früher dieses Höchstleistungsalter
in einer Sportart erreicht wird, desto früher
muss folglich auch mit spezifischem Training begonnen werden (Bompa und Buzzichelli 2019). Balyi und Hamilton (2004) teilen in ihrem Modell des LTAD die Sportarten in solche auf, in denen eine *frühe* bzw.
späte Spezialisierung vorgenommen wird.
Damit ist eine Spezialisierung vor oder
nach Beginn der Pubertät gemeint. Sportarten mit hohem technischem oder tech-
nisch-kompositorischem Anteil (Schwimmen, Tanzen, Turnen etc.) werden zur ersten Kategorie gezählt. Bei vielen Ballspielen
und den meisten Teamsportarten wird dagegen davon ausgegangen, dass eine spätere Spezialisierung zu höheren Leistungen
führt (Jayanthi et al. 2013).

In der Praxis wird jedoch international eine Zunahme der Frühspezialisierung
beobachtet, auch in Sportarten mit später
Spezialisierung (Lloyd et al. 2015). Diese
Divergenz zwischen Theorie und Praxis
wirft Fragen auf und muss in Zukunft noch
vermehrt wissenschaftlich untersucht werden.

> **Praxistipp**
>
> In den meisten Mannschaftssportar-
> ten scheint eine Spezialisierung auf eine
> Sportart erst nach der Pubertät sinnvoll
> zu sein.

In vielen Konsenserklärungen und Studien wird auch aus gesundheitlichen Gründen vor einer zu frühen Spezialisierung gewarnt, da diese mit einer erhöhten Gefahr von Überlastungsschäden und Burn-out korreliere (Brenner 2016; LaPrade et al. 2016; Jayanthi und Dugas 2017). Zu dieser Thematik durchgeführte Studien liefern jedoch unterschiedliche Ergebnisse: Post et al. (2017) beobachteten in ihrer Studie ein um 62–90 % erhöhtes Verletzungsrisiko bei Kindern, die mehr als 8 Monate pro Jahr in nur einer Sportart aktiv waren. Myer et al. (2015) geben zu bedenken, dass das gehäufte Auftreten von Überlastungsschäden auch aus einem zu hohen Trainingsvolumen bei spezialisierten Athleten resultieren könnte. Fabricant et al. (2016) stufen die Evidenzlage als zu gering ein, um wissenschaftlich abgesicherte Empfehlungen zu geben, nachdem aufgrund methodischer Mängel nur drei Studien in ihre Übersichtsarbeit einbezogen werden konnten.

5.4 Training und Belastungssteuerung

Die Grundlage jedes Trainings stellt die Fähigkeit des menschlichen Körpers dar, sich an äußere Reize anzupassen. Auch für Kinder und Jugendliche gilt dieser Grundsatz der Trainierbarkeit (Ford et al. 2011). Nachdem es sich um spezifische Adaptationen handelt, muss ein Training auch spezifische psychophysische Reize setzen, um Anpassungen im gewünschten Körpersystem auszulösen. Diese psychophysischen Reize werden als Belastung bezeichnet. Vor allem durch die gezielte Beeinflussung von *Umfang,* also der Summe aller Übungen, der *Dauer* sowie der *Intensität* der jeweiligen Übungsinhalte kann die Qualität dieser Belastung gesteuert werden (Bompa und Buzzichelli 2019).

> **Praxistipp**
>
> Eine Einheit kann anhand von Belastungsnormativen wie **Intensität, Umfang** und **Dauer** beschrieben werden.

Um ein abwechslungsreiches und effektives Training zu gestalten, sollte eine Periodisierung vorgenommen werden, also eine Einteilung des Trainings in verschiedene Phasen mit unterschiedlich gewichteten Belastungen und Inhalten. Das Trainingsjahr wird dabei in kleinere Zyklen unterteil. Dabei werden in den einzelnen Zyklen Schwerpunkte innerhalb der Trainingsinhalte eingeplant, um intensive Reize zu setzen und damit möglichst große Adaptionen auszulösen (Bompa und Buzzichelli 2019).

Dabei wird zwischen *externer* Belastung und *interner* Beanspruchung unterschieden (Impellizzeri et al. 2019). Abhängig vom Trainings- und Entwicklungsstatus der einzelnen Athleten führt eine gleiche Belastung zu unterschiedlicher Beanspruchung. Grundsätzlich sollte deshalb eine Individualisierung der Trainingsinhalte auf die Belastbarkeit der einzelnen Athleten erfolgen.

Um auch langfristig Anpassungen zu gewährleisten, muss das Training darüber hinaus eine gewisse Progression beinhalten. Dabei soll das Training in frühen Phasen den Grundstein für längeres, intensiveres Training in späteren Phasen legen, indem die Belastbarkeit sukzessive gesteigert wird. Die meisten Verbände geben – oft in Anlehnung an die Konzeption des DOSB – eine Rahmentrainingskonzeption vor, welche einen Überblick über die Trainingsziele im mehrjährigen Verlauf bietet und der das Anforderungsprofil der Sportart entnommen werden kann (Richartz et al. 2014). In ◘ Abb. 5.2 sind die wichtigsten Einflussfaktoren eines effektiven Trainings zusammengefasst.

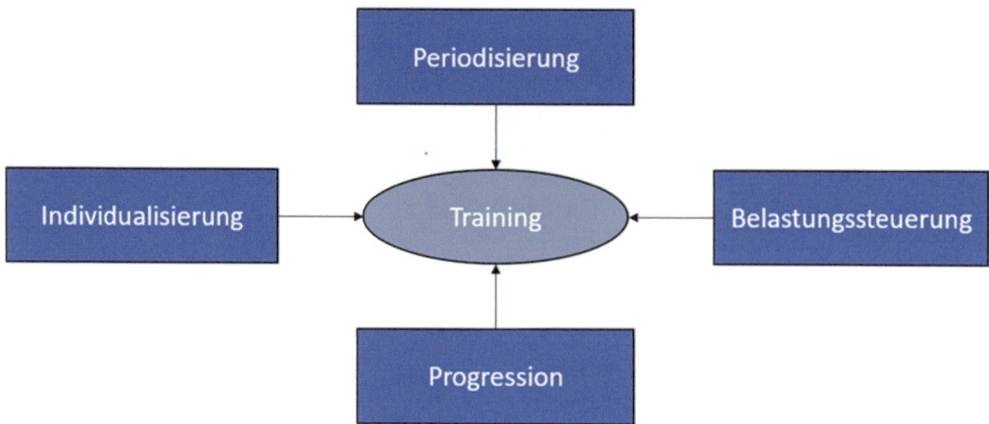

5

◻ **Abb. 5.2** Wichtige Einflussfaktoren des Trainings. (Nach Bompa und Buzzichelli 2019)

Gerade in Mannschaftssportarten mit heterogenen Gruppen, deren Teilnehmer oft aus mehreren Alterskohorten rekrutiert werden, ist eine solche auf den einzelnen Sportler abgestimmte Belastung nur sehr schwer zu generieren. Zusätzlich ergibt sich das Problem, die aktuelle Beanspruchung der Athleten zu bestimmen, um eine Überlastung der Athleten und damit ein erhöhtes Verletzungsrisiko zu vermeiden. Da die meisten Sportarten sehr unterschiedliche Belastungsmuster aufweisen und die Belastung des Trainings in jeder Sportart unterschiedlich definiert wird (Anzahl der Würfe, bewegtes Gewicht, Herzfrequenz etc.) (Bompa und Buzzichelli 2019), ist ein Vergleich der Belastung zwischen Sportarten nur schwer möglich. Aus Sicht der Verletzungsprophylaxe stellt eine genaue Kenntnis der sportartspezifischen Belastungsmuster jedoch ein wichtiges Kriterium dar, da daraus häufig sportarttypische Verletzungen oder Überlastungserscheinungen an körperlichen Strukturen – beispielsweise der Hüfte im Eishockey (LaPrade et al. 2016) resultieren. Um vor Überlastungsschäden zu schützen, sollten diese Muster bekannt sein, und die Athleten sollten regelmäßig auf spezifische Verletzungen und Überlastungserscheinungen untersucht werden.

> **Praxistipp**
>
> Sportartspezifische Verletzungsmuster sollten bekannt sein, und die Athleten sollten regelmäßig auf charakteristische Überlastungsschäden untersucht werden.

Neben einer Leistungsdiagnostik kann dabei die persönliche Wahrnehmung der Athleten berücksichtigt werden. Vor Beginn einer Einheit kann die persönliche Einschätzung des individuellen Belastungsstatus abgefragt und anhand dessen eine individuelle Steuerung der Beanspruchung geplant werden. In einem Übersichtsartikel von Saw et al. (2016) wurde ein stärkerer Zusammenhang zwischen Methoden der subjektiven Belastungswahrnehmung und gesteigerter externen Trainingsbelastung als zwischen der Trainingsbelastung und objektiven Messmethoden beobachtet. Als besonders vielversprechend werden die *Multi-Komponenten- Trainingsstress-Skala* (engl. Multi-Component Training Distress Scale [MTDS]) und der Erholungs-Belastungs-Fragebogen (EBF) benannt. Für Kinder und Jugendliche steht mit dem EBF-CA eine angepasste Version zur Verfügung.

■ **Trainingsumfang**

Ziel des langfristigen Trainingsaufbaus ist es, aus Kindern gesunde, fähige und belastbare Athleten zu formen, die Spaß an und Erfolg in ihrer Sportart haben (Bergeron et al. 2015). In der Regel ist dies mit einem hohen Trainingspensum verbunden, welches absolviert werden muss. Da parallel weder die schulische Ausbildung noch die Freizeit und Erholung der Kinder vernachlässigt werden sollte, stellt der langfristige Leistungsaufbau eine enorme organisatorische Herausforderung dar. Mehrere Quellen weisen darauf hin, dass andernfalls eine erhöhte Gefahr für Verletzungen und Übertraining besteht oder ein frühzeitiges Ausscheiden aus dem organisierten Sport folgen kann (Brenner 2016; Myer et al. 2015).

Der Richtlinie nach Brenner (2016) folgend können folgende Empfehlungen des Trainingsumfangs zu einer geringeren Verletzungshäufigkeit bei jungen Athleten beitragen:

1. 1–2 Tage Pause pro Woche von der hauptsächlich ausgeführten Sportart.
2. Nicht mehr Stunden Training pro Woche in der Hauptsportart als das Alter des Kindes in Jahren (13 Jahre → max. 13 h pro Woche).
3. Insgesamt nicht mehr als 16 h Sport pro Woche.
4. Eine Saisonpause von insgesamt 3 Monaten im Jahr, in der die Hauptsportart nicht ausgeübt wird.

Post et al. (2017) untersuchten die Evidenz dieser Richtlinien und beobachteten eine um 62–90 % erhöhte Verletzungsrate bei Jugendlichen und Kindern, deren Trainingspensum die Empfehlungen von maximal 8 Monaten Training in der Hauptsportart überschritt. Und auch bei Kindern, deren Trainingspensum über den Empfehlungen von maximal 16 h pro Woche lag, wurde ein erhöhtes Risiko einer Verletzung im Vorjahr dokumentiert.

5.5 Regeneration und Übertraining

Wie bereits erwähnt, liegt die wesentliche Herausforderung der Belastungssteuerung darin, trainingswirksame Reize zu applizieren, ohne dabei Überlastungserscheinungen zu induzieren, die zu einer langfristigen Leistungsminderung führen (Meeusen et al. 2013).

5.5.1 Regeneration

Um dies zu gewährleisten ist nicht nur die Belastung, sondern auch die Regeneration zu berücksichtigen. Die Regenerationsfähigkeit der Muskulatur scheint im Lebensverlauf abzunehmen. Besonders bei dynamischen Aktivitäten des ganzen Körpers wurde eine deutlich höhere Regenerationsfähigkeit im präpuberalen Kindesalter festgestellt (Patikas et al. 2018).

Die physiologischen Hintergründe sind bisher nicht gänzlich geklärt. Sowohl zentrale, das neuronale System betreffende, als auch periphere, muskuläre Mechanismen werden als mögliche Ursachen diskutiert. Bezüglich der zentralen Theorien wurde bei Kindern eine vergleichsweise verringerte neuronale Aktivierung der Agonisten und Koaktivierung der Antagonisten beobachtet (Patikas et al. 2018). Als möglicher peripherer Grund könnte laut Piponnier et al. (2019) der im Entwicklungsverlauf abnehmende Anteil an langsam zuckenden Muskelfasern zu der vergleichsweise schlechteren Ermüdungsresistenz mit zunehmendem Alter beitragen.

■ **Unterstützende Maßnahmen**

Die Erholung stellt einen wichtigen Teil des Trainings dar und kann durch diverse Maßnahmen unterstützt werden. Dabei kann nach Kellmann et al. (2018) zwischen *aktiven, passiven* und *proaktiven* Maßnahmen unterschieden werden:

◻ Tab. 5.1 Unterstützende Maßnahmen der Regeneration. (Nach Kellmann et al. 2018)

Aktiv	Passiv	Proaktiv
Auslaufen	Schlaf	Soziale Unternehmungen
Ausfahren	Wasserbäder	Entspannungsübungen
Ausdehnen	Massagen	
	Wärme-/Kältebehandlungen	

— Als aktive Maßnahmen werden meist physische Verfahren benannt, die eine schnellere Kompensation der metabolischen Ermüdung erzeugen sollen. Eine solche aktive Erholung stellt ein Cool-Down mittels zyklischer Bewegungen mit niedriger Intensität dar. Dies kann in Form eines Auslaufens oder Ausfahrens auf dem Fahrradergometer erfolgen.

— Passive Erholung kann in Form von Inaktivität implementiert werden und durch externe Mittel wie Massagen, Kompression oder kalte Wasserbäder unterstützt werden.

— Proaktive Maßnahmen sind dadurch gekennzeichnet, dass der Athlet die eigenen Bedürfnisse reflektiert und sich selbst um Maßnahmen bemüht, die zu seiner Erholung beitragen.

Pooley et al. (2019) verglichen den Einfluss eines 10-minütigen Cool-Downs auf einem Fahrradergometer (80–100 U/min, ~80 W) mit einem 10-minütigen Wasserbad (14 °C ± 0.8 °C) sowie mit einem statischen Dehnprogramm (2 × 15 s pro Muskel) auf die Regeneration bei jugendlichen Fußballspielern. Dabei stellten sie eine schnellere Regeneration durch Anwendung der beiden erstgenannten Maßnahmen gegenüber dem statischen Dehnen fest. Kellmann et al. (2018) berichten jedoch von widersprüchlichen Studienergebnissen diverser regenerativer Methoden und empfehlen eine situationsspezifische Anwendung (◻ Tab. 5.1).

5.5.2 Übertraining

Der reversible Ermüdungszustand nach einer Trainingseinheit wird als funktionelles Overreaching (FOR) bezeichnet und ist Voraussetzung für Anpassungserscheinungen (Kellmann et al. 2018). Dem entgegen kann jedoch auch gezielt ein längerfristiges FOR induziert werden, bei dem die Sportler – oft im Rahmen eines Trainingslagers – über mehrere Tage oder Wochen hinweg ohne ausreichend Erholung trainieren. Die Regeneration wird dann erst am Ende dieser intensiven Trainingseinheiten gewährt. Durch den erhöhten Stressor erhofft man sich vermehrte Leistungszunahmen, besonders bei vorher stagnierender Leistung (Meeusen et al. 2013).

Wird den Athleten nach einer solchen intensiven Belastung – oder regelmäßig nach normalen Einheiten – jedoch nicht genug Zeit der Erholung eingeräumt, kann es sein, dass sich der Zustand eines nichtfunktionellen Overreaching (NFOR) einstellt, oder sogar ein Übertrainingssyndrom (OTS). Beide Zustände gehen mit einer psychischen Ermüdung sowie einer verminderten physischen Leistungsfähigkeit einher, die bei einem OTS jedoch stärker ausgeprägt sind und länger anhalten als bei einem NFOR. Eine akute Abgrenzung zwischen den beiden ist schwer möglich, weshalb eine Diagnose häufig nur retrospektiv gestellt werden kann (Meeusen et al. 2013). Eine Diagnostik anhand von Blutmarkern sowie eine Überwachung des autonomen Nervensystems anhand der Herzfrequenz und/oder -variabilität werden in der Praxis häufig eingesetzt, unterliegen jedoch großen Schwankungen (Kellmann et al. 2018).

Es besteht Einigkeit, dass eine schnelle Behandlung eines OTS derzeit nicht möglich ist, sondern dass es nur durch Reduktion des Trainingsvolumens und mittels unterstützender Regenerationsverfahren langsam überwunden werden kann (Kellmann et al. 2018). Ziel sollte es also sein, die Entwicklung eines OTS unter allen Umständen zu verhindern, indem die Trainingsbelastung auf Grundlage der Belastbarkeit gesteuert wird und ausreichend Zeit für Regeneration in das Training integriert wird.

5.6 Dropout

Neben Verletzungen, Überlastungen und Übertraining beenden Sportler auch aus persönlichen Gründen die Karriere vor dem Erreichen des Höchstleistungsalters. Crane und Temple (2015) untersuchten in ihrer Übersichtsarbeit die Beweggründe für das Beenden von sportlicher Aktivität von Kindern bzw. warum diese eine Sportart nicht mehr ausüben möchten. Der Faktor „Spaß am Sport" nahm dabei den größten Stellenwert ein. So begründeten Kinder und Jugendliche ihr Ausscheiden aus einer Sportart am häufigsten damit, dass deren Ausübung keine Freude mehr bereitet oder langweilt. Wie genau diese Freude am Sport sich äußert, wurde in den Studien jedoch häufig nicht differenziert betrachtet. Auch hoher intra- und interpersonaler Druck sowie Zeitmangel wurden als wichtige Gründe für einen Abbruch oder Wechsel der Sportart identifiziert.

Neben einem Mangel an Spaß an der Sportart besitzt auch die persönliche Einschätzung der eigenen Leistung einen starken Einfluss auf die Entscheidung, einen Sport weiter zu betreiben: Kinder und Jugendliche, die das Gefühl hatten, den anderen Kindern aus Leistungssicht deutlich unterlegen zu sein, beendeten häufiger ihr Engagement in einer Sportart. Für den Wettkampf bedeutet dies, dass Kontrahenten mit möglichst gleichen Fähigkeiten gefunden werden sollten. Für das Training ergibt sich die Notwendigkeit, ein leistungsgerechtes Training zu konzipieren, d. h. eine Aufgabenstellung zu wählen, die zwar herausfordernd ist, jedoch bewältigt werden kann, um den Spaß der Kinder und Jugendlichen an der Sportart zu bewahren.

> **Praxistipps**
>
> - Aus verletzungspräventiver Sicht wird von vielen Autoren vor einer Frühspezialisierung in einer Sportart abgeraten.
> - Die Beachtung der aufgeführten Empfehlungen zur Trainingsdauer und -häufigkeit können helfen, Verletzungen und Überlastungsschäden zu vermeiden.
> - Ein Übertrainingssyndrom kann nur schwer diagnostiziert werden und kann mehrere Monate lang anhalten. Oberste Priorität muss also die Vermeidung eines OTS haben.
> - Spaß ist einer der wichtigsten Gründe für Kinder, Sport zu treiben. Dabei wollen sie einerseits herausgefordert werden und sich mit anderen messen, andererseits sollten sie nicht überfordert werden.

Literatur

Balyi I, Hamilton A (2004) Long-term athlete development: trainability in childhood and adolescence. Olympic Coach 16(1):4–9

Bergeron MF, Mountjoy M, Armstrong N, Chia M, Côté J, Emery CA, Engebretsen L (2015) International olympic committee consensus statement on youth athletic development. Br J Sports Med 49(13):843–851. ► https://doi.org/10.1136/bjsports-2015-094962

Bompa TO, Buzzichelli CA (2019) Periodization: theory and methodology of training, 6. Aufl. Human Kinetics, Champaign

Brenner JS (2016) Sports specialization and intensive training in young athletes. Pediatrics 138(3). ► https://doi.org/10.1542/peds.2016-2148

Côté J, Baker J, Abernethy B (2007) Practice and play in the development of sport expertise. In: Tenenbaum G, Eklund RC (Hrsg) Handbook of sport psychology, Bd 8, 3. Aufl., S 184–202. Wiley, Hoboken. ► https://doi.org/10.1002/9781118270011.ch8

Crane J, Temple V (2015) A systematic review of dropout from organized sport among children and youth. Eur Phys Educ Rev 21(1):114–131. ► https://doi.org/10.1177/1356336X14555294

Ericsson KA, Krampe RT, Tesch-Römer C (1993) The role of deliberate practice in the acquisition of expert performance. Psychol Rev 100(3):363–406. ► https://doi.org/10.1037//0033-295X.100.3.363

Fabricant PD, Lakomkin N, Sugimoto D, Tepolt FA, Stracciolini A, Kocher MS (2016) Youth sports specialization and musculoskeletal injury: a systematic review of the literature. Physician Sportsmed 44(3):257–262. ► https://doi.org/10.1080/00913847.2016.1177476

Ford P, de Ste Croix M, Lloyd R, Meyers R, Moosavi M, Oliver J, Williams C (2011) The long-term athlete development model: physiological evidence and application. J Sports Sci 29(4):389–402. ► https://doi.org/10.1080/02640414.2010.536849

Gagné F (2009) Debating Giftedness: Pronat vs. Antinat. In: Shavinina LV (Hrsg) International handbook on giftedness (Bd 41, S 155–204). Springer Netherlands, Dordrecht. ► https://doi.org/10.1007/978-1-4020-6162-2_7

Güllich A (2014) Selection, de-selection and progression in German football talent promotion. Eur J Sport Sci 14(6):530–537. ► https://doi.org/10.1080/17461391.2013.858371

Güllich A, Emrich E (2012) Individualistic and collectivistic approach in athlete support programmes in the German high-performance sport system. Eur J Sport Soc 9(4):243–268. ► https://doi.org/10.1080/16138171.2012.11687900

Hohmann A (2017) Konzepte erfolgreichen Nachwuchstrainings (KerN): Abschlussbericht zum Forschungsprojekt „Langfristiger Leistungsaufbau im Nachwuchsleistungssport" (1. Aufl.). Schriftenreihe des Bundesinstituts für Sportwissenschaft: Vol. 2016,06. Hellenthal: Sportverlag Strauss

Impellizzeri FM, Marcora SM, Coutts AJ (2019) Internal and external training load: 15 years on. Int J Sports Physiol Perform 14(2):270–273. ► https://doi.org/10.1123/ijspp.2018-0935

Issurin VB (2017) Evidence-based prerequisites and precursors of athletic talent: a review. Sports Med (Auckland, N.Z.) 47(10):1993–2010

Jayanthi N, Pinkham C, Dugas L, Patrick B, Labella C (2013) Sports specialization in young athletes: evidence-based recommendations. Sports Health 5(3):251–257. ► https://doi.org/10.1177/1941738112464626

Jayanthi NA, Dugas LR (2017) The risks of sports specialization in the adolescent female athlete. Strength Conditioning J 39(2):20–26. ► https://doi.org/10.1519/SSC.0000000000000293

Johnston K, Wattie N, Schorer J, Baker J (2018) Talent identification in sport: a systematic review. Sports Medicine (Auckland, N.Z.) 48(1):97–109. ► https://doi.org/10.1007/s40279-017-0803-2

Kellmann M, Bertollo M, Bosquet L, Brink M, Coutts AJ, Duffield R, Beckmann J (2018) Recovery and performance in sport: consensus statement. Int J Sports Physiol Perform 13(2):240–245. ► https://doi.org/10.1123/ijspp.2017-0759

LaPrade RF, Agel J, Baker J, Brenner JS, Cordasco FA, Côté J, Provencher MT (2016) AOSSM early sport specialization consensus statement. Orthop J Sports Med 4(4):2325967116644241. ► https://doi.org/10.1177/2325967116644241

Lloyd RS, Oliver JL (2012) The youth physical development model. Strength Conditioning J 34(3):61–72. ► https://doi.org/10.1519/SSC.0b013e31825760ea

Lloyd RS, Oliver JL, Faigenbaum AD, Howard R, de Ste Croix MBA, Williams CA, Myer GD (2015) Long-term athletic development – part 1: a pathway for all youth. J Strength Conditioning Res 29(5):1439–1450. ► https://doi.org/10.1519/JSC.0000000000000756

Macnamara BN, Moreau D, Hambrick DZ (2016) The relationship between deliberate practice and performance in sports: a meta-analysis. Perspect Psychol Sci: J Assoc Psychol Sci 11(3):333–350

Meeusen R, Duclos M, Foster C, Fry A, Gleeson M, Nieman D, Urhausen A (2013) Prevention, diagnosis, and treatment of the overtraining syndrome: joint consensus statement of the European College of Sport Science and the American College of Sports Medicine. Med Sci Sports Exerc 45(1):186–205. ► https://doi.org/10.1249/MSS.0b013e318279a10a

Myer GD, Jayanthi N, DiFiori JP, Faigenbaum AD, Kiefer AW, Logerstedt D, Micheli LJ (2015) Sport specialization, part I: Does early sports specialization increase negative outcomes and reduce the opportunity for success in young athletes? Sports Health 7(5):437–442. ► https://doi.org/10.1177/1941738115598747

Moesch K, Elbe A-M, Hauge M-LT, Wikman JM (2011) Late specialization: The key to success in centimeters, grams, or seconds (cgs) sports. Scandinavian Journal of Medicine and Science in Sports, 21(6), e282-90. ► https://doi.org/10.1111/j.1600-0838.2010.01280.x

5

Myer GD, Jayanthi N, DiFiori JP, Faigenbaum AD, Kiefer AW, Logerstedt D, Micheli LJ (2016) Sports specialization, part II: alternative solutions to early sport specialization in youth athletes. Sports Health 8(1):65–73. ▸ https://doi.org/10.1177/1941738115614811

Patikas DA, Williams CA, Ratel S (2018) Exercise-induced fatigue in young people: advances and future perspectives. Eur J Appl Physiol 118(5):899–910. ▸ https://doi.org/10.1007/s00421-018-3823-1

Pichardo AW, Oliver JL, Harrison CB, Maulder PS, Lloyd RS (2018) Integrating models of long-term athletic development to maximize the physical development of youth. Int J Sports Sci Coaching 13(6):1189–1199. ▸ https://doi.org/10.1177/1747954118785503

Piponnier E, Martin V, Bourdier P, Biancarelli B, Kluka V, Garcia-Vicencio S, Ratel S (2019) Maturation-related changes in the development and etiology of neuromuscular fatigue. Eur J Appl Physiol 119(11–12):2545–2555. ▸ https://doi.org/10.1007/s00421-019-04233-3

Pooley S, Spendiff O, Allen M, Moir HJ (2019) Comparative efficacy of active recovery and cold water immersion as post-match recovery interventions in elite youth soccer. J Sports Sci 1–9. ▸ https://doi.org/10.1080/02640414.2019.1660448

Post EG, Trigsted SM, Riekena JW, Hetzel S, McGuine TA, Brooks MA, Bell DR (2017) The association of sport specialization and training volume with injury history in youth athletes. Am J Sports Med 45(6):1405–1412. ▸ https://doi.org/10.1177/0363546517690848

Richartz A, Hohmann A, Hoffmann A, Beilschmidt R, Neudert B, Behr T et al (2014) Leistungssport-Konzept 2020: Unser Ziel: Dein Start für Deutschland. ▸ https://cdn.dosb.de/DOSB_Broschuere_NWS_Konzept_web_1_.pdf

Saw AE, Main LC, Gastin PB (2016) Monitoring the athlete training response: subjective self-reported measures trump commonly used objective measures: a systematic review. Br J Sports Med 50(5):281–291. ▸ https://doi.org/10.1136/bjsports-2015-094758

Schnabel G, Harre D, Krug J (Hrsg) (2014) Trainingslehre – Trainingswissenschaft: Leistung, Training, Wettkampf, 3. aktualisierte Aufl. Meyer et Meyer, Aachen

Weissensteiner JR (2017) How contemporary international perspectives have consolidated a best-practice approach for identifying and developing sporting talent. Routledge handbook of talent identification and development in sport, 50–67. Taylor and Francis

Diagnostik und Training von Kraft und Schnelligkeit

Dirk Büsch und Urs Granacher

Inhaltsverzeichnis

© Springer-Verlag GmbH Deutschland, ein Teil von Springer Nature 2021
I. Menrath et al. (Hrsg.), *Pädiatrische Sportmedizin*,
https://doi.org/10.1007/978-3-662-61588-1_6

6.1 Einleitung

Ein Mindestmaß an körperlicher Aktivität ist für ein gesundes Heranwachsen eine bedeutsame Voraussetzung. Nationale (Robert Koch-Institut, RKI) sowie internationale Institutionen (Weltgesundheitsorganisation, WHO) aktualisieren regelmäßig ihre Minimalempfehlungen auf der Grundlage neuer wissenschaftlicher Erkenntnisse und einer veränderten Lebenswelt von Kindern und Jugendlichen (siehe auch Kap. 19).

Aus der KiGGS-Studie (Studie zur Gesundheit von Kindern und Jugendlichen in Deutschland) des Robert Koch-Instituts geht hervor, dass in Deutschland nur 22,4 % der Mädchen und 29,4 % der Jungen im Alter von 3 bis 17 Jahren die WHO-Bewegungsempfehlungen von 60 min körperlicher Aktivität pro Tag erreichen (Finger et al. 2018). Das Nichterreichen der WHO-Bewegungsempfehlungen (< 60 min körperliche Aktivität/Tag) wird im angloamerikanischen Sprachraum mit dem Begriff Exercise Deficit Disorder beschrieben (Faigenbaum und Myer 2012). Während die WHO-Bewegungsempfehlungen zunächst quantitative Angaben zu Bewegungszeiten pro Tag oder Woche mit potenziell gesundheitlicher Wirkung liefern, existieren bisher weitgehend unspezifische Hinweise zur qualitativen Gestaltung, d. h. konkrete Trainingsinhalte und Belastungsgrößen zur täglichen Aktivitätszeit. Befunde aus der Literatur weisen darauf hin, dass ein positiver Zusammenhang zwischen hoch intensiver körperlicher Aktivität und körperlicher Fitness, aber nicht zwischen niedrig intensiver körperlicher Aktivität und körperlicher Fitness besteht (Kalaja et al. 2010). Entsprechend bewirken niedrige bis mittlere Intensitätsbereiche der körperlichen Aktivität bereits gesundheitsfördernde Effekte (Haskell 1994), die jedoch nicht reichen, um die körperliche Fitness, insbesondere Kraft und Schnelligkeit, zu verbessern. Hierfür werden spezifische Trainingsinhalte für ein Kraft- und Schnelligkeitstraining und entsprechend hohe Intensitäten bereits im Kindes- und Jugendalter gefordert (Lloyd und Oliver 2020).

> **Körperliche Aktivität und Kraft**
> Neben dem Erreichen einer körperlichen Aktivitätszeit von mindestens 60 min pro Tag ist zusätzlich auf hoch intensive Aktivitäten, insbesondere Krafttraining im Kindes- und Jugendalter zu achten. Dieses sollte 3-mal pro Woche in die Bewegungszeit integriert werden.

6.2 Muskelkraft

Kraft gehört neben der Ausdauer (siehe auch Kap. 7) zu den grundlegenden Einflussgrößen der körperlichen Fitness für alltags- und sportmotorische Leistungen. Die Muskelkraft (kurz: Kraft) untergliedert sich in die Dimensionen Maximalkraft, Schnellkraft und Kraftausdauer. Während es bei der Maximalkraft darum geht, die größtmögliche Kraft gegen einen maximalen oder unüberwindbaren Widerstand zu erzeugen, geht es bei der Schnellkraft um einen möglichst steilen Kraftanstieg gegen einen Widerstand in kurzer Zeit und bei der Kraftausdauer um eine statische oder dynamische, länger andauernde Krafterzeugung gegen einen Widerstand. Krafttraining wird daher auch als Widerstandstraining (engl. „resistance training") bezeichnet. Grundsätzlich kommt es darauf an, wie viel Kraft eingesetzt und ob sie möglichst schnell oder möglichst lange erzeugt werden soll. Die Maximalkraft wird maßgeblich über die vorhandene Muskelmasse und neuronale Ansteuerungsprozesse, d. h. Rekrutierung und Frequenzierung motorischer Einheiten bestimmt. Die Maximalkraft bzw. eine effektive Ausnutzung der Maximalkraft bildet die Grundlage für die Schnellkraft, aber wird z. B. durch einen hohen Anteil schnellzuckender Muskelfasern positiv beeinflusst (Billeter und Hoppeler 2003). Bei der Kraftausdauer bildet die Maximalkraft ebenfalls die Grundlage, die bei länger andauernden Muskelaktionen auch leistungslimitierend ist, und nicht wie bei der Ausdauer die Energiebereitstellung (siehe auch ▶ Abschn. 7.2).

Kraft kann durch statische und dynamische Arbeitsweisen bzw. Anspannungsformen der Muskulatur erzeugt werden. Bei einer isometrischen Muskelaktion bleibt die Muskellänge konstant (statisch). Bei einer miometrischen (konzentrischen) Muskelaktion verkürzt sich die Muskulatur und bei einer pliometrischen (exzentrischen) Muskelaktion gibt die Muskulatur nach, d. h., sie wird gedehnt (dynamisch). Die meisten sportlichen Bewegungen beinhalten eine unmittelbare Abfolge aus pliometrischer und miometrischer Muskelaktion und werden als Dehnungs-Verkürzungs-Zyklus (DVZ) oder Reaktivkraft bezeichnet, die eine besondere Form der Schnellkraft darstellt.

> **Kraft definieren**

> Die Muskelkraft kann in die drei Dimensionen Maximalkraft, Schnellkraft und Kraftausdauer unterteilt werden, die mit dynamischen und statischen Muskelaktionen erzeugt werden können.

6.3 Relevanz der Muskelkraft im Kindes- und Jugendalter

Einerseits benötigen Kinder und Jugendliche ausreichend Kraft, um zu rennen, zu springen, zu werfen (elementare Bewegungsfertigkeiten), aber auch, um spezifische Bewegungsfertigkeiten beim Inline-Skating, Weitsprung oder Baseball zu erwerben. Zum Training der Muskulatur und zur Stärkung der Sehnen und Knochen werden Bewegungen gegen erhöhte Widerstände (mind. 50 % des individuellen Maximalkraftniveaus) ausgeführt, um die

Kraft in ihren unterschiedlichen Dimensionen zu steigern. Während früher davon ausgegangen werden konnte, dass Kinder aufgrund ihrer vielfältigen Freizeitaktivitäten über ein ausreichendes Kraftniveau z. B. für den Erwerb von elementaren, funktionalen und spezifischen Bewegungsfertigkeiten verfügen, wird mittlerweile bei vielen Kindern eine sog. pädiatrische Dynapenie (griechisch: *dyna* – Kraft, Leistung und *penia* – Armut) diagnostiziert, ein Phänomen, das bislang nur im geriatrischen Kontext bekannt war. Analysen über negative säkulare Trends der Muskelkraft bei Kindern im Vergleich zu Kindern vor 10, 20 oder 30 Jahren unterstreichen die Problematik der Dynapenie (Tomkinson 2007; Tomkinson et al. 2006). Im Gegensatz zur reifungsbedingten positiven Entwicklung der Maximal- und Schnellkraft (siehe auch ▶ Abschn. 2.3.1) beschreibt der Begriff Dynapenie Defizite in der Muskelkraft bzw. in der Entwicklung der Muskelkraft, die nicht durch neurologische oder muskuläre Erkrankungen verursacht werden, sondern eine Folge des Mangels an körperlicher Aktivität sind und Einschränkungen bei der Ausführung alltagsmotorischer Aktivitäten, z. B. Treppensteigen oder zum Bus rennen, zur Folge haben. Ein defizitäres Kraftniveau (pädiatrische Dynapenie) kann der Ausgangspunkt für Einschränkungen im Erwerb von Bewegungsfertigkeiten sein (siehe ◻ Abb. 6.1), der den Mangel an körperlicher Aktivität verstärkt und schließlich zu langfristigen negativen Auswirkungen auf die Gesundheit führt, z. B. Übergewicht, Adipositas (Faigenbaum und MacDonald 2017).

Neben der positiven Wechselbeziehung zwischen Kraft und Bewegungsfertigkeiten (Collins et al. 2019a, b) wird ein ausreichendes Kraftniveau auch mit einer effektiven Verletzungsvorbeugung, metabolischer und mentaler Gesundheit und langfristig positiven Entwicklungen assoziiert (siehe auch ▶ Abschn. 5.2), die wiederum auch die Ausdauer, die Beweglichkeit und die

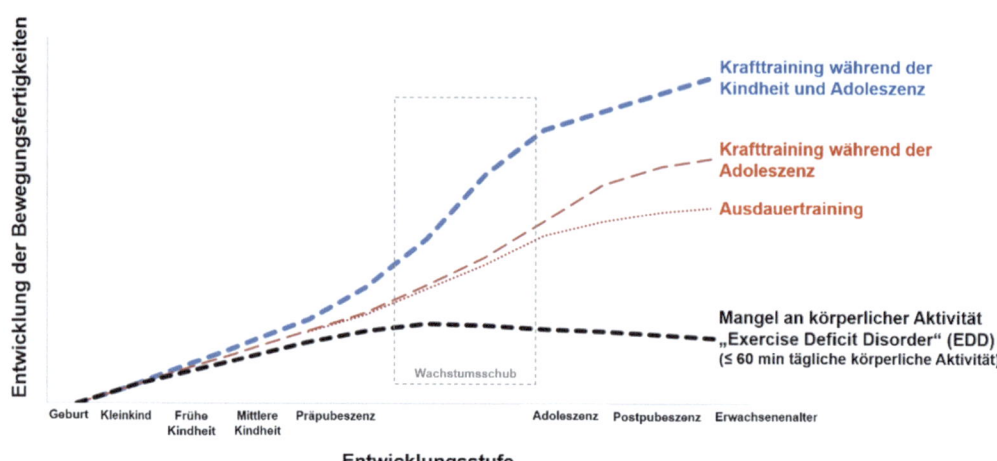

◻ Abb. 6.1 Theoretische Darstellung über die langfristige Effektivität eines Krafttrainings im Kindes- und Jugendalter. (In Anlehnung an Myer et al. 2015)

Schnelligkeit positiv beeinflussen (Collins et al. 2019a, b; Faigenbaum und Bruno 2017). Die herausragende Bedeutung der Kraft für die Entwicklung von Kindern und Jugendlichen sowie eines frühzeitigen Trainings der Kraft erscheint unstrittig. Dabei ist insbesondere für die körperliche Aktivität bzw. das Krafttraining im Kindes- und Jugendalter zu beachten, dass sowohl die quantitativen Empfehlungen, z. B. mindestens 60 min körperliche Aktivität pro Tag bei moderaten bis hohen Intensitäten und zusätzlich 3-mal pro Woche ein Krafttraining zur Stärkung der Muskulatur und der Knochen, als auch die qualitativen Empfehlungen, z. B. „Technik vor Last", berücksichtigt werden (Myer et al. 2015). Langfristig ist davon auszugehen, dass zum einen eine negative prospektive Assoziation zwischen der muskulären bzw. körperlichen Fitness im Kindes- und Jugendalter und Adipositas sowie kardio-metabolischen Parametern und zum anderen eine positive prospektive Assoziation zwischen der Muskelkraft und der Knochengesundheit im späteren Leben besteht (García-Hermoso et al. 2019).

> **Kraft und Bewegungen**
>
> Muskelkraft ist für den Erwerb von Bewegungsfertigkeiten, die Knochengesundheit und grundlegende Fitnessaspekte notwendig, um langfristig eine positive körperliche Entwicklung zu erreichen.

6.4 Kraftdiagnostik

Bei der Kraftdiagnostik sind zwei Ebenen zu differenzieren. Auf der ersten, d. h. praxisorientierten Ebene können sportmotorische Testverfahren zur Messung einer sportrelevanten Erscheinungsform der Kraft, z. B. der Sprungkraft, eingesetzt werden. Dabei werden elementare Bewegungsfertigkeiten in einer definierten Aufgabenstellung, z. B. „Springe aus dem Stand so weit wie möglich!" verwendet. Aufgrund der Ausprägung der elementaren Bewegungsfertigkeit Springen werden Unterschiede in der Sprungweite auf ein unterschiedliches Kraftniveau zurückgeführt. Der Einsatz sportmotorischer Testverfahren unter standardisierten Bedingungen wird auch als Screening bezeichnet und kann für einen Vorher-Nachher-Vergleich oder für einen Vergleich zu alters- und geschlechtsspezifischen Orientierungswerten, z. B. für den Standweitsprung (siehe auch ▶ Abschn. 2.3.1), eingesetzt werden. Die Messung der Kraft bei den Kraftübungen bzw. die Bestimmung der Trainingslasten im Krafttraining kann über das Einer-Wiederholungs- oder ein Mehr-Wiederholungs-Maximum (1-Repetition Maximum, 1-RM oder X-RM) erfolgen. Das 1-RM definiert die Last, die einmal über die gesamte Bewegungsamplitude bewegt werden kann, wohingegen das X-RM die Last kennzeichnet, die je nach Festlegung, z. B. 8- oder 12-mal (8- oder 12-RM), maximal bewegt werden kann. Im Kinder- und Jugendtraining wird i. d. R. auf die Bestimmung des 1-RM in den ersten Jahren verzichtet, da sich ein systematisches Krafttraining zunächst an der Wiederholungsanzahl und nicht an der Maximalkraft orientiert (Faigenbaum et al. 1999). Grundsätzlich gilt jedoch, dass die Bestimmung des 1-RM bei Kindern unter Fachaufsicht insbesondere mit Blick auf ein mögliches Verletzungsrisiko als unproblematisch einzuschätzen ist (Faigenbaum et al. 2003).

Auf der zweiten, d. h. labororientierten Ebene werden biomechanische, z. B. Kraftmessplatten zur Bestimmung der maximalen Flughöhe des Körperschwerpunkts, d. h. die Sprunghöhe, oder gelenkspezifische isokinetische Messsysteme zur Bestimmung von Drehmomenten und bildgebende Verfahren, z. B. zur Bestimmung der Muskelfaserzusammensetzung oder der Muskelmasse, eingesetzt, die als Assessment bezeichnet werden. Auch wenn der Informationsgehalt bei diesen Verfahren deutlich umfangreicher als bei sportmotorischen Tests ist, werden diese aufgrund der messtechnischen Anforderungen bevorzugt im Leistungssport sowie in der medizinischen Diagnostik und medizinischen Trainingstherapie eingesetzt.

> **Kraft messen**
> Muskelkraft kann über sportmotorische Tests, die Wiederholungsanzahl bei Kraftübungen oder biomechanische Messverfahren bestimmt werden.

6.5 Krafttraining

Trainingsmethoden im Krafttraining werden nach deren Zielstellung differenziert, wobei die Maximalkraft, die Schnellkraft oder die Kraftausdauer mit unterschiedlichen Methoden verbessert werden können. Da die Maximalkraft eine bedeutsame Grundlage für die beiden anderen Kraftdimensionen darstellt, führt eine Verbesserung der Maximalkraft als Nebeneffekt zu einer Verbesserung der Schnellkraft und Kraftausdauer sowie ein Training der Schnellkraft bzw. der Kraftausdauer als Nebeneffekt zu einer Verbesserung der Maximalkraft. Auch wenn diese Neben- oder Transfereffekte immer geringer als bei der explizit trainierten Kraftdimension ausfallen, sollten diese Wechselwirkungen bei der Gestaltung des Krafttrainings berücksichtigt werden. Ebenso ist zu berücksichtigen, dass ein Krafttraining mit Freihanteln oder mit dem eigenen Körper als Nebeneffekt auch die Haltungskontrolle bzw. die Rumpfkraft verbessert, so dass diese Trainingsmittel gegenüber einem Training an Kraftmaschinen zu bevorzugen sind. Des Weiteren ist darauf zu achten, dass dynamische Muskelaktionen kontrolliert über die gesamte Bewegungsamplitude ausgeführt werden sollten, womit als Nebeneffekt auch die Beweglichkeit verbessert werden kann (Nuzzo 2019).

Für Kinder und Jugendliche stehen jedoch zuerst die Vermittlung einer korrekten Bewegungsausführung („Krafttrainingskompetenz", Faigenbaum et al. 2016) bei den Krafttrainingsübungen sowie die Berücksichtigung des biologischen Alters bei der Auswahl der Trainingsinhalte und -methoden im Vordergrund. Gleichfalls ist

Mittleres Kindesalter	Spätes Kindesalter	Jugendalter	Erwachsenenalter
Kalendarisches Alter			
weiblich: 5/6-8/9 Jahre männlich: 5/6-9/10 Jahre	weiblich: 8/9-9/10 Jahre männlich: 9/10-12/13 Jahre	weiblich: 10/11-18/19 Jahre männlich: 12/13-19/20	weiblich: >19 Jahre männlich: <20 Jahre
Reifungsphase			
präpubertär (vor PHV)	präpubertär (vor PHV)	pubertär (während PHV)	postpubertär (nach PHV)
Etappe im langfristigen Leistungsaufbau			
Allg. Grundausbildung/ Grundlagentraining	Grundlagentraining/ Aufbautraining	Aufbautraining/ Anschlusstraining	Anschlusstraining/ Hochleistungstraining
Langfristige Entwicklung der Muskelkraft (Maximalkraft, Schnellkraft, Kraftausdauer)			
gering	*Krafttrainingskompetenz (bezogen auf die Ausführungstechnik von Kraftübungen)*		*hoch*
- Gewandtheitsstraining Gleichgewichtstraining - Reaktivkrafttraining in Form von spielerischem Üben (z.B. Seilspringen) mit dem Fokus auf die richtige Sprung- und Landetechnik - Koordinationstraining - Kraftausdauertraining mit dem eigenen Körpergewicht oder Zusatzgeräten (z.B. Medizinball) und dem Fokus auf die richtige Ausführungstechnik	- Gleichgewichtstraining - Reaktivkrafttraining in Form von spielerischem Üben (z.B. Seilspringen) mit dem Fokus auf die richtige Sprung- und Landetechnik resp. Reaktivkraft- training mit geringer Intensität - Rumpfkrafttraining - Kraftausdauertraining mit dem eigenen Körpergewicht oder Zusatzgeräten (z.B. Medizinball) - Freihanteltraining mit dem Fokus auf die richtige Ausführungstechnik	- Gleichgewichtstraining - Reaktivkrafttraining mit geringer resp. mittlerer Intensität - Rumpfkrafttraining - Freihanteltraining mit leichten bis mittleren Lasten - Maximalkrafttraining (Hypertrophie) - Sehnenadaptionstraining, z.B. isometrisches Krafttraining - Sportartspezifisches Krafttraining	- Gleichgewichtstraining - Reaktivkrafttraining mit mittlerer resp. hoher Intensität - Rumpfkrafttraining - Freihanteltraining mit mittleren bis hohen Lasten - Maximalkrafttraining (neuromuskuläre Koordination und Hypertrophie) - Sportspezifisches Krafttraining
Trainingsbedingte Anpassungen			
Neuronale Anpassungen	Hormonelle, neuronale, muskuläre, tendinöse, skelettale Anpassungen		

Abb. 6.2 Krafttraining unter Berücksichtigung des kalendarischen und biologischen Alters sowie der Krafttrainingskompetenz. (In Anlehnung an Büsch et al. 2017; Lloyd et al. 2015)

zu beachten, dass einem (systematischen) Krafttraining ein Gleichgewichts- bzw. Instabilitätstraining vorangestellt werden sollte (siehe ■ Abb. 6.2; Büsch et al. 2017; Lloyd et al. 2015).

Krafttrainingsmethoden orientieren sich, wie andere Methoden des Trainings auch, zum einen an den grundlegenden Belastungsgrößen sportlichen Trainings, d. h. Belastungshöhe und Belastungsdauer (Belastungshöhe × Belastungsdauer = Belastungsumfang) und Belastungsdichte (Relation zwischen Belastungsphase und Pause) in einer Trainingseinheit, und zum anderen an den Trainingsinhalten und Trainingsmitteln, z. B. Training mit dem Körpergewicht, Training mit Kurzhanteln, Bändern, Medizinbällen etc (siehe auch ► Abschn. 5.4). ■ Tab. 6.1 bietet einen Überblick über die Gestaltung eines effektiven Krafttrainings im Kindesalter (Präpubeszenz) bzw. mit Krafttrainingsanfängern und im Jugendalter (Pubeszenz) bzw. mit Krafttrainingsfortgeschrittenen.

Das Krafttraining kann im Kindesalter ab ca. 6 Jahren begonnen werden. In dieser frühen Phase kann ein Belastungsprotokoll von zwei Einheiten pro Woche mit 1–2 Serien pro Übung und variierenden Wiederholungszahlen mit einer relativen Last von maximal 60 % des 1-RM durchgeführt

werden. Das entspricht ungefähr 15–20 Wiederholungen pro Serie. Mit zunehmender Krafttrainingskompetenz und fortschreitender körperlicher Entwicklung kann dann das Training auf 2–4 Serien mit jeweils 6–12 Wiederholungen bei einer relativen Last von max. 80 % des 1-RM (das entspricht ungefähr 8–15 Wiederholungen) und 2–3 Trainingseinheiten pro Woche gesteigert werden. Wenn eine hohe Krafttrainingskompetenz vorhanden ist, kann das Krafttraining mit einer Vielzahl von Serien pro Übung mit maximal 6 Wiederholungen bei einer relativen Last von mindestens 85 % des 1-RM trainiert werden. Die Trainingshäufigkeit sollte hierbei 2–4 Einheiten pro Woche betragen (zusammenfassend Faigenbaum und McFarland 2016).

Für den Nachwuchsleistungssport konnte in einem Überblicksbeitrag von Lesinski et al. (2016) zum Krafttraining gezeigt werden, dass ein effektives Krafttrainingsprogramm mehr als 23 Wochen, mit einer relativen Last von 80–89 % des 1-RM, mit 5 Serien und 6–8 Wiederholungen pro Übung und 2–3 min Serienpause durchgeführt werden sollte. Aufgrund zeitlich verzögerter Anpassungsprozesse der Sehnen bzw. des Muskel-Sehnen-Knochen-Übergangs hat sich dabei ein ergänzendes

◻ **Tab. 6.1** Krafttrainingsempfehlungen für Kinder und Jugendliche. (In Anlehnung an Büsch et al. 2017)

Belastungsgrößen	Empfehlungen für das Kindesalter (Präpubeszenz) respektive Krafttrainingsanfänger	Empfehlungen für das Jugendalter (Pubeszenz) respektive Krafttrainingsfortgeschrittene
Trainingsumfang	4–12 Wochen (optimal 8 Wochen)	4–12 Wochen (je nach Zielsetzung des Trainings)
	1–2 Trainingseinheiten pro Woche	2–3 Trainingseinheiten pro Woche
	ca. 30 min pro Trainingseinheit	ca. 45 min pro Trainingseinheit
	6–8 Übungen pro Trainingseinheit	8–10 Übungen pro Trainingseinheit
	1–2 Serien mit 15–20 Wiederholungen	1–3 Serien mit 8–15 Wiederholungen
	oder variable Wiederholungsanzahl	(je nach Zielsetzung)
Belastungshöhe (Last)	Regulierung über die maximale Wiederholungszahl (15–20) oder:	Regulierung über die maximale Wiederholungszahl (8–15) oder:
	Regulierung über das 1-RM im Leistungssport ($\leq$60 % 1-RM)	Regulierung über das 1-RM im Leistungssport ($\leq$80 % 1-RM)
	Progression zuerst über die Wiederholungszahl, dann über die Serienzahl und schlussendlich über eine Lasterhöhung	Progression zuerst über die Wiederholungszahl, dann über die Serienzahl und schlussendlich über eine Lasterhöhung
	Die Last sollte 14-tägig angepasst werden	Die Last sollte 2- bis 4-wöchig angepasst werden
Anstrengungsgrad (Intensität)	Auf einer Skala von 1–10 der Wert 6 „anstrengend"	Auf einer Skala von 1–10 der Wert 7 „sehr anstrengend"
Belastungsdichte (Serienpause)	Keine Angaben	1–2 min (je nach Zielsetzung)
Bewegungsgeschwindigkeit	Langsam bis moderat	Langsam bis moderat (im Leistungssport auch schnell bei kontrollierter Technik)

Legende: min = Minuten; 1-RM = One-Repetition Maximum oder EWM = Einer-Wiederholungs-Maximum (d. h. die Last, die nur einmal über die gesamte Bewegungsamplitude bewegt werden kann)

Sehnenadaptationstraining als effektive (notwendige) Maßnahme im Krafttraining erwiesen (Bohm et al. 2015, 2019), bei der auch hohe Zugspannungen auf die Sehnen, z. B. durch maximale isometrische Muskelaktionen über 3–6 s, mit 5 Serien und 4–6 Wiederholungen pro Übung und 1–2 min Serienpause appliziert werden, aber Bewegungsausführungen mit Dehnungs-Verkürzungs-Zyklen bzw. explosiven Bewegungen explizit vermieden werden. Kraftzuwächse in Folge eines Krafttrainings werden im präpuberalen Alter insbesondere durch neuronale Anpassungsprozesse ausgelöst. Die verbesserte Rekrutierung und Frequenzierung motorischer Einheiten sowie ein optimiertes Zusammenspiel von Synergisten und Agonisten/Antagonisten sind häufig diskutierte neuronale Mechanismen. Ab der Pubertät führt die veränderte hormonelle Situation neben neuronalen bzw. funktionalen auch zu muskulären bzw. strukturellen Anpassungen (Hypertrophie) durch ein Krafttraining (siehe ◘ Abb. 6.2; Granacher et al. 2009).

> **Kraft trainieren**
> Ein langfristig konzipiertes Krafttraining sollte im Alter von 6 Jahren beginnen und unter Berücksichtigung des biologischen und kalendarischen Alters (Trainingsalter) sowie der Krafttrainingskompetenz über die Trainingsmethoden, -inhalte und -mittel systematisch gestaltet werden. Ein Krafttraining führt im präpuberalen Alter zuvorderst zu neuronalen und im puberalen und postpuberalen Alter zu neuronalen und muskulären Anpassungen.

6.6 Schnelligkeit

Schnelligkeit ist eine aus Kraft und Koordination zusammengesetzte Einflussgröße sportlicher Leistungen, die durch ein Training der (Schnell-)Kraft und/oder ein Training der Bewegungskoordination bzw. der Bewegungstechnik verbessert werden kann. Die Beziehung zwischen Kraft und Geschwindigkeit (in diesem Fall ein Synonym für Schnelligkeit) ist in ◘ Abb. 6.3 dargestellt. In Anlehnung an das Prinzip der Trainingsspezifität führt ein Training unter miometrischen (konzentrischen) Arbeitsbedingungen mit geringen Lasten primär zu Anpassungen der Schnelligkeit mittels Verbesserungen der Bewegungskoordination. Unter diesen Voraussetzungen ist bei einem Schnelligkeitstraining zu beachten, dass mit maximaler Geschwindigkeit bzw. Intensität bei der Bewegungsausführung und möglichst ohne Zusatzlasten z. B. bei Sprints, Sprüngen oder Würfen gearbeitet wird. Dieses methodische Vorgehen ist sowohl bei einem Training der Reaktionsschnelligkeit als auch bei einem Training der zyklischen (Frequenzschnelligkeit) und azyklischen Schnelligkeit (Aktionsschnelligkeit) zu beachten, wobei ein systematisches Schnelligkeitstraining spätestens im präpuberalen Alter begonnen werden sollte (Prieske et al. 2017). Durch sogenannte supramaximale Belastungen, d. h. eine Entlastung der eigenen Körpermasse, z. B. durch eine Neigung der Laufstrecke oder Zugunterstützung

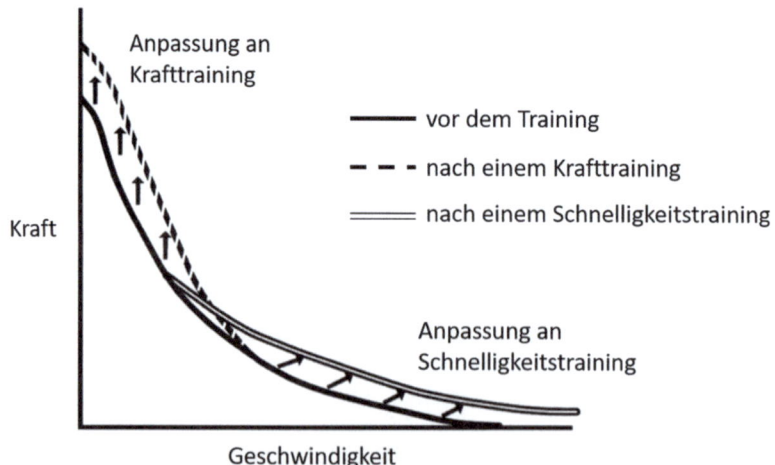

◘ **Abb. 6.3** Trainingsbedingte Anpassungen der Kraft-Geschwindigkeits-Beziehung an Kraft- und Schnelligkeitstraining bei miometrischen (konzentrischen) Muskelaktionen. (In Anlehnung an Zatsiorsky und Kraemer 2006)

beim Sprinten und Springen sowie durch leichtere Sportgeräte beim Werfen, kann der Geschwindigkeitsaspekt zusätzlich betont werden (Kratky et al. 2009). Demgegenüber bewirkt ein Training unter miometrischen (konzentrischen) Arbeitsbedingungen mit höheren Lasten und geringeren Bewegungsgeschwindigkeiten primär Anpassungen der Kraft (◘ Abb. 6.3). Beim Einsatz von Zusatzlasten ist daher ebenso wie bei supramaximalen Belastungen auf eine unveränderte Bewegungskoordination bzw. Bewegungstechnik zu achten, wobei sich Zusatzlasten und Entlastungen bei einem Schnelligkeitstraining in der Größenordnung von 5–10 % bewährt haben (Braun et al. 2016). Komplexere Schnelligkeitsformen, z. B. wiederholte Schnelligkeitsleistungen („repeated sprint ability", RSA) oder die Richtungswechselschnelligkeit („change-of-direction speed", COD), stellen eigenständige Dimensionen der Schnelligkeit und damit auch spezifisch zu trainierende Schnelligkeitsdimensionen dar. Die Diagnostik der Schnelligkeit in ihren unterschiedlichen Ausprägungsformen, z. B. bei einem 20-m-Sprint, einem COD-Test oder bei einer einzelnen Wiederholung in einem schnelligkeitsorientierten Krafttraining, kann über die Messung der Bewegungszeit erfolgen.

> ❯ **Beziehung zwischen Schnelligkeit und Kraft**
> Schnelligkeit stellt eine aus der Muskelkraft und Bewegungskoordination (Bewegungstechnik) zusammengesetzte Einflussgröße dar, die entweder durch ein widerstandsorientiertes Training der Schnellkraft oder ein geschwindigkeitsorientiertes Training der Bewegungskoordination verbessert werden kann.

Praxistipps

- Kraft ist eine bedeutsame Einflussgröße der körperlichen Leistungsfähigkeit, die im Rahmen der körperlichen Entwicklung ab einem Alter von 6 Jahren systematisch trainiert werden sollte.
- Die aktuellen Trainingsempfehlungen für ein Krafttraining im Kindes- und Jugendalter sollten berücksichtigt werden, wenn die Ausführungsqualität sichergestellt ist.
- Schnelligkeitsleistungen können sowohl durch ein Krafttraining als auch durch ein Koordinations-/Techniktraining verbessert werden.

Literatur

Bohm S, Mersmann F, Arampatzis A (2015) Human tendon adaptation in response to mechanical loading: a systematic review and meta-analysis of exercise intervention studies on healthy adults. Sports Med, Open, S 1–7

Bohm S, Mersmann F, Arampatzis A (2019) Functional adaptation of connective tissue by training. Dtsch Z Sportmed 70(4):105–110. ▶ https://doi.org/10.5960/dzsm.2019.366

Braun J, Büsch D, Schütz C, Sommerfeld W (2016) Einfluss des Ballgewichts auf den Schlagwurf im Handball. In: Büsch D, Heinisch D, Lüdemann R (Hrsg) Leistungsfaktoren in den Spiel- und Zweikampfsportarten (Schriftenreihe für Angewandte Trainingswissenschaft, 5). Meyer & Meyer, Aachen, S 89–105

Büsch D, Prieske O, Kriemler S, Puta C, Gabriel H, Granacher U (2017) Krafttraining im Kindes- und Jugendalter: Bedeutung, Wirkung und Handlungsempfehlungen. Swiss Sports Exerc Med 65(3):34–42

Collins H, Booth JN, Duncan A, Fawkner S (2019) The effect of resistance training interventions on fundamental movement skills in youth: a meta-analysis. Sports Medicine – Open 5(1):17. ▶ https://doi.org/10.1186/s40798-019-0188-x

Collins H, Booth JN, Duncan A, Fawkner S, Niven A (2019) The effect of resistance training interventions on 'the self' in youth: a systematic review and meta-analysis. Sports Medicine – Open, 5(1):29. ▶ https://doi.org/10.1186/s40798-019-0205-0

Faigenbaum AD, Bruno LE (2017) A fundamental approach for treating pediatric dynapenia in kids. ACSM'S Health Fitness J 21(4):18–24. ▶ https://doi.org/10.1249/fit.0000000000000312

Faigenbaum AD, Lloyd RS, MacDonald J, Myer GD (2016) Citius, Altius, Fortius: beneficial effects of resistance training for young athletes: narrative review. Br J Sports Med 50(1):3–7. ▶ https://doi.org/10.1136/bjsports-2015-094621

Faigenbaum AD, MacDonald JP (2017) Dynapenia: it's not just for grown-ups anymore. Acta Paediatr 106(5):696–697. ▶ https://doi.org/10.1111/apa.13797

Faigenbaum AD, McFarland JE (2016) Resistance training for kids. ACSM'S Health Fitness J 20(5):16–22

Faigenbaum AD, Milliken LA, Westcott WL (2003) Maximal strength testing in healthy children. J Strength Conditioning Res 17(1):162–166

Faigenbaum AD, Myer GD (2012) Exercise deficit disorder in youth: play now or pay later. Curr Sports Med Rep 11(4):196–200. ▶ https://doi.org/10.1249/JSR.0b013e31825da961

Faigenbaum AD, Westcott WL, Loud RL, Long C (1999) The effects of different resistance training protocols on muscular strength and endurance development in children. Pediatrics 104(1):e5. ▶ https://doi.org/10.1542/peds.104.1.e5

Finger JD, Varnaccia G, Borrmann A, Lange C, Mensink G (2018) Körperliche Aktivität von Kindern und Jugendlichen in Deutschland – Querschnittergebnisse aus KiGGS Welle 2 und Trends. J Health Monit 3(1). ▶ https://dx.doi.org/10.17886/RKI-GBE-2018-006.2

García-Hermoso A, Ramírez-Campillo R, Izquierdo M (2019) Is muscular fitness associated with future health benefits in children and adolescents? A systematic review and meta-analysis of longitudinal studies. Sports Med 49(7):1079–1094. ▶ https://doi.org/10.1007/s40279-019-01098-6

Granacher U, Kriemler S, Gollhofer A, Zahner L (2009) Neuromuskuläre Auswirkungen von Krafttraining im Kindes- und Jugendalter: Hinweise für die Trainingspraxis. Dtsch Z Sportmed 60(2):41–49

Haskell WL (1994) Dose–response issues from a biological perspective, Physical activity, fitness, and health: International proceedings and consensus statement. Hum Kinet Publishers, Champaign, S 1030–1039

Kalaja S, Jaakkola T, Liukkonen J, Watt A (2010) Fundamental movement skills and motivational factors influencing engagement in physical activity. Percept Mot Skills 111(1):115–128. ▶ https://doi.org/10.2466/06.10.25.Pms.111.4.115-128

Kratky S, Birklbauer J, Müller E (2009) Zugunterstützung im Sprinttraining: Der Einfluss eines zusätzlichen Attraktors auf ausgewählte kinematische und neuromuskuläre Parameter. Leistungssport 39(4):46–49

Lesinski M, Prieske O, Granacher U (2016) Effects and dose-response relationships of resistance training on physical performance in youth athletes: a systematic review and meta-analysis. Br J Sports Med 50(13):781–795. ▶ https://doi.org/10.1136/bjsports-2015-095497

Lloyd RS, Oliver JL (Hrsg) (2020) Strength and conditioning for young athletes: science and application, 2. Aufl. Routledge, Abingdon

Lloyd RS, Oliver JL, Faigenbaum AD, Howard R, De Ste Croix MBA, Williams CA et al (2015) Long-term athletic development: part 1: a pathway for all youth. J Strength Conditioning Res 29(5):1439–1450. ▶ https://doi.org/10.1519/JSC.0000000000000756

Myer GD, Faigenbaum AD, Edwards NM, Clark JF, Best TM, Sallis RE (2015) Sixty minutes of what? A developing brain perspective for activating children with an integrative exercise approach. Br J Sports Med 49(23):1510–1516. ▶ https://doi.org/10.1136/bjsports-2014-093661

Nuzzo JL (2019) The case for retiring flexibility as a major component of physical fitness. Sports Med. ▶ https://doi.org/10.1007/s40279-019-01248-w

Prieske O, Krüger T, Granacher U (2017) Schnelligkeit und Schnelligkeitstraining. In: Hottenrott K, Seidel I (Hrsg) Handbuch Trainingswissenschaft. Hofmann, Schorndorf, S 205–224

Tomkinson GR (2007) Global changes in anaerobic fitness test performance of children and adolescents (1958–2003). Scand J Med Sci Sports 17(5):497–507. ▶ https://doi.org/10.1111/j.1600-0838.2006.00569.x

Tomkinson GR, Hamlin MJ, Olds TS (2006) Secular changes in anaerobic test performance in Australasian children and adolescents. Pediatr Exerc Sci 18(3):314–328. ▶ https://doi.org/10.1123/pes.18.3.314

Zatsiorsky VM, Kraemer WJ (2006) Science and practice of strength training, 2. Aufl. Human Kinetics, Champaign

Diagnostik und Training der Ausdauer

Alexander Ferrauti

Inhaltsverzeichnis

© Springer-Verlag GmbH Deutschland, ein Teil von Springer Nature 2021
I. Menrath et al. (Hrsg.), Pädiatrische Sportmedizin,
https://doi.org/10.1007/978-3-662-61588-1_7

7

7.1 Bedeutung der Ausdauer

Körperliche Aktivität und motorische Leistungsfähigkeit im Kindesalter haben sich im Laufe der letzten Jahrzehnte signifikant verringert (Mountjoy et al. 2011). Insbesondere die aerobe Ausdauerleistung unterlag nach einem Anstieg zwischen 1960 und 1970 seit den 1970er-Jahren weltweit einem drastischen Rückgang um jährlich ca. 0,5 %, während die Schnellkraft (engl. „power") und insbesondere die Schnelligkeitsleistung (engl. „speed") weitgehend stabil blieben (Tomkinson und Olds 2007). Die Aussagen basieren auf einer Metaanalyse mit Daten von über 25 Mio. Kindern und Jugendlichen aus 33 zugrunde liegenden Einzelstudien in 27 Nationen weltweit (◻ Abb. 7.1). Die abnehmende Tendenz ist bei Mädchen (−0,3 % pro Jahr) und Jungen (−0,4 % pro Jahr) ähnlich und in Westeuropa etwas weniger bedrohlich als in Übersee. Ursächlich wird meist ein multifaktorieller Erklärungsansatz vertreten, der sowohl soziologische (Digitalisierung, Urbanisierung), verhaltensbezogene

(Bewegungsmangel), physiologische (Gewichtszunahme und dadurch Abnahme der relativen $\dot{V}O_2$max) und psychologisch-kognitive Faktoren (z. B. Motivation, Trainingserfahrung) einschließt (Tomkinson und Olds 2007).

Aus leistungsorientierter Sicht kann dem Ausdauertraining und einer überdurchschnittlich ausgebildeten Ausdauerleistung nicht nur für die klassischen Ausdauerdisziplinen, wie unter anderem im Mittel- und Langstreckenlauf, Radsport, Skilanglauf, Biathlon und Rudern, eine besondere Bedeutung zugeschrieben werden. Leistungsstrukturanalysen in fast allen Mannschafts- und Rückschlagspielen belegen, dass eine überdurchschnittliche Ausdauerleistung auch in dieser, im gesellschaftlichen Kontext zahlenmäßig großen Population von sporttreibenden Kindern und Jugendlichen, von elementarer Bedeutung für den Spielerfolg ist. Von den ca. 4 Mio. 7- bis 14-Jährigen, die im Deutschen Olympischen Sportbund (DOSB) organisiert sind, entfielen 2018 knapp 2 Mio. auf die Sportspiele Badminton, Basketball,

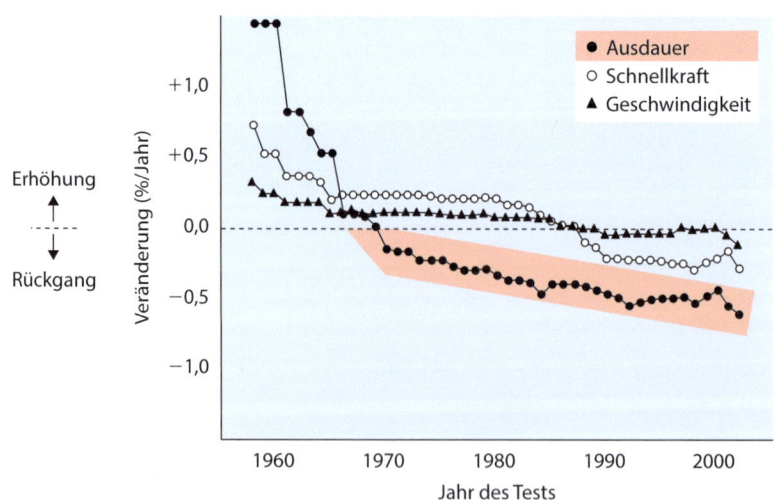

◻ **Abb. 7.1** Weltweite prozentuale jährliche Veränderungen von aerober Ausdauer (schwarze Punkte), Schnellkraft (weiße Punkte) und Schnelligkeit (Dreiecke) im Zeitraum 1958–2002 (mod. nach Tomkinson und Olds 2007, S. 62)

Fußball, Eishockey, Hockey, Volleyball, Tennis und Tischtennis. Folglich gilt es auch hier, den leistungslimitierenden allgemeinen und sportartspezifischen Anforderungen an die Ausdauer frühzeitig durch kindgemäß angemessene Trainingsprogramme zu begegnen.

7.2 Biologische Grundlagen

„Kinder sind keine kleinen Erwachsenen", sondern unterscheiden sich grundsätzlich in den für Ausdauerleistungen relevanten physiologischen und mechanischen Voraussetzungen von postpubertären Jugendlichen und insbesondere von Erwachsenen.

Anaerobe Kapazität Frühe muskelbioptische Befunde belegen, dass sich die Menge an ATP und Kreatinphosphat (KP) in der ruhenden Muskelzelle und somit die anaerob-alaktazide Kapazität zwischen Kindern und Erwachsenen nicht unterscheidet (u. a. Eriksson und Saltin 1974). Demgegenüber weisen Indikatoren der anaerob-laktaziden Kapazität deutliche Unterschiede auf. Geringere Muskelglykogenspeicher und eine reduzierte glykolytische Enzymaktivität (z. B. Phosphofruktokinase, PFK) gelten bei Kindern als gesichert (Eriksson und Saltin 1974). Folglich ergeben sich bei Kindern niedrigere maximale Muskel- und Blutlaktatkonzentrationen, stabilere Blut-pH-Werte und ein geringeres akkumuliertes Sauerstoffdefizit nach erschöpfender Arbeit (Naughton und Carlson 1998; Beneke et al. 2002). Mögliche weitere Ursachen sind die niedrigere adrenerge Stimulation (Adrenalin aktiviert Glykolyse und Glykogenolyse), der kleinere Anteil an glykolytisch aktiven FT-Muskelfasern und ggf. der glykolytisch hemmende Einfluss von Abbauprodukten des Fettstoffwechsels (Acetyl CoA) bei Kindern (Rowland 2005).

Diese Erkenntnisse sprechen vordergründig für eine geringere anaerob-laktazide Kapazität der Kinder. Bei genauerer Betrachtung ist dies jedoch allometrisch (entsprechend den unterschiedlichen Körperproportionen) zu relativieren, da auch der Energieverbrauch bei Kindern (ATP-Verbrauch pro Zeit) aufgrund der niedrigen Körper- und Muskelmasse deutlich kleiner ist. Eine geringere absolute anaerobe Kapazität muss demnach bei Kindern nicht zwangsläufig mit einer geringeren anaeroben Leistung einhergehen und ein anaerobes Training kann mit der gegebenen kindlichen Kapazität durchaus toleriert werden. Kinder sind vielmehr sowohl aerob als auch anaerob belastbar und werden demnach auch als „metabolische Generalisten" bezeichnet (Beneke et al. 2002).

> **Achtung!**
> Die geringere anaerobe Kapazität von Kindern entspricht den kindlichen Körpermaßen. Ein kleinerer Motor benötigt weniger Kraftstoff und produziert auch weniger Abgase, bei allerdings geringerer Leistung. Das Fahrwerk (Bewegungsapparat) ist noch nicht so gut für Langstrecken geeignet. Ideal hingegen ist der Stadtverkehr mit spritzigem „Stop and Go".

Aerobe Kapazität Kinder besitzen eine bessere periphere Sauerstoffnutzung und eine hohe relative Sauerstoffaufnahme, eine raschere Anpassung der Sauerstoffaufnahme (O_2-Kinetik) sowie größere relative Mitochondrienvolumina und Fettoxidationsraten (Armstrong und Welsman 2007; Beneke et al. 2002).

Von den genannten Unterschieden verlangt die Sauerstoffkinetik eine vertiefte Betrachtung, da sie für die Trainingspraxis von höchster Bedeutung ist. Die Sauerstoffkinetik beschreibt den Zeitverlauf der Anpassung der Sauerstoffaufnahme beim Übergang von Ruhe zu Belastung. Die Mehrzahl der experimentellen Untersuchungen bei standardisierten Bedingungen auf dem Laufband weisen für vorpubertäre Kinder im Vergleich zu Erwachsenen eine schnellere Zeitkonstante nach (z. B. Anstiegsdauer bis zum Erreichen eines definierten Prozentsatzes der Sauerstoffaufnahme im Steady-State). Offensichtlich erfolgt die Anpassung vor allem beim Übergang zu intensiven Belastungen bei Kindern schneller und effizienter (◘ Abb. 7.2) und geht mit einem geringeren Sauerstoffdefizit einschließlich anaerober Kompensation einher (z. B. Armon et al. 1991; Williams et al. 2001).

Regenerative Kapazität Kinder verfügen über sehr gute Leistungsvoraussetzungen für intensive Kurzzeit-Intervallbelastungen und Intervallsprints mit wechselnden anaerob-alaktaziden, anaerob-laktaziden und aeroben Anteilen. Kinder besitzen eine schnellere Regenerationsfähigkeit als Erwachsene. Herzfrequenz, Ventilation und Sauerstoffaufnahme nähern sich nach Belastungsende schneller dem Ruhewert an (Hebestreit et al. 1993). Von Bedeutung ist in dem Zusammenhang die raschere Sauerstoffkinetik zu Beginn jeder Belastung (◘ Abb. 7.2). Dieser

einmalige Vorteil wiederholt sich bei jedem nachfolgenden Intervall, so dass die Differenz des akkumulierten Sauerstoffdefizits zwischen Kindern und Erwachsenen theoretisch mit zunehmender Anzahl an Intervallen ansteigt. Der Vorteil der raschen aeroben Anpassung ist somit in der Praxis vor allem bei Intervallarbeit (z. B. High-Intensity Interval Training [HIIT]) bzw. bei Intervallsprints und in vielen Sportspielen hilfreich.

> **Achtung**
> Erwachsene und ältere Menschen kommen langsamer „ins Rollen". Der Übergang von Ruhe zu Belastung erfolgt bei Kindern spielerisch leicht. Bei Sportlern im mittleren und höheren Lebensalter dauert dieser Prozess der Belastungsanpassung immer länger, bis man schlussendlich dann doch „ins Rollen kommt" – Altersprobleme, die bei Kindern überhaupt keine Rolle spielen.

Eine wesentliche Ursache hierfür konnte unter anderem mittels ^{31}P-MRS Analysen (Magnetresonanzspektroskopie) belegt werden (◘ Abb. 7.3). Bei identischen Ausgangswerten (KP und ATP) belegen die Daten einen geringeren Abfall von Kreatinphosphat bei den Kindern, speziell während der ersten zwei bis drei Intervalle. Aus den vorliegenden Ergebnissen kann geschlossen werden, dass sich Kinder zwischen den Intervallen schneller als Erwachsene regenerieren (Kappenstein et al. 2013). Diese Schlussfolgerung ist gleichzeitig auch internationaler Konsens (u. a. Beneke et al. 2002; Ratel et al. 2002; Van Praagh 2007).

Auch die längerfristige Regeneration zwischen zwei Trainingseinheiten oder gar über Nacht ist bei Kindern gegenüber Erwachsenen beschleunigt. Im Anschluss an ein intensives Intervallsprinttraining werden ausgehend von niedrigeren Blutlaktatkonzentrationen (5–6 mmol/l versus 10–11 mmol/l bei Erwachsenen) die Ruhelaktatkonzentrationen und der Ruhe-pH-Wert im Blut im Erholungsgang schneller

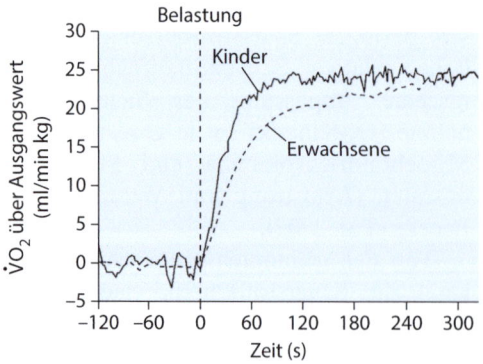

◘ **Abb. 7.2** Anstieg der Sauerstoffaufnahme (Sauerstoffkinetik) beim Übergang von Ruhe zu Belastung bei Kindern und Erwachsenen (aus Rowland 2005, S. 104, mod. nach Armon et al. 1991)

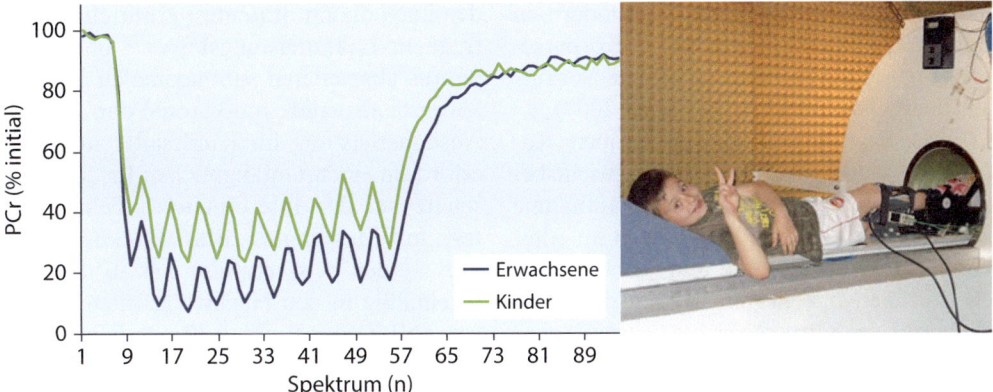

Abb. 7.3 Relative Veränderungen (bezogen auf die initiale Konzentration in Ruhe) der Kreatinphosphatkonzentration in der Muskelzelle bei intensiver Intervallbelastung von 16 Kindern (grün) und 16 Erwachsenen (blau) mittels [31] P-MRS Analysen (mod. nach Kappenstein et al. 2013)

erreicht. Eine aktive Erholung führt bei Kindern aufgrund des geringeren Skelettmuskelanteils auch nicht zu einer nennenswert beschleunigten Laktatelimination. Zur Wiederherstellung der Leistungsfähigkeit am Folgetag sind auch klassische Regenerationsverfahren (z. B. Kälteanwendungen) wenig hilfreich, da durch das niedrige Körpergewicht und die geringe Muskelmasse selbst bei intensiven reaktiven Belastungen (z. B. 4 Serien á 6 Intervallsprints über 5 s) keine Muskelschäden und Muskelkater größeren Ausmaßes eintreten und sich die Serumkonzentrationen der Kreatinkinase (CK) zwischen Kindern (<200 U/L) und Erwachsenen (500–2000 U/L) signifikant unterscheiden (Kappenstein et al. 2015).

> **Praxistipp**
>
> Auslaufen ist überflüssig.
> Das subjektive Erholungsempfinden wird durch ein „Auslaufen" bei den Kindern eher verschlechtert, so dass in der Praxis (Schul- und Vereinssport) von dieser typischen Art des Cool-Downs bei Kindern abgeraten werden kann. Zumindest sind keine nennenswerten Vorteile zu erwarten.

7.3 Diagnostik der Ausdauer

Verfahren der Ausdauerleistungsdiagnostik können grundsätzlich klassifiziert werden nach dem metabolischen Testziel (aerobe vs. anaerobe Tests), der Testumgebung (Labortests oder Feldtests), der Belastungsstruktur (ergometrische Stufentests, akustisch gesteuerte intervallartige Beep-Tests oder ungesteuerte Dauertests) und der Sportartspezifität (z. B. Laufen oder Fahrradfahren).

Eine anaerobe Ausdauerdiagnostik ist im Kindesalter nicht empfehlenswert, da die anaerobe Kapazität aus gesundheitlicher Sicht von geringerer Relevanz ist und aus leistungssportlicher Sicht zumeist erst nach der Pubertät in ausgewählten Sportarten (z. B. Bahnradsprint, Bobsport) primär leistungslimitierend ist. Ferner ist eine präzise Messung aufgrund der fließenden metabolischen Übergänge und der entwicklungsbedingten physiologischen Veränderungen methodisch kaum möglich (Heck und Schulz 2002). Der wohl bekannteste Test zur indirekten Bestimmung der anaeroben Kapazität ist der 30-Sekunden-Wingate-Test auf dem Fahrradergometer mit Erfassung des Peak-Power-Outputs (Bar-Or 1987). Auch hier wird die Leistung jedoch nicht nur metabolisch, sondern in hohem Maße durch Kraft und Körpergewicht sowie durch biomechanische Voraussetzungen bestimmt (Beneke et al. 2007).

Das Bruttokriterium der aeroben Kapazität ist die relative körpergewichtsbezogene maximale Sauerstoffaufnahme ($\dot{V}O_2$max). Diese bleibt bei Jungen im Alter von 8–16 Jahren konstant und fällt bei Mädchen in diesem Zeitraum bedingt durch die Zunahme des Körpergewichts teilweise sogar ab. Trotz dieses negativen Trends steigt die realisierbare Ausdauerleistung (z. B. Laufzeit über eine Meile) im Altersgang kontinuierlich an (■ Abb. 7.4). Der aufgezeigte Widerspruch zeigt, dass die relative $\dot{V}O_2$max ein ungenauer Parameter für die Ausdauerleistungsdiagnostik im Kindesalter darstellt und dass andere entwicklungsbedingte Veränderungen (z. B. Kraft- und Größenzunahme, neuromuskuläre Faktoren, Laufökonomie) von größerer Bedeutung sind (Armstrong und Welsman 2007).

Da auch die Laktatbildungsrate und die maximale Herzfrequenz entwicklungsbedingten Veränderungen unterliegen, schei-

den auch die im Stufentest ermittelte Herzfrequenz-Laktatleistungskurve und die daraus abgeleiteten submaximalen Schwellenwerte als valide Indikatoren der aeroben Ausdauerleistung im Kindesalter aus bzw. erfordern einen umfangreichen Erfahrungsschatz bei der Interpretation. Feldstufentests mit Messung der Blutlaktatkonzentration werden beispielsweise erst ab der U15 regelmäßig in den Nachwuchsleistungszentren (NLZ) der Fußball-Bundesligisten angewendet (■ Abb. 7.5).

In der sportärztlichen Praxis bleibt als einziges Mittel der Wahl die Feststellung der maximalen Wattleistung bei aufsteigender Fahrradergometrie, wobei auch hier mit der lokalen Kraft der Oberschenkelmuskulatur eine erhebliche Unschärfe bei der Bestimmung der aeroben Kapazität hinzukommt.

Im schulischen Kontext oder auf Vereinsebene bieten sich vor allem einfache Feldtestverfahren an, wie beispielsweise der „12-Minuten-Cooper-Test" (Maksud und Coutts 1971). Der Nachteil des Cooper-Tests besteht jedoch darin, dass

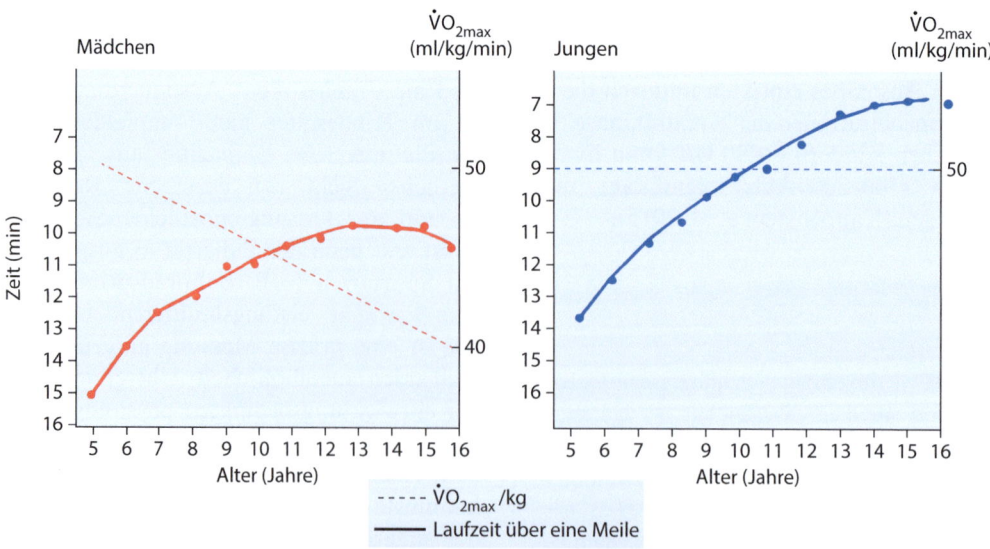

■ **Abb. 7.4** Entwicklungsbedingte Veränderungen der relativen $\dot{V}O_2$max bei Mädchen (links) und Jungen (rechts) und der gleichzeitig realisierten Laufleistung über eine Meile (mod. nach Rowland 2005, S. 99)

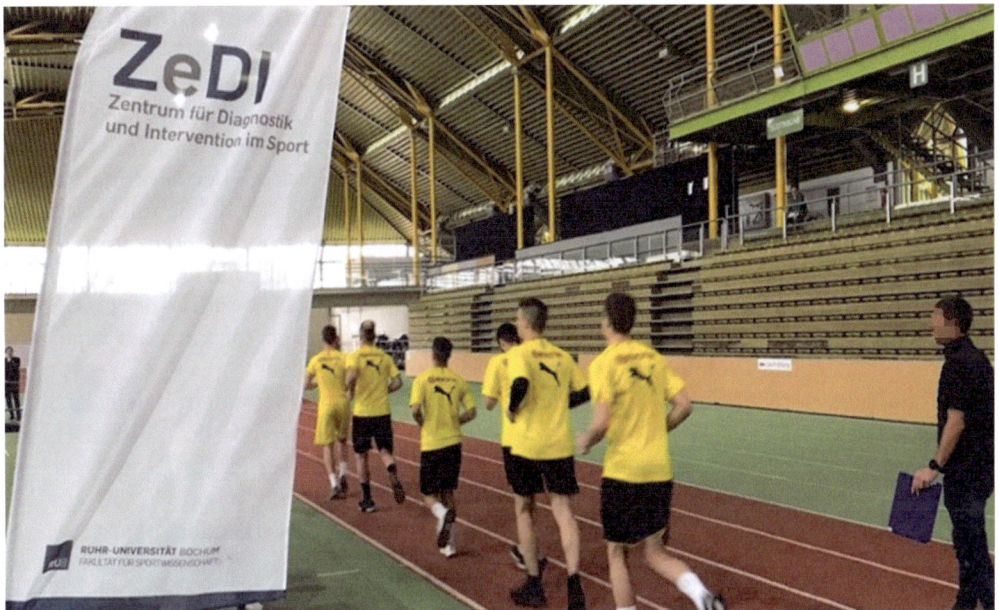

◘ **Abb. 7.5**   Feldstufentest mit der U17 von Borussia Dortmund

Kinder ohne eine spezielle Laufsporterfahrung kaum in der Lage sind, ein strategisch angemessenes „Pacing" zu realisieren. Dies gelingt etwas besser bei einer kürzeren Zeitdauer (z. B. 6 oder 9 min) oder bei Festlegung einer definierten Laufstrecke (z. B. 3–5 Runden).

Neben den genannten Verfahren existieren verschiedene stufenförmige Feldtests, die auf akustisch gesteuerten Richtungswechselläufen mit oder ohne Integration von Pausenintervallen basieren (Léger und Lambert 1982; Bangsbo et al. 2008; Buchheit 2008). Als Zielparameter fungiert hier die Abbruchgeschwindigkeit bzw. Ausbelastungsstufe. Der „Multistage 20 Meter Shuttle Run Test" (MSST, häufig nur Beep-Test genannt) besteht beispielsweise aus Richtungswechselläufen über 20 m, die mit zunehmender Geschwindigkeit bis zur Erschöpfung ohne Pause absolviert werden (Léger und Lambert 1982). In jüngerer Zeit werden vermehrt der „Yo-Yo Intermittent Recovery Test" (Level 1 und 2) über 20 m (Bangsbo et al. 2008) und der „30–15

Intermittent Fitness Test" (30-15IFT) über 40 m verwendet (Buchheit 2008). Diese beinhalten eine kurze Gehpause zwischen den Läufen.

> **Praxistipp**
>
> **Beep-Tests für Kinder**
> Aufgrund der hohen Praktikabilität (man benötigt nur die mp3-Datei mit den Beep-Tönen und einen Bluetooth-Lautsprecher), der Durchführbarkeit in größeren Gruppen, der fehlenden strategischen Anforderungen (kein Pacing) und der Unabhängigkeit von physiologischen Kenngrößen empfehlen wir einen der genannten Beep-Tests und die Erfassung Weg/Zeit-bezogener maximaler Parameter zur aeroben Ausdauerdiagnostik im Kindesalter. Die Interpretation physiologischer Parameter und submaximaler Schwellen ist aufgrund der entwicklungsbezogenen biomechanischen und physiologischen Veränderungen schwierig.

7.4 Training der Ausdauer

Bereits im Kindesalter können positive Anpassungserscheinungen um durchschnittlich 1,2 % pro Woche durch ein Ausdauertraining nachgewiesen werden (Rowland 1985). Hinsichtlich der verwendeten Trainingsmethoden ergeben sich keine nennenswerten Wirkungsunterschiede zwischen Dauermethode und Intervallmethode (Welsman et al. 1997; McManus et al. 2005). Auch Kleinfeldspiele (Small-Sided Games; Kunz et al. 2019) oder ein spielerisch organisiertes Intervallsprinttraining mit kurzen „All-out-Sequenzen" über 5–8 s bzw. 50 m verbessern die aerobe Ausdauer (Kappenstein und Ferrauti 2015).

> **Praxistipp**
>
> Freudvoll, spielerisch und abwechslungsreich statt monoton trainieren!

Kinder sind trotz ihrer guten aeroben Voraussetzungen nur bedingt geeignet, lange Laufstrecken nach der extensiven Dauermethode zu absolvieren. Hinzu kommt, dass diese Belastungen nicht dem üblichen Bewegungsverhalten von Kindern entsprechen. Nachweislich bevorzugen Kinder im freien Spiel intermittierende, explosive und kurze Bewegungszeiten (<15 s) von moderater bis hoher Intensität (Bailey et al. 1995). Bei weniger gut trainierten Kindern und somit bei zahlreichen Schülerinnen und Schülern verursachen monotone Lauftrainingseinheiten (Runden laufen) große Abneigung. Bei gleichzeitig zu hoher Intensität führen Atemnot und Seitenstiche zum endgültigen Ausdauerfrust. Monotone und lang andauernde intensive Trainingsinhalte sind folglich zu vermeiden. Das Ausdauertraining sollte hingegen spielerisch, abwechslungsreich und freudvoll organisiert und die gegebenen Leistungsunterschiede sollten durch differenzierte Anforderungen berücksichtigt werden (Hottenrott und Gronwald 2009).

7.4.1 Allgemeine Empfehlungen

1. Ein Ausdauertraining mit Kindern sollte stets spielerisch, abwechslungsreich, intervallförmig und freudvoll organisiert werden. Bei leistungsheterogenen Gruppen (z. B. Schulklassen) ist eine angemessene Differenzierung bzw. Individualisierung anzustreben (z. B. als Handicap-Lauf, so dass die Leistungsstärkeren später starten oder eine längere Strecke absolvieren).

2. Als Trainingsmethoden eignen sich die variable Dauermethode (z. B. als kindgemäß organisiertes Fahrtspiel), die extensive Intervallmethode (z. B. als Biathlon organisiert oder paarweise als Run & Bike-Kombination mit einem Fahrrad) und die Intervallsprintmethode (z. B. als Staffelspiel organisiert).

3. Die Übereinstimmung der kindlichen physiologischen Voraussetzungen und psychologischen Bewegungsinteressen mit dem Belastungsprofil der Mannschafts- und Rückschlagspiele machen diese (speziell auch als Small-Sided-Games organisiert) zu einem geeigneten Trainingsmittel.

4. Intervallsprintbelastungen (z. B. Staffelspiele) oder auch das HIIT mit kurzen Intervallphasen (15–45 s) entsprechen den biologischen Voraussetzungen von Kindern ideal und besitzen den Vorteil, dass sie trotz geringem Zeitaufwand nicht nur ausdauerfördernd sind (z. B. 15 min am Ende jeder Schulsportstunde), sondern auch neuromuskuläre und koordinative Trainingsreize setzen (Kappenstein et al. 2015; Kunz et al. 2019).

5. Ein rein aerobes Grundlagenausdauertraining nach der Dauermethode ist selbstverständlich ebenfalls möglich und aus langfristiger Perspektive sinnvoll (Erziehung zum mündigen Athleten). Es sollte jedoch keinen übermäßigen Trainingsumfang einnehmen. Dies ist auch von engagierten Eltern zu beherzigen,

7

die ihre eigenen Trainingsinhalte zuweilen mit ihren Kindern teilen möchten und sie zu langen Joggingläufen bis hin zu Halbmarathon-Wettkämpfen motivieren wollen.

6. Die Hitzeproduktion beim Ausdauertraining ist bei Kindern bezogen auf die Körpermasse höher und die Schweißproduktion geringer als bei Erwachsenen. Finden Training oder Sportunterricht in den Sommermonaten unter freiem Himmel statt, dann ist in regelmäßigen Abständen für Kühlung zu sorgen (schattige Bereiche, Lauf durch den Rasensprenger, Zufuhr kühler Getränke).

Praxistipp

Spendenläufe in der Schule mal anders!
Spendenläufe haben eine lange Tradition in den Grundschulen. Die Schülerinnen und Schüler suchen sich im Vorhinein Sponsorinnen und Sponsoren, die jede gelaufene Runde (oder jeden gelaufenen Kilometer) auf dem Sportplatz mit einem festen Betrag honorieren, der anschließend für einen guten Zweck gespendet wird. Der Grundidee ist sicher uneingeschränkt zuzustimmen. Allerdings wären abwechslungsreiche Parcours, Runden mit Hindernissen und zwischengeschalteten Sprints nicht nur physiologisch besser, sondern würden allen Beteiligten und sogar den Zuschauern viel mehr Spaß bereiten. Und warum übrigens laufen die Eltern und Lehrer nie mit?

7.4.2 Trainingsbeispiele

Die folgenden Trainingsbeispiele dienen nur exemplarisch aus einer unendlichen Fülle von Möglichkeiten zur Verdeutlichung der Grundprinzipien eines Ausdauertrainings mit Kindern. Sie sind größtenteils entnommen aus Hottenrott und Gronwald (2009) und aus Ferrauti et al. (2020).

Stern-Orientierungslauf von einem zentralen Start/Zielpunkt ausgehend laufen die Kinder in Kleingruppen zu peripheren Stationen und finden dort die zu absolvierenden Aufgaben (oder Teile eines

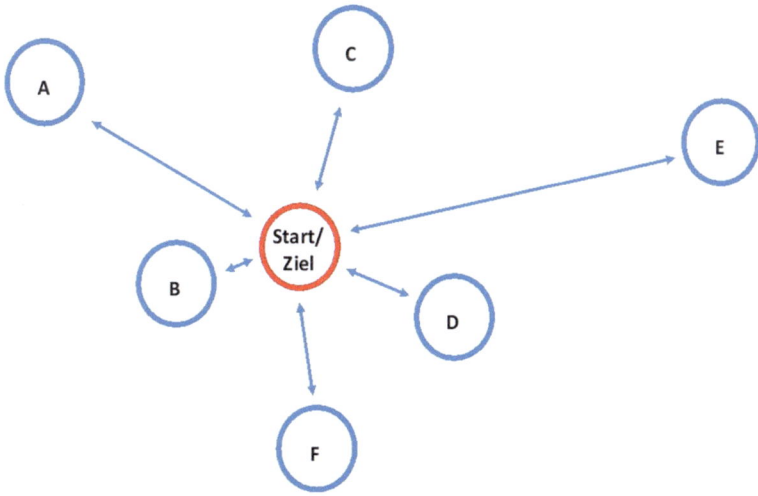

🔴 **Abb. 7.6** Stern-Orientierungslauf

7

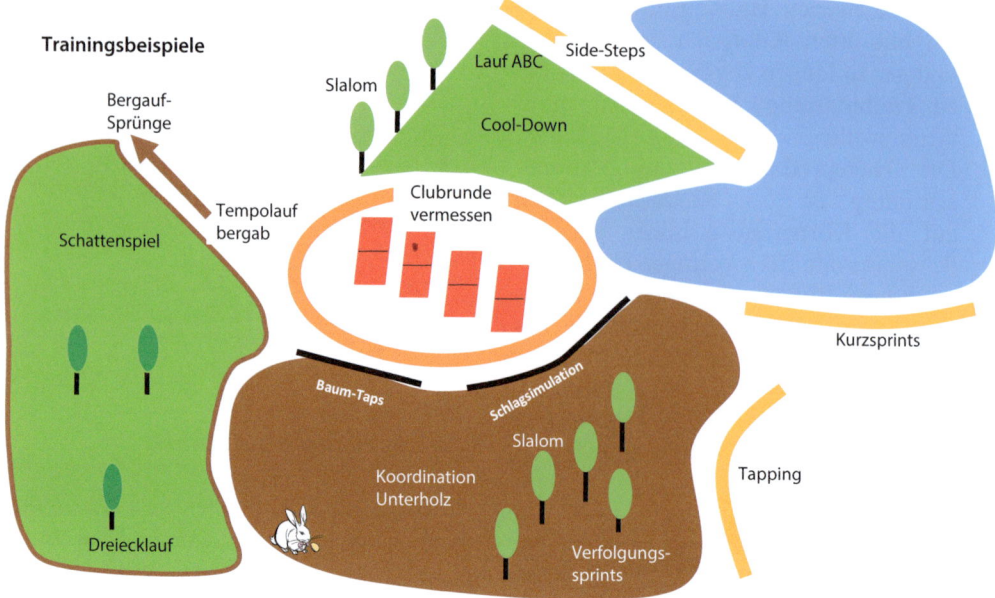

Trainingsbeispiele

Bergauf-Sprünge

Slalom

Lauf ABC

Side-Steps

Cool-Down

Tempolauf bergab

Schattenspiel

Clubrunde vermessen

Kurzsprints

Baum-Taps

Schlagsimulation

Slalom

Koordination Unterholz

Tapping

Dreiecklauf

Verfolgungs-sprints

□ **Abb. 7.7** Fahrtspiel

Lösungswortes) vor. Welches Team hat alle Aufgaben am schnellsten korrekt erfüllt? Die Wegstrecke zu den Stationen kann unterschiedlich lang sein, um das Tempo der Läufe zu variieren (□ Abb. 7.6).

Fahrtspiel Das gegebene Gelände wird mit wechselnden Laufgeschwindigkeiten und metabolischen Anforderungen unter Einbau variabler koordinativer und schnelligkeitsorientierter Inhalte absolviert. Trainer oder Sportlehrer können eine Standardrunde (einschließlich leistungsgruppenspezifischer Laufzeiten) definieren, so dass den Trainierenden bzw. Schülerinnen und Schülern die Aufgaben bekannt sind (□ Abb. 7.7).

Biathlon Die Laufrunde wird alle 50–100 m von Stationen unterbrochen, an denen variable koordinative (z. B. Zielwerfen) oder kognitive Aufgaben (z. B. Memory oder Rechenaufgaben) absolviert werden müssen. Je nach Regelwerk muss bei falschen Lösungen eine „Strafrunde" absolviert werden. Im Teamwettbewerb mit Läufern

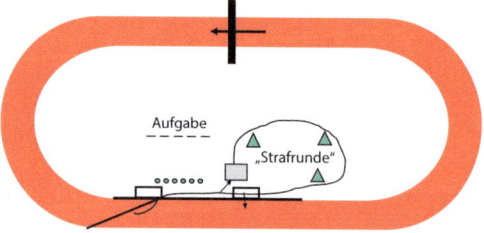

Aufgabe

„Strafrunde"

□ **Abb. 7.8** Biathlon

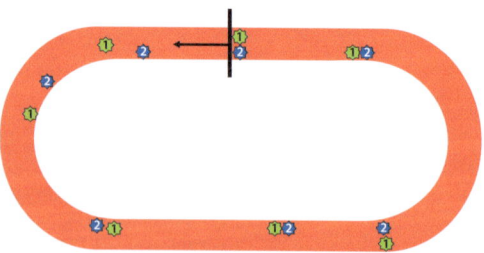

□ **Abb. 7.9** Verfolgungssprints

unterschiedlicher Leistungsstärke müssen die Leistungsstarken die Strafrunde übernehmen (□ Abb. 7.8).

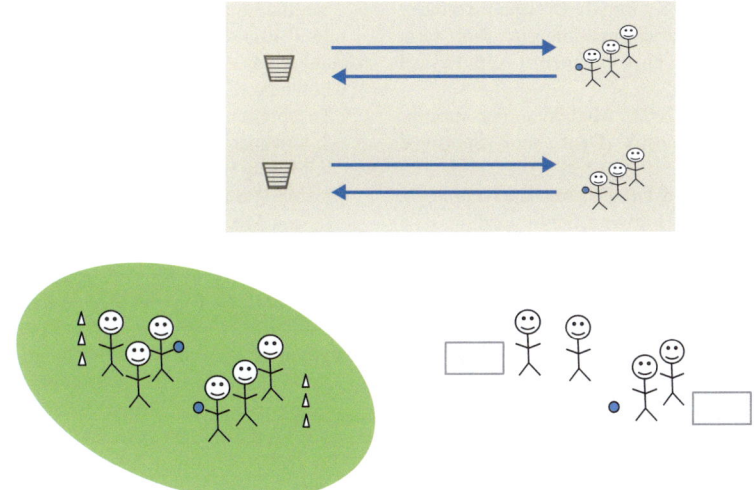

■ **Abb. 7.10**　Wechselstaffeln

Verfolgungssprints Mehrere Kinder starten gleichzeitig gegeneinander im Sprint. Auf Pfiff (nach 3–8 s) lassen alle eine Markierung fallen und stoppen den Lauf ab. In der 15-Sekunden-Pause kehren sie zur Markierung zurück, nehmen diese auf und warten von dieser Position ausgehend auf das nächste Startsignal. Aus einem Gesamtwettkampf entstehen auf allen Leistungsebenen viele Kleinwettkämpfe um die Rangplätze (■ Abb. 7.9).

Wechselstaffeln Jeweils maximal drei Läufer (ggf. zwei Läufer) bilden eine Staffel (Belastungs-/Pausenverhältnis 1:1 bis 1:2). Eine Laufstrecke von beispielsweise 2×20 m wird abwechselnd (mindestens 10-mal pro Läufer) absolviert. Dabei müssen Gegenstände transportiert oder koordinative bzw. kognitive Zusatzaufgaben bewältigt werden (■ Abb. 7.10).

Literatur

Armon Y, Cooper DM, Flores R, Zanconato S, Barstow TJ (1991) Oxygen uptake dynamics during high-intensity exercise in children and adults. J Appl Physiol 70(2):841–848

Armstrong N, Welsman JR (2007) Aerobic fitness: what are we measuring? In: Tomkinson TR, Olds TS (Hrsg) Pediatric fitness: secular trends and geographic variability. Med. Sport Sci. 50. Karger, Basel, S 5–25

Bailey RC, Olson J, Pepper SL, Porszasz J, Barstow TJ, Cooper DM (1995) The level and tempo of children's physical activities: an observational study. Med Sci Sports Exerc 27(7):1033–1041

Bangsbo J, Iaia FM, Krustrup P (2008) The Yo-Yo intermittent recovery test: a useful tool for evaluation of physical performance in intermittent sports. Sports Med 38(1):37–51

Bar-Or O (1987) The Wingate anaerobic test. An update on methodology, reliability and validity. Sports Med 4(6):381–394

Beneke R, Leithäuser RM, Hütler M (2002) Leistungsfähigkeit und Trainierbarkeit im Kindes- und Jugendalter. In: Hebestreit H, Ferrari R, Meyer-Holz J, Lawrenz W, Jüngst B-K (Hrsg) Kinder- und Jugendsportmedizin. Grundlagen, Praxis, Trainingstherapie. Thieme, Stuttgart, S 15–20

Beneke R, Hütler M, Leithäuser RM (2007) Anaerobic performance and metabolism in boys and male adolescents. Eur J Appl Physiol 101:671–677

Buchheit M (2008) The 30–15 intermittent fitness test: accuracy for individualizing interval training of young intermittent sport players. J Strength Cond Res 22(2):365–374

Eriksson O, Saltin B (1974) Muscle metabolism during exercise in boys aged 11 to 16 years compared to adults. Acta Paediatr Belg 28(suppl):257–265

Ferrauti A, Stadtmann T, Ulbricht A, Kappenstein J (2020) Training im Kindes- und Jugendalter. In: Ferrauti A (Hrsg) Trainingswissenschaft für die Sportpraxis. Springer, Heidelberg

Hebestreit H, Mimura K, Bar-Or O (1993) Recovery of muscle power after high-intensity short-term exercise: comparing boys and men. J Appl Physiol 74(6):2875–2880

Heck H, Schulz H (2002) Methoden der anaeroben Leistungsdiagnostik. Deutsche Z Sportmed 53(7+8):202–212

Hottenrott K, Gronwald T (2009) Ausdauertraining in Schule und Verein. Hofmann, Schorndorf

Kappenstein J, Ferrauti A (2015) Intervallsprinttraining verbessert die aerobe Ausdauer im Grundschulalter. Dtsch Z Sportmed 66(5):128–133

Kappenstein J, Engel F, Fernandez-Fernandez J, Ferrauti A (2015) Effects of active and passive recovery on blood lactate and blood pH after a repeated sprint protocol in children and adults. Ped Exerc Sci 27(1):77–84

Kappenstein J, Ferrauti A, Runkel B, Fernandez-Fernandez J, Müller K, Zange J (2013) Changes in phosphocreatine concentration of skeletal muscle during high intensity intermittent exercise in children and adults. Eur J Appl Physiol 113(11):2769–2779

Kunz P, Engel FA, Holmberg HC, Sperlich B (2019) A meta-comparison of the effects of high-intensity interval training to those of small-sided games and other training protocols on parameters related to the physiology and performance of youth soccer players. Sports Med Open 5(1):7. ▶ https://doi.org/10.1186/s40798-019-0180-5

Léger LA, Lambert J (1982) A maximal multistage 20-m shuttle run test to predict VO2max. Eur J Appl Physiol Occup Physiol 49:1–12

Maksud MG, Coutts KD (1971) Application of the Cooper twelve-minute run-walk test to young males. Res Quaterly 42:54–59

McManus AM, Cheng CH, Leung, MP, Yung TC & Macfarlane DJ (2005) Improving aerobic power in primary school boys: a comparison of continuous and interval training. Int J Sports Med 26(9):781–786

Mountjoy M, Andersen LB, Armstrong N, Biddle S, Boreham C, Brandl-Bedenbeck HP, Ekelund U, Engebretsen L, Hardman K, Hills A, Kahlmeier S, Kriemler S, Lambert E, Ljungquist A, Matsudo V, McKay H, Micheli L, Pate R, Riddoch C, Schamasch P, Sundberg CJ, Tomkinson G, Van Sluijse E, Van Mechelen W (2011) International Olympic Committee consensus statement on the health and fitness of young people through physical activity and sport. Br J Sports Med 45:839–848. ▶ https://doi.org/10.1136/bjsports-2011-090228

Naughton G, Carlson J (1998) The accumulated oxygen deficit measure and its application in pediatric exercise science. Pediatr Exerc Sci 10(1):13–20

Ratel S, Duché P, Hennegrave A, van Praagh E, Bedu M (2002) Acid-base balance during repeated cycling sprints in boys and men. J Appl Physiol 92(2):479–485

Rowland TW (1985) Aerobic response to endurance training in prepubescent children: a critical analysis. Med Sci Sports Exerc 17(5):493–497

Rowland TW (2005) Children's exercise physiology, 2. Aufl. Human Kinetics, Champaign, IL

Tomkinson GR, Olds TS (2007) Secular changes in pediatric aerobic fitness test performance: The global picture. In: Tomkinson TR, Olds TS (Hrsg) Pediatric fitness: Secular trends and geographic variability. Med. Sport Sci. 50. Karger, Basel, S 46–66

Van Praagh E (2007) Anaerobic fitness tests: what are we measuring? Med Sport Sci 50:26–45

Welsman JR, Armstrong N & Withers S (1997) Responses of young girls to two modes of aerobic training. Brit J Sports Med 31(2):139–142

Williams CA, Carter H, Jones AM, Doust JH (2001) Oxygen uptake kinetics during treadmill running in boys and men. J Appl Physiol 90:1700–1706

7

Diagnostik und Training von Koordination und Beweglichkeit

Kathleen Golle und Teresa Rymarcewicz

Inhaltsverzeichnis

© Springer-Verlag GmbH Deutschland, ein Teil von Springer Nature 2021
I. Menrath et al. (Hrsg.), *Pädiatrische Sportmedizin*,
https://doi.org/10.1007/978-3-662-61588-1_8

8.1 Koordination

8.1.1 Begriff und Charakterisierung

Aufgrund der Komplexität menschlicher Bewegungen findet sich bis zum heutigen Tag kein Modell der Bewegungskoordination, das sich kritiklos durchgesetzt hat (Golle et al. 2019). Für die Beschreibung eines allgemeinen Koordinationstrainings mit Kindern und Jugendlichen wird mehrheitlich auf das *Modell der koordinativen Fähigkeiten* zurückgegriffen.

> **Definition**
>
> Koordinative Fähigkeiten sind hypothetische Konstrukte, die der Kennzeichnung von Leistungsdifferenzen in den internen Steuerungs- und Regelungsprozessen von Bewegungen dienen (Roth und Willimczik 1999). Mit koordinativen Fähigkeiten werden allgemeine, fertigkeits-/technikübergreifende Leistungsvoraussetzungen von Bewegungen beschrieben, die v. a. durch informationsorientierte Prozesse bestimmt werden (Einheit aus Wahrnehmung und motorischer Aktion). Koordinative Fähigkeiten sind primär genetisch determiniert, lassen sich aber durch Lern-, Übungs- und Trainingsprozesse im Kindes- und Jugendalter positiv (weiter) entwickeln (Golle et al. 2019).

Koordinative Fähigkeiten sind wichtig für ein schnelles und qualitativ hohes Erlernen und Optimieren motorischer Fertigkeiten und deren situations- und bedingungsadäquater ökonomischer Anwendung (Hirtz 2011).

Motorische Fertigkeiten stellen durch Lern- und Übungsprozesse erworbene Bewegungsmuster zur Bewältigung spezieller Bewegungsaufgaben im Alltag, Beruf und Sport dar. Sie stehen in einem 1:1-Verhältnis zu den äußerlich sichtbaren Bewegungen bzw. Techniken (Roth und Willimczik 1999). Es werden elementare motorische Fertigkeiten (z. B. Laufen, Springen, Werfen) und (sport)spezifische motorische Fertigkeiten (z. B. Hürdenlauf, Hochsprung und Speerwurf) unterschieden.

> ❯ **Systematisierung koordinativer Fähigkeiten**
> In Theorie und Praxis sind drei Ansätze zur Systematisierung allgemeiner koordinativer Fähigkeiten verbreitet (Blume 1978; Hirtz 1985; Roth 1982). Die allgemeinen sieben bzw. fünf koordinativen Fähigkeiten nach Blume (1978) und Hirtz (1985) lassen sich in die Fähigkeit zur **Koordination unter Präzisionsdruck** und die Fähigkeit zur **Koordination unter Zeitdruck** nach Roth (1982) einordnen (❒ Abb. 8.1).
> In der Sportpraxis etabliert, bis dato aber nicht wissenschaftlich belegt ist die Annahme zu *(sport-)spezifischen koordinativen Fähigkeiten* (z. B. Ball- und Wassergefühl). Sportspezifische koordinative Fähigkeiten gelten als leistungsbestimmend für motorische Aufgaben innerhalb einer Sportart, z. B. die Fähigkeit zur Situationsantizipation in Sportspielen (Hirtz 2011).
> Auch die Modelle zu allgemeinen koordinativen Fähigkeiten sind wissenschaftlicher Kritik ausgesetzt (Golle et al. 2019). Beispielsweise muss der Allgemeinheitsgrad von koordinativen Fähigkeiten zumindest für die „Gleichgewichtsfähigkeit" als widerlegt gelten. So führt ein Gleichgewichtstraining (z. B. auf der „Slackline") zwar zu bedeutsamen positiven Trainingseffekten in den Aufgaben, die Bestandteil des Trainings waren (z. B. längeres Balancieren), jedoch nicht in anderen Gleichgewichtsaufgaben (z. B. Einbeinstand). Gleichgewichtsleistungen sind somit aufgaben- bzw. fertigkeitsspezifisch.

8

▶ **Koordination unter Präzisionsdruck**

● **Gleichgewichtsfähigkeit**
Statisches Halten des gesamten Körpers im Gleichgewichtszustand (z. B. Einbeinstand) oder dynamisches Beibehalten bzw. Wiederherstellen des Gleichgewichtszustands während bzw. nach umfangreichen Körperverlagerungen (z. B. Eislaufen).

● **Rhythmisierungsfähigkeit**
Erfassen und motorisches Reproduzieren eines von außen vorgegebenen Rhythmus (z. B. Ruder-Schlagfrequenz) oder Umsetzen eines eigenen Rhythmus in eine Bewegung (z. B. Hürdenlauf-Rhythmus).

● **Räumliche Orientierungsfähigkeit**
Bestimmen und zielangemessenes Verändern der Lage und Bewegung des Körpers in Raum und Zeit bezogen auf ein definiertes Aktionsfeld (z. B. Spielfeld) und/oder ein sich bewegendes Objekt (z. B. Ball).

● **Kinästhetische Differenzierungsfähigkeit**
Erreichen einer hohen Feinabstimmung einzelner Bewegungsphasen und Teilkörperbewegungen, was sich in großer Bewegungsgenauigkeit und -ökonomie zeigt (z. B. „Zielwurf", spezifisch: „Ballgefühl").

● **Kopplungsfähigkeit***
Räumliches, zeitliches und zweckmäßiges aufeinander Abstimmen von Teilkörperbewegungen untereinander und in Beziehung zur Gesamtkörperbewegung (z. B. Volleyball-Sprungaufschlag).

▶ **Koordination unter Zeitdruck**

● **Reaktionsfähigkeit**
Schnelles Einleiten und Ausführen von zweckmäßigen motorischen Aktionen auf (akustische, optische, taktile, kinästhetische) Signale (z. B. Startschuss, gegnerischer Spielzug)

● **Umstellungsfähigkeit***
Die motorische Handlung während des Handlungsvollzugs aufgrund wahrgenommener oder vorauszusehender Situationsveränderungen anpassen/variieren oder durch eine situationsangemessenere Handlung ersetzen (z. B. Ballverlust bedeutet Umstellen auf Verteidigung)

▣ **Abb. 8.1** Koordinative Fähigkeiten nach Blume (1978) bzw. Hirtz (1985) (ohne *) – eingeordnet in die koordinativen Fähigkeiten nach Roth (1982)

Hintergrundinformation
In internationalen Modellen zur Strukturierung und Entwicklung motorischer Leistungen/Fitness im Kindes- und Jugendalter werden koordinative Fähigkeiten bzw. koordinative Leistungskomponenten primär den elementaren und sportspezifischen Bewegungsfertigkeiten ("fundamental/sport specific skills") zugeordnet (Pichardo et al. 2018). Darüber hinaus wird in diesen Modellen mit der motorischen Fitnesskomponente „agility" ein Bezug zur Charakteristik koordinativer Fähigkeiten erkennbar (d. h. Informationswahrnehmung und motorische Aktion). In den letzten Jahren widmeten sich Studien vermehrt der „Agilität" als wichtige Leistungskomponente in kontaktbezogenen Mannschaftssportarten und Rückschlagspielen (z. B. Rugby, Fußball, Tennis) (Zsfg. Golle et al. 2019).
Agilität bezeichnet im Sport eine *schnelle Ganzkörperbewegung mit einem Geschwindigkeits- und/oder Richtungswechsel in Reaktion auf einen externen Stimulus.*

Der externe Stimulus bezieht sich z. B. auf die unerwartete Änderung der Spielsituation, hervorgerufen durch Handlungen von Gegenspielern. Auf den externen Stimulus erfolgt eine Reizidentifizierung, Antwortauswahl und letztlich die Ausführung einer offenen Bewegungsfertigkeit. „Offene Fertigkeit" bedeutet, dass die motorische Reaktion nicht im Vorfeld planbar ist, wie z. B. bei einem Sprintstart (Startschuss = loslaufen), sondern von der Situation abhängig ist (z. B. Richtungswechsel aufgrund eines sich entgegenstellenden Gegners). Von der Agilität lässt sich die Gewandtheit abgrenzen (Golle et al. 2019).
Die **Gewandtheit** beschreibt ein „komplexes Koordinationsgebilde" und kann als Oberbegriff verwendet werden für *vorgeplante* schnelle und präzise ausgeführte Bewegungsaufgaben, die mehrere Bewegungsfertigkeiten (z. B. Rollen, Dribbeln, Springen) sowie Richtungs- und/oder Geschwindigkeitswechsel beinhalten (z. B. Koordinations-/Hindernisläufe).

◨ Tab. 8.1 Testverfahren zur Einschätzung ausgewählter koordinativer Fähigkeiten im Kindes- und Jugendalter

Test (Anforderungen)	Kurzbeschreibung
Flamingo-Balance [#] (KP, statisches Gleichgewicht) *Quelle:* (Council of Europe 1988)	*Aufbau:* T-Schiene von 3-cm Breite, 5-cm Höhe und 50-cm Länge *Aufgabe:* Für 60-s ohne Schuhe mit bevorzugtem Bein auf T-Schiene stehen. Seitengleiche Hand des freien Beins hält Fuß am Gesäß fixiert (Knie gebeugt). Andere Hand kann zum Ausbalancieren genutzt werden *Messwert:* Bodenkontakte [#] während 60-s (>15 Kontakte/30-s = Abbruch)
4 × 10-m Shuttle run [s] (KZ, Differenzierung, Kopplung, Umstellung) *Quelle:* (Ortega et al. 2011)	*Aufbau:* Im Abstand von 10-m werden 2 parallele Linien von 1-m Länge markiert; außerhalb der Linien wird ein Schwamm mittig hinter der „Start-Ziel-Linie" positioniert, 2 weitere Schwämme links und rechts hinter der anderen Linie *Aufgabe:* Schnellstmöglich 4× zwischen den Linien hin- und herlaufen und dabei beim Erreichen der Linie (Berühren mit beiden Füßen) jedes Mal einen hinter der Linie befindlichen Schwamm aufnehmen bzw. ab der zweiten Linienerreichung den in der Hand befindlichen Schwamm erst ablegen, bevor der neue Schwamm aufgenommen wird *Messwert:* Benötigte Zeit (beim 4. Mal mit Schwamm über Ziellinie laufen)

Abkürzungen: KP = Koordination unter Präzisionsdruck; KZ = Koordination unter Zeitdruck

8.1.2 Diagnostik

Die Einschätzung des koordinativen Leistungsniveaus kann über die Erfassung und Bewertung von Bewegungsfertigkeiten in Form von motorischen Tests erfolgen. In ◨ Tab. 8.1 sind zwei Koordinationstests für den Altersbereich 6–17 Jahre beschrieben. Für weitere Koordinationstests sei auf Bös verwiesen (Bös 2017).

Für eine überblicksartige Leistungseinschätzung (◨ Tab. 8.2) wurden je drei Perzentilwerte als Grenzwerte aus den Normwerten verwendet: Das **10. Perzentil** und darunter entspricht einer *mangelhaften* Leistung. Das **50. Perzentil** bzw. der Median entspricht einer *mittelmäßigen* Leistung und das **90. Perzentil** oder darüber entspricht einer *exzellenten* Leistung.

8.1.3 Training

8.1.3.1 Ziele und Methoden

Ein allgemeines Koordinationstraining hat zum Ziel, alle koordinativen Fähigkeiten und die einbezogenen elementaren Bewegungsfertigkeiten zu verbessern und zu stabilisieren, um beliebige Bewegungen im Sport und Alltag situationsvariabel ausführen zu können.

Darüber hinaus hat ein gut entwickeltes Koordinationsvermögen eine zentrale Bedeutung für die Unfall- und Verletzungsprophylaxe in Sport- und Alltagssituationen (Hirtz 2011; Kambas et al. 2004).

❯ Das allgemeine Koordinationstraining ist ein inhaltlicher Ausbildungsschwerpunkt in den ersten Phasen eines langfristigen sportlichen Leistungsaufbaus bzw. bis zum Ende der präpubertären

◨ **Tab. 8.2** Normwerte zu ausgewählten Testverfahren zur Einschätzung koordinativer Fähigkeiten im Kindes- und Jugendalter (s. a. Testbeschreibung in ◨ Tab. 8.1)

Test/ Normwerte	Männlich						Weiblich					
Alter in Jahren:	6/7	8/9	10/11	12/13	14/15	16/17	6/7	8/9	10/11	12/13	14/15	16/17
Flamingo Balance [#][1,2]												
Mangelhaft	28	21	22	23	20	18	22	20	20	21	19	17
Mittelmäßig	10	8	7	7	6	5	8	11	11	11	11	9
Exzellent	2	4	4	3	3	3	1	4	4	4	4	3
4 × 10-m Shuttle Run [s][3,4]												
Mangelhaft	16,8	15,1	14,1	13,6	13,0	12,4	17,8	15,8	15,1	14,6	14,5	14,1
Mittelmäßig	14,5	13,2	12,5	12,0	11,5	10,9	15,5	13,8	13,3	12,8	12,7	12,6
Exzellent	12,5	11,7	11,3	10,9	10,4	9,9	13,4	12,3	11,9	11,5	11,4	11,3

Quellen: [1](Dobosz et al. 2015) (6–7 Jahre) – gemäß Datenpublikation wurden abweichend die Perzentile (P) 9 (d. h. ≤9. P) und 91 (= 91 P) als Referenz verwendet; [2](Tomkinson et al. 2018); [3](Roriz De Oliveira et al. 2014); [4](Ortega et al. 2011)

Reifungsphase (Pichardo et al. 2018). Neurophysiologisch begründet sich dies mit der intensiv fortschreitenden Entwicklung des zentralen Nervensystems vor der Pubertät (Patel et al. 2017).

Bei einem *spezifischen Koordinationstraining* ist das Ziel eine Optimierung der für die sportliche Tätigkeit wichtigen allgemeinen und sportspezifischen koordinativen Fähigkeiten. Das spezifische Koordinationstraining hat ab der Pubertät einen Schwerpunkt innerhalb der motorischen Entwicklungsförderung und ist inhaltlich eng verbunden bis deckungsgleich mit einem Fertigkeits-/Techniktraining (vgl. Golle et al. 2019).

Die Trainingsübungen als Trainingsinhalt sollten prinzipiell knifflig, vielfältig und somit motivierend sein.

┌─ **Definition** ─────────────

Haupttrainingsmittel sind sicher beherrschte motorische Fertigkeiten. Auf niedrigem Leistungsniveau handelt es sich dabei um elementare Bewegungsfertigkeiten, die ein allgemeines

Koordinationstraining kennzeichnen. Im Rahmen eines spezifischen Koordinationstrainings werden vorrangig sicher beherrschte sportspezifische Fertigkeiten als Trainingsmittel eingesetzt.

Haupttrainingsmethode ist das variable Üben. Bei der Variationsmethode lassen sich drei methodische Maßnahmen unterscheiden: programm-, parameter- und bedingungsvariables Üben (Hirtz 1985).

Das *programmvariable Üben* umfasst die Variation der eingesetzten Fertigkeiten. Beispielsweise kann die Schulung der Differenzierungsfähigkeit (Auge-Hand-Koordination) im allgemeinen Koordinationstraining durch zielgenaues Werfen, Springen und Prellen erfolgen, während im spezifischen Koordinationstraining (z. B. Handball) ein Wechsel der Wurftechniken Schlag-, Sprung-, Lauf- und Fallwurf erfolgt.

Beim *parametervariablen Üben* wird die Bewegungsausführung variiert. Umgesetzt wird dies z. B. durch eine Variation der in die Bewegungsausführung eingebundenen

Sportgeräte (schwere/leichte, kleine/große Wurfgeräte etc.) oder Extremitäten (z. B. Wechsel des Wurfarms).

Das *bedingungsvariable Üben* beschreibt einen Wechsel der Übungsbedingungen über die systematische Variation der Informationsanforderungen und/oder Druckbedingungen. Die Informationsanforderungen (syn. Wahrnehmungsbedingungen) umfassen den optischen, akustischen, taktilen, kinästhetischen und vestibulären Analysator. Ein Beispiel ist das Durchführen von Gleichgewichtsübungen mit geschlossenen Augen. Die typischen Druckbedingungen, unter denen Koordinationsleistungen zu erbringen sind, können in *Zeit-, Präzisions-, Komplexitäts-, Situations- und Belastungsdruck* strukturiert werden (Neumaier 2014).

Das parameter- und bedingungsvariable Üben wird v. a. eingesetzt, um wirksame Entwicklungs- bzw. Trainingsreize zu setzen. Dabei gilt die Maxime, dass koordinative Anforderungen im Training höher sein sollen, als dies bei der Anwendung der Bewegungstechniken in der realen Situation (z. B. Wettkampf) der Fall ist (Neumaier 2014).

8.1.3.2 Belastungsparameter und Trainingseffekte

Die Übungsausführung sollte mit willentlich größter Intensität erfolgen. Die Ausführungsqualität bestimmt die Intensität. Entsprechend folgt das Koordinationstraining der Maxime *„Qualität vor Quantität"* und sollte immer im nicht ermüdeten Zustand durchgeführt werden (Ausnahme: Simulierung der Wettkampfanforderungen).

Die Belastungsintensität sollte wie folgt gesteigert werden: 1) Variation der Bewegungsausführung/-bedingungen, 2) Erhöhung der Wiederholungszahl, 3) Verkürzung der Pausenzeit zwischen Übungen/Serien und 4) Üben nach/bei konditioneller/psychischer Beanspruchung. Je nach Trainingsziel sollten koordinative Übungen besser häufig bei geringerem Umfang in Trainingseinheiten durchgeführt werden anstatt selten und dafür umfangreich (Neumaier 2014).

Allgemeine koordinative Bewegungsaufgaben werden vor allem im Rahmen eines Aufwärmprogramms eingesetzt (z. B. Linienläufe, Lauf-ABC, „Kleine Spiele") und sollten im Nachwuchsbereich prinzipiell ganzjährig durchgeführt werden (Neumaier 2014).

Studien, die die Wirkungen eines allgemeinen Koordinationstrainings auf die koordinativen Leistungen von Heranwachsenden untersuchten, belegen zumindest teilweise signifikante Leistungsverbesserungen im Vergleich zu Kontrollgruppen – z. B. höhere Leistungszuwächse in der Differenzierung, Auge-Hand-Koordinierung und der Agilität (Dirksen et al. 2015; Gallotta et al. 2009; Yasumitsu und Nogawa 2013). Kambas et al. (2004) berichten von einer bedeutsamen Verbesserung motorischer Leistungen sowie der Abnahme von Bewegungsunfällen bei Kindergartenkindern im Kontrollgruppenvergleich. Metaanalytisch konnten mittlere bis große Trainingseffekte eines Gleichgewichtstraining auf das statische und dynamische Gleichgewicht von Heranwachsenden nachgewiesen werden (Gebel et al. 2018).

Zunehmend wissenschaftlich belegt ist, dass einmalige sowie wiederholte koordinative Trainingseinheiten auch einen positiven Effekt auf kognitive/akademische Leistungen von Heranwachsenden haben (Röthlisberger und Michel 2009; Egger et al. 2019; Schmidt et al. 2015; Gu et al. 2019). Die kontrollierten Studienergebnisse resümieren, dass durch Koordinationsübungen exekutive Kontrollprozesse (vgl. „exekutive Funktionen") statistisch bedeutsam verbessert werden konnten – aber z. B. nicht durch rein aerobe Übungsinhalte (Egger et al. 2019; Schmidt et al. 2015). Bei Kindern mit eingeschränkter Schulreife bewirkte ein Koordinationstraining (20 min täglich, 3 Wochen, im Klassenraum) signifikante Verbesserungen im Gleichgewichts- und räumlichen Vorstellungsvermögen, aber auch ein positiveres Selbstkonzept gegenüber der Kontrollgruppe (Röthlisberger und Michel 2009).

Letztlich weist ein aktueller systematischer Literaturüberblick nach, dass offene Bewegungsfertigkeiten, wie sie u. a. bei Agilitätsleistungen abverlangt werden (s. ▶ Abschn. 8.1.1), eine größere positive Trainingswirkung auf exekutive Funktionen bei Heranwachsenden haben als geschlossene bzw. vorgeplante Bewegungen (Gu et al. 2019).

8.1.3.3 Wichtiges für die Praxis

Bei der Gestaltung eines allgemeinen Koordinationstrainings sollten v. a. folgende Hinweise berücksichtigt werden.

Praxistipps

- Koordinative Bewegungsaufgaben sollten über alle Alters- und Leistungsniveaus Bestandteil körperlicher und sportlicher Aktivitäten sein. In der präpubertären Reifungsphase liegt der Fokus auf einem allgemeinen Koordinationstraining. Mit Beginn der Pubertät und Herausbildung sportlicher Vorlieben wird der Schwerpunkt auf ein spezifisches Koordinationstraining gelegt.
- Koordinationsübungen sollten motivierend, aber nicht beliebig sein. Die Trainingsmethodik folgt dem Leitgedanken der Variabilität. Das variable Üben erfolgt durch (a) variablen Einsatz von Bewegungsfertigkeiten, (b) variable Bewegungsausführung dieser Fertigkeiten und (c) variable Bedingungen/Situationen, in denen diese Fertigkeiten ausgeführt werden.
- Koordinationsübungen sollten im Training besser häufig und kurz anstatt selten und umfangreich durchgeführt werden. Die Ausführungsqualität sollte immer mit willentlich größter Intensität erfolgen und als Indikator der Intensitätsbestimmung dienen.

- Eine motorische und kognitive Leistungssteigerung bewirken v. a. Bewegungsaufgaben, die Wahrnehmungs- und Entscheidungsprozesse beinhalten. Deshalb sollten vermehrt agilitätsbezogene Aufgaben bzw. offene/nicht vorher planbare Bewegungsfertigkeiten Inhalt eines Koordinationstrainings bzw. einer Bewegungspause sein.

8.2 Beweglichkeit

8.2.1 Begriff und Charakterisierung

Auch die Beweglichkeit hat einen maßgeblichen Einfluss auf die motorische Leistungsfähigkeit im Alltag und Sport. Innerhalb der motorischen Fähigkeiten nimmt sie jedoch eine Sonderstellung ein (Bös 2017).

Definition

Unter einem engen Begriffsverständnis stellt die Beweglichkeit weniger eine motorische Fähigkeit als vielmehr eine weitgehend anatomisch und muskulär bestimmte Voraussetzung der passiven Systeme der Energieübertragung dar (Grosser 2008). Im Sportkontext wird die Beweglichkeit dennoch traditionell als Fähigkeit definiert, die es ermöglicht, Bewegungen mit der erforderlichen Schwingungsweite auszuführen (Hohmann et al. 2014).

Aus funktionell-anatomischer Sicht wird die Beweglichkeit durch die *Gelenkigkeit* und die *Dehnfähigkeit* bestimmt (Hohmann et al. 2014).

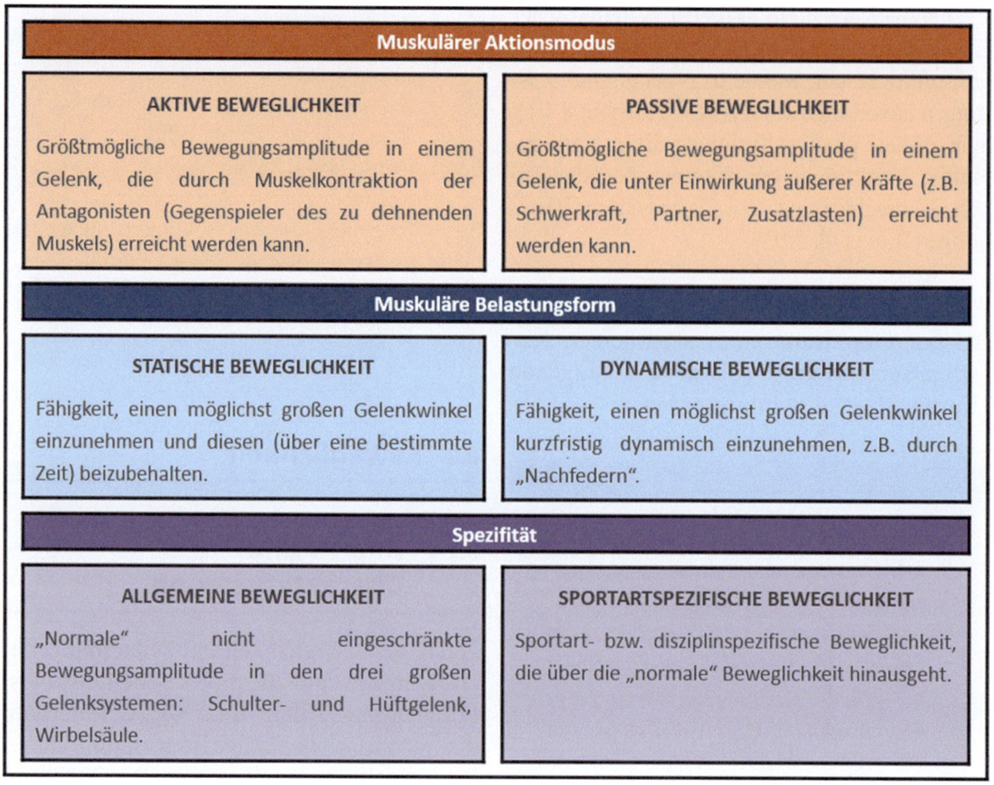

8

Muskulärer Aktionsmodus

AKTIVE BEWEGLICHKEIT

Größtmögliche Bewegungsamplitude in einem Gelenk, die durch Muskelkontraktion der Antagonisten (Gegenspieler des zu dehnenden Muskels) erreicht werden kann.

PASSIVE BEWEGLICHKEIT

Größtmögliche Bewegungsamplitude in einem Gelenk, die unter Einwirkung äußerer Kräfte (z.B. Schwerkraft, Partner, Zusatzlasten) erreicht werden kann.

Muskuläre Belastungsform

STATISCHE BEWEGLICHKEIT

Fähigkeit, einen möglichst großen Gelenkwinkel einzunehmen und diesen (über eine bestimmte Zeit) beizubehalten.

DYNAMISCHE BEWEGLICHKEIT

Fähigkeit, einen möglichst großen Gelenkwinkel kurzfristig dynamisch einzunehmen, z.B. durch „Nachfedern".

Spezifität

ALLGEMEINE BEWEGLICHKEIT

„Normale" nicht eingeschränkte Bewegungsamplitude in den drei großen Gelenksystemen: Schulter- und Hüftgelenk, Wirbelsäule.

SPORTARTSPEZIFISCHE BEWEGLICHKEIT

Sportart- bzw. disziplinspezifische Beweglichkeit, die über die „normale" Beweglichkeit hinausgeht.

◘ **Abb. 8.2** Systematisierung der Beweglichkeit

Die Gelenkigkeit ist vor allem anatomisch-strukturell geprägt und primär von der Gelenkform abhängig (Hohmann et al. 2014). Die Dehnfähigkeit wird v. a. durch die physikalische Fähigkeit der Längenveränderung des beteiligten Gewebes wie z. B. Sehnen, Muskeln und Bänder beeinflusst.

Neben anatomischen Gegebenheiten des passiven Bewegungsapparates wird die Beweglichkeit u. a. von folgenden Faktoren beeinflusst: Geschlecht, Alter, Dehnbelastungstoleranz, Ruhedehnspannung, Kraftniveau der Antagonisten und psychische Anspannung (Grosser 2008; Hohmann et al. 2014).

In ◘ Abb. 8.2 sind die drei zentralen Strukturierungskriterien für die Beweglichkeit erläutert (Grosser 2008; Hohmann et al. 2014; Glück 2005).

8.2.2 Diagnostik

Vergleichend zur koordinativen Leistungsdiagnostik werden in ◘ Tab. 8.3 zwei Beweglichkeitstests für den Altersbereich 6–17 Jahre beschrieben. Zu berücksichtigen ist, dass die Testdurchführung jeweils als statische Dehnung ohne Hilfsmittel oder Einfluss des Testleiters erfolgt. In ◘ Tab. 8.4 sind die entsprechenden Normwerte aufgeführt (Bewertungsgrundlage vgl. ▶ Abschn. 8.1.2).

8.2.3 Training

8.2.3.1 Ziele und Methoden

Hauptziele eines Beweglichkeitstrainings sind die Erhöhung der Bewegungsreichweite

▣ Tab. 8.3 Testverfahren zur Einschätzung der Beweglichkeitsleistung im Kindes- und Jugendalter

Test (Körperbereich[a])	Kurzbeschreibung
Rumpfbeugen [cm] **(Stand-and-Reach)** (Rumpf/Wirbelsäule, Hüfte/Oberschenkel) *Quelle:* (Bös et al. 2009)	*Ausgangsposition:* Testperson steht barfuß aufrecht und hüftbreit mit parallelen Füßen auf einer/m Langbank/Holzkasten an dem eine Zentimeterskala angebracht ist (Zehen an der Skala) Skala: 0 = Fußsohlenniveau (FN), pos. Werte = unter FN, neg. Werte = über FN *Aufgabe:* Nach Einatmung, unter Streckung der Arme über dem Kopf, wird mit der Ausatmung der Oberkörper langsam nach vorn gebeugt. Übereinander gelegte Hände werden parallel, entlang der Skala ohne Nachfedern maximal weit nach unten geführt. Knie bleiben gestreckt. Maximale Dehnposition wird 2-s gehalten *Messwert:* Skalenwert am tiefsten Punkt, den die Spitzen der Mittelfinger berühren. 2 Versuche; Bestwert wird gewertet
Shoulder Stretch [cm] (Schultergürtel und Oberarm) *Quelle:* (Castro-Piñero et al. 2013)	*Ausgangsposition:* Aufrechter Stand *Aufgabe:* Hand der zu messenden Seite wird hinter den Kopf und dann den Rücken hinuntergeführt (Handfläche zum Rücken). Andere Hand wird hinter den Rücken und dann nach oben geführt (Handrücken zum Rücken). Beide Hände werden so weit wie möglich in die beschriebene Richtung geschoben und versuchen sich über die Mittelfinger zu berühren Skala: 0 = Mittel-Fingerspitzen berühren sich, pos. Werte = Fingerspitzen überlappen, neg. Werte = Abstand zwischen den Fingerspitzen *Messwert:* Mit einem Lineal wird der Abstand (cm) zwischen den Mittelfinger-Spitzen gemessen. 2 Versuche; Bestwert wird gewertet

[a]Unter Einbeziehung der lokalisierten Muskulatur (z. B. Oberschenkel: ischiokrurale Muskulatur)

und -ökonomie (z. B. Turnen, Schwimmen) und die Verletzungsprävention (z. B. Ballsportarten) (Klee 2017).

Wissenschaftliche Empfehlungen zur „richtigen" Dehnmethode durchliefen im Laufe der Zeit einige drastische Richtungswechsel. Besonders die Frage, ob *statisch* oder *dynamisch,* wurde intensiv diskutiert.

Definition

Beim **Dehnen** (auch „Stretching" genannt) wird die Dehnposition mit langsamenn, kontrollierten Bewegungen eingenommen und gehalten (Grosser 2008; Hohmann et al. 2014). Das **dynamische Dehnen** beinhaltet kleine schwingende, wippende oder federnde Bewegungen nahe der Gelenkendstellung.

Aufgrund des angeblich höheren Verletzungsrisikos durch das schnelle Auslösen des monosynaptischen Dehnungsreflexes wurde das dynamische Dehnen lange Zeit „verteufelt" und konnte erst Anfang der 1990-er „rehabilitiert" werden. Wydra et al. (1991) belegten damals eine höhere Wirksamkeit auf die Dehnfähigkeit der ischiokruralen Muskelgruppe beim dynamischen gegenüber dem statischen Dehnen. Verbunden mit den negativen Effekten des statischen Dehnens auf nachfolgende Maximal- und Schnellkraftleistungen (z. B. Reduktion der Sprunghöhe, längere Sprintzeiten) (Shrier 2004; Taylor et al. 2009) wandelte sich das Meinungsbild in ein „pro dynamisches" und „contra statisches" Dehnen (Power et al. 2004; Wiemann und Klee 2000).

Aber auch die negative Einstellung zum statischen Dehnen ist nicht mehr zeitge-

◻ Tab. 8.4 Normwerte zu ausgewählten Testverfahren zur Einschätzung der Beweglichkeitsleistung im Kindes- und Jugendalter (s. a. Testbeschreibung in ◻ Tab. 8.3)

Test/ Normwerte	Männlich						Weiblich					
Alter in Jahren:	6/7	8/9	10/11	12/13	14/15	16/17	6/7	8/9	10/11	12/13	14/15	16/17
Rumpfbeugen (Stand-and-Reach) [cm][1]												
Mangelhaft	−10	−11	−12	−12	−13	−14	−6	−7	−8	−9	−9	−10
Mittelmäßig	−2	−2	−2	−2	−2	−2	2	2	2	2	2	2
Exzellent	7	7	8	9	10	10	10	10	12	12	13	14
Shoulder Stretch [cm][2]												
Rechte Schulter												
Mangelhaft	−8	−8	−6	−3	−3	−4	−6	−4	−2	1	0	0
Mittelmäßig	1	0	2	5	5	5	0	1	4	7	6	6
Exzellent	9	7	9	13	13	14	6	7	10	13	12	12
Linke Schulter												
Mangelhaft	−10	−10	−9	−8	−7	−6	−8	−7	−5	−3	−3	−4
Mittelmäßig	1	0	0	2	2	3	0	0	2	4	4	3
Exzellent	11	9	8	11	10	11	7	7	8	11	10	10

Quellen: [1](Bös et al. 2009); [2](Castro-Piñero et al. 2013)

8

mäß. So resümiert ein aktueller systematischer Literaturüberblick, dass die beobachteten negativen Effekte statischen Dehnens bei einer Haltungsdauer unter 60 s zu vernachlässigen sind und mit Hilfe von anschließenden sportartspezifischen Übungen (z. B. kurze Sprints [5–10 m], Richtungswechsel, ein- und beidbeinige Sprünge) gar nicht vorliegen (Chaabene et al. 2019).

> **Definition**
>
> Gemäß Muskelbeteiligung kann zwischen **aktiven** und **passiven Dehnmethoden** unterschieden werden. Der Begriff „aktiv" bezieht sich bei der Dehnung entweder auf eine Bewegungsausführung, die allein durch die Kontraktion des Antagonisten hervorgerufen wird, oder auf eine Bewegungsausführung ohne fremde Hilfe, aber mit Hilfsmitteln (z. B. Gummiband) (Glück 2005).

Glück et al. (2002) schlagen vor, Dehnmethoden nicht nach der Muskelbeteiligung, sondern der „praktischen Durchführung" in *Eigen-* und *Fremddehnung* zu unterteilen.

Die **Eigendehnung** wird durch die Person selbst realisiert und kann *direkt* (z. B. durch selbstständiges Bedienen eines Seilzugs) oder *indirekt* (z. B. durch selbstständiges Bedienen eines die Dehnung ausführenden Motors) erfolgen. Die **Fremddehnung** wird durch eine andere Person (z. B. Trainer) durchgeführt.

In den letzten Jahrzehnten bildeten sich zahlreiche weitere Kombinationen heraus, wie z. B. die *Propriozeptive Neuromuskuläre Faszilitation* (PNF). Bei der PNF-Methode werden Muskeldehnungs- und Sehnenspannungsrezeptoren gezielt gereizt, wodurch Vorgänge in der Muskulatur und im Nervengewebe begünstigt bzw. gehemmt werden. Grundsätzlich kann in die *CR-Methode* (Contract Relax) und die *AC-Methode*

(Antagonist Contract) sowie die Kombination beider Methoden (CR-AC-Methode) unterschieden werden. Für einen Methodenüberblick sei auf Gärtner (Gärtner 2016) verwiesen.

8.2.3.2 Belastungsparameter und Trainingseffekte

Das bis dato sehr uneinheitliche Bild der Dehnmaßnahmen setzt sich auch bei den entsprechenden Belastungsparametern der Interventionen fort. Aufgrund der Methodenvielfalt und der unterschiedlichen Ziele der Dehnmaßnahmen, geben Forschungsstudien nur bedingt Aufschluss über eine allgemeine Belastungsgestaltung. Die nachfolgend erläuterten physiologischen Anpassungsvorgänge geben einige Hinweise zur Trainingssteuerung.

Studien bestätigen, dass Dehnmaßnahmen zur Verbesserung der Dehnfähigkeit bzw. Bewegungsreichweite im gedehnten Gelenk führen. Die verbesserte Dehnfähigkeit ist nicht auf eine strukturelle Verlängerung der Muskulatur, sondern v. a. auf eine verbesserte Dehnbelastungsfähigkeit zurückzuführen (Wiemann 1993). Zum Ausgleich muskulärer Dysbalancen sind Dehnmaßnahmen folglich nicht geeignet (Wiemeyer 2002).

Eine gesteigerte Dehnbelastungsfähigkeit liegt bereits nach *singulären* Dehnmaßnahmen vor (d. h. einzelne/wenige Wiederholungen von Übungen) und kann durch Dehnmaßnahmen, die kurz- (15–30 min, mehrere Sätze und Wiederholungen) und langzeitig (mehrmals pro Woche über mehrere Wochen) erfolgen, erhöht werden. Die häufige Annahme, dass mittels Dehnen die Ruhespannung – als die Spannung des ruhenden Muskels, die gegen die Dehnkraft wirkt – abnimmt, ist bis dato ebenso nicht wissenschaftlich belegt (Wiemann 1993; Klee und Wiemann 2004).

Die Frage, ob Dehnen effektiv ist, kann weder eindeutig bejaht noch verneint werden (Glück 2005; Wiemann und Klee 2000; Wiemeyer 2002; Erik et al. 2004). Eine mögliche Erklärung für die unterschiedlichen Forschungsergebnisse liegt in den spezifischen Anforderungsprofilen der Sportarten (Wiemeyer 2002; Erik et al. 2004). In Bezug auf eine verletzungsprophylaktische Wirkung könnten laut Erik et al. (2004) vor allem Sportarten mit vielen und maximalen Dehnungsverkürzungszyklen von Dehnmaßnahmen profitieren (z. B. Ballsportarten) – das Dehnen wirkt sich positiv auf die Kraftabsorptionsfähigkeit der Sehne aus, was wiederum die auf den Muskel wirkenden Kräfte reduziert und somit Überlastungen vorbeugen könnte.

8.2.3.3 Wichtiges für die Praxis

Obwohl ein Großteil der dem Dehnen positiv zugesprochenen Auswirkungen wissenschaftlich nicht eindeutig belegt ist (z. B. strukturelle Verlängerung des Muskels, Verletzungsprävention), ist Dehnen als sinnvoll zu bewerten (Freiwald et al. 1999). Folgende Hinweise sollten berücksichtigt werden.

> **Praxistipps**
>
> - Für eine Verbesserung der aktiven und passiven Bewegungsreichweite sollten das dynamische Dehnen und die PNF-Methoden durchgeführt werden.
> - Positive „Begleiteffekte" des dynamischen Dehnens sind u. a. ein Kräftigungsreiz für die Antagonisten, eine Durchblutungsförderung und erhöhte Muskeltemperatur.
> - Beim Kurzzeitdehnen (d. h. 15–30 min) sind mit 4–5 Wiederholungen pro Muskelgruppe/-partie die größten Zuwächse an Bewegungsreichweite zu erwarten. Ein langfristig durchgeführtes Beweglichkeitstraining bewirkt entsprechend positive Langzeiteffekte.
> - Insbesondere vor Wettkämpfen kann sich das Dehnen positiv auf die Psyche und Konzentrationsfähigkeit auswirken (mentale Vorbereitung, Trainingsroutine etc.).

— Die Bedeutung des Beweglichkeitstrainings bzw. Dehnens in der Verletzungsprophylaxe ist bislang nicht eindeutig geklärt. Aufgrund potenzieller positiver Effekte auf die Kraftabsorptionsfähigkeit der Sehne, sollte ein Beweglichkeitstraining v. a. bei Sportarten mit vielen und maximalen Dehnungsverkürzungszyklen trotzdem Bestandteil eines ganzheitlichen Trainingsprozesses sein.

Literatur

Blume DD (1978) Zu einigen wesentlichen theoretischen Grundpositionen für die Untersuchung der koordinativen Fähigkeiten. Theor Prax Körperkult 27:29–36

Bös K (2017) Handbuch Motorische Tests. Hogrefe, Göttingen

Bös K, Schlenker L, Büsch D, Lämmle L, Müller H, Oberger J et al (2009) DMT 6–18 Deutscher Motorik-Test. Feldhaus, Hamburg

Castro-Piñero J, Girela-Rejón MJ, González-Montesinos JL, Mora J, Conde-Caveda J, Sjöström M et al (2013) Percentile values for flexibility tests in youths aged 6 to 17 years: influence of weight status. Eur J Sport Sci 13:139–148

Chaabene H, Behm D, Negra Y, Granacher U (2019) Acute effects of static stretching on muscle strength and power: an attempt to clarify previous caveats. Frontiers in Physiol 10:1468

Council of Europe (1988) Committee for the development of sport: Eurofit Handbook for the Eurofit Test of Physical Fitness. Council of Europe, Rom

Dirksen T, Zentgraf K, Wagner H (2015) Bewegungskoordination und Schulerfolg? Sportwissenschaft 45(2):73–82

Dobosz J, Mayorga-Vega D, Viciana J (2015) Percentile values of physical fitness levels among polish children aged 7 to 19 years – a population-based study. Cent Eur J Public Health 23(4):340–351

Egger F, Benzing V, Conzelmann A, Schmidt M (2019) Boost your brain, while having a break! The effects of long-term cognitively engaging physical activity breaks on children's executive functions and academic achievement. PLoS ONE 14(3):e0212482

Erik W, Nele M, Lieven D, Peter M (2004) Stretching and injury prevention: an obscure relationship. Sports Med 34:443–449

Freiwald J, Engelhardt M, Konrad P, Jäger M, Gnewuch A (1999) Dehnen – Neuere Forschungsergebnisse und deren praktische Umsetzung. Manuelle Medizin 37:3–10

Gallotta MC, Marchetti R, Baldari C, Guidetti L, Pesce C (2009) Linking coordinative and fitness training in physical education settings. Scand J Med Sci Sports 19(3):412–418

Gärtner D (2016) Beweglichkeit im Sport. Leistungssport 46(3):5–12

Gebel A, Lesinski M, Behm DG, Granacher U (2018) Effects and dose-response relationship of balance training on balance performance in youth: a systematic review and meta-analysis. Sports Med 48(9):2067–2089

Glück S (2005) Beeinflussung der Beweglichkeit durch unterschiedliche physische und psychische Einwirkungen. Dissertation, Universität des Saarlandes

Glück S, Schwarz M, Hoffmann U, Wydra G (2002) Bewegungsreichweite, Zugkraft und Muskelaktivität bei eigen- bzw. fremdregulierter Dehnung. Deutsche Z Sportmed 53:66–71

Golle K, Mechling H, Granacher U (2019) Koordinative Fähigkeiten und Koordinationstraining im Sport. In: Güllich A, Krüger M (Hrsg) Bewegung, Training, Leistung und Gesundheit: Handbuch Sport und Sportwissenschaft. Springer, Berlin, S 1–24

Grosser M (2008) Beweglichkeitstraining. In: Grosser M, Starischka S, Zimmermann E (Hrsg) Das neue Konditionstraining. BLV Sportwissen, München, S 152–175

Gu Q, Zou L, Loprinzi PD, Quan M, Huang T (2019) Effects of open versus closed skill exercise on cognitive function: a systematic review. Frontiers in psychol 10:1707

Hart L (2005) Effect of stretching on sport injury risk: a review. Clin J Sport Med: Official Journal of the Canadian Academy of Sport Medicine 15(2):113

Hirtz P (1985) Koordinative Fähigkeiten im Schulsport: vielseitig, variationsreich, ungewohnt. Volk & Wissen, Berlin

Hirtz P (2011) Koordinationstraining. In: Schnabel G, Harre H-D, Krug J (Hrsg) Trainingslehre – Trainingswissenschaft, 2., aktual. Aufl. Meyer & Meyer, Aachen, S 300–306

Hohmann A, Lames M, Letzelter M (2014) Sportmotorische Beweglichkeit. Einführung in die Trainingswissenschaften, 6., unveränd. Aufl. Limpert, Wiebelsheim, S 96–103

Kambas A, Antoniou P, Xanthi G, Heikenfeld R, Taxildaris K, Godolias G (2004) Unfallverhütung durch Schulung der Bewegungskoordination bei Kindergartenkindern. Deut Z Sportmed 55(2):44–47

Klee A (2017) Beweglichkeit und Beweglichkeitstraining. In: Hottenrott K, Seidel I (Hrsg) Handbuch Trainingswissenschaft – Trainingslehre. Schorndorf, Hofmann, S 225–239

8

Klee A, Wiemann K (2004) Methoden und Wirkungen des Dehnungstrainings. In: Freitag W (Hrsg) Schwimmen – Lernen und Optimieren, Bd 23. DSTV, Rüsselsheim, S 58–72

Neumaier A (2014) Koordinatives Anforderungsprofil und Koordinationstraining, 4., korr. Aufl. Sportverlag Strauß, Köln

Ortega FB, Artero EG, Ruiz JR, España-Romero V, Jiménez-Pavón D, Vicente-Rodriguez G et al (2011) Physical fitness levels among European adolescents: the HELENA study. Br J Sports Med 45(1):20–29

Patel DR, Soares N, Wells K (2017) Neurodevelopmental readiness of children for participation in sports. Translational pediatr 6(3):167–173

Pichardo AW, Oliver JL, Harrison CB, Maulder PS, Lloyd RS (2018) Integrating models of long-term athletic development to maximize the physical development of youth. Int J of Sports Sci Coach 0(0):1747954118785503

Power K, Behm D, Cahill F, Carroll M, Young W (2004) An acute bout of static stretching: effects on force and jumping performance. Med Sci Sports Exerc 36:1389–1396

Roriz De Oliveira MS, Seabra A, Freitas D, Eisenmann JC, Maia J (2014) Physical fitness percentile charts for children aged 6–10 from Portugal. J Sports Med Phys Fitness 54(6):780–792

Roth K (1982) Strukturanalyse koordinativer Fähigkeiten. Limpert, Bad Homburg

Roth K, Willimczik K (1999) Bewegungswissenschaft. Rowohlt, Reinbek bei Hamburg

Röthlisberger M, Michel E (2009) Entwicklung und Evaluation eines Programms zur koordinativen Förderung von Kindern in Einschulungsklassen. Praxis der Kinderpsychol Kinderpsychiatr 58(3):215–230

Schmidt M, Jager K, Egger F, Roebers CM, Conzelmann A (2015) Cognitively engaging chronic physical activity, but not aerobic exercise, affects executive functions in primary school children: a group-randomized controlled trial. J Sport Exerc Psychol 37(6):575–591

Shrier I (2004) Does stretching improve performance? Clin J Sport Med 14:267–273

Taylor KL, Sheppard JM, Lee H, Plummer N (2009) Negative effect of static stretching restored when combined with a sport specific warm-up component. Journal of science and medicine in sport 12:657–661

Tomkinson GR, Carver KD, Atkinson F, Daniell ND, Lewis LK, Fitzgerald JS et al (2018) European normative values for physical fitness in children and adolescents aged 9–17 years: results from 2 779 165 Eurofit performances representing 30 countries. Br J Sports Med 52(22):1445–1456

Wiemann K (1993) Beeinflussung muskulärer Parameter durch unterschiedliche Dehnverfahren. Waldenburger Trainingstherapietage, Waldenburg, S 40–71

Wiemann K, Klee A (2000) Die Bedeutung von Dehnen und Stretching in der Aufwärmphase vor Höchstleistungen. Leistungssport 30(4):5–9

Wiemeyer J (2002) Dehnen – eine sinnvolle Vorbereitungsmaßnahme im Sport? Spectrum 4:53–80

Wydra G, Bös K, Karisch G (1991) Zur Effektivität verschiedener Dehntechniken. Dtsch Z Sportmed 42:386–400

Yasumitsu T, Nogawa H (2013) Effects of a short-term coordination exercise program during school recess: agility of seven- to eight-year-old elementary school children. Percept Mot Skills 116(2):598–610

Training im Kindes- und Jugendalter als sportpädagogischer Prozess

Thomas Wendeborn und Albrecht Hummel

Inhaltsverzeichnis

© Springer-Verlag GmbH Deutschland, ein Teil von Springer Nature 2021
I. Menrath et al. (Hrsg.), *Pädiatrische Sportmedizin*,
https://doi.org/10.1007/978-3-662-61588-1_9

9.1 Einleitung

Trainingsprozesse im Kindes- und Jugendalter sind in der deutschen Sportwissenschaft, insbesondere in der Sportpädagogik, ein kontrovers diskutiertes Thema (Borchert und Hummel 2016). Damit verbunden sind völlig unterschiedliche Einschätzungen zum pädagogischen (erzieherischen, bildnerischen) Stellenwert von Training im Kindes- und Jugendalter. Sportliches Training und schulische Bildung werden dabei überwiegend als eine schwierig zu vermittelnde Dualität verstanden. Mit den damit in Zusammenhang stehenden Fragen setzen sich sowohl Sportpädagogen als auch Trainingswissenschaftler auseinander, wobei zum Teil sehr verschiedene bildungswissenschaftliche und trainingswissenschaftliche Argumentationsmuster und überdies auch völlig unterschiedliche Begriffsverständnisse von Training in Anspruch genommen werden (Fröhlich und Ludwig 2019).

Mit Blick auf die aktuelle Sportpädagogik, der als Berufswissenschaft für Sportpädagogen in unterschiedlichen Berufsfeldern vor allem integrative und konstruktiv synthetisierende Funktionsleistungen zuzuschreiben sind (sowohl in Bezug auf interdisziplinäre als auch fachliche Beiträge), ist zu konstatieren, dass eben diese Integrations- und Syntheseleistungen nicht oder nur in Teilen erbracht werden.

> Praktisch tätige Sportlehrer und Trainer arbeiten nicht fragmentiert und additiv als Psychologen, Biomechaniker, Mediziner, Soziologen oder Bewegungswissenschaftler, sie arbeiten in aller Regel als anwendungsbezogene Synthetiker.

Zum einen sind hierfür Annahmen ursächlich, „dass die Sportpädagogik eine originäre und prinzipiell gleichberechtigte Teildisziplin innerhalb der Sportwissenschaft darstellt" (Balz und Kuhlmann 2017, S. 18), um einem unterstellten genuinen pädagogi-schen Interesse der gesamten Sportwissenschaft gerecht zu werden. Diese Gleichberechtigung lässt sich nicht einklagen, diese muss substanziell wissenschaftlich erarbeitet werden. Ein von vornherein unterstelltes pädagogisches Interesse der Sportwissenschaft ist unzutreffend. *Zum anderen* zeigt sich dies im nach wie vor schwierigen Verhältnis der Sportpädagogik zum sportlichen Training, welches zur Entfachlichung, zur Entmethodisierung und generellen Deprofilierung der Sportpädagogik beigetragen hat. Insbesondere die fachliche Deprofilierung lässt sich an der Zurückweisung und Marginalisierung medizinisch-trainingswissenschaftlicher Erkenntnisse (z. B. Effektivität von Bewegung für die Steigerung körperlicher und kognitiver Leistungen) seitens der Sportpädagogik ablesen.

Jedoch gilt es, gerade diese medizinisch-trainingswissenschaftlichen Erkenntnisse und Argumentationsmuster bei der Bearbeitung sportpädagogischer Fragestellungen zu berücksichtigen. Dies gilt auch für fachwissenschaftliche Deutungsmuster anderer sportwissenschaftlicher Disziplinen (z. B. Sportpsychologie, Bewegungswissenschaft), die für die sportpädagogische Konzeptualisierung der Sportpädagogik als Integrations- und Berufswissenschaft nutzbar gemacht werden müssen. Denn praktisch tätige Sportlehrer und Trainer arbeiten nicht fragmentiert und additiv als Psychologen, Biomechaniker, Mediziner, Soziologen, Bewegungswissenschaftler, sie arbeiten in aller Regel als anwendungsbezogene Synthetiker.

9.2 Trainingsprozesse im Kindes- und Jugendalter sind (sport-) pädagogische Prozesse

Unabhängig von disziplinspezifischen Zugängen ist grundlegend, dass alle Formen des sportlichen Trainings und Erwartungen gegenüber seinen Wirkungen auf der praktischen Erfahrung und theoretischen Erkenntnis der Trainierbarkeit von Menschen, der Trainierbarkeit ihrer körperlichen Organe und ihrer organischen Funktionssysteme basieren (Hummel und Wendeborn 2019). Das grundlegende Verständnis der lebenslang gegebenen Trainierbarkeit des Menschen ist insofern wesentlich für das Trainieren und wird als ursächlich für die leistungssteigernde Wirkung des sportlichen Trainings angesehen: „Ursache der leistungssteigernden Wirkung des sportlichen Trainings ist die Trainierbarkeit der Sportler" (Schnabel et al. 2011, S. 203). Eng damit verbunden ist die Annahme, dass die Tätigkeit des Trainierens als auch die Trainierbarkeit auf der grundlegenden Annahme einer möglichen generellen Bildsamkeit des Menschen basieren. Als pädagogischer Grundbegriff lässt sich Bildsamkeit damit als komplexe Eigenschaft der Lernenden verstehen (v. Anhalt 1999; v. Anhalt et al. 2018). Bildsamkeit beschreibt jedoch keinen passiv-rezipierenden Vorgang, sondern ist konsequent an Eigenaktivität, Selbstbestimmung, Selbstreflexion, Selbststeuerung und Selbstorganisation gebunden. Dieser Grundannahme folgend wird Trainierbarkeit damit zur Form, zum Moment und zum Spezialfall von Bildsamkeit und lässt sich in diesem Rahmen auch als eine spezifische Ausprägung von Bildsamkeit verstehen. Bei der Trainierbarkeit handelt es sich jedoch um ein mehrdimensionales Konstrukt, das sich nicht auf organische Anpassungen (z. B. zelluläre Plastizität) reduzieren lässt, diese jedoch unabdingbar einschließt. Die biopsychosozial – d. h. das Biotische, das Psychische und das Soziale des Menschen – in Anspruch genommene Trainierbarkeit erfolgt unter der Perspektive einer bewussten und selbstbestimmten Selbstveränderung und Selbstvervollkommnung (Hummel und Wendeborn 2019). Sowohl die Trainierbarkeit als auch die Bildsamkeit werden jedoch mit einer kaum hinterfragten Selbstverständlichkeit verwendet (z. B. bei der inhaltlichen

und methodischen Gestaltung von intervenierenden Trainingsprozessen in der gesamten Entwicklung des Menschen mit unterschiedlichen Zielsetzungen). Diese Selbstverständlichkeit wird relativiert, wenn sich beispielsweise die zum Teil schwer erklärbaren interindividuellen Unterschiede der Trainierbarkeit im langfristigen Entwicklungsverlauf zeigen.

Zur Beantwortung von Fragen nach den Dimensionen, der Determination und Limitierung der individuellen Trainierbarkeit, im Spannungsfeld von genetisch ererbten und epigenetisch erworbenen Dispositionen der Trainierbarkeit, sind Trainingsprozesse im Kindes- und Jugendalter konsequent als (trainings-)pädagogische Prozesse zu fassen. Das hinterlegte komplexe Prozessverständnis mit seinen Merkmalen und Verlaufsstrukturen ist hierfür wesentlich, denn im Kern geht es um die Vermittlung und Aneignung, um die Bildung und Erziehung sowie um das Lehren und Lernen. Es geht darum, Kinder und Jugendliche zu „stärken" und Sachverhalte zu „klären". Im Rahmen des pädagogischen Prozessgeschehens sind die Fragen nach dem WOZU (wozu sie trainieren), nach dem WAS (was sie trainieren) und nach dem WIE (wie sie trainieren) zu stellen und zu beantworten. Demgemäß kann das Pädagogische kein isolierter *Aspekt* des Trainings im Kindes- und Jugendalter sein. Der leistungssportliche Trainingsprozess, gerade in diesem Alter, wird damit zu einem genuinen (Aus-)Bildungsgeschehen, einem durch und durch pädagogischen Prozess des Vermittelns und Aneignens von Zielen (i. d. R. deduktiv gewonnen), Inhalten (durch die Transformation von Kulturgut in Bildungsgut) und Methoden des Sporttreibens. Dieser Prozess ist (trainings-)pädagogisch zu intendieren (durch WOZU-Fragen), (trainings-)didaktisch zu instrumentieren (durch WAS-Fragen), (trainings-)methodisch (durch WIE-Fragen) aufzubereiten und sollte sich durch ein hohes Maß an Individualspezifik auszeichnen.

> Trainingsprozesse im Kindes- und Jugendalter sind konsequent als (trainings-)pädagogische Prozesse zu fassen, denn im Kern geht es um Vermittlung und Aneignung, um Bildung und Erziehung sowie um Lehren und Lernen. Es geht um grundlegende und spezielle Körper- und Bewegungsbildung durch bildende Erziehung.

Konkret bedeutet dies, unter Beachtung unterschiedlicher Lerntypen Ziele für Trainingseinheiten zu formulieren, Trainingsinhalte entwicklungsadäquat aufzubereiten sowie geeignete Trainingsmethoden und -medien auszuwählen, um Lernprozesse anstoßen, begleiten und steuern zu können. Das Pädagogische bildet dabei die Grundlegung, die Rahmung und Ausrichtung dieses Geschehens und ist nicht auf einen einzelnen Aspekt oder eine pädagogische Perspektive zu reduzieren. Das Training im Kindes und Jugendalter beinhaltet Körperbildung und Bewegungsbildung. Wird Training mit Begriffen wie „sich ausbilden", „üben" und „sich ertüchtigen" gleichgesetzt (intransitives Trainingsverständnis) und Erziehung als Tätigkeit von Erziehern in einem multiprofessionellen Verständnis (Lehrer, Lehrertrainer, Übungsleiter, Trainer) zum Zwecke der Einflussnahme auf Kinder und Jugendliche verstanden, dann lässt sich die Trainertätigkeit grundsätzlich als eine erzieherische Tätigkeit verstehen.

In diesem Zusammenhang fungieren die Akteure des Gesundheitssystems (insb. Ärzte und Therapeuten) funktional und intentional stets auch als Körper- und Bewegungserzieher. Diese Tätigkeit soll Bildungsvorgänge und Bildungsresultate bei den Kindern und Jugendlichen ermöglichen. Körper- und Bewegungsbildung sind unlösbar miteinander verbunden, unterscheiden sich jedoch in der Zielsetzung und im inhaltlich-methodischen Zugang. Körperbildung ist auf die Steigerung der körperlichen Leistungsfähigkeit ausgerichtet und Bewegungsbildung zielt auf die Verbesserung des Bewegungskönnens. Bewegungen (einfache und komplexe Bewegungsformen) sind in der Körperbildung primär ein Mittel und in der Bewegungsbildung primär ein Ziel. Das Vermitteln von Selbstwirksamkeitserfahrungen und Könnenserlebnissen nimmt dabei eine herausragende Stellung ein. Die Beachtung unterschiedlicher normativer Bezüge (Individualnorm, Gruppennorm; objektive Norm) ist hierfür wesentlich.

Es wird deutlich, dass eine anspruchsvolle Trainertätigkeit im Kindes- und Jugendalter auf eine bildende Erziehung ausgerichtet ist und das Pädagogische sich nicht auf Krisen, Konflikte und Störungen im Ablauf des Trainingsgeschehens reduzieren lässt. Dies geschieht vor allem dann, wenn Training durch eine leistungsphysiologische Herangehensweise geprägt ist und technologische Empfehlungen die didaktogene Ausrichtung dominieren (hierzu u. a. Sygusch und Liebl 2017; Alfermann 2017; Brand und Schwarz 2017). Das Pädagogische, Didaktische, Methodische und Psychologische beim Trainieren wird damit zur Facette oder nachrangigen Perspektive der Begründung und Erklärung von Trainingsprozessen marginalisiert. Sie sind jedoch wesentlich für die Grundausrichtung des Trainings. Diese Herangehensweise markiert eines der großen Entwicklungsprobleme der deutschen Sportwissenschaft und insbesondere die fehlende gesellschaftliche Akzeptanz des Leistungssports im Kindes- und Jugendalter (Hummel und Borchert 2016).

Wird der Argumentation der Betrachtung von Trainingsprozessen als sportpädagogische Prozesse konsequent gefolgt, ist die Trainingswissenschaft als eine Wissenschaft vom sportpraktischen Ausbildungsgeschehen zu sehen, „die den realen sportlichen Ausbildungsprozess, also das komplexe Handlungsgeschehen – in welcher organisationalen Form und auf welchem Leistungsniveau auch immer – zum Gegenstand und als Anwendungsfeld hat" (Hummel 2017, S. 61). Ein offenes Trainingsverständnis zugrunde legend, erfordert dies die Einbeziehung fachwissenschaftlicher und bildungswissenschaftlicher Komponenten bei der wissenschaftlichen Bearbeitung dieses Gegenstandes. Das Verhältnis von Fachwissenschaft und Bildungswissenschaft ist dabei mit einem paradigmatischen Trainingsverständnis hinterlegt, wonach der sportliche Trainingsprozess den Spezialfall eines originären fachwissenschaftlich fundierten (Aus-)Bildungsprozesses darstellt. So wird beispielsweise die langfristig angelegte leistungssportliche Ausbildung im Kindes- und Jugendalter zu einem speziellen Bildungsgang mit fachwissenschaftlichen und bildungswissenschaftlichen Anteilen (Hummel 2017; Hummel und Wendeborn 2019). Dieser spezielle Ausbildungsprozess lässt sich damit nicht reduzieren auf eine angewandte Leistungsphysiologie oder die organismische Adaptation, sondern ist von dem Ziel geprägt, eine bewusste, selbstständige und eigenverantwortliche Persönlichkeitsbildung als Grundlage und unverzichtbare Voraussetzung für den größtmöglichen sportlichen wie auch schulischen Erfolg zu entwickeln (Prohl und Stiller 2011). Für den leistungssportlichen Ausbildungsprozess bedeutet dies konkret, dass Trainingsinhalte – als „Gegenstände" des Aneignens (des Lernens, des Übens, des Trainierens) – in ihrer sportartspezifischen materiellen und ideellen Beschaffenheit so aufbereitet werden müssen, dass sie als Bewegungsabläufe, Bewegungstechniken, taktische und soziale Verhaltensweisen sowie sportartspezifische Wissensbestände thematisiert werden können. Damit steht die Frage nach dem WAS des Trainierens (Was wird einem Training unterzogen?) bei der konkreten Bestimmung der Trainingsinhalte im Zentrum. Die präzise Bestimmung der Trainingsinhalte für ein individualisiertes Training ist eine anspruchsvolle und bislang vernachlässigte Aufgabe. Die üblichen Ziel-Mittel-Betrachtungen im sportlichen Training klammern die Frage nach den konkreten Trainingsinhalten aus.

Das Verständnis von sportlichem Training, auch von Training im Nachwuchsleistungssport als spezielle (nichtberufliche) Bildung, steht dabei nicht im Widerspruch zur Allgemeinbildungsidee. Im Gegenteil: In der speziellen (beruflichen und nichtberuflichen) Bildung zeigt sich die „Wahrheit der Allgemeinbildung" (Blankertz 1977, S. 90). In diesem Kontext lässt sich sportliches Trainieren (einschließlich der Elemente des Wettkämpfens) qualitativ stufen und aufs engste mit Aneignungs- und Vermittlungsvorgängen wie Üben, Lernen, Bilden und Erziehen integrativ verknüpfen (Borchert und Hummel 2018).

9.3 Trainieren: Eine besondere Form von Lernen

Viele der angesprochenen Differenzen und insbesondere deren Bewertung hängen davon ab, wie eng oder wie weit man den pädagogischen (sportpädagogischen, trainingspädagogischen) Lernbegriff definiert (Göhlich et al. 2014). Um Vorgänge des Erwerbs motorischer Kompetenzen – einschließlich des Übens und Trainierens – in das Lernverständnis zu integrieren, ist es naheliegend, einen weiten und pädagogischen Lernbegriff in Anspruch zu nehmen. Dieser Lernbegriff muss der inhaltlichen Gegenständlichkeit des sportlichen Trainings gerecht werden und der biopsychosozialen Qualität dieses Lernens entsprechen.

❯ Lernen im Rahmen des sportlichen Ausbildungsgeschehens ist im Kern ein „Können-Lernen", bei dem es vor allem um den Erwerb verkörperlichter, sportlicher Handlungsfähigkeit geht. Damit wird Trainieren grundsätzlich zu einer proaktiven Aneignungstätigkeit.

Lernen wird in diesem Kontext als reversibler, humanontogenetischer Grundvorgang verstanden, der in Kooperation und in

Differenz zu anderen, irreversiblen Grundvorgängen wie Wachsen, Reifen und Altern zu sehen ist. Die Lerndefinition von Krüger und Helsper (2002, S. 97) kommt diesen Ansprüchen eines weiten, biopsychosozialen Lernverständnisses entgegen: „Unter Lernen verstehen wir alle nicht direkt zu beobachtenden Vorgänge in einem Organismus, vor allem in seinem zentralen Nervensystem (Gehirn), die durch Erfahrung (aber nicht durch Reifung, Ermüdung, Drogen o. ä.) bedingt sind und eine relativ dauerhafte Veränderung bzw. Erweiterung des Verhaltensrepertoires zur Folge haben". Lernen im Rahmen eines sportlichen Ausbildungsgeschehens ist im Kern ein „Können-Lernen" (in deutlicher Unterscheidung zum ansonsten dominierenden „Wissen-Lernen"), bei dem es vor allem um die verkörperlichte Handlungsfähigkeit sowie um eine bis zum Automatismus entwickelbare Prozessgewissheit geht (Göhlich et al. 2014).

Diese Kennzeichnung des Können-Lernens im Sport hat Auswirkungen auf die Theorieentwicklung in der Trainingswissenschaft und schlägt sich nieder in Diskursen in der Sportpädagogik und Sportdidaktik hinsichtlich des Verhältnisses von Könnensentwicklung und Wissensvermittlung im allgemeinen Schulsport (u. a. Laging und Kuhn 2018; dazu kritisch Hummel und Borchert 2017). Unter Betonung des Aspekts der Selbstorganisation bringt Kirchhöfer (2004, S. 58) ein weites, entgrenztes Lernverständnis in die Diskussion ein: „Der veränderte Ansatz dieses sich entgrenzenden Lernens besteht in der radikalen Unterwerfung aller Elemente (Inhalte, Formen, Methoden, Zeiten, Orte) des Lernens unter den Zwang zur Selbstorganisation durch das Individuum." Dieser Argumentation folgend ist Training grundsätzlich als aktive Aneignungstätigkeit, als eine Form von Lernen zu verstehen. Lernen ist dabei grundsätzlich ein biopsychosozialer Vorgang, der sich nicht rein geistig verstehen lässt. Lernen – in welcher Form auch immer – geht immer auch mit physiologischen Vorgängen und zellulären Veränderungen einher (Hummel und Wendeborn 2019). Die individualspezifische Trainierbarkeit basiert auf den Phänomenen der organismischen Plastizität der Sportler. Diese Plastizität ist ein Produkt der Evolution und lässt sich als natürliche Bildsamkeit von Menschen verstehen. Ohne die natürliche Bildsamkeit und deren Nutzbarmachung (Utilisation) gäbe es kein sportliches Training und ebenso wenig ein anderes Lernen in anderen Bildungsbereichen (Borchert und Hummel 2018).

So wie das Lernen erst gelernt werden muss („Lernen lernen"), ist auch gutes und effizientes Trainieren erst zu erlernen. Dieses Verständnis von Trainieren als Form von Lernen ist jedoch nicht selbstverständlich. So ist es üblich, in der Trainingswissenschaft zwischen Lernen und Anpassung zu unterscheiden. Im Kontext eines weiten Lernverständnisses ist diese Differenzierung hinfällig (Borchert und Hummel 2018). Es ist eher problematisch, dass die Grenzen zwischen Lernen einerseits und den Entwicklungsvorgängen wie Reifen und Wachsen andererseits verschwimmen. In diesem Kontext ist die Intentionalität des Lernens besonders zu beachten. Reifungs- und Wachstumsvorgänge sind irreversibel, was durch Lernen erworben wird, kann auch verlernt werden. Lernvorgänge einschließlich Trainieren sind insofern reversible Vorgänge. Im Überschneidungsfeld von Reifungs- und Lernvorgängen lässt sich das Modell von Lloyd und Kollegen (2015) verorten, welches auf die generelle Trainierbarkeit über die Lebensspanne mit der Notwendigkeit einer individuellen Schwerpunktsetzung verweist. In Abhängigkeit vom biologischen Reifegrad kann ein zeitlich privilegiertes Lernen stattfinden. Diese Zusammenhänge spiegeln sich auch in den alltäglichen Erfahrungen von Trainern und Übungsleitern wieder, wonach das Trainieren der von ihnen betreuten Sportler in unterschiedlicher Qualität geschieht und dass deren Trainierbarkeit individualspezifisch ausgeprägt ist. Den Trainern und Übungsleitern obliegt es dabei, den Trainings- und Übungsprozess im Spannungsfeld von Individual-, Anforderungs- und Situationsspezifik zu organisieren (Hummel und Borchert 2015).

9.4 Training als Ausbildungsgeschehen in der Zeit

Das Training als ein Ausbildungsgeschehen in der Zeit zu verstehen, knüpft an den Aspekt der Temporalität sowie an die Reversibilität und Irreversibilität von allgemeinen und speziellen Ausbildungsvorgängen in der Humanontogenese an. Letztlich geht es dabei um die Temporalität (d. h. Synchronie/Diachronie) von Erziehungsbedürftigkeit, Bildsamkeit und Trainierbarkeit in der Lebensspanne. Es geht aber auch um die individuell unterschiedliche Schwerpunktsetzung in Abhängigkeit vom biologischen Reifegrad (Lloyd et al. 2015), um das Treffen oder Versäumen entwicklungsgünstiger Zeitabschnitte für die Ausbildung von Kompetenzen für menschliches Handeln und Verhalten in den Phasen der Humanontogenese (Wessel 2015) sowie um die Nutzung fruchtbarer Momente (Copei 1930/1962) und die Reduzierung von Zufälligkeiten im sportlichen Training.

In den umfassenden, vorwiegend sozioökonomisch determinierten Bildungsgängen der Menschen stoßen dabei verschiedene temporale Irreversibilitäten in der Humanontogenese aufeinander.

Am Beispiel des Nachwuchswuchsleistungssports lässt sich dies gut beschreiben: Die Förderung sportlicher Begabungen durch spezielle leistungssportliche Ausbildungsprozesse – bei aller Differenziertheit zwischen den Sportarten – ist in erheblichem Maße durch zeitliche Bedingtheit im Lebensgang, durch Unumkehrbarkeit, d. h.

durch Irreversibilität von leistungssportlichen Ausbildungsgängen, geprägt. Das setzt Grenzen und das hat Folgen.

❯ Allgemeine und spezielle Ausbildungsvorgänge in der Humanontogenese sind in hohem Maße vom Aspekt der Temporalität (d. h. Synchronie/Diachronie) geprägt. Die Erbringung sportlicher Höchstleistungen – in Abhängigkeit von der Sportart – ist damit in aller Regel bis zum 30 bzw. 35 Lebensjahr limitiert. Eine realistische Trainingsplanung erfordert die Beachtung der Individualität, ein Abstecken der „Zone der nächsten Entwicklung" und eine sorgfältige Entwicklungsdokumentation.

Das temporale Flexibilisierungsmaß der leistungssportlichen Ausbildung in der Humanontogenese (d. h. die besondere zeitliche Begrenztheit und zeitliche Verortung der Förderung sportlicher Begabungen) ist nachweisbar enger limitiert als die zahlreicher anderer Ausbildungsvorgänge (z. B. auf dem Gebiet der Musik oder Mathematik), in denen eine größere temporale Offenheit im Lebenslauf besteht. Diese größere temporale Offenheit in anderen Bildungsbereichen kann zwar auch dort nicht beliebig gedehnt oder verlagert werden, aber Versäumtes an Qualifikation und Bildung in diesen Bereichen kann wesentlich leichter nachgeholt werden. In der sportlichen Begabungsförderung ist das Zeitfenster für die Erbringung sportlicher Höchstleistungen – in Abhängigkeit von der Sportart – in aller Regel bis zum 30 bzw. 35 Lebensjahr limitiert.

Temporale Limitierungen sind vorrangig biopsychosozial bestimmt und durch ein Verständnis des Wesens Sport treibender Menschen geprägt, dass diese als ein „homo temporalis" (Wessel 2015, S. 571) kennzeichnet. Diese biopsychosoziale Determination begründet den Kern der sogenannten Strukturdeterminiertheit von Individuen in systemisch-konstruktiven

Vorstellungen zum Lernen (Siebert 2005) und folgerichtig auch zum Trainieren. Die Temporalität der Trainierbarkeit (in Abhängigkeit von der individuell unterschiedlichen Schwerpunktsetzung in den Phasen der biologischen Reife) von Menschen im Verlauf ihrer Humanontogenese markiert damit einen wichtigen Aspekt des Phänomens der Trainierbarkeit (ausführlich dazu Hummel und Wendeborn 2019; siehe auch Lloyd et al. 2015).

9.5 Beachtung der (Subjekt-) Position der Akteure

In der Pädagogik und Didaktik hat es Jahrzehnte, wenn nicht Jahrhunderte gedauert, bis eine Formulierung wie „Ich hab dich gelernt" sprachliche und logische Ablehnung fand. Jedem Lehrer ist bewusst, dass er seine Schüler nicht lernen kann. Das setzte die Herausbildung einer logischen Differenz von Lehren und Lernen voraus und deren Zuordnung zu differenten Tätigkeitssystemen (Lehrertätigkeit, Schülertätigkeit).

> ❯ Die Tätigkeit des Trainierens als fachspezifische, konstruktive Aneignungstätigkeit, als eine spezielle Ausprägungsform des Lernens, Übens und Anwendens, ist konsequent dem Athleten zuzuordnen. Diese Tätigkeit kann ermöglicht, aber nicht von außen erzeugt werden.

Die Tätigkeit Trainieren ist insofern zuordnungsoffen. Der Trainer trainiert und der Athlet trainiert. Diese Beliebigkeit begünstigt Missverständnisse und Fehldeutungen. Die Formulierung und das Denken „Ich habe dich trainiert" ist jedoch in den allgemeinen Sprachgebrauch übergegangen. Dadurch werden unzutreffende Vorstellungen zur Planbarkeit und Steuerbarkeit von trainierenden Athleten kultiviert, ebenso naive Vorstellungen des Erzeugens, des Herstellens und des Machens von Leistungen bei anderen Personen. Das widerspricht nicht

nur ethischen Grundsätzen der Unverfügbarkeit über andere Menschen, es widerspricht auch naturwissenschaftlichen Erkenntnissen zur Unmöglichkeit einer direkten Steuerung von Menschen, wenn sie konsequent als eine biopsychosoziale Einheit verstanden werden.

Es spricht vieles dafür, die Tätigkeit Trainieren als fachspezifische, konstruktive Lerntätigkeit, als eine spezielle Ausprägungsform des Lernens, Übens und Anwendens – also konsequent im Sinne einer Aneignungstätigkeit – dem Athleten zuzuordnen. Diese Einordnung erlaubt die Kennzeichnung von Qualitätsstufen des Trainierens (Trainieren als Ausbildung, Trainieren als Aneignung, Trainieren als Konstruktion). Das Tätigkeitsspektrum der Trainer umfasst all die unterrichtenden, beratenden, betreuenden, instruierenden, diagnostizierenden Handlungen und Maßnahmen, die ein erfolgreiches Trainieren (und Wettkämpfen) der Athleten ermöglichen sollen (Wendeborn et al. 2020). Dabei ist der Trainer im Nachwuchsleistungssport vor allem ein Ausbilder mit einem Bildungs- und Erziehungsauftrag und seine Tätigkeit ist im Kern eine (anspruchsvolle) Lehrtätigkeit.

Das lenkt den Fokus auf die verhaltensbiologisch (Voland und Voland 2002) und systemtheoretisch (Scheunpflug 2006) begründete Wertschätzung der Selbstorganisation und Selbststeuerung, die nicht nur zu einer Neubetrachtung und Reformulierung des Verhältnisses von Trainieren, Bilden und Lernen führt, sondern zwangsläufig auch eine Neubetrachtung des systemischen Verhältnisses der Trainertätigkeit und des Handelns der Athleten mit sich bringt (Hummel 2017). Dahinter steht die Abkehr von (kybernetischen) Regelkreismodellen und mechanischen Vorstellungen zum Verhältnis von Trainer und Athlet (dazu auch kritisch Prohl 2004; Prohl und Stiller 2011; Stiller 2017) und setzt an bei der Reflexivität von Individuen. Demnach bildet die nur dem Menschen in vollem Umfang mögliche exzentrische Positionalität die Grundlage für sein reflexives Handeln und Verhalten unter sachlich gegenständlicher und sozialer Perspektive (einschließlich der Reflexion seiner eigenen Körperlichkeit und seines eigenen Bewegungshandelns). Der Reflexivitätsbegriff umfasst dabei sowohl die System- als auch die Subjektperspektive (Moldaschl 2000). Unter der für das individuelle Lernen und Trainieren besonders bedeutsamen Subjektperspektive gilt: „Reflexiv ist das Subjekt dann insofern, als es erstens Bedingungen reflektieren und sich damit verschieden auf sie beziehen, z. B. sich von ihnen distanzieren kann; zweitens, indem es potenziell zur Selbsterkenntnis fähig ist (d. h. Kognitionen seiner eigenen Selbst- und Weltsicht haben kann); und drittens, indem es diese Kognitionen kommunizieren kann" (Moldaschl 2000, S. 9).

Lebende Systeme (z. B. Athleten) entscheiden auf der Grundlage ihrer inneren Strukturen, Muster und Programme selbst, ob und wie sie auf eine erzieherische Einflussnahme aus ihrer Umwelt reagieren.

Auf die Gestaltung von Trainingsprozessen bezogen bedeutet dies konkret, dass Kinder und Jugendliche im Allgemeinen und Nachwuchsleistungssportler im Speziellen mittels kommunikativer Interaktion zwar „irritiert", „angeregt" und „verstört", aber in jedem Fall nicht direkt gesteuert werden können. Dies geschieht ausschließlich durch Kommunikation und dies begründet die außerordentliche Bedeutsamkeit der kommunikativen Kompetenz für erfolgreiches Handeln im Rahmen von Trainingsprozessen. Ein produktives „Irritieren" ist darauf angewiesen, dass beispielsweise die Trainer die inneren Muster, Strukturen und Programme, den Eigensinn der Lernenden möglichst genau kennen, um einen kommunikativen Anschluss zu ermöglichen. Dieser Anschluss setzt die „Überwindung" beziehungsweise „Durchdringung" des „Nadelöhrs" (Luhmann 1991, S. 92) der trainingsdidaktischen Kopplung zwischen Trainer und Athlet

voraus. Borggrefe und Cachay (2015) sowie Borggrefe et al. (2016) haben dies spezifisch für die Trainer-Athlet-Kommunikation herausgearbeitet und konnten zeigen, dass erfolgreiche Kommunikation nur unter ausschließlicher und differenzierter Anwendung generalisierter kommunikativer Steuerungsmedien und Kommunikationsformen (Vertrauen, Macht, Wahrheit …) geschieht. Hierzu zählen vor allem das adressatengerechte Sprechen (alters-, geschlechts-, kultur- und milieuspezifisch) sowie eine reflexive Kommunikation (in der Verständigungsprobleme im Trainingsgeschehen selbst zum Thema gemacht werden). Die steuernde Einflussnahme des Trainers auf den Athleten erfolgt damit jedoch nur indirekt, nur mittels Kommunikation sowie mittels kommunikativ eingebundener Trainingsaufgaben und Trainingsaufträge und bedarf der Beachtung der genannten Aspekte.

9.6 Fazit und worauf es letztlich ankommt

Die Theorie, Methodik und Praxis des sportlichen Trainings im Allgemeinen und der Zusammenhang von Trainingszielen, Trainingsinhalten, Trainingsmethoden und Bedingungen der Analyse, Planung und Gestaltung des Ausbildungsgeschehens im Kindes- und Jugendalter im Speziellen bedürfen einer umfassenden bildungswissenschaftlichen (erziehungswissenschaftlichen) Fundierung und Rahmung durch evidenzbasierte theoretische Modelle von realen (unterrichtlichen und unterrichtsaffinen) pädagogischen Prozessen.

❯ Die Analyse, Auswahl, Aufbereitung, Anordnung und Koordinierung der Ziele, Inhalte und Methoden für die Gestaltung der sportlichen Trainingsprozesse im Kindes- und Jugendalter ist eine originäre sportpädagogische/sportdidaktische

Leistung im Überschneidungsfeld von Fachwissenschaft und Bildungswissenschaft. Damit in Zusammenhang stehende Syntheseleistungen sind durch die Sportpädagogik, Sportdidaktik und Sportmethodik vorzubereiten.

Ohne diese Grundlegung sind Deformationen und systematische Fehlentwicklungen von vornherein angelegt. Diese Fundierung und Rahmung ist eine originäre bildungswissenschaftliche Leistung der Sportpädagogik (einschließlich Sportdidaktik und Sportmethodik), die eine konstruktive Integrations- und Syntheseleistung gegenüber fachwissenschaftlichen Inhalten aus den verschiedenen sportwissenschaftlichen Disziplinen (Erkenntnissen und Verfahren) zu erbringen hat.

Die Analyse, Auswahl, Aufbereitung, Anordnung und Koordinierung der Inhalte und Methoden für die Gestaltung der sportlichen Trainingsprozesse im Kindes- und Jugendalter ist dabei eine originäre wissenschaftliche Leistung im Überschneidungsfeld von Fach- und Bildungswissenschaft. Die Sportpädagogik ist dabei in den Spannungsbogen zwischen Professionsbezug und (wissenschaftlichem) Disziplinbezug eingebunden. Diese Prämissensetzung hat Auswirkungen auf die trainingspädagogisch relevante Positionalität der Akteure, auf die Interaktion/Kommunikation der Akteure, auf das Verhältnis von Instruktion und Konstruktion, auf das Verständnis der Trainingssteuerung und den gesamten Komplex der Planung und Planbarkeit von Trainingsprozessen. Das berührt auch das Verhältnis von Lehren und Lernen als relativ eigenständige, jedoch aufeinander angewiesene, nichtlineare dynamische Prozesse. Mechanische Steuerungsmodelle, Annahmen einer Verfügbarkeit über Kinder und Jugendliche und erzeugungsdidaktische Utopien sind zurückzuweisen.

Kommunikation, differenzielle Arbeit mit Trainingsaufgaben und Kontextgestaltung sind als die wesentlichen Zugänge der individuellen Trainingssteuerung zu kennzeichnen. Das Trainieren als proaktiver Vorgang ist durch die Kinder und Jugendlichen zu erlernen. Damit verbinden sich Anforderungen an die qualitative Steigerung des sportlichen Trainings bis hin zum Umschlagen in ein bildendes Trainieren. Dafür ist eine kognitive Durchdringung und Reflexivität unabdingbar, die es den Kindern und Jugendlichen ermöglicht (zunehmend) zu verstehen, warum sie trainieren, was sie trainieren und wie sie trainieren.

Literatur

Alfermann D (2017) Karriereentwicklung und Karriere-Dropout im Nachwuchsleistungssport. In: Hottenrott K, Seidel I (Hrsg) Handbuch Trainingswissenschaft – Trainingslehre. Hofmann, Schorndorf, S 342–346

Balz E, Kuhlmann D (2017) Sportwissenschaft in pädagogischem Interesse. Czwalina, Hamburg

Blankertz H (1977) Berufliche Bildung. In: Rombach H (Hrsg) Wörterbuch der Pädagogik, Bd 1. Herder, Freiburg, S 90–91

Borchert T (2018) Training im Schulsport – Zu diesem Heft. Sportunterricht 67(2):50–51

Borchert T, Hummel A (2016) Zur Entgrenzung von Bildung und Training im Nachwuchsleistungssport – Herausforderung und Notwendigkeit für die Bildungs- und Trainingswissenschaft. Sportwissenschaft 46(4):259–267

Borchert T, Hummel A (2018) Bildendes Trainieren – wirklich ein Oxymoron? Trainieren als Form eines selbstgesteuerten konstruktiven Lernens in einem biopsychosozialen Kontext. FdSnow. Fachz den Skisport 52(2):30–37

Borggrefe C, Cachay K (2015) Kommunikation als Herausforderung. Hofmann, Schorndorf

Borggrefe C, Cachay K, Bahlke S (2016) „Soweit alles klar jetzt?". Zum Problem gelingender Verständigung in der Trainer-Athlet-Kommunikation. Leistungssport 46(1):45–50

Brand R, Schwarz R (2017) Dopingprävention aus psychologischer und pädagogischer Perspektive. In: Hottenrott K, Seidel I (Hrsg) Handbuch Trainingswissenschaft – Trainingslehre. Hofmann, Schorndorf, S 453–458

Copei F (1962) Der furchtbare Moment im Bildungsprozess. Quelle & Meyer, Heidelberg (Erstveröffentlichung 1930)

Fröhlich M, Ludwig O (2019) Trainingsbegriff im Sport. In: Güllich A, Krüger M (Hrsg) Bewegung, Training, Leistung und Gesundheit. Springer, Berlin. ▶ https://doi.org/10.1007/978-3-662-53386-4_41-1

Göhlich M, Wulf C, Zirfas J (Hrsg) (2014) Pädagogische Theorien des Lernens. Beltz Juventa, Weinheim

Honegger C, Hradil S, Traxler F (Hrsg) (1999) Grenzenlose Gesellschaft? Leske + Budrich, Opladen

Hummel A (2017) Die Trainingswissenschaft als Fach- und (Aus-)Bildungswissenschaft. In: Hartmann C, Krug J, Ragert P, Witt M (Hrsg) Motorik – Leistung – Training. Festschrift zum 90. Geburtstag von Prof. Dr. Sc. Günter Schnabel. Lehmanns Media, Berlin, S 56–81

Hummel A, Borchert T (2015) Entwicklung motorischer Kompetenzen schließt Förderung motorischer Fähigkeiten ein. Sportunterricht 64(5):138–144

Hummel A, Borchert T (2016) Welche Not im deutschen Spitzensport gilt es zu wenden? Anmerkungen zum Diskussionsbeitrag von K. Hottenrott und K. M. Braumann in Sportwissenschaft, Heft 3-2015, S. 111–115. Sportwissenschaft 46(1):9–13

Hummel A, Borchert T (2017) „Durch den Leib gedacht" – Zum Verhältnis von Bildungstheorie und Sportdidaktik. Leipziger Sportwiss Beitr 57(2):219–235

Hummel A, Krüger M (2015) Schulsportwettbewerbe. Einführung in das Themaheft 64(12):354

Hummel A, Wendeborn T (2019) Studien zum Verhältnis von Training und Bildung I. Springer VS, Wiesbaden

Kirchhöfer D (2004) Lernkultur Kompetenzentwicklung – Begriffliche Grundlagen. ▶ https://bit.ly/2bkEV2V. Zugegriffen: 1. Juni 2019

Krug J, Wendeborn T, Hummel A (2019) Sportmethodik: Themen, Inhalte, Methoden und Forschungsstand. In: Güllich A, Krüger M (Hrsg) Bewegung, Training, Leistung und Gesundheit. Springer, Berlin, S 1–14

Krüger H-H, Helsper W (2002) Einführung in Grundbegriffe und Grundfragen der Erziehungswissenschaft. Leske + Budrich, Opladen

Kurz D (1992) Sportpädagogik: undiszipliniert und unbedeutend? – Entgegnungen auf Karlheinz Scherler. Sportwissenschaft 22(2):167–169

Kurz D (2017) Pädagogische Fragen zum Sport. Ausgewählte Beiträge. Arete, Hildesheim

Kurz D, Lames M (2002) Zur Bedeutung der Trainingswissenschaft für den Schulsport – Ein Dialog zwischen Sportpädagogik und Trainingswissenschaft. In: Lames M (Hrsg) Trainingswissenschaft und Sportpädagogik. Czwalina, Hamburg, S 9–28

Laging R, Kuhn P (2018) Bildungstheorie und Sportdidaktik (Bildung und Sport, Bd 9). Springer VS, Wiesbaden

Lloyd RS, Oliver JL, Faigenbaum AD, Howard R, de Ste Croix MBA, Williams CA et al (2015) Longterm athletic development – part 1: a pathway for all youth. Journal of strength and conditioning research 29(5):1439–1450

Luhmann N (1991) Soziale Systeme. Grundriss einer allgemeinen Theorie. Suhrkamp, Frankfurt

Moldaschl M (2000) Reflexivität: Zur Bestimmung und Anwendung der Kategorie in Organisationsformen, Beratung und Gestaltung. ▶ https://bit.ly/2lJaYOX. Zugegriffen: 1. Sept. 2019

Prohl R (2004) Bildungsaspekte des Trainings und Wettkampfs im Sport. In: Prohl R, Lange H (Hrsg) Pädagogik des Leistungssports. Hofmann, Schorndorf, S 11–39

Prohl R, Stiller T (2011) Leistungssport als Bildungsprozess – zu Funktion und Gestaltung der Eliteschulen des Sports. Sportunterricht 60(3):73–78

Rothland M (2019) Was ist Schulpädagogik? Oder: Neue Antworten auf eine alte Frage? Erziehungswissenschaft 30(58):81–94

Scheunpflug A (2006) Biologische und soziale Evolution. Erziehung und die Entwicklung biologischer, psychischer und sozialer Systeme. In: Ehrenspeck Y, Lenzen D (Hrsg) Beobachtungen des Erziehungssystems. VS Verlag, Wiesbaden, S 230–249

Scherler K (1992) Sportpädagogik – eine Disziplin der Sportwissenschaft. Sportwissenschaft 22(2):155–166

Schierz M, Miethling WD (2017) Sportlehrerprofessionalität: Ende der Misere oder Misere ohne Ende? German J Exerc Sport Res 47(1):51–61

Schnabel G, Harre D, Krug J (2011) Trainingslehre – Trainingswissenschaft. Meyer & Meyer, Aachen

Siebert H (2005) Pädagogischer Konstruktivismus – Lernzentrierte Pädagogik in Schule und Erwachsenenbildung. Beltz, Weinheim

Stiller T (2017) Bildung schadet nicht! Auch nicht im Spitzensport. Beltz, Weinheim

Sygusch R, Liebl S (2017) Pädagogische Aspekte sportlichen Trainings. In: Hottenrott K, Seidel I (Hrsg) Handbuch Trainingswissenschaft – Trainingslehre. Hofmann, Schorndorf, S 102–106

Treml AK (1996) Die Erziehung zum Weltbürger: Und was wir dabei von Comenius, Kant und Luhmann lernen können. Zeitschrift für internationale Bildungsforschung und Entwicklungspädagogik 19(1):2–8

v. Anhalt E (1999) Bildsamkeit und Selbstorganisation – J.F. Herbarts Konzept der Bildsamkeit als Grundlage für eine pädagogische Theorie der Selbstorganisation organismischer Aktivität. Deutscher Studienverlag, Weinheim

v. Anhalt E, Rucker T, Welti G (2018) Erziehung als Ermöglichung von Bildung. Über die originäre Problemstellung der Erziehungswissenschaft im Kontext der Bildungsforschung. Erziehungswissenschaft 56(29):19–25

Voland E, Voland R (2002) Erziehung in einer biologisch determinierten Welt. Herausforderung für die Theoriebildung einer evolutionären Pädagogik aus biologischer Perspektive. Z Pädag 48(5):690–706

Wendeborn T, Hummel A, Fröhlich M. (2020) Trainingswissenschaft und Sportpädagogik unter symbiotischer Betrachtung – Das Gemeinsame im Trennenden und das Trennende im Gemeinsamen. In: Güllich A, Krüger M (Hrsg) Bewegung, Training, Leistung und Gesundheit. Springer, Heidelberg, S 1–12

Wessel K F (2015) Der ganze Mensch. Logos, Berlin

9

Sport bei speziellen äußeren Bedingungen (Höhe, Kälte, Hitze, Tauchen)

Susi Kriemler und Benno Kretzschmar

Inhaltsverzeichnis

© Springer-Verlag GmbH Deutschland, ein Teil von Springer Nature 2021
I. Menrath et al. (Hrsg.), *Pädiatrische Sportmedizin*,
https://doi.org/10.1007/978-3-662-61588-1_10

10.1 Höhe

Aufgrund des verminderten Sauerstoff-Partialdrucks in der Höhe können bei ungenügender Akklimatisation ab einer Höhe von 2500 m Höhenkrankheiten auftreten. Je rascher und höher gestiegen wird, desto rascher tritt eine Höhenkrankheit auf. Für die Diagnose einer Höhen- bzw. einer akuten Bergkrankheit braucht es eine akute Höhenexposition (>2500 m) und das Vorhandensein von Symptomen, die in der Regel erst ab einer Aufenthaltsdauer von 4–12 Stunden auftreten. Kardinalsymptom der akuten Bergkrankheit sind Kopfschmerzen, oftmals begleitet von Übelkeit, Müdigkeit, Schwindel und Schlafstörungen. Vorsicht ist bei jüngeren Kindern im Vorschulalter geboten, denn jüngere Kinder können oft nicht symptomspezifisch klagen. Kontrovers wird immer noch diskutiert, ob Kopfschmerzen zwingend vorhanden sein müssen, wie dies in den neuesten Richtlinien für Erwachsene definiert ist (Roach et al. 2018). Unsere Erfahrung zeigt, dass gerade Kinder eher seltener als Erwachsene über Kopfschmerzen klagen, obwohl alle anderen Symptome vorhanden sind (Kriemler et al. 2014). Ein erhöhtes Risiko, eine akute Bergkrankheit zu erleiden, besteht bei raschem Anstieg und mit zunehmender Höhe. Präliminäre Studien weisen auf eine genetische Prädisposition mit Häufung der akuten Bergkrankheit innerhalb von Familien hin (Kriemler et al. 2014).

Das Höhenlungenödem (HAPE) ist ein durch Hypoxie induziertes, nicht kardial verursachtes Lungenödem. Als Kardinalsymptom besteht eine reduzierte körperliche Leistungsfähigkeit, kombiniert mit pulmonalen Symptomen wie Dyspnoe in Ruhe und Husten bei Anstrengung. Es folgen Dyspnoe in Ruhe, Rasselgeräusche, Zyanose, Husten in Ruhe und zum Teil Auftreten eines rosa verfärbten, schaumigen Sputums (Bärtsch und Swenson 2013). Obwohl ein HAPE ab 3000 m auftreten kann, tritt es häufiger ab 4000 m auf. Die Prävalenz liegt zwischen 0,2–15 % abhängig von der erreichten Höhe und der Anstiegsgeschwindigkeit. Werte von 0,2 % werden bei einem Aufstieg auf 4500 m in 4 Tagen erreicht, 15 % bei einem Aufstieg auf 5500 m in 1–2 Tagen. Das HAPE-Risiko ist deutlich erhöht (bis zu 60 %) bei Bergsteigern, die schon einmal an einem HAPE erkrankt sind. Ob dies bei Kindern auch der Fall ist, wissen wir nicht. HAPE ist eine lebensgefährliche Erkrankung, unbehandelt sterben 50 % der Erwachsenen daran. Daten für Kinder sind nicht vorhanden. Ausgelöst wird das HAPE durch eine überschießende Antwort des Lungenarteriendrucks auf die Hypoxie mit „capillary leak" und sekundären Entzündungsprozessen, sodass Flüssigkeit ins Interstitium und die Lungenbläschen tritt. Auch für das HAPE wird eine genetische Prädisposition mit Häufung innerhalb von Familien vermutet (Kriemler et al. 2008; MacInnis et al. 2010). Speziell gefährdet sind Kinder mit Herzvitien oder gesunde Kinder, die unter einem respiratorischen Infekt leiden.

Das Höhen-Hirnödem ist extrem selten, tritt erst ab 4000 m auf und ist daher bei Kindern in der westlichen, entwickelten Welt extrem selten.

Werden die nachfolgenden Richtlinien der Prävention eingehalten, treten höhenbedingte Erkrankungen selten auf. Kann nicht sofort abgestiegen werden, wie z. B. bei schlechtem Wetter, Verletzung, Erschöpfung, können vorübergehend Medikamente eingesetzt werden (◘ Tab. 10.1).

◘ Tab. 10.1   Prävention und Therapie der Höhenkrankheiten bei Kindern und Jugendlichen

Prävention von Höhenkrankheiten	
Vor-Akklimatisation	Aufenthalt über mehrere Tage >2000 m und/oder Aktivitäten >3000 m tagsüber möglichst kurz vor geplanter Reise in die Höhe
Akklimatisation	Langsamer Aufstieg! Max. 300–500 m pro Nacht >2500–3000 m, Ruhetag alle 3–4 Tage
Medikamentös	Acetazolamid – 2,5 mg/kg alle 12 h bis max. 2 × 125 mg/Tag – wenn unbedingt erforderlich; Dexamethason – für Kinder nicht empfohlen
Therapie akute Bergkrankheit (ABK)	
Allgemein	Mild: Abstieg wenn nicht beschwerdefrei innerhalb von 24 h Moderat/schwer: Abstieg bis beschwerdefrei, min. 1000 m
Medikamentös	Mild: Paracetamol, Antiemetikum, Acetazolamid (2,5 mg/kg alle 12 h bis max. 2 × 250 mg/Tag) Moderat/schwer: Dexamethason 0,15 mg/kg alle 6 h bis max. 4 mg alle 6 h
Re-Exposition	Nur bei vollständiger Symptomfreiheit ohne Medikamente
Therapie Höhenlungenödem (HAPE)	
Allgemein	Abstieg sofort so weit als möglich; falls vorhanden, 2–4 l Sauerstoff und/oder Überdrucksack, bis Abstieg möglich
Medikamentös	Nifedipin 0,5 mg/kg alle 8 h bis max. 30 mg 1 × slow release, 30 mg alle 12 h, oder 20 mg alle 8 h
Re-Exposition	Nur bei kompletter Symptomfreiheit ohne Medikamente, eventuell Nifedipinprophylaxe, wenn unbedingt erforderlich

Adaptiert nach Bärtsch und Swenson 2013; Garlick et al. 2017; Pollard et al. 2001

10.2 Tauchen

Tauchen ist gekennzeichnet durch Aktivitäten unter erhöhtem Umgebungsdruck. Daraus ergeben sich zahlreiche Konsequenzen, insbesondere die passager erhöhte Löslichkeit von Gasen in den verschiedenen Körpergeweben. Aufgrund theoretischer Überlegungen und Erfahrungen aus der Erwachsenenmedizin wird Tauchen mit Druckluftgeräten erst aber einem Alter von 8 Jahren empfohlen. Alle Tauchverbände bieten spezielle Kinderprogramme an mit strengen Limitierungen bezüglich Tauchzeit und Tauchtiefe.

Aufgrund der speziellen Umgebung, in welcher der Sport ausgeübt wird (= unter Wasser), wird in regelmäßigen Abständen von den Tauchern eine tauchsportärztliche Bescheinigung gefordert. Diese orientiert sich an den Vorgaben der Gesellschaft für Tauch- und Überdruckmedizin (GTÜM) und speziell bei Kindern und Jugendlichen an den Empfehlungen der Gesellschaft für Pädiatrische Sportmedizin (GPS, ► www. kindersportmedizin.org). Jedes Kind, das taucht oder tauchen will, muss zwingend und regelmäßig eine tauchmedizinische Untersuchung haben. Zur Beurteilung der Tauchtauglichkeit gibt es verschiedene tauchmedizinische Diplome, die durch den Besuch von GTÜM-anerkannten Kursen erworben werden können.

Warum ist Tauchmedizin etwas Besonderes?

Durch den erhöhten Umgebungsdruck kommt es zu einer druckabhängigen Komprimierung gas-/lufthaltiger Hohlräume im Körper und zu einer druckabhängigen Löslichkeit von Gasen in den verschiedenen Körpergeweben.

■ Kompression luftgefüllter Höhlen

Auf der Erdoberfläche lastet ein Druck von ca. 1 bar auf uns. Unter Wasser kommt pro 10 m Tauchtiefe ein weiteres bar hinzu. Dabei passiert bei den ersten 10 m der größte Druckunterschied. In 10 m Tiefe kommt es bereits zu einer Verdoppelung des Umgebungsdrucks. In dieser Hinsicht ist das Tauchen im flachen Wasser, so wie es für Kinder und Jugendliche meist begrenzt ist, durchaus problematisch, da hier die größten Druckunterschiede passieren. Ein Ballon hat in 10 m Tiefe nur noch das halbe Volumen von dem an der Oberfläche (◘ Abb. 10.1).

Da Flüssigkeiten nicht kompressibel sind, führt der erhöhte Umgebungsdruck unter Wasser zu keinen nennenswerten Veränderungen. Betroffen sind aber die lufthaltigen Hohlräume im Körper. Dies sind in erster Linie die Lunge, die oberen Atemwege und das Mittelohr. Die Luft im Abdomen verursacht üblicherweise keine Probleme. Hin und wieder kann unter Zahnplomben eingeschlossene Luft aber zu Schmerzen führen. Bezüglich der Druckbelastung der Atemwege wird dies durch das Einatmen von isobarer Druckluft kompensiert. Der Atemregler, aus dem der Taucher atmet, liefert die Druckluft immer zum adäquaten Umgebungsdruck. Lediglich das luftgefüllte Mittelohr muss mittels Valsalva-Manöver regelmäßig wieder mit Luft gefüllt werden, um den auf das Trommelfell lastenden Außendruck zu kompensieren.

Störungen beim Abtauchen können so zu einem Barotrauma führen. Wird der Druckausgleich zu spät oder gar nicht durchgeführt, kommt es zu entsprechenden Schmerzen und Verletzungen des Trommelfells und des Mittelohrs (Blutergüsse oder gar Perforation). Ein Barotrauma kann auch beim Auftauchen entstehen, wenn sich die Luft wieder ausdehnt. Kommt es z. B. aufgrund von Schleimverlegungen zu Verschlüssen der Ausführungsöffnungen (z. B. der Nasennebenhöhlen, der Alveolen oder der kleinen Bronchien), so kann es zu einem erheblichen Druckanstieg im Gewebe kommen („Air trapping"). Dies wird sich im Bereich der Nasennebenhöhlen durch starke Schmerzen äußern und kann in der Lunge zu Lungeneinrissen mit der Ausbildung eines Pneumothorax oder einer arteriellen Gasembolie führen.

■ Druckabhängige Lösung von Gasen

Durch die Erhöhung des Umgebungsdruckes beim Tauchen erhöht sich der Partialdruck und es wird deutlich mehr Gas von der Flüssigkeit und somit vom Gewebe aufgenommen. Dies betrifft in erster Linie Sauerstoff und Stickstoff. Die restlichen kleineren Anteile der Atemluft spielen keine Rolle und können vernachlässigt werden. Je nach Tiefe und je nach Dauer des Tauchgangs werden somit mehr oder weniger Sauerstoff und Stickstoff im Körper gelöst; zunächst im Blut, im weiteren Verlauf mit unterschiedlicher Geschwindigkeit in den einzelnen Körpergeweben.

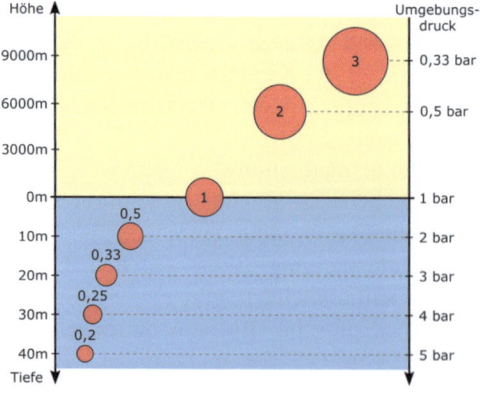

◘ **Abb. 10.1** Volumen von abgeschlossenen Gasmengen bei unterschiedlichen Umgebungsdrücken

Für den Sauerstoff stellt dies kein Problem dar, da er vom Körper verwertet wird und ein reger Austausch stattfindet. Bezüglich des Stickstoffes besteht das Problem darin, dass bei abnehmendem Druck dieses Gas wieder aus dem Körper hinausdiffundieren muss. Es wird aus dem Gewebe über das Blut an die Lunge abgegeben und dort wieder abgeatmet. Kommt es zu einem raschen Druckabfall, so geht plötzlich viel gelöstes Gas in die gasförmige Form über und es entstehen im Blutsystem Luftblasen (analog dem Sprudeln einer plötzlich geöffneten Flasche Limonade). Diese Luftblasen können zu Mikro- oder Makrozirkulationsstörungen führen. Je nach Lokalisation kommt es zur entsprechenden Klinik. Diese reicht von einfachen kutanen Manifestationen (sogenannten Taucherflöhen) bis hin zu einer arteriellen Gasembolie im ZNS oder in der Wirbelsäule mit entsprechenden Ausfallserscheinungen.

Um mit diesen physikalischen Gegebenheiten schadlos umzugehen, ist der Taucher bestimmten Regeln unterworfen. Je nach Tiefe und Dauer des Tauchgangs muss zwingend und entsprechend langsam und zum Teil mit Pausen auf verschiedenen Tiefen aufgestiegen werden. Ein Tauchgang kann daher im Gegensatz zu anderen Sportarten nicht einfach unterbrochen werden bei Unwohlsein oder anderen Problemen.

Für den Menschen als obligaten Luftatmer ist Tauchen stets ein Stressfaktor! Auch dies ist ein Punkt, der bei der Tauchausbildung und bei der tauchsportärztlichen Untersuchung zu berücksichtigen ist.

Aus diesen beiden Gründen erfordert die Beurteilung der körperlichen Eignung eines potenziellen Tauchers Kenntnisse im Bereich der Tauchmedizin (Beyer et al. 2017).

Praxistipps

Aus dem oben Beschriebenen ergeben sich die folgenden Konsequenzen für die Beurteilung der Tauchtauglichkeit von Kindern (Beyer et al. 2017):
Zur Ausübung des Tauchsports müssen folgende Voraussetzungen erfüllt sein:

- Mindestalter 8 Jahre (wegen des dann abgeschlossenen Lungenwachstums)
- Fähigkeit, die Besonderheiten des Tauchens zu verstehen und umzusetzen (gewisse geistige Reife)
- Allgemeine sportliche Fitness
- Gute Schwimmfähigkeit
- Abwesenheit von medizinischen Kontraindikationen (Asthma, Zustand nach Pneumothorax, schwere angeborene Herz-Kreislauf-Lungen-Erkrankungen, …)

Weitere medizinische Abklärung findet idealerweise in Zusammenarbeit mit einem mit Kindern erfahrenen Taucherarzt statt (Beyer et al 2017).

■ **Tauchunfall**

Jede gesundheitliche Störung unmittelbar nach bzw. innerhalb von 48 h nach dem Tauchgang ist verdächtig auf das Vorliegen eines Tauchunfalls! Dabei sind besondere neurologische Symptome auf das Vorliegen eines Tauchunfalls verdächtig (z. B. neu aufgetretener Nystagmus, Nervenausfälle, Schmerzen, …).

Die initiale Behandlung besteht darin, den Patienten mit 100 % Sauerstoff zu versorgen (unabhängig von Pulsoxymetrie-Werten) und ausreichend zu hydrieren (trinken lassen oder i.v. Vollelektrolytlösung).

Wichtig ist der Transport des Patienten unter Angabe „Tauchunfall" in die nächste Kinderklinik zur weiteren Therapie (unter 100 % Sauerstoffatmung).

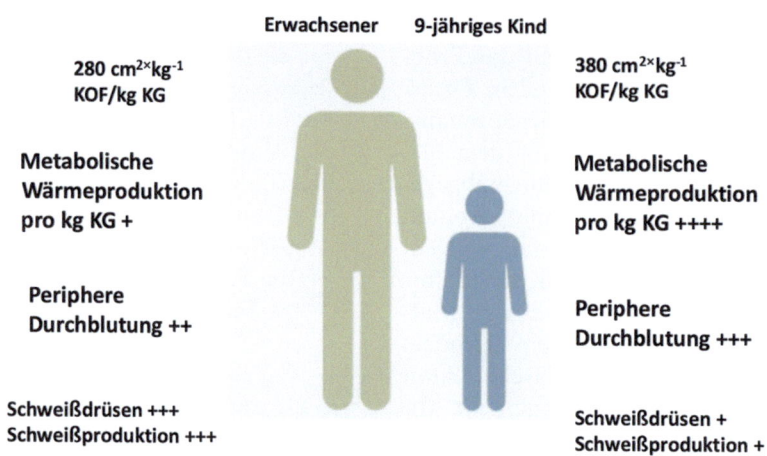

Kinder sind schlechtere Thermoregulatoren als Erwachsene

Erwachsener   9-jähriges Kind

280 cm$^{2×}$kg^{-1}
KOF/kg KG

380 cm$^{2×}$kg^{-1}
KOF/kg KG

Metabolische
Wärmeproduktion
pro kg KG +

Metabolische
Wärmeproduktion
pro kg KG ++++

Periphere
Durchblutung ++

Periphere
Durchblutung +++

Schweißdrüsen +++
Schweißproduktion +++

Schweißdrüsen +
Schweißproduktion +

◘ Abb. 10.2 Kinder sind schlechtere Thermoregulatoren als Erwachsene. KOF = Körperoberfläche. (Adaptiert nach Bar-Or 2004)

10.3 Kälte und Hitze

Die Umgebungsbedingungen können eine relevante Rolle spielen für Leistungsfähigkeit, Wohlgefühl sowie Gesundheit. Kinder haben dimensionelle und physiologische Charakteristika, welche sie benachteiligen hinsichtlich einer effektiven Thermoregulation in extremen Bedingungen, d. h. sie geben die Hitze weniger effektiv ab, wenn es heiß ist, und verlieren rasch Kälte bei tiefen Temperaturen (Falk und Dotan 2008). Die dafür verantwortlichen Mechanismen sind in ◘ Abb. 10.2 wiedergegeben.

Meist ist bei längeren körperlichen Anstrengungen sowohl die Hitze als auch die Kälte kein Problem. In der Hitze kann es jedoch zu Sonnenstich, Hitzeerschöpfung und Hitzeschlag kommen, bei Kälte selten zu lokalen Erfrierungen oder Hypothermie, häufiger zu einer akuten Bronchokonstriktion. Hitzeerkrankungen entstehen durch eine akute Überwärmung, die vom Organismus physiologisch nicht mehr ausgeglichen werden kann. Verschiedene Schweregrade werden unterschieden. Während ein Sonnenstich oder eine Hitzeerschöpfung je nach Verlauf selbst behandelt werden können, ist bei Anzeichen auf einen Hitzeschlag eine sofortige ärztliche Behandlung notwendig (◘ Tab. 10.2).

> **Praxistipps**
>
> — Tauchen und Höhenbergsteigen sind zwei Sportarten, die Kinder und Eltern zwar begeistern, aber nur dann sicher sind, wenn klare Empfehlungen eingehalten werden. Es braucht nämlich Zeit und Wissen, den menschlichen Organismus an veränderte Umgebungsdruckverhältnisse anzupassen, ohne eine gesundheitliche Gefährdung einzugehen. Während beim Tauchen eine regelmäßige tauchsportärztliche Untersuchung durchgeführt werden muss, gilt dies nicht für eine Höhenexposition.
> — Kälte und Wärme können so extrem sein, dass sie zu lokalen Erfrierungen oder Hypothermie bzw. zu Hitzeerkrankungen führen können, die jedoch bei sorgfältiger Vorbereitung und präventiven Maßnahmen meist verhindert werden können.

◻ Tab. 10.2 Symptome, Ursachen, Vorbeugung und Therapie von Hitzeerkrankungen

	Sonnenstich	Hitzeerschöpfung	Hitzeschlag
Definition	Übermäßige Sonnenbestrahlung des Kopfs mit Wärmestau und Reizung der Hirnhäute	Überwärmung des Körpers bis 40 °C durch Hitze und Dehydratation	Körpertemperatur über 40 °C mit zentralnervösen Störungen (Bewusstseinstrübung, Erregung, Halluzinationen, Krämpfe, Koma)
Symptome	– Kopfschmerzen – Nackensteifigkeit – Übelkeit, Erbrechen – Hitzegefühl im Kopf – Schwindel, Unruhe	– Wärmegefühl („Fieber") – Kopfschmerzen – Übelkeit, Erbrechen – Krankheitsgefühl – Appetitlosigkeit – Schüttelfrost – Muskelschwäche, allgemeine Schwäche, Müdigkeit – Tachykardie – Hypotonie – Durst – Sehstörungen – Schwitzen – Schwindel ohne zentralnervöse Störungen	– Tachykardie, Hypotonie – Heiße, trockene Haut – Dehydratation – Atembeschwerden – Hirnödem – Rhabdomyolyse – Nieren-, Leber-, Organversagen – Tod

– Risikofaktoren vermeiden
– Wohnung und Körper kühl halten
– Ausreichend Flüssigkeit und Elektrolyte
– Angepasste, leichte Kleidung und Kopfbedeckung
– Akklimatisation: Bei wiederholtem Training oder Aufenthalt in der Wärme passt sich der Organismus an (erhöhte Salzretention, vermehrtes Schwitzen)
– Körperliche Anstrengung vermeiden

Möglichst rasch kühlen Ort aufsuchen, sich kühlen (z. B. mit Wasser), ausruhen. Zufuhr von ausreichend Flüssigkeit und Elektrolyten. Bei mangelnder Besserung ärztliche Behandlung. Bei Auftreten signifikanter zentralnervöser Störungen an Hitzschlag denken

Medizinischer Notfall: sofortige ärztliche Behandlung! Sofortiges Kühlen mit Eis, Wind, Wasser

(Council on Sports 2011)

Literatur

Bar-Or O (2004) Climate, body fluids, and the exercising child. In: Bar-Or O, Rowland TW (Hrsg) Pediatric exercise medicine. Human Kinetics, Champain, IL, S 69–104

Bärtsch P, Swenson ER (2013) Acute high-altitude illnesses. N Engl J Med 369:1666–1667

Beyer C, Kretschmar B, Tetzlaff K (2017) Moderne Tauchmedizin im Kindes- und Jugendalter. Gentner, Stuttgart

Council on Sports, M, Fitness, Council on School, H, Bergeron MF, Devore C, Rice SG, American Academy of, P (2011) Policy statement-climatic heat stress and exercising children and adolescents. Pediatrics 128:e741-747

Falk B, Dotan R (2008) Children's thermoregulation during exercise in the heat: a revisit. Appl Physiol Nutr Metab 33:420–427

Garlick V, O'Connor A, Shubkin CD (2017) High-altitude illness in the pediatric population: a review of the literature on prevention and treatment. Curr Opin Pediatr 29:503–509

Kriemler S, Jansen C, Linka A, Kessel-Schaefer A, Zehnder M, Schurmann T, Brunner-La Rocca HP (2008) Higher pulmonary artery pressure in children than in adults upon fast ascent to high altitude. Eur Respir J 32:664–669

Kriemler S, Burgi F, Wick C, Wick B, Keller M, Wiget U, Brunner-La Rocca HP (2014) Prevalence of acute mountain sickness at 3500 m within and between families: a prospective cohort study. High Alt Med Biol 15:28–38

MacInnis MJ, Koehle MS, Rupert JL (2010) Evidence for a genetic basis for altitude illness: 2010 update. High Alt Med Biol 11:349–368

Pollard AJ, Niermeyer S, Barry P, Bartsch P, Berghold F, Bishop RA, Zubieta-Calleja GR Jr (2001) Children at high altitude: an international consensus statement by an ad hoc committee of the International Society for Mountain Medicine, March 12, 2001. High Alt Med Biol 2:389–403

Roach RC, Hackett PH, Oelz O, Bärtsch P, Luks AM, MacInnis MJ, Lake Louise AMSSCC (2018) The 2018 Lake Louise Acute Mountain Sickness Score. High Alt Med Biol 19:4–6

10

Interdisziplinäre medizinische Betreuung von jungen Athleten und deren Familien im Verbund mit Physiotherapie und Trainern

Florian Schaub

Inhaltsverzeichnis

© Springer-Verlag GmbH Deutschland, ein Teil von Springer Nature 2021
I. Menrath et al. (Hrsg.), *Pädiatrische Sportmedizin*,
https://doi.org/10.1007/978-3-662-61588-1_11

Im professionellen Sportumfeld ist für den Athleten die Zusammenarbeit zwischen den medizinisch-therapeutischen Betreuern aus unterschiedlichen Fachbereichen meistens gegeben. So haben Verbände für ihre Eliteathleten in der Regel eigene Physiotherapeuten und einen oder mehrere Verbandsärzte. Durch diese geregelte Betreuung kennt der Athlet die Ansprechspersonen. Bei vorhandener Interdisziplinarität sind den beteiligten Physiotherapeuten, Ärzten und Trainern selbst die Verbindungspersonen meist bekannt, was die Zusammenarbeit erleichtert. Noch unkomplizierter gestaltet sich die Zusammenarbeit bei Großanlässen wie olympischen Spielen oder Fußballweltmeisterschaften, bei denen der Trainerstab von medizinischem Personal (Ärzte, Physiotherapeuten, Osteopathen, Masseure) begleitet wird und sich die kooperative Tätigkeit automatisch ergibt.

Bei Athleten im Kindes- und Jugendalter hingegen ist eine derartige Zusammenarbeit nur selten in gleichem Maße gegeben. Zum einen wird bei medizinischen Problemen primär eher der Kinder- oder Hausarzt konsultiert, die es beide nicht zwingend gewohnt sind, sich sportmedizinischer Probleme anzunehmen. Zum anderen müssen die Erziehungsberechtigten des Sportlers durch den Arzt verordnete physiotherapeutische Maßnahmen oft selber organisieren. Dies geschieht häufig auch ohne Sicherheit, ob der ausgesuchte Therapeut über die entsprechende fachspezifische Ausbildung verfügt. Sogar bei Anlässen von internationalem Format ist selten medizinisches Personal Teil des betreuenden Stabes, auch wenn die jungen Athleten bereits einer höheren Kaderstufe angehören.

Dabei liegt der positive Effekt einer die kategorienübergreifenden Zusammenarbeit zwischen allen Berufsgruppen, die sich um die Athletenbetreuung kümmern, nahe und wurde schon mehrfach nachgewiesen (Ekstrand et al. 2019).

Die unterschiedlichen Fachdisziplinen können voneinander profitieren und lernen, indem sie kooperativ arbeiten. Beispielsweise ist das Wissen von Physiotherapeuten und Sportmedizinern oft komplementär zueinander. Das gegenseitige voneinander Lernen ist für den betroffenen Athleten unmittelbar von Vorteil. Zusätzlich können künftig zu behandelnde Sportler von neu gewonnenen Erkenntnissen und therapeutischen Synergieeffekten profitieren.

Dies führt schließlich zu einer effizienteren und umfassenderen Betreuung der Athleten (Cooper et al. 2019). Akute Verletzungen können rasch und koordiniert behandelt werden und der Behandlungsfortschritt wird früher ersichtlich. Auch in der Prävention ist eine enge Zusammenarbeit des Betreuerstabes des Athleten von großem Vorteil (Bolling et al. 2019). Gerade bei Kindern und jugendlichen Sportlern ist davon auszugehen, dass präventive Maßnahmen damit besser und nachhaltiger greifen (Stracciolini et al. 2017). Voraussetzung für die Behandlung ist allerdings das Wissen um wachstums- und reifungsbedingte physiologische und psychologische Charakteristika von Nachwuchsathleten, die nicht linear, sondern dynamisch sind und somit einem stetigen Wandel unterliegen (Bergeron et al. 2015). Die regelmäßige Auseinandersetzung mit Kindern und Jugendlichen hilft, ein Gefühl dafür zu entwickeln, die biologische Reife eines Athleten zu erkennen, welche im Gegensatz zur chronologischen Reife zum Beispiel für die Trainingsbelastbarkeit wichtiger ist.

Ferner konnte gezeigt werden, dass die therapeutische Adhärenz des Athleten verbessert wird, wenn der ganze Stab, insbesondere der Trainer, über die Therapie informiert ist (Dijkstra et al. 2014). Daraus folgt, dass sich nicht nur die medizinischen Betreuer bezüglich der Therapie abstimmen sollten, sondern auch der technische Stab über Diagnosen und Entscheidungen informiert sein muss, um eine Behandlung oder einen Ausfall ebenfalls mitzutragen. Die Führung des Athleten ist damit zielgerichteter, ohne dass er (zu viele) voneinander abweichende Informationen von Trainern, Physiotherapeuten und Ärzten erhält. Da eben bei jugendlichen Athleten die Interdisziplinarität innerhalb von Verbandsstrukturen häufig noch fehlt, bedarf es einer zusätzlichen Anstrengung, um therapeutische oder präventive Maßnahmen zu kommunizieren. Außerdem können durch die direkte Kommunikation zusätzliche spezialärztliche Konsultationen vermieden werden, die auf Anraten des Trainers oder möglicherweise eines anderweitigen Beraters des Athleten organisiert werden. Denn diese erschweren und verlängern eine Behandlung vielfach, da vermeintlich konkurrierende Meinungen und verschiedene Interessen aufeinandertreffen.

Das Modell der traditionellen medizinischen Versorgung (◧ Abb. 11.1) ist in der Sportmedizin der Erwachsenen mittlerweile obsolet. Bei sporttreibenden Kindern und Jugendlichen hingegen ist das Modell noch immer sehr verbreitet. Der jugendliche

Sportler sucht oft nur dann einen Arzt auf, wenn er Beschwerden hat. Dieser entwickelt nach Stellung der Diagnose einen Therapieplan und der Nachwuchsathlet sucht gemeinsam mit seinen Erziehungsberechtigten einen Therapeuten und informiert den jeweiligen Trainer.

Bei erwachsenen Leistungssportlern hingegen ist der Erstkontakt bei medizinischen oder anderen Beschwerden nicht selten ein (Physio-) Therapeut oder der Trainer. Durchaus kann jeder in seinem Gebiet ein Verständnis für bestimmte Probleme wie Verletzungen aufbauen und diverse Therapien initiieren. Dabei ist es wichtig, dass die an Therapieprozessen beteiligten Personen ihre Stärken aber auch ihre Limitationen kennen. Zum Beispiel ist es wenig zweckmäßig, wenn ein Arzt das Athletiktraining für den Sportler leitet. Umgekehrt sollte auch ein Trainer keine definitive medizinische Diagnose stellen und/oder eine mögliche Ausfalldauer des Athleten beziffern.

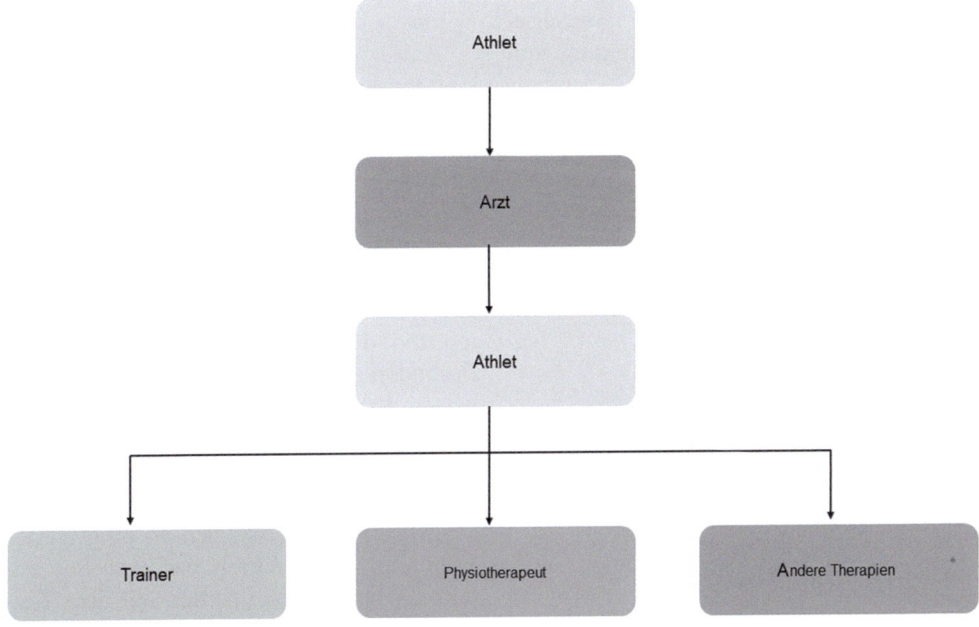

◧ **Abb. 11.1** Traditionelles Behandlungsmodell

Entsprechend ist ein integratives Behandlungsmodell anzustreben (■ Abb. 11.2). Im Mittelpunkt steht idealerweise immer der Athlet. Jeder Betreuer hat seinen Fachbereich, sei es der Arzt, Trainer oder Physiotherapeut. Die einzelnen Fachbereiche haben dabei ihre jeweiligen thematischen Überschneidungen. Im Modell sind die Fachbereiche durch fachverwandte Bereiche austauschbar, sei es durch andere Therapeuten (wie Masseur, Podologe, Ernährungswissenschaftler), andere Trainingsinstruktoren (wie Fitnesscoach, Mentalcoach) oder verschiedene Ärzte (wie Hausarzt, Spezialarzt).

Je nach Behandlungszeitpunkt, nach Individualität des Athleten sowie Konstellation der interpersonellen Beziehungen (Burns et al. 2019) nehmen die unterschiedlichen Behandlungsbereiche eine andere Gewichtung ein.

Eine besondere Eigenart bei jugendlichen Athleten ist, dass auch die Familien (Erziehungsberechtigte) in die Diagnostik und die Therapie mit einbezogen werden wollen. Deshalb ist die Familie im integrativen Behandlungsmodell gesondert aufgeführt. Im Gegensatz zu erwachsenen Athleten findet die Einbringung von Angehörigen in diesem Bereich selten in dem Maße statt, wie es bei Kindern und jugendlichen Athleten der Fall ist. Zudem ist das Einbeziehen der Erziehungsberechtigten rein aus medikolegalen Gründen notwendig, da bei dieser Athletengruppe allenfalls noch keine Mündigkeit oder Volljährigkeit besteht und Entscheidungen mit den Erziehungs- oder Vollmachtberechtigten getroffen werden müssen. Hier ist auch Vorsicht geboten, insbesondere dann, wenn Entscheidungen von Erziehungsberechtigten getroffen werden, die vom jungen Sportler nicht (bewusst) mitgetragen werden und dadurch die physische oder psychische Gesundheit des Athleten potenziell gefährdet wird. Als ausgeprägtes Beispiel hierfür steht das „achievement by proxy" (Tofler et al. 2005). Dies entspricht einem pathologischen Rollenkonflikt, bei dem Eltern (oder Trainer) stellvertretend den Erfolg ihrer jungen Athleten erfahren und sie aus diesem Grund zu einer erhöhten Leistungserbringung antreiben.

> Es ist wichtig, die Familie des Athleten in Diagnostik und Therapie einzubinden – zur Verbesserung der therapeutischen Adhärenz, aber auch aus medikolegalen Gründen.

Arztkonsultationen von Nachwuchsathleten erfolgen in der Regel in elterlicher Begleitung. Bei der Gesprächsführung sollte allerdings dringlich der Athlet als primärer Gesprächspartner fungieren (Beck et al. 2019). Das Gespräch orientiert sich am Alter und den entwicklungspsychologischen Besonderheiten des Athleten, was einer gewissen Erfahrung bedarf. Je jünger dabei der Patient ist, desto öfter sind zusätzliche Informationen in der Anamnese von der Begleitperson einzuholen.

Im Normalfall schätzen die jungen Athleten und deren Eltern das Angebot seitens des betreuenden Arztes, mit dem Trainer Kontakt aufzunehmen, um Diagnose und Trainingseinschränkungen und eine

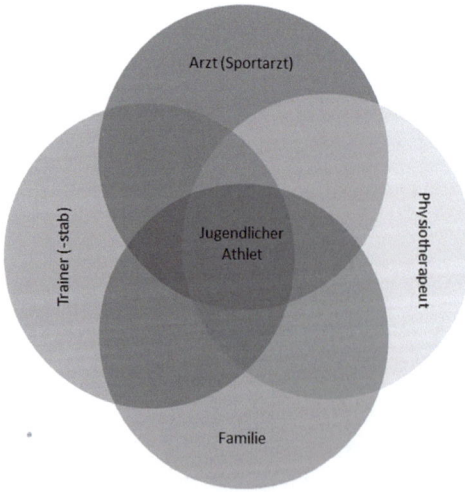

■ **Abb. 11.2** Integratives Behandlungsmodell

mögliche Ausfallzeit zu kommunizieren. Zusätzlich ist es möglich, dass andere Personen, die sich als Teil des integrativen Behandlungsmodelles verstehen, einen Arztbericht wünschen. In diesem Zusammenhang ist es essenziell, zu erfragen, ob und in welchem Umfang Informationen beispielsweise zum Trainer gelangen sollten. Wichtig ist, dass die Informationsweitergabe an die Trainer nur mit Zustimmung vom Athleten und dessen Familie erfolgen darf und zumindest eine mündliche Schweigepflichtsentbindung vorliegen sollte. Es kann vorkommen, dass ein Athlet wegen einer akuten Verletzung Informationen an den Trainer weitergeleitet wissen will, jedoch nicht bezüglich einer bestehenden chronischen Grunderkrankung.

> Bei der Weitergabe von Informationen über Verletzungen an den Trainer ist die Zustimmung vom Athleten und Erziehungsberechtigten unbedingt einzuholen.

Nicht völlig unproblematisch ist die so wichtige Zusammenarbeit mit der Physiotherapie zu organisieren. Wenn es geografisch und logistisch möglich ist, empfiehlt es sich, eine Therapie bei geeigneten Therapeuten in naher Umgebung zur Praxis oder im Krankenhaus vor Ort zu initiieren. Die Erfahrung zeigt, dass koordinierte Visiten während der physiotherapeutischen Behandlung durchaus einen therapeutischen Nutzen erbringen können. Damit kann ein direkter Austausch im Therapiedreieck (■ Abb. 11.3) zwischen dem jungen Sportler und der Familie mit Arzt und Physiotherapeut erfolgen. Dies dient primär der Diagnosebestätigung und Verlaufskontrolle für den Arzt. Allenfalls ergeben sich neue Aspekte der Beschwerden. Möglicherweise sind kurze klinische Tests indiziert, die unmittelbar durchgeführt oder zeitnah organisiert werden können. Nicht zuletzt führt diese Art der Zusammenarbeit zusätzlich zu einem Gefühl der besseren Betreuung beim Athleten und seiner Familie und

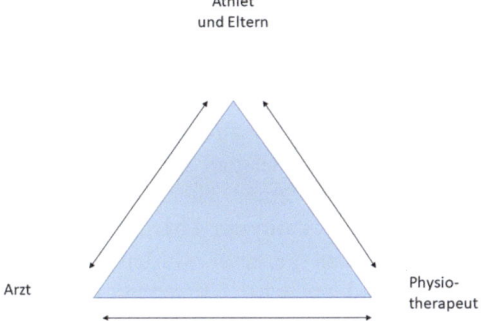

■ Abb. 11.3 Therapiedreieck Athlet, Physiotherapeut und Arzt

infolgedessen zu einer verbesserten Adhärenz, sowohl was das Vertrauen in die Diagnose angeht, als auch hinsichtlich der therapeutischen Maßnahmen.

Die Durchführbarkeit des oben genannten Therapiedreieckes ist aus rein logistischen Gründen nicht immer möglich. Zweckdienlich kann daher auch eine Kontaktaufnahme über andere Kanäle zwischen Physiotherapeut und Arzt sein, sofern vom Patienten diesbezüglich ein Einverständnis vorliegt. Neben dem klassischen Telefonat besteht die Möglichkeit der Nutzung neuerer Kommunikationswege. Wenn bei der Behandlung mehr als zwei Parteien involviert sind, bringt diese Kommunikationsform viele Vorteile, insbesondere bezüglich Bequemlichkeit und Effizienz. Hierbei muss jedoch bei Personengruppen, die der Schweigepflicht unterliegen, zwingend auf einen ausreichenden Datenschutz geachtet werden.

Da der Therapeut bis zu einer nächsten möglichen Verlaufskonsultation oft nicht bekannt ist, ist eine Behandlung mittels Therapiedreieck oft erschwert. Dieser Begebenheit kann Rechnung getragen werden, indem vertraute Therapeuten vorgeschlagen werden, die wohnort- oder schulnah vom Patienten tätig sind und entsprechende Kenntnisse in der Behandlung von Kindern und Jugendlichen haben oder zumindest in

Sportphysiotherapie erfahren sind. Wenn kein Kontakt zum Therapeuten möglich ist, lohnt es sich bei einer klinischen Verlaufskontrolle schlicht zu fragen, wie die Therapie vom jungen Sportler wahrgenommen wird. Wenn zum Beispiel eine klare Abneigung gegenüber einer Therapie zum Vorschein kommt, kann ein Therapeutenwechsel in Betracht gezogen werden. Dies gilt selbstredend auch im Umkehrschluss vonseiten der Therapie, wenn die ärztliche Behandlung als unpassend empfunden wird. Wenn der Nachwuchsathlet keinen Konsens in der Behandlung mit den beteiligten Therapeuten findet, kann auch nicht von einer zukünftigen Befundbesserung ausgegangen werden (Arvine-Barrow et al. 2014).

Abschließend lässt sich festhalten, dass die gelungene Behandlung des jungen wie auch des erwachsenen Athleten nicht nur von der korrekten Diagnose und der idealen Therapiemodalität abhängig ist. Zum Erfolg gehört neben der Compliance des Patienten mit hoher Wichtigkeit auch diejenige des Trainers. Das familiäre Umfeld des Athleten sollte die Therapie ebenfalls mittragen. Es gibt verschiedene Möglichkeiten, dies zu beeinflussen und zu verbessern. Letztendlich spielen auch interpersonelle Faktoren eine wichtige Rolle auf dem Weg (zurück) zum sportlichen Erfolg.

> **Praxistipps**
>
> ▬ Eine interdisziplinäre Zusammenarbeit verbessert die Adhärenz des Athleten und hat einen positiven Einfluss auf den Behandlungsausgang respektive auf präventive Maßnahmen.
> ▬ Kinder und jugendliche Athleten werden gewöhnlich von Erziehungsberechtigten zur Konsultation begleitet, trotzdem sind die Athleten primäre Ansprechpartner.

> ▬ Zur effizienten Genesung ist neben korrekter Diagnose und geeigneter Therapie auch ein Behandlungskonsens vonseiten des Athleten notwendig.

Literatur

Arvinen-Barrow M, Massey WV, Hemmings B (2014) Role of sport medicine professionals in addressing psychosocial aspects of sport-injury rehabilitation: professional athletes' views. J Athl Training 49(6):764–772

Beck JJ, Murray MM, Christino MA (2019) Clinical approach in youth sports medicine: patients' and guardians' desired characteristics in sports medicine surgeons. J Am Acad Orthop Surg 27:479–485

Bergeron MF, Mountjoy M, Armstrong N, Chia M, Côte J, Emery CA, Feigenbaum A, Hall G, Kriemler S, Löglise M, Malina RM, Pensgaard AM, Sanchez A, Soligard T, Sundgot-Borgen J, van Mechelen W, Weissensteiner JR, Engebretsen L (2015) Inernational Olympic Committee consensus statement on youth athletic development. Br J Sports Med 49:843–861

Bolling C, Barboza SD, van Mechelen W, Pasman HR (2019) Letting the cat out of the bag: athletes, coaches and physiotherapists share their perspectives on injury prevention in elite sports. Br J Sports Med 0:1–8

Burns L, Weissensteiner JR, Cohen M (2019) Supportive interpersonal relationships: a key component to high-performance sport. Br J Sports Med 53:1384–1392

Cooper L, Harper R, Wham GS, Cates J, Chafin SJ, Cohen RP, Dompier TP, Huggins RA, Newman D, Peterson B, Valovich McLeod TC (2019) Appropriate medical care standards for organizations sponsoring athletic activity for the secondary school-aged athlete: a summary statement. J Athl Training 54(7):741–748

Dijkstra HP, Pollock N, Chakraverty R, Alonso JM (2014) Managing the health of the elite athlete: a new integrated performance health management and coaching model. Br J Sports Med 48(7):523–531

Ekstrand J, Lundqvist D, Davison M, D'Hooghe M, Pensgaard AM (2019) Communication quality between the medical team and the head coach/manager is associated with injury burden and player availability in elite football clubs. Br J Sports Med 53:304–308

Stracciolini A, Sugimoto D, Howell DR (2017) Injury prevention in youth sports. Pediatr Ann 46(3):e99–e105

Tofler IR, Knapp PK, Larden M (2005) Achievement by proxy distortion in sports: a distorted mentoring of high-achieving youth. Historical perspectives and clinical intervention with children, adolescents, and their families. Clin Sports Med 24:805–828

Pädiatrische Fragen in der sportmedizinischen Praxis

Inhaltsverzeichnis

Sportmedizinische Untersuchung/ Sporttauglichkeit

Jutta Noffz

Inhaltsverzeichnis

© Springer-Verlag GmbH Deutschland, ein Teil von Springer Nature 2021
I. Menrath et al. (Hrsg.), *Pädiatrische Sportmedizin*,
https://doi.org/10.1007/978-3-662-61588-1_12

Viele Vereine, Verbände oder Schulen fordern Kinder und Jugendliche auf, einmalig oder jährlich eine ärztliche Bescheinigung der Sport- oder Wettkampftauglichkeit vorzulegen. Die im englischsprachigen Raum übliche begriffliche Unterscheidung zwischen der einmaligen „preparticipation physical evaluation" (PPE) und der regelmäßig durchgeführten „periodic athlete health evaluation" (PAHE) existiert im deutschsprachigen Raum nicht, derartige Untersuchungen werden unter dem Begriff sportmedizinischen Untersuchungen (SPUs) von Kindern und Jugendlichen subsumiert. Verbindlichen Leitlinien, die sich mit der Indikation, dem Inhalt oder der Interpretation von SPUs in dieser Altersklasse befassen, stehen nicht zur Verfügung. Bei der SPU handelt es sich um eine gesundheitsorientierte Vorsorgeuntersuchung, deren Kosten von den gesetzlichen Krankenkassen nicht übernommen werden und die entsprechend als individuelle Gesundheitsleistung (IGeL) liquidiert wird. Sie umfasst eine ausführliche Anamnese, internistische, orthopädische und ggf. apparative Untersuchungsinhalte, eine Beratung und das Ausstellen eines ärztlichen Attests. Prinzipiell darf eine SPU von jedem approbierten Arzt durchgeführt werden. Nur in Ausnahmefällen fordern Sportverbände eine besondere Qualifikation des Untersuchers, z. B. die Weiterbildung zum Sportmediziner oder konkrete Untersuchungsinhalte. In der Regel obliegt es aber dem behandelnden Arzt festzulegen, welche Inhalte für relevant erachtet werden, um die Sporttauglichkeit zu bescheinigen. Zur Orientierung hat die Gesellschaft für pädiatrische Sportmedizin in einem Untersuchungsbogen mögliche Inhalte einer SPU zusammengefasst (siehe Serviceteil).

Ziele der Untersuchung sind:
1. Das Feststellen der Sporttauglichkeit.
2. Das Erstellen eines individuellen Risikoprofils für Überlastungen des Bewegungsapparates, Verletzungen, Übertraining,

Erkrankungen oder lebensbedrohliche Ereignisse durch körperliche Aktivität.
3. Beratung über die positiven Effekte von körperlicher Aktivität auf die körperliche und psychosoziale Entwicklung von Kindern und Jugendlichen.
4. Erörtern allgemeiner und sportartspezifischer Aspekte eines gesunden Lebensstils, z. B. bzgl. Ernährung, Nahrungsergänzungsmitteln, freiverkäuflicher Medikamente, Impfempfehlungen oder des Tragens von Protektoren bzw. Schutzkleidung.
5. Beurteilung der individuellen sportlichen Belastbarkeit, dabei soll kein Kind oder Jugendlicher ohne triftige Begründung von körperlicher Aktivität abgehalten werden.
6. Bei Bedarf Initiieren weiterführender Untersuchungen.
7. Sensibilisierung von Eltern, Sportlern und Trainern für den individuellen Nutzen und die Risiken durch sportliche Aktivität und damit die Zunahme von Eigenverantwortung und Kompetenz.

12.1 Indikationen für Sporttauglichkeitsuntersuchungen

Die präventive Wirkung von sportlicher Aktivität auf die physische und psychische Gesundheit von Kindern und Jugendlichen ist unbestritten (vgl. ▶ Kap. 1). Um mögliche Risiken frühzeitig zu erkennen, wird eine SPU empfohlen. Verpflichtende Untersuchungen für Kaderathleten oder vor der Teilnahme an – zum Teil überregionalen – Wettkämpfen fordern z. B. Kampfsportverbände, der Deutsche Fußballbund oder der Ruderverband. Zusätzlich muss in vielen Sportarten eine Sporttauglichkeit nachgewiesen werden, bevor Jugendliche an Wettkämpfen für ältere Jahrgänge oder für Erwachsene teilnehmen dürfen. Darüber hinaus gibt es Schulen, besorgte Eltern oder einzelne Trainer, die bereits vor der Aufnahme regelmäßiger moderater

◾ **Tab. 12.1** Rationale Untersuchungsplanung. (Nach Kriemler et al. 2016)

	Basisuntersuchung	>5 h Sport pro Woche, leistungsorientiertes Training	Bei Symptomen oder auffälliger Anamnese
Anamnese	+	+	+
Anthropometrie	+	+	+
Körperliche Untersuchung	+	+	+
Ruheblutdruck	+	+	+
12-Kanal-EKG	(+)	+	+
Belastungs-EKG		optional	+
Echokardiografie		optional	+
Ergometrie		optional	+
Lungenfunktionstest		optional	+
Labor		optional	+
Bildgebung (Rö, US, MRT, CT)		optional	+

Rö: Röntgen; US: Ultraschall; MRT: Magnetresonanztomografie; CT: Computertomografie

körperlicher Aktivität ein ärztliches Attest über die Unbedenklichkeit einfordern. Ganz allgemein empfehlen diverse Sportfachverbände und die Gesellschaft für pädiatrische Sportmedizin „eine altersübergreifende Sporteingangsuntersuchung vor der Aufnahme regelmäßiger sportlicher Aktivität" (Rosenhagen et al. 2008). Ob dazu bereits das einmal wöchentliche Kinderturnen zählt, bleibt offen.

12.2 Inhalt der Sporttauglichkeitsuntersuchungen

Aufgrund der zuvor dargelegten unterschiedlichen Indikationen zur SPU und der stark differierenden Belastungsnormative (z. B. Belastungsdichte, Belastungsintensität, Trainingsumfang und Trainingshäufigkeit) der Athleten ergibt sich eine unterschiedlich detaillierte Untersuchung. Bei unauffälliger Anamnese hat sich eine Differenzierung nach Trainingsumfang und Trainingsziel bewährt, eine entsprechende Orientierungshilfe ist in ◾ Tab. 12.1 dargestellt.

12.3 Anamnese

Im Rahmen der Anamnese werden die drei Dimensionen Eigen-, Familien- und Trainingsanamnese abgebildet. Die American Academy of Pediatrics konstatiert in ihrem Positionspapier, dass bis zu 75 % der auffälligen internistischen oder orthopädischen Befunde bereits durch eine sorgfältige Anamnese erhoben werden (Bernhardt und Roberts 2019). Um den Untersuchungsablauf zu straffen, kann auch ein Fragebogen verwendet werden, der vor der ärztlichen Konsultation vom Athleten und ggf. mit Unterstützung der Eltern ausgefüllt wird (siehe Serviceteil). Dieses Vorgehen ermöglicht es dem Arzt, gezielt auf auffällige Befunde in der Vorgeschichte einzugehen, zumal jugendliche Athleten die SPU häufig als Anlass zur Transition von der Pädiatrie in die Erwachsenenmedizin nehmen und dem Untersuchenden somit nicht bekannt sind.

Aus diesem Grund müssen oft auch allgemeine Fragen zu Vorerkrankungen,

Krankenhausaufenthalten, Operationen, Medikation, Allergien, den Erwartungen an den Untersuchenden etc. gestellt werden.

Im Rahmen einer SPU ergeben sich aber weitere relevante Fragestellungen:

Vorherige sportmedizinische Untersuchungen: Es sollte geklärt werden, ob in der Vergangenheit bereits sportmedizinische Untersuchungen durchgeführt wurden. Falls ja: Gab es auffällige Befunde oder sogar Einschränkungen der körperlichen Belastbarkeit? Wurde in der Vergangenheit ein EKG abgeleitet oder eine Echokardiografie durchgeführt?

Kardiovaskuläre Risiken: Um diese anamnestisch aufzudecken, werden gezielt Fragen nach einer vorangegangenen Synkope, Schwindelattacke, Herzstolpern, Brustschmerzen, auffälliger Kurzatmigkeit oder Episoden mit plötzlichen Herzrasen gestellt.

Risiken für den Bewegungsapparat: Zu den Risikofaktoren für Verletzungen und Überlastungsreaktionen zählen unter anderem: frühere Verletzungen, Schädel-Hirn-Traumata, Stressfrakturen oder andere Überlastungsreaktionen, fehlende Nutzung von Protektoren und Schlafmangel. Dabei scheint die optimale Schlafdauer aufgrund der höheren Regenerationsbedürfnisse bei Athleten im Durchschnitt über der von Nichtsportlern zu liegen (Gao et al. 2019; Simpson et al. 2017).

Außerdem hat es sich bewährt, einige Punkte indirekt abzufragen. Häufig wird die Frage nach früheren Verletzungen zunächst verneint, da ist es eher zielführend, nach physiotherapeutischen Behandlungen oder früheren bildgebenden Untersuchungen wie CT, MRT oder Röntgenuntersuchungen zu fragen. Ebenso sollte statt der gezielten Frage nach Schädel-Hirn-Traumata z. B. nach aufgetretenen Symptomen gefragt werden: Hattest du nach einem Zusammenprall – der Kopf muss gar nicht direkt beteiligt gewesen sein – schon mal Schwindelgefühl, Kopfschmerzen, verschwommenes Sehen oder Übelkeit?

Belastungsabhängige Beschwerden: Sofern aktuell belastungsabhängige Beschwerden bestehen, sollten der Zeitpunkt des Auftretens, mögliche Auslöser und die genaue Lokalisation erfragt werden. Zum Abschätzen der Stärke der Beschwerden haben sich folgende Fragen bewährt: Kam es bisher zu einem Trainings- oder Wettkampfabbruch? Wurde das Training reduziert oder wurde ganz pausiert? Ist der Nachtschlaf beeinträchtigt? Wurde eine Rötung, Schwellung oder Überwärmung bemerkt? Zusätzlich sollte nach bisherigen diagnostischen Maßnahmen und Therapieversuchen gefragt werden.

Ernährung: Viele Sportler beschäftigen sich sehr intensiv mit ihrer Ernährung. Um die individuelle Bedeutung dieses Themas abzuschätzen, können zunächst die Ernährungsgewohnheiten abgefragt werden: Vegan? Vegetarisch? Berücksichtigung von Allergien oder Unverträglichkeiten? Reduktionskost oder andere Diäten? Bestehen Anzeichen für eine Essstörung, z. B. eine übermäßige Fixierung auf eine vermeintlich „gesunde" Ernährung und eine nicht verhältnismäßige Vermeidung „ungesunden" Essens im Sinne einer Orthorexie? Zusätzlich sollte nach Gewichtsschwankungen und einem eventuell angestrebten Zielgewicht gefragt werden. In diesem Zusammenhang können auch die Fragen nach Nahrungsergänzungsmitteln und der Einnahme von nicht verschreibungspflichtigen Medikamenten integriert werden. Bei Sportlern ab dem Teenageralter sollte allerdings nicht nur nach der prinzipiellen Einnahme von Medikamenten gefragt werden, sondern auch gezielt danach, wann zuletzt Schmerzmittel oder andere Medikamente angewendet wurden.

Athletinnen: Das Menarchen-Alter sollte erfragt werden. Die primäre Amenorrhoe ist definiert als fehlende Menarche bis zum 16. Geburtstag und das Ausbleiben von sekundären Geschlechtsmerkmalen bis zum 14. Geburtstag. Von sekundärer Amenorrhoe spricht man bei Ausbleiben

12

von mindestens drei Menstruationszyklen nach erfolgter Menarche. Als Oligomenorrhoe bezeichnet man eine Zykluslänge von ≥ 35 Tagen oder weniger als neun Menstruationszyklen im vergangenen Jahr. Jede dieser Pathologien kann ein Symptom des sog. RED-S (Relative Energy Deficiency in Sport), für ein Übertraining oder für diverse nicht sportassoziierte Erkrankungen sein und sollte dringend weiter fachärztlich abgeklärt werden (Matzkin et al. 2015).

Familienanamnese: Ziel ist es, eine familiäre Belastung für unterschiedliche Erkrankungen aufzudecken. Zu erfragen sind insbesondere kardiovaskuläre Auffälligkeiten, aber auch andere, die Sporttauglichkeit beeinflussende genetische Dispositionen, z. B. für orthopädische Auffälligkeiten:

- Gab es in der Familie jemals Fälle von plötzlichem Herztod oder unerklärten Todesfällen, insbesondere im Alter von ≤ 35 Jahren? Zur Abschätzung eines generellen familiären Risikos für eine koronare Herzerkrankung ist nach Gefäßverengungen bei Verwandten 1. Grades zu fragen (Männer vor dem 55. und Frauen vor dem 65. Lebensjahr).
- Trägt jemand einen Herzschrittmacher oder sind Herzrhythmusstörungen bekannt?
- Gibt es Patienten mit Marfan-Syndrom in der Familie?
- Sind Fälle von Hüftdysplasie oder Gelenkfehlstellungen bekannt?
- Gibt es Familienmitglieder, die aus medizinischen Gründen körperliche Aktivität vermeiden sollten?

Trainings- und Wettkampfanamnese: Wie bereits beschrieben, handelt es sich bei den Kindern/Jugendlichen, die zur SPU vorstellig werden, um eine sehr heterogene Gruppe. Um ein Bild von der körperlichen Aktivität und den Ambitionen des Gegenübers zu erhalten, werden spezielle Fragen gestellt.

Zunächst sollte das Trainingsalter erfragt werden. Darunter versteht man die Monate/Jahre, in denen bereits systematisch mit definierten Zielen trainiert wird. Ein Athlet, der bereits seit einigen Jahren ein solches Programm absolviert, ist deutlich belastbarer als ein Gleichaltriger, der z. B. erst von wenigen Wochen mit dem strukturierten Training begonnen hat. Um einen Eindruck von der objektiven Belastung zu erhalten, werden die Anzahl der Trainingseinheiten pro Woche, die Trainingsstunden pro Woche und der Trainingsinhalt erfragt. Zusätzlich sollte man gezielt nach der Häufigkeit von Wettkämpfen, Lehrgängen oder Trainingslagern fragen. Wie stark der einzelne durch die Trainingsumfänge und Intensitäten beansprucht wird, lässt sich dabei durch den Untersucher nur schwer ermessen. Dazu dienen Fragen nach der Zufriedenheit mit der aktuellen sportlichen Leistung und Leistungsentwicklung: Welche sportlichen Ziele wurden bereits erreicht? Welche werden angestrebt? Sind die Erwartungen des Athleten, des Trainers und der Eltern kongruent?

Zusätzlich sollten Fragen nach dem Regenerationsmanagement gestellt werden. Sind im Wochenplan feste Pausen-/Regenerationszeiten integriert, die nicht mit Training, Schule, sonstigen Terminen wie Fahrschule, Musik- oder Konfirmandenunterricht gefüllt sind? Gibt es außerhalb des Sports Freundschaften oder Aktivitäten, die Freude und Entspannung bereiten? Wie werden die emotionale Ausgeglichenheit sowie die mentale und kognitive Leistungsfähigkeit z. B. in der Schule eingeschätzt?

Durch die ausführliche Anamnese wird ein Mosaik zusammengesetzt. Anhand dessen kann der Untersucher festlegen, auf welche Bereiche in der anschließenden körperlichen Untersuchung besonderes Augenmerk gelegt werden soll.

12.4 Anthropometrie

Wie jede pädiatrische Untersuchung sollte auch die SPU das Erheben anthropometrischer Daten beinhalten, um den Ernährungszustand und die körperliche Entwicklung zu beurteilen. Dazu werden die erhobenen Werte z. B. für Körpergröße und Körpergewicht mit einer Referenzpopulation verglichen und die entsprechenden Perzentilenränge ermittelt. Als Goldstandard gelten die Perzentilenkurven, die anhand der bundesweit erhobenen repräsentativen Daten der Studie zur Gesundheit von Kindern und Jugendlichen (KiGGS) erstellt wurden (Neuhauser et al. 2013). Zur Beurteilung des Status sollten nach Möglichkeit auch Messwerte aus vorherigen Untersuchungen berücksichtigt werden, um die Entwicklung der einzelnen Parameter beurteilen zu können. Der BMI (Body-Mass-Index) ist zur Beurteilung von Athleten oft ungeeignet, da die Körperzusammensetzung unberücksichtigt bleibt. So kann eine Sportlerin mit unauffälligem BMI aufgrund einer erhöhten Muskelmasse trotzdem einen zu niedrigen Körperfettanteil aufweisen – mit der Folge eines erniedrigten Leptinspiegels und der Gefahr einer primären Amenorrhoe und einer gestörten pubertären Entwicklung. Zur Bestimmung der Körperkomposition haben sich in der Pädiatrie zwei Verfahren etabliert. Unter der **Calipometrie** versteht man die Messung der Hautfaltendicke. Mithilfe einer speziellen Messzange (Caliper) wird die Dicke des subkutanen Fettgewebes an definierten Hautstellen gemessen. Die Hautfaltendicken werden addiert. In Tabellen können die damit korrelierenden Werte für den Körperfettanteil abgelesen oder nach internationalen Standards wie z. B. der bereits 1988 publizierten „Slaughter Skinfold-Thickness Equation" berechnet werden (Munguia-Izquierdo et al. 2019). Auch für den Körperfettanteil wurden für Kinder ab 8 Jahren Perzentilenkurven erstellt, um die ermittelten Ergebnisse mit einer Referenzpopulation vergleichen zu können (Neuhauser et al. 2013).

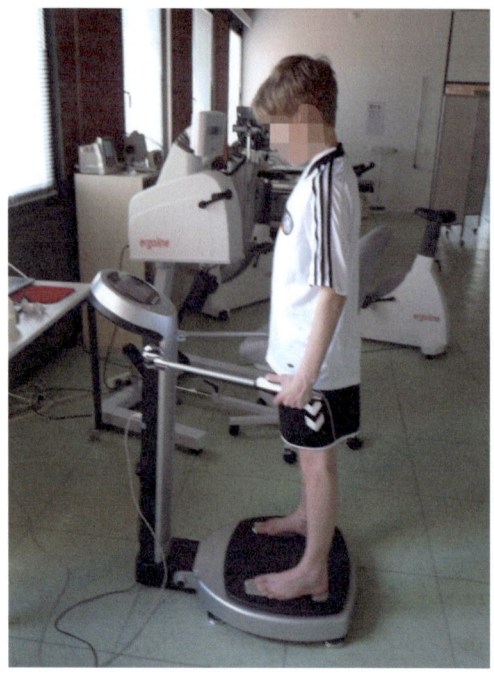

◘ Abb. 12.1   Durchführung 8-polarer bioelektrischer Impedanzanalyse im Rahmen der SPU

Mithilfe der **Bioelektrischen Impedanzanalyse (BIA)** kann nicht nur der Körperfettanteil, sondern auch die Muskelmasse – je nach Gerät auch die segmentale Muskelverteilung – bestimmt werden. Die Geräte messen den Gewebswiderstand (Fettmasse, Magermasse) gegenüber einem schwachen Wechselstrom, der durch den Körper geleitet wird (◘ Abb. 12.1). Die unterschiedlichen Körperkompartimente unterscheiden sich in ihrer Leitfähigkeit, daraus wird die Körperzusammensetzung errechnet. Seit den 2000er Jahren wurden eine Vielzahl von Studien mit Kindern und Jugendlichen durchgeführt, die eine hohe Validität der Messergebnisse von BIAs in dieser Altersstufe belegen. Auch für die mittels BIA gemessenen Werte existieren altersabhängige Referenzwerte (Plachta-Danielzik et al. 2012), jedoch gilt zu beachten, dass viele Störfaktoren (Temperatur, Wasserhaushalt, Training) die Messresultate beeinflussen. Details zur Bestimmung des biologischen Alters und der prospektiven Endgröße anhand anthropometrischer Daten werden in ▶ Kap. 3 dargestellt.

12.5 Körperliche Untersuchung

Die körperliche Untersuchung im Rahmen der SPU erfolgt aus unterschiedlichen Perspektiven: allgemein-pädiatrisch, mit dem Schwerpunkt auf der kardialen Auskultation und einer orientierenden orthopädischen Beurteilung mit zusätzlichem Fokus auf bestehende Beschwerden. Nach ausgiebiger Anamnese wird die körperliche Untersuchung in Form eines orientierenden Ganzkörper-Screenings durchgeführt. Um keine Bereiche zu übergehen, sollte ein strukturierter Untersuchungsablauf eingehalten werde, besonders dann, wenn Beschwerden angegeben werden. Die allgemein-pädiatrische Untersuchung beinhaltet eine Auskultation von Herz und Lunge, Palpation des Abdomens, Beurteilung des HNO-Bereichs und eine orientierende neurologische Untersuchung. Das orthopädische Screening besteht aus Inspektion, Beurteilung der Gelenkbeweglichkeit z. B. anhand der Neutral-Null-Methode, Palpation von Sehnen-Ansatzpunkten und orientierenden Funktionstests der großen

Gelenke. Dabei sollte besonderes Augenmerk auf die Bereiche gelegt werden, die sportartspezifisch einer besonderen Belastung ausgesetzt sind. Zur Strukturierung des Untersuchungsablaufs eignet sich der Untersuchungsbogen der Gesellschaft für Pädiatrische Sportmedizin (siehe Serviceteil).

Im Folgenden werden einige Besonderheiten exemplarisch dargestellt.

Inspektion: Der möglichst nur mit Turnhose bekleidete Sportler wird stehend, in seiner spontan eingenommenen Körperhaltung von allen Seiten betrachtet. Der Fokus liegt dabei in der Beurteilung von:

- Körperhaltung und Aufbau der Wirbelsäule, z. B. anhand der Staffelschen Einteilung von 1889: Normalrücken? Hohlrundrücken? Hohlrücken? Flachrücken?
- Körperbau: altersentsprechend? athletisch? asthenisch? muskuläre Asymmetrien?
- Gelenkstellungen: z. B. Genu valga? Genu vara? Genu recurvatum? Schultervorrotation? Beckenkippung?
- Asymmetrien: z. B. einseitiger Schulterhochstand oder Beinlängendifferenz
- Auffällige Schwellungen, Rötungen, Hämatome, Schwielenbildungen
- Marfanoide Stigmata (vgl. ◻ Tab. 12.2)

◻ **Tab. 12.2**   Häufige systemische Veränderungen beim Marfan-Syndrom
Handgelenkzeichen: Beim Griff um das eigene Handgelenk überragt der kleine Finger den Daumen
Daumenzeichen: Beim Faustschluss ragt der Daumen heraus
Pectus carinatum (Hühnerbrust) oder Thoraxasymmetrie
Auffälliges Fußskelett, z. B. Knicksenkfüße oder Plattfüße
Skoliose oder thorakolumbale Kyphose
Verhältnis der oberen Körperhälfte (ab Symphyse) zur unteren Körperhälfte <0,85
Verhältnis der Armspanne zur Körpergröße >1,05
Laxer Bandapparat mit Hypermobilität bei gleichzeitigem Streckdefizit in den Ellenbogengelenken
Striae distensae an ungewöhnlichen Lokalisationen, z. B. Schultern, Knien, Achseln
Gesichtsveränderungen, z. B. Dolichozephalie, Enophthalmus, Wangenknochenhypoplasie, Retrognathie oder nach lateral abfallende Lidachsen
Hoher, schmaler (gotischer) Gaumen mit Staffelstellung der Zähne

In vielen Sportarten bietet der marfanoide Körperbau mit verhältnismäßig langen Extremitäten und überdurchschnittlicher Körpergröße einen Vorteil, sodass die betroffenen Kinder und Jugendlichen oftmals sportlich sehr erfolgreich sind. Gleichzeitig besteht wegen der häufig begleitenden Aortenaneurysmen bis hin zur Aortendissektion ein hohes kardiovaskuläres Risiko. Aufgrund des unterschiedlichen Phänotyps und einer hohen Rate von Spontanmutationen gibt es eine Vielzahl nicht diagnostizierter Patienten. Immer wieder werden Fälle von plötzlichem Herztod von Kindern und Jugendlichen mit nicht bekanntem Marfan-Syndrom beschrieben. Die diagnostischen Kriterien sind in der Gent Nosology von 2010 definiert und erfordern bildgebende und genetische Untersuchungen. Im Rahmen der SPU können aber bei auffälligen Befunden der Verdacht geäußert und eine weitere fachärztliche Abklärung initiiert werden (Loeys et al. 2010).

Herzgeräusche: Die Angaben zur Inzidenz von Herzgeräuschen bei Kindern und Jugendlichen sind sehr variabel, meistens handelt es sich um akzidentelle Geräusche. Als hinweisend, aber nicht beweisend dafür gelten folgende Kriterien: musikalisches Systolikum, Lautstärke von höchstens 3/6 (lautes Herzgeräusch, kein präkordiales Schwirren), am lautesten im 3. Intercostalraum links parasternal (Erbscher Punkt) zu auskultieren, veränderlich in verschiedenen Körperpositionen, im Liegen eher lauter als nach dem Aufrichten oder nach ein paar Kniebeugen. Die Eigen- und Familienanamnese ist unauffällig in Bezug auf kardiovaskuläre Erkrankungen und es bestehen keine weiteren Auffälligkeiten in der körperlichen Untersuchung. Der Ausschluss einer Herz- oder Gefäßerkrankung als Ursache für das Herzgeräusch kann aber nur mithilfe der Echokardiografie erfolgen. Entsprechende Empfehlungen finden sich auch in den Leitlinien der Deutschen Gesellschaft für Pädiatrische Kardiologie (Haas und Schirmer 2017).

12.6 Apparative Diagnostik

Entsprechend der rationalen Untersuchungsplanung (vgl. ◘ Tab. 12.1) gehört nur die Blutdruckmessung zum obligaten Untersuchungsinhalt. Dazu muss zunächst die richtige Manschettengröße gewählt werden, diese sollte 2/3 des Oberarmes zwischen Acromion und Olecranon bedecken. Bei zu kleiner Manschette ist der gemessene Wert zu hoch, bei zu großer Manschette zu niedrig. Vor der Verwendung automatischer Geräte muss geklärt sein, ab welchem Alter valide Messergebnisse zu erwarten sind. Für Erwachsene existieren Schwellenwerte für den systolischen und diastolischen Blutdruck, die anhand des Risikoprofils für kardiovaskuläre Erkrankungen definiert wurden, entsprechende Daten stehen für Kinder und Jugendliche nicht zur Verfügung. Im Rahmen der KiGGS-Studie wurden aber Normwerte ermittelt und danach alters- und größenabhängige Perzentilen erstellt. Entsprechend einer Konvention von internationalen und nationalen Fachgesellschaften wie z. B. der Deutschen Gesellschaft für Pädiatrische Kardiologie wird ein Wert oberhalb der 95. Perzentile als pathologisch definiert. Zur Abschätzung der entsprechenden Grenzwerte eignet sich die folgende Gleichung (Salzmann et al. 2013):

systolischer Wert $\geq 100 +$ Alter in Jahren $\times 2$

diastolischer Wert im Alter von 1–10 Jahren: $\geq 60 +$ Alter in Jahren $\times 2$

diastolischer Wert im Alter von 11–17 Jahren: $\geq 70 +$ Alter in Jahren

Kardiale Zwischenfälle im Kindes- und Jugendalter sind insgesamt eine Rarität. Im Gegensatz zu Erwachsenen ist die Prävalenz aber bei jungen Athleten im Verhältnis zu nicht sportlich aktiven Gleichaltrigen dreifach erhöht, da verschiedene kardiovaskuläre Erkrankungen erst bei hoher körperlicher Belastung symptomatisch werden (Wippermann und Oberhofer 2016). Ob die Durchführung eines **Ruhe-EKG** zur Früherkennung dieser Erkrankungen obligater Bestandteil einer SPU von Kindern und Jugendlichen sein sollte, wird in den unterschiedlichen Fachgesellschaften kontrovers diskutiert. In ▶ Kap. 28 (Kardiologische Erkrankungen) wird diese Ambivalenz näher beleuchtet. Weitere apparative Diagnostik, z. B. mittels **Spirometrie, Belastungsuntersuchungen, Sonografie, anderer bildgebender Verfahren oder Laboruntersuchungen,** ist nur bei speziellen Fragestellungen indiziert und wird an dieser Stelle nicht weiter erläutert. Eine sportmedizinische Leistungsdiagnostik (siehe ▶ Kap. 13) ist kein obligater Bestandteil einer SPU.

12.7 Liquidation

Bei den sportmedizinischen Untersuchungen handelt es sich um individuelle Gesundheitsleistungen (IGeL), sodass die Kosten nicht von den Krankenkassen übernommen werden. Einige gesetzliche und private Krankenkassen übernehmen im Rahmen der Präventionsförderung einen Teil der Kosten, dies ist abhängig von der Krankenkasse, dem Wohnort, dem Alter des Athleten, der Häufigkeit der Untersuchung und der Qualifikation des Arztes. In Deutschland wird für die anteilige Kostenübernahme in der Regel die Weiterbildung zum Sportmediziner verlangt. Die Vergütung erfolgt nach Vorgabe der Gebührenordnung für Ärzte (GOÄ). Beispielsweise ist eine Erhebung der biografischen Anamnese mit einem Punktwert von 920 beziffert, was bei einem 1-fachen Satz 53,62€ entspricht (Stand 01.01.2020). Die aktualisierte Gebührenordnung für Ärzte ist unter ▶ www.e-bis.de einzusehen. In der Schweiz erfolgt die Abrechnung ambulanter ärztlicher Leistungen entsprechend der Tarmed (tarif médical; ▶ https://www.tarmed-browser.ch). In Österreich gilt der Honorartarif, der im SVS (Sozialversicherungsanstalt der Selbständigen)-Ärzte Gesamtvertrag geregelt wird (▶ https://www.aerztekammer.at).

12.8 Abschließende Beratung

Im Abschlussgespräch werden dem Athleten und ggf. den Erziehungsberechtigten die erhobenen Befunde zusammengefasst dargestellt und erläutert. Im Rahmen des Gespräches sollte ein individuelles Risikoprofil erstellt werden, welches die Ergebnisse aus Anamnese und körperlicher Untersuchung, die individuellen Belastungen durch Training und Alltag sowie die sportartspezifischen Anforderungen berücksichtigt. Als Faustregel gilt, dass pro Woche nicht mehr Stunden in der Hauptsportart trainiert werden sollten, als das Kind alt ist. Ansonsten steigt das Risiko für Überlastungsschäden stark an (Myer et al. 2015). Insgesamt ist es nötig, die Eigenverantwortung des Athleten zu betonen, er sollte z. B. Pausen zur physischen und psychischen Regeneration einhalten, auf eine bedarfsgerechte Ernährung achten und Krankheitssymptome oder Schmerzen nicht ignorieren.

Im Idealfall wird eine vollständige Sporttauglichkeit attestiert. Infolge akuter Verletzungen oder Überlastungen kann die Sporttauglichkeit vorübergehend eingeschränkt werden oder bei bestehenden Auffälligkeiten nicht uneingeschränkt erteilt werden, z. B. sollten bei ausgeprägter Skoliose (Cobb-Winkel > 20 Grad) Sprungbelastungen vermieden werden. Aufgrund einer auffälligen Anamnese oder eines klinischen Befunds kann aber auch zunächst eine weitere fachärztliche Diagnostik eingefordert werden. Der Nutzen und die Risiken sportlicher Aktivität und evtl. Einschränkungen der körperlichen Belastbarkeit im Zusammenhang mit speziellen Erkrankungen im Kindes- und Jugendalter werden in ▶ Kap. VII ausführlich diskutiert.

> **Praxistipp**
>
> - SPUs sind individuelle Gesundheits-
>   leistungen und dürfen von jedem ap-
>   probierten Arzt durchgeführt werden.
> - SPUs sollten anhand eines struktu-
>   rierten Untersuchungsablaufes durch-
>   geführt werden,
> - Bei auffälligen Befunden sind weitere
>   fachärztliche Abklärungen zu veran-
>   lassen.
> - SPUs beinhalten eine ausführliche
>   Anamnese, internistische, orthopä-
>   dische und ggf. apparative Untersu-
>   chungsinhalte, eine Beratung und das
>   Ausstellen eines ärztlichen Attests.
> - Die Anamnese nimmt einen ho-
>   hen Stellenwert ein, hierbei kann auf
>   strukturierte Anamnesebögen zurück-
>   gegriffen werden.
> - Die Blutdruckmessung ist obligat,
>   die Ableitung eines Ruhe-EKGs wird
>   kontrovers diskutiert.
> - Die abschließende Beratung der Ath-
>   leten, der Eltern und wenn möglich
>   auch der Trainer ist ein wichtiger Be-
>   standteil der SUPs.

Literatur

Bernhardt DT, Roberts WO (2019) American Academy of Pediatrics, American Academy of Family Physicians, Am College of Sports Med. Preparticipation Physical Evaluation, 5. Aufl. American Academy of Pediatrics, Elk Grove Village, IL

Gao B, Dwivedi S, Miewski M, Cruz A (2019) Lack of sleep and sports injury in adolescents: a systematic review and meta-analysis. J Pediatr Orthop 39(5):325–333

Haas A, Schirmer KR (2017) AWMF Leitlinie 023/001 Klasse S2k, Abklärung eines Herzgeräusches, 2. Aufl. ▶ https://www.awmf.org/uploads/tx_szleitlinien/023-001l_S2k_Abklaerung_Herzgeraeusch_Kindes-Jugendalter_2018-05.pdf. Zugegriffen: 18. Okt. 2019

Kriemler S, Förster H, Radtke T, Gruber W, Ferrari R, Gunkel J, Schliessmann S, Marx-Berger D, Schulze S, Beneke R, Hebestreit H (2016) Empfehlungen zur sportmedizinischen Untersuchung bei Kindern und Jugendlichen. Pädiatrie 16(1):28–33

Loeys B, Dietz HC, Braverman AC, Callewaert BL, De Bracker J, Devereux RB, Hilhorst-Hofstee Y, Jondeau G, Faivre L, Milewicz DM, Pyeritz RE, Sponseller PD, Wordsworth P, De Paepe AM (2010) The revised Ghent nosology for the Marfan syndrome. J Med Genet 47:476–485

Matzkin E, Curry E, Whitlock K (2015) Female Athlete Triad: past, present, and future. J Am Acad Orthop Surg 23:424–432

Munguía-Izquierdo D, Suárez-Arrones L, Di Salvo V, Parades-Hernández V, Ara I, Mendez-Villanueva A (2019) Estimating fat-free mass in elite youth male soccer players: cross-validation of different field methods and development of prediction of equation. Journal of Sports Science 37(11):1197–1204

Myer GD, Jayanthi N, Difori JP, Faigenbaum AD, Kiefer AW, Logerstedt D, Micheli LJ (2015) Sport specialization, Part I: does early sports specialization increase negative outcomes and reduce the opportunity for success in young athletes? Sports Health 7(5):437–442

Neuhauser H, Schienkiewitz A, Schaffrath Rosario A, Dortschy R, Kurth BM (2013) Referenzperzentile für anthropometrische Maßzahlen und Blutdruck aus der Studie zur Gesundheit von Kindern und Jugendlichen in Deutschland (KiGGS). Beiträge zur Gesundheitsberichterstattung des Bundes. Robert Koch-Institut, Berlin

Plachta-Danielzik S, Gehrke MI, Kehden B, Kromeyer-Hauschild K, Grillenberger M, Willhöft C, Bosy-Westphal A, Müller MJ (2012) Body fat percentiles for German children and adolescents. Obesity Facts 5:77–90

Rosenhagen A, Vogt L, Banzer W (2008) Sportmedizinische Untersuchungen bei Kindern und Jugendlichen. Monatsschrift für Kinderheilkunde 156:14–22

Salzmann S, Simonetti GD, Bucher BS (2013) Arterielle Hypertonie im Kindes- und Adolezentenalter. Pädiatrie 13(3):15–20

Simpson NS, Gibbs EL, Matheson GO (2017) Optimizing sleep to maximize performance: implication and recommendations for elite athletes. Scand J Med Sci Sports 27(3):266–274

Wippermann F, Oberhofer R (2016) Sporttauglichkeitsuntersuchung im Kindes- und Jugendalter. Pädiatrische Praxis 86:581–591

12

Messung der körperlichen Leistungsfähigkeit in der Praxis

Holger Förster und Peter Schober

Inhaltsverzeichnis

© Springer-Verlag GmbH Deutschland, ein Teil von Springer Nature 2021
I. Menrath et al. (Hrsg.), *Pädiatrische Sportmedizin*,
https://doi.org/10.1007/978-3-662-61588-1_13

13.1 Einleitung

Die leistungsmedizinische Belastungsuntersuchung mittels Ergometrie ist das eigentliche Herzstück einer umfassenden sportmedizinischen Untersuchung. Sie ist ein standardisiertes Verfahren zur Bestimmung der Ausdauerleistungsfähigkeit, die sowohl für Sportneueinsteiger, vor allem aber für Sportler jeder Sportart als Grundlage zur medizinischen Trainingsberatung gilt. Unter kontrollierten und reproduzierbaren Bedingungen wird auf eine stetig steigende mechanische äußere Belastung die individuelle Beanspruchung des Organismus mittels Herzfrequenz, Blutdruck, Laktat oder Sauerstoffaufnahme getestet. Üblicherweise wird eine Ergometrie im Rahmen einer sportmedizinischen Untersuchung, wie im vorigen Kapitel beschrieben, durchgeführt.

13.2 Indikationen zur Ergometrie

Prinzipiell kann man für alle Untersuchungskollektive, Sportler, kranke und gesunde Kinder, unterschiedliche Untersuchungsindikationen unterscheiden. Für alle Gruppen gelten die gleichen Untersuchungsalgorithmen, wobei sich aber die Untersuchungsbedingungen und die Untersuchungsabläufe doch voneinander unterscheiden. Bei jedem Kollektiv ist es entscheidend, die richtige, d. h. „therapeutische" Dosis zu finden. Gerade da Sport und Bewegung bei chronischen Erkrankungen im Kindes und Jugendalter in der Therapie immer mehr an Bedeutung gewinnen, kann die Ergometrie im medizinischen Bereich bei der Abklärung belastungsabhängiger Symptome hilfreich sein und bei diesen Patienten den gefahrlosen „therapeutischen" Trainings-/Belastungsbereich definieren.

13.2.1 Sportler, Kinder und Jugendliche bei allgemeinen Sportuntersuchungen

Primäres Ziel einer leistungsmedizinischen Ergometrie ist es, ein mögliches Risiko bzw. Pathologien in Ruhe bzw. unter Belastung (Rhythmusstörungen, ST-Strecken-Veränderungen, Belastungshypertonus, O_2-Sättigungsabfall) auszuschließen. Ein wichtiger Teil der Untersuchung ist aber das Ermitteln von Orientierungswerten zur Trainingssteuerung. Die trainingsrelevanten Parameter, die dazu registriert werden, sind die aktuelle kardiozirkulatorische Leistungsfähigkeit (Ausdauerleistungsfähigkeit, VO_2max), die maximale Herzfrequenz und die Stoffwechselinformation aus der Laktatleistungskurve. Anhand dieser Größen können Trainingsempfehlungen (Trainingsherzfrequenz und -umfang) für das ausdauerrelevante Training, im Idealfall in Zusammenarbeit mit dem Trainer, abgegeben werden mit dem Ziel, die jungen Sportler weder zu über- noch zu unterfordern.

Sinnvoll ist eine solche Untersuchung aber nur dann, wenn sie eingebettet in eine gute Trainingsanamnese und Trainingsüberwachung ist. Nur so können die gewonnenen Erkenntnisse aus der Ergometrie auch im Sportleralltag umgesetzt werden. Daraus ergibt sich zwangsläufig, dass eine Ergometrie erst im höheren Kindes- bzw. Jugendalter sinnvoll einzusetzen ist oder wenn ausdauerrelevante Trainingsumfänge 9 Stunden/Woche überschreiten. Voraussetzung für eine adäquate Leistungsentwicklung ist, dass die Ergebnisse der Ergometrie und die daraus resultierenden Trainingsanpassungen nicht nur mit dem Sportler, sondern auch mit seinem Trainer und ggf. mit den Eltern besprochen werden.

13

Im weiteren Verlauf sind Kontrolluntersuchung unerlässlich, um die Leistungsentwicklung ohne „Nebenwirkungen" durch die Belastung auf den wachsenden Organismus zu garantieren. Neben den gewonnenen Daten ist aber letztlich die sportartspezifische Leistungsfähigkeit, d. h. die Wettkampfleistung, in der gewählten Sportart relevant. Die Ausdauerleistungsfähigkeit hat dabei, je nach Sportart, einen mehr oder weniger großen Anteil daran. Für die allgemeine Sportjugend sind vor allem eine Risikoerfassung und eine Beratung hinsichtlich einer Lifestyle-Modifikation von Bedeutung.

13.2.2 Kranke Kinder und Jugendliche

Bei der Ergometrie kranker Kinder und Jugendlicher sind zu unterscheiden:

- Chronisch kranke Kinder, die Sport betreiben möchten oder sollen und eine Empfehlung erwarten, welche Sportart für sie günstig ist, in welcher Intensität und in welchem Umfang sie diese gefahrlos ausüben können. Dies bedeutet eine besondere Herausforderung für den untersuchenden Arzt, da es dabei gilt, sportmedizinisches und Krankheitswissen zu verknüpfen. Oft kommen spezifische Fragestellungen von einem Subspezialisten der Pädiatrie, mit welchem man gemeinsam Kriterien erarbeitet für einen Sport trotz chronischer Krankheit. Zusätzlich geht es auch um die Fragestellung, wie weit medizinische Maßnahmen, seien es medikamentöse, chirurgische oder rehabilitative, zu einer Verbesserung der Leistungsfähigkeit geführt haben.
- Kinder mit Beschwerden, die unter einer Belastung auftreten und abgeklärt werden müssen. Bei Anamnese einer belastungsabhängigen Dyspnoe kann die Ergometrie zu der therapierelevanten Diagnose Belastungsasthma führen oder einfach nur Trainingsmangel bedeuten. Ebenso lassen sich muskuläre

Beschwerden unter Belastung relativ leicht mit wenig Aufwand zu Störungen im anaeroben oder aeroben Bereich einordnen. Mit diesen Ergebnissen können gezielt weitere diagnostische Schritte eingeleitet bzw. eine Anpassung des Trainings getroffen werden. Eine besondere Herausforderung ergibt sich im kardiologischen Bereich, wo EKG-Auffälligkeiten in Ruhe unter Belastung verschwinden und somit als harmlos klassifiziert werden können. Andererseits können klinische Symptome wie Schwindelanfälle, Synkopen, Herzstolpern etc. einem pathologischen EKG unter Belastung zugeordnet werden. In diesem Zusammenhang sind auch Veränderungen des Blutdrucks unter Belastung zu sehen.

13.3 Voraussetzungen zur Ergometrie

13.3.1 Ausstattung eines Ergometrie-Messplatzes

Untersuchungsraum: Der Raum sollte groß genug sein, dass ein Fahrradergometer bzw. Laufbandergometer von allen Seiten gut zugänglich ist. Die Raumtemperatur beträgt idealerweise 18–23 Grad bei einer relativen Luftfeuchte von 40 bis 60 %.

Zur raschen Hilfe bei Komplikationen muss eine Notfallausrüstung im selben Raum zur Verfügung stehen. Diese beinhaltet nebst einer Liege Geräte zur Beatmung inklusive Absaugvorrichtung und Sauerstoff sowie einen Defibrillator und die Möglichkeit einer intravenösen bzw. intraossären Medikamenten-Infusionsgabe. Selbstverständlich muss dafür auch ein geschultes, trainiertes Personal zur Verfügung stehen (Hebestreit et al. 1997).

Ergometer: Prinzipiell stehen zwei Ergometertypen zur Verfügung – das Fahrradergometer und das Laufband.

Fahrradergometer: Dieses ist relativ preiswert in der Anschaffung, hat einen geringen Platzbedarf und ist leise im Betrieb. Zu achten ist besonders auf eine kindgerechte Adaptationsmöglichkeit. Dem Kind soll durch Verstellen von Vorbau, Sattel wie auch der Kurbellänge ein ergonomisches Treten auf dem Fahrrad ermöglicht werden (Klimt 1992). Mit solch einem verstellbaren speziellen Kinderergometer ist eine Fahrradergometrie ab ca. einem Alter von 6 Jahren bzw. einer Körpergröße von 105 cm möglich. Allgemein gängige Modelle sind ab einer Körpergröße von ca. 125 cm einsetzbar. Neben der für das Kind optimalen Geometrie des Fahrrades muss aber auch der geräteabhängige minimale Widerstand des Ergometers Beachtung finden, der ohne spezielle Vorrichtung ca. 20 W beträgt. Dies ist besonders bei Kleinkindern relevant, die bei sehr niedrigen Leistungsstufen beginnen sollten.

Der Vorteil des Fahrradergometers liegt darin, dass eine Ergometrie ohne eigene Sicherheitsvorrichtungen oder sportspezifische Vorerfahrungen verletzungsfrei durchgeführt werden kann. Es bietet vor allem eine optimale Möglichkeit der medizinischen Überwachung mittels EKG, Blutdruck, Sauerstoffsättigung, Laktatdiagnostik, Messung der Sauerstoffaufnahme bis hin zur Echokardiografie während der Belastung. Der Nachteil liegt einerseits in der durch die Körpergröße bedingten Einschränkung für jüngere Kinder, andererseits in der verstärkten Belastung der Oberschenkelmuskulatur. Bei besonders kleinen Kindern kann es somit zu einer fehlenden kardiozirkulatorischen Ausbelastung aufgrund muskulär bedingter Ermüdung mit vorzeitigem Abbruch der Belastung kommen. Heute werden eigentlich nur noch elektronisch gebremste Fahrradergometer eingesetzt, bei denen unabhängig von der Trittfrequenz die eingestellte Leistung in

Watt im Bereich von 30–130 U/min gleich gehalten wird. Trotzdem empfiehlt es sich, eine Umdrehungsfrequenz von 70–80 U/min vorzugeben, um nicht bei niederen Umdrehungen vor allem im anaeroben Bereich eine vorzeitige muskuläre Ermüdung oder aber bei höheren Umdrehungen eine neuromuskuläre Überlastung zu provozieren. Hohe Umdrehungen pro Minute erfordern spezielles Training, um dabei noch koordinativ erfolgreich fahren zu können, was Radrennfahrer auch erst lernen müssen und Kinder gerne wollen, aber (noch) nicht können.

Laufband: Das Laufband stellt eine größere Investition für den Untersucher dar, benötigt deutlich mehr Platz und ist im Betrieb relativ laut. Es kann auch schon bei sehr jungen, kleinen Kindern eingesetzt werden. Es gibt keine größenbedingten Ausschlusskriterien, eher koordinative Grenzen. Unabhängig vom Alter erfordert das Laufen auf dem Laufband eine gewisse Geschicklichkeit und ist gerade bei Ausbelastungen damit auch potenziell gefährlich für Stürze und Verletzungen. Ein Sicherungssystem mit Gurten und automatischem Notaus ist daher zwingend vorgeschrieben. Der Vorteil des Laufbandergometers liegt altersunabhängig in einer sehr guten kardiopulmonalen Belastung und der üblicherweise hohen Attraktivität des Laufbandes für Kinder und Jugendliche. Die Grenzen bzw. Nachteile sind dann aber doch die großen koordinativen Unterschiede bei den Kindern, die eine exakte Zuordnung von physikalischer Leistung zur inneren Arbeit erschweren. Zudem sind medizinische Überwachungen wie Blutdruckmessen, Laktatabnahmen nur in Pausen möglich und EKG, Spirometrie oder Messung der Sauerstoffsättigung oft nur artefaktbeladen möglich. Es erfordert somit die dauernde Aufmerksamkeit einer geschulten Person.

13.3.2 Anforderungen an den Sportler

Gerade bei Kindern muss im Vorfeld wiederholt daran erinnert werden, dass eine adäquate Sportbekleidung inkl. Schuhe zur Ergometrie mitgenommen wird. Zur sinnvollen Auswertung eines leistungsdiagnostischen Tests ist zu beachten: ausgeglichener Ernährungs-Flüssigkeits-Haushalt, keine intensive Belastung am Tag bzw. Vortag der Untersuchung, keine große Mahlzeit ca. 3 h vor dem Test (Bar-Or und Mertens 1996, Swissolympic).

13.3.3 Kontraindikationen

Es gilt immer den Nutzen der Untersuchung einem möglichen Gesundheitsrisiko gegenüberzustellen, um den Probanden nicht zu gefährden. Absolute Kontraindikationen sind: akute fieberhafte Infekte, unkontrollierte, schwere Hypertonie, akut entzündliche Herzkrankheiten, hypertrophe Kardiomyopathie mit Synkopen in der Anamnese, akutes Koronarsyndrom, hochgradige Aorten-Mitralklappenstenose, akuter Asthmaanfall, akute Stoffwechselentgleisung wie z. B. beim Diabetes mellitus.

13.4 Durchführung der Ergometrie

13.4.1 Kontrollparameter

Bei jeder Ergometrie wird selbstverständlich die Belastungsintensität (in Watt, km/h, Steigung) und Zeit der Belastung dokumentiert. Wichtige medizinische Parameter sind:

- Herzfrequenz; diese sollte kontinuierlich über ein **EKG** sichtbar sein. Zumindest einmal pro Belastungsstufe soll das EKG auch dokumentiert werden. Ein

entsprechend erfahrenes Personal, in der Regel ärztliches Personal, kann dann entsprechend auf Veränderungen reagieren und eventuell die Ergometrie abbrechen. Das Monitoring muss auch in der Erholungszeit für ca. 6 min weitergeführt werden, da es häufig gerade dann zu Rhythmusstörungen mit Schwindel und Kollaps kommen kann. Der Abfall der Herzfrequenz nach der Belastung gibt Auskunft über die neurohumorale Funktion (langsam bei Stress oder Trainingsmangel bzw. schnell bei besonders gutem Trainingszustand)

- Blutdruckkontrolle ist einmal pro Belastungsstufe zu fordern. Praktikabel bei allgemein unruhigen Kindern ist eine händische Messung, die schnellere und auch verwertbarere Ergebnisse bringt als automatische Messsysteme. Die Messungen sind ebenso wie das EKG auch in der Nachbelastungsphase fortzuführen, bis in etwa die Ausgangswerte erreicht sind, was durchaus mehrere Minuten dauern kann. Im Fall der Herzfrequenz wird ein Steady-State abgewartet, dessen Niveau üblicherweise höher als der Ausgangswert ist.
Als Richtwert für den maximalen Blutdruck während der Belastung kann folgende Formel herangezogen werden: $RR_{syst} = 120 + 0,4 \times (Watt + Alter$ in Jahren) (Heck et al. 1984).

- Sauerstoffsättigung (SaO_2) mittels Pulsoxymeter an Finger oder besser Stirn empfiehlt sich besonders für Kinder mit kardiopulmonalen Erkrankungen (z. B. zystische Fibrose, Shuntvitien …). Meist geht es hierbei um die Fragestellung, wie weit ein Kind gefahrlos belastet werden kann und somit relevante Trainingsempfehlungen gegeben werden können.

- Ähnlich verhält es sich mit einer echokardiografischen **Kontrolle** unter Belastung. Auch hier können durch Messung der Druckgradienten an den vorerkrankten Herzklappen Grenzen der medizinisch vertretbaren Belastungsintensitäten vorgegeben werden. Diese Kontrolle ist natürlich nur am Fahrradergometer bei versiertem Untersucher und entsprechend mitarbeitenden Kindern und Jugendlichen möglich.

— Zur Überwachung des Energiestoffwechsels hat sich die Laktatkontrolle bewährt. Dazu wird zuerst in Ruhe, dann in jeder Belastungsstufe und in der Erholungszeit kapillares Blut aus dem hyperämisierten Ohrläppchen entnommen. Die Auswertung erfolgt heute üblicherweise mit speziellen Geräten innerhalb von Sekunden, so dass man schon während der Untersuchung die metabolische Hauptbeanspruchung,   aerob-anaerob, erkennen kann. Dies ist einerseits für Sportler relevant zur Trainingssteuerung, andererseits in der Abklärung muskulärer Beschwerden. So kommt es beispielsweise bei Glykogenosen zu keinem Laktatanstieg, bei Mitochondriopathien zu einem sehr frühen, überschießenden Anstieg. Mittels spezieller Computerprogramme können metabolische Schwellen bestimmt werden, die den Übergang vom aeroben in den anaeroben Bereich beschreiben. Waren es früher die fixen 2- und 4-mmol-Schwellen, sind es heute individuelle Schwellen, die, je nach Autor unterschiedlich, automatisch berechnet und zur medizinischen Trainingsberatung eingesetzt werden können (Hauser et al. 2014; Brooks 2009). Im Leistungssportbereich werden diese Schwellen oft in sportartspezifischen Feldtests feinjustiert.

— Letztlich ergibt sich über die Spiroergometrie noch die Möglichkeit, ventilatorische Parameter zu bestimmen. Die Probanden erhalten eine spezielle Atemmaske, welche durch Gurte am Kopf fixiert ist und durch ein dünnes Schlauchsystem mit dem Messinstrument bzw. Computer verbunden ist. Dieses nichtinvasive System wird auch von kleinen Kindern gut toleriert. Zu beachten ist, dass eine für das

Gesicht jeweils passende, gut dichtende Maske verwendet wird und dass das dadurch veränderte Totraumvolumen in der Software korrigiert wird. Der große Vorteil der Spiroergometrie liegt darin, dass kontinuierlich Werte wie die Atemfrequenz (AF), das Atemzugvolumen (VT), die Sauerstoffaufnahme (VO_2), die Kohlendioxidabgabe (VCO_2) und der daraus berechnete respiratorische Quotient (RQ) angezeigt und gespeichert werden und für weitere Berechnungen zur Verfügung stehen. Ähnlich wie bei der Laktatdiagnostik können hier unblutig Schwellen berechnet werden (ventilatorische Schwellen), die Auskunft über die metabolische Beanspruchung des Organismus und Daten für eine Trainingssteuerung liefern. Aus dieser Untersuchung ergeben sich viele Möglichkeiten der Überwachung und Interpretation bei Sportlern aller Leistungsklassen, aber auch für kranke Kinder. Einzige Limitation ist der hohe Anschaffungspreis der Gerätschaft.

13.4.2 Untersuchungsprotokoll

Schon bei Nichtsportlern ergibt sich, bedingt durch das unterschiedliche Alter mit differentem   Körpergewicht,   divergierender Körperlänge   und   unterschiedlichem Geschlecht eine große Streubreite der Leistungsfähigkeit. Wenn man voranstellt, dass die Belastungszeit zwischen 8 und 14 min liegen soll, um Kinder nicht zu unter- oder überfordern, ergibt sich automatisch der Bedarf nach mehreren Protokollen. Im Jugend- und Leistungssportbereich kann bei entsprechend hoher Testmotivation die Belastungszeit auch durchaus länger sein, um verwertbare Leistungsdaten zu bekommen (Wonisch et al. 2008). Fast jede sportmedizinische Einrichtung hat, dem Rechnung tragend, ihr „richtiges" Protokoll dafür im Einsatz. Für intra- und interindividuelle Vergleiche muss das Protokoll angegeben

13

werden, da jeweils unterschiedliche Resultate der Kontrollparameter erreicht werden. Ein Rampen- oder 1-min-Protokoll bringt typischerweise höhere Herzfrequenz- und Leistungswerte und wird besonders bei einer Spiroergometrie zur Bestimmung ventilatorischer Schwellen eingesetzt. Ein Stufenprotokoll ist notwendig zur Schwellenbestimmung mittels Laktat bzw. zur Interpretation belastungsabhängiger Auffälligkeiten. Jedes Protokoll hat bei entsprechender Indikation seine Berechtigung und kann für sich gute Vergleichsdaten liefern. Problematisch wird es beim Vergleich von Ergometrieergebnissen an unterschiedlichen Untersuchungsstellen mit verschiedenen Protokollen. Zur Auswertung von Leistungsdaten auch von unterschiedlichen Untersuchern dürfen daher nur identische Protokolle verwendet werden (Hebestreit et al. 1997).

■ Fahrradergometrieprotokolle

Als Stellgröße stehen hierbei die Veränderung der Leistung in Watt bzw. die Belastungszeit in Minuten zur Verfügung. Bewährt und praktisch überall eingesetzt hat sich aus obigen Überlegungen heraus ein Protokoll, bei dem körpergewichtsbezogen eine Anfangs-und Steigerungsbelastung gewählt wird. So kann für nichttrainierte oder

gar chronisch kranke Kinder die Startbelastung bei ½ W/kg gewählt werden, während bei trainierten Kindern oft mit ¾ bis 1 W/kg begonnen wird. Die Steigerung erfolgt dann jede Minute um den halben Ausgangswert bei untrainierten Kindern, und alle 2–3 min bei trainierten Kindern um den jeweiligen Ausgangswert (Windhaber und Schober 2014) (■ Tab. 13.1 und 13.2). Eine Sonderstellung haben übergewichtige Kinder, die nach solch einem körpergewichtsbezogenen Schema schon sehr rasch überfordert wären. Für diese Gruppe empfiehlt es sich, das körperlängenentsprechende Gewicht aus der Perzentile zu verwenden.

■ Laufbandergometrieprotokolle

Beim Laufband kann als Stellparameter der Belastungsstufe neben der Zeit noch die Leistung in zwei Parametern (Geschwindigkeit, Steigung) verändert werden. Dadurch wird es noch schwieriger und unübersichtlicher, das „richtige" Protokoll zu finden und letztlich auch auszuwerten. Im angloamerikanischen Bereich haben sich Protokolle mit Veränderungen sowohl von Geschwindigkeit als auch von Steigung durchgesetzt (z. B. nach Bruce, Balke). Bei uns werden vornehmlich Protokolle mit Veränderung der Geschwindigkeit bei gleichbleibender Steigung von 1,5 % verwendet. Diese

■ **Tab. 13.1** Gewichtsbezogenes Fahrradergometrieprotokoll für Nachwuchsleistungssportler

Gewicht (kg)	Ausgang (W)	Steigerung (W)	Stufendauer (min)	Erholung (W)
25–30	15	15	2	15
31–35	20	20	2	20
36–40	25	25	3	25
41–45	30	30	3	30
46–50	35	35	3	35
51–55	40	40	3	40
56–60	45	45	3	40
>60 m	50	50	3	50
>60 w	50	40	3	40

◻ Tab. 13.2   Gewichtsbezogenes Fahrradergometrieprotokoll für Schul-und Hobbysportler

Gewicht (kg)	Ausgang (W)	Steigerung (W)	Stufendauer (min)	Erholung (W)
20–30	20	5	1	20
30–40	20	10	1	30
40–50	30	15	1	30
>50	40	20	1	40

Steigung entspricht etwa dem Luftwiderstand beim Laufen und ermöglicht so eine ähnliche Laufökonomie wie im freien Feld. Bei koordinativ schlechteren Kindern und Jugendlichen kann ein Protokoll mit Veränderung der Steigung sinnvoller sein, um die Kinder nicht abzuschrecken und eventuellem vorzeitigem Abbruch entgegenzuwirken. Üblicherweise beginnt man bei 5 km/h, bei trainierten Kindern bei 6 km/h und steigert je nach Fragestellung minütlich bis alle 3 min um 0,5 bis 1 km/h (Förster et al. 2009). Ziel wäre auch hier, eine Gesamtbelastungszeit von 8–14 min zu erreichen. Bei einer durchschnittlich zu erwartenden max. Geschwindigkeit bei 7- bis 10-jährigen Kindern von 10–12 km/h wäre somit bei einem Protokoll mit einer Startgeschwindigkeit von 5 km/h und einer Steigerung minütlich um 0,5 km/h eine Belastungszeit von 10–12 min zu erwarten. 11- bis 14-jährige Kinder erreichen etwa 15 km/h bei einer größeren Streubreite im Geschlechtervergleich. Hier wäre ein Protokoll beginnend bei 6 km/h sinnvoller, um nicht zu lange Gesamtbelastungszeiten zu erreichen. Wie schon erwähnt, sind viele Überwachungsparameter wie z. B. Laktat oder Blutdruck nur in Pausen möglich, was beachtet und eingeplant werden muss. Bedingt durch große koordinative Unterschiede im Laufstil der Kinder ergeben sich zwangsläufig auch größere nicht vorhersehbare Unterschiede in der organischen Belastung als beim Fahrradergometer und somit gelegentlich Überraschungen für das Protokoll.

Keine Überraschungen sollte es in Bezug auf Verletzungen geben, so dass die Sicherung mittels Gurt und Abschaltautomatik Pflicht ist.

> Allgemein gilt die Empfehlung, soweit möglich immer sportartspezifisch zu belasten.

■ **Besondere Protokolle – Belastungsasthma**

Als eines von vielen in der Literatur (Barker et al. 2004) berichteten Protokollen soll, weil oft indiziert, das Protokoll zur Evaluierung von Belastungsasthma näher erklärt werden.

Die Indikation besteht bei Atemproblemen, die unter Belastung auftreten, mit oder ohne bekannte Atemwegserkrankung in Ruhe. Eine Methode der bronchialen Provokation stellt die Laufbandergometrie dar, die realitätsnah indirekt die bronchiale Hyperreaktivität nachweisen kann. Als Ausgangswert wird eine Lungenfunktion in Ruhe durchgeführt. Anschließend beginnt der Laufbandtest unter kontinuierlicher Überwachung der Herzfrequenz mittels EKG und idealerweise der SaO_2. Es wird nun rasch die Geschwindigkeit erhöht, bis eine Herzfrequenz von ca. 80 % der erwarteten Hf-max erreicht wird. Diese Geschwindigkeit soll dann 4–6 min gehalten werden, um anschließend wieder Lungenfunktionen sofort, nach 5, 10, 15 und 20 min durchzuführen. Der Zielparameter ist die FEV1 (Einsekundenkapazität) in Relation zum Ausgangswert. Der Test gilt als beweisend für eine bronchiale Hyperreagibilität wenn der Abfall mehr als 13 % beträgt (Lex et al. 2015). Bei jedem klinisch und/oder spirometrisch erfassten Bronchospasmus muss eine Bronchospasmolyse mit Salbutamol-Inhalation angeschlossen werden, um die Reversibilität nachweisen zu können (und natürlich dem Kind/Jugendlichen die Atembeschwerden zu bessern).

13.4.3　Ausbelastungskriterien

Bei den symptomlimitierten Maximaltests im Kindesalter und besonders bei wenig trainierten oder kranken Kindern ist es notwendig, sie zum Ende der Untersucheng stark zu motivieren, um die subjektive Erschöpfung (z. B. Borg-Skala) auch objektiv nachvollziehbar machen zu können. Als Kontrollparameter und medizinisches Ausbelastungskriterium kann die maximal erreichte Herzfrequenz, die zumindest über 185/min liegen sollte, bzw. ein „Levelling-off" der Herzfrequenzkurve herangezogen werden. Dieses Phänomen der Kurvenabflachung kann aber auch am Ende der Belastung bei der VO_2-Kurve in der Spiroergometrie beobachtet werden. Wird Laktat bestimmt, kann auch ein Wert über 7 mmol/l als sicher anaerob und damit ausbelastungsnah interpretiert werden.

13.4.4　Abbruchkriterien

Abbruchkriterien für die Ergometrie sind:
- technische Probleme wie Ausfall der Überwachungsgeräte, insbesondere des EKG, Ausfall des Sicherungssystems beim Laufband, Pedalprobleme beim Fahrrad etc.,
- klinische Symptome wie Schwindel, Desorientiertheit, starke Kopfschmerzen, Angina pectoris, auffällige Dyspnoe, Blässe, Zyanose,
- Auffälligkeiten im Rahmen der medizinischen Überwachung wie Herzrhythmusstörungen, ST-Streckenveränderungen, unphysiologischer, rascher Anstieg

oder Absinken der Herzfrequenz, Blutdruckanstieg systolisch über 250 mm Hg bzw. nach der Formel von Heck oder Abfall unter der Belastung.

13.5　Auswertung

13.5.1　Gesunde Kinder, Sportler

Für Sportler geht es bei einer Ergometrie um die Bestimmung der Ausdauerleistungsfähigkeit sowie der Stoffwechselbeanspruchung während der Belastung im aeroben und anaeroben Bereich. Der wichtigste Messparameter dabei ist die maximale Leistung in Watt bzw. in km/h bei definierter Steigung. Falls die letzte Stufe nicht komplett durchgehalten werden kann, wird die Zeit in der letzten Stufe bis zum Abbruch zur vorletzten Stufe addiert. Die maximale Leistung wird dann üblicherweise mit Normalkollektiven verglichen und damit bewertet. Wie schon erwähnt, hängt die maximale Leistung auch vom verwendeten Protokoll ab, was auch im Vergleich mit anderen und Normkollektiven relevant ist und dokumentiert werden sollte. Im Laufe der Jahre haben sich viele Normwerte entwickelt, die sicher alle ihre Berechtigung haben. Für den eigenen Bedarf empfiehlt es sich, Normwerte zu verwenden, die dem eigenen Probandengut und verwendeten Protokoll einigermaßen entsprechen. Zwar schon sehr alt, aber immer noch für untrainierte Kinder in unseren Breiten gut verwendbar sind die Normalwertperzentilen von Bar-Or und Mertens (1996). Neuere Auswertungen kommen z. B. von Untersuchungen an einer großen, unselektierten Stichprobe von Schülern aus Österreich und sind in ◨ Abb. 13.1, 13.2, 13.3, 13.4 dargestellt. Am Fahrrad kann neben der maximalen Leistung auch die Leistung bezogen auf ein Bezugssystem verwendet werden. Weit verbreitet und somit auch in vielen Normwertkurven verwendet ist

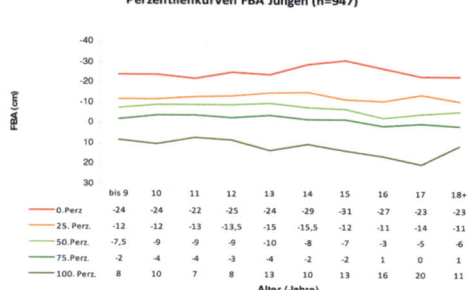

Perzentilenkurven FBA Jungen (n=947)

	bis 9	10	11	12	13	14	15	16	17	18+
0.Perz.	-24	-24	-22	-25	-24	-29	-31	-27	-23	-23
25.Perz.	-12	-12	-13	-13,5	-15	-15,5	-12	-11	-14	-11
50.Perz.	-7,5	-9	-9	-9	-10	-8	-7	-3	-5	-6
75.Perz.	-2	-4	-4	-3	-4	-2	-2	1	0	1
100.Perz.	8	10	7	8	13	10	13	16	20	11

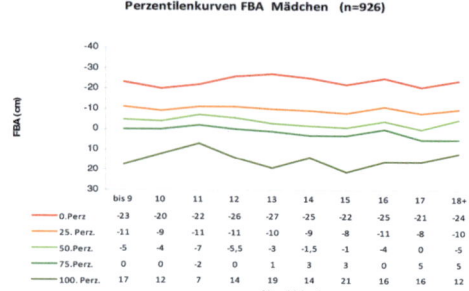

Perzentilenkurven FBA Mädchen (n=926)

	bis 9	10	11	12	13	14	15	16	17	18+
0.Perz.	-23	-20	-22	-26	-27	-25	-22	-25	-21	-24
25.Perz.	-11	-9	-11	-11	-10	-9	-8	-11	-8	-10
50.Perz.	-5	-4	-7	-5,5	-3	-1,5	-1	-4	0	-5
75.Perz.	0	0	-2	0	1	3	3	0	5	5
100.Perz.	17	12	7	14	13	14	21	16	16	12

◘ **Abb. 13.1**   Perzentilenkurven Watt max Jungen

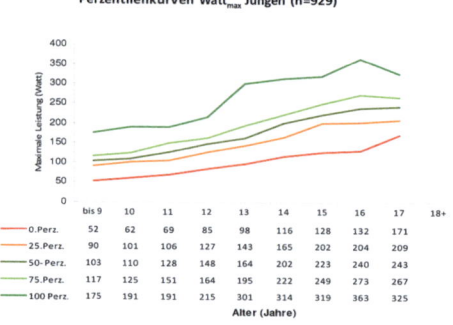

Perzentilenkurven Watt$_{max}$ Jungen (n=929)

	bis 9	10	11	12	13	14	15	16	17	18+
0.Perz.	52	62	69	85	98	116	128	132	171	
25.Perz.	90	101	106	127	143	165	202	204	209	
50.Perz.	103	110	128	148	164	202	223	240	243	
75.Perz.	117	125	151	164	195	222	249	273	267	
100.Perz.	175	191	191	215	301	314	319	363	325	

Perzentilenkurven Watt$_{max}$ Mädchen (n=882)

	bis 9	10	11	12	13	14	15	16	17	18+
0.Perz.	44	39	65	68	68	78	94	92	100	
25.Perz.	73	78	98	103	111	124	128	125	140	
50.Perz.	83	91	108	122	137	147	142	140	155	
75.Perz.	93	107	127	136	153	163	157	162	183	
100.Perz.	140	152	180	200	212	245	240	210	253	

◘ **Abb. 13.2**   Perzentilenkurven Watt max Mädchen

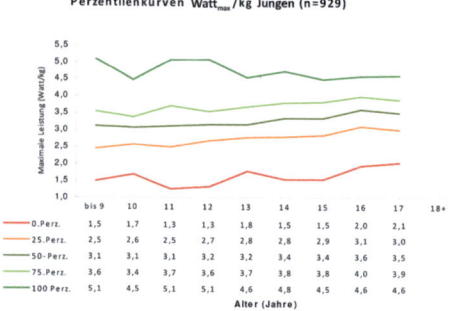

Perzentilenkurven Watt$_{max}$/kg Jungen (n=929)

	bis 9	10	11	12	13	14	15	16	17	18+
0.Perz.	1,5	1,7	1,3	1,3	1,8	1,5	1,5	2,0	2,1	
25.Perz.	2,5	2,6	2,5	2,7	2,8	2,8	2,9	3,1	3,0	
50.Perz.	3,1	3,1	3,1	3,2	3,2	3,4	3,4	3,6	3,5	
75.Perz.	3,6	3,4	3,7	3,6	3,7	3,8	3,8	4,0	3,9	
100.Perz.	5,1	4,5	5,1	5,1	4,6	4,8	4,5	4,6	4,6	

Perzentilenkurven Watt$_{max}$/kg Mädchen (n=882)

	bis 9	10	11	12	13	14	15	16	17	18+
0.Perz.	1,3	1,3	1,6	1,4	1,3	1,5	1,5	1,3	1,6	
25.Perz.	2,2	2,3	2,1	2,2	2,1	2,3	2,2	2,2	2,2	
50.Perz.	2,6	2,6	2,6	2,6	2,5	2,7	2,6	2,5	2,7	
75.Perz.	3,0	2,9	3,1	3,0	2,8	3,0	2,8	2,7	2,9	
100.Perz.	3,7	4,2	3,8	4,4	3,7	4,3	3,5	3,5	3,9	

◘ **Abb. 13.3**   Perzentilenkurven Watt/kg max Jungen

13

die Berechnung der Leistung bezogen auf das Körpergewicht (Löllgen et al. 2010). Dies benachteiligt ganz klar übergewichtige Kinder und lässt untergewichtige Kinder scheinbar besser erscheinen. Das bedeutet für die Praxis, dass wie auch bei der Wahl des Protokolls besser das längenbezogene Normalgewicht verwendet werden

sollte, um einen realistischen Vergleich zu bekommen. Letztlich relevant ist aber die Leistung im eigenen Sport, indem einerseits die Ausdauerleistungsfähigkeit einen verschieden großen Anteil hat, andererseits die Sportart für sich die maximale Leistung oder gewichtsbezogene Leistung mehr beansprucht. Als Beispiel sei der Unterschied

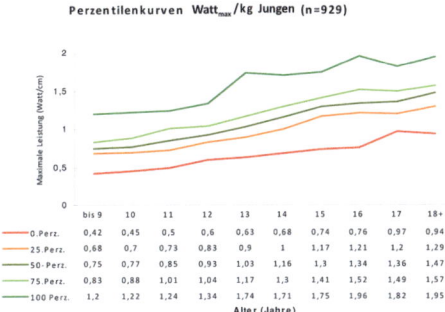

Perzentilenkurven Watt$_{max}$/kg Jungen (n=929)	bis 9	10	11	12	13	14	15	16	17	18+
0.Perz.	0,42	0,45	0,5	0,6	0,63	0,68	0,74	0,76	0,97	0,94
25.Perz.	0,68	0,7	0,73	0,83	0,9	1	1,17	1,21	1,2	1,29
50.Perz.	0,75	0,77	0,85	0,93	1,03	1,16	1,3	1,34	1,36	1,47
75.Perz.	0,83	0,88	1,01	1,04	1,17	1,3	1,41	1,52	1,49	1,57
100.Perz.	1,2	1,22	1,24	1,34	1,74	1,71	1,75	1,96	1,82	1,95

Alter (Jahre)

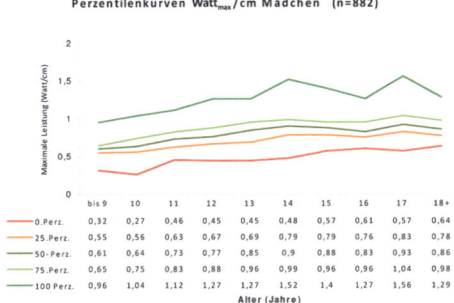

Perzentilenkurven Watt$_{max}$/cm Mädchen (n=882)	bis 9	10	11	12	13	14	15	16	17	18+
0.Perz.	0,32	0,27	0,46	0,45	0,45	0,48	0,57	0,61	0,57	0,64
25.Perz.	0,55	0,56	0,63	0,67	0,69	0,79	0,79	0,76	0,83	0,78
50.Perz.	0,61	0,64	0,73	0,77	0,85	0,9	0,88	0,83	0,93	0,86
75.Perz.	0,65	0,75	0,83	0,88	0,96	0,99	0,96	0,96	1,04	0,98
100.Perz.	0,96	1,04	1,12	1,27	1,27	1,52	1,4	1,27	1,56	1,29

Alter (Jahre)

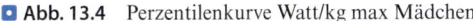

Abb. 13.4 Perzentilenkurve Watt/kg max Mädchen

im Bahnrennfahren zum Bergradfahren genannt.

Andere Bezugssysteme wie fettfreie Masse, Körperlänge, BMI oder andere werden immer wieder genannt, weisen aber auch spezifische „Ungerechtigkeiten" in der Leistungsbewertung der Sportler auf, so dass sich bis dato kein besseres System als der Bezug auf die Körpermasse gefunden hat. Die Leistungsbeurteilung auf dem Laufband bleibt aus methodischen Gründen immer eine Beurteilung der Gesamtleistung, wohl wissend, dass ein übergewichtiger Sportler primär benachteiligt ist, da sein Körpergewicht immer aktiv mitbewegt werden muss. Wird dazu noch ein Protokoll mit Steigung verwendet, verstärkt sich dieser Umstand zusätzlich. Zudem ist die Leistung stark von der Laufökonomie abhängig, und somit ist das Ergebnis nicht nur der Ausdauerleistungsfähigkeit geschuldet. Die Lauftechnik verändert sich natürlich mit zunehmendem Alter und mit spezifischem Training. Besondere Aussagekraft kommt dem Laufbandtest dann bei Folgeuntersuchungen mit gleichem Protokoll und gleichen Bedingungen zu, so dass Verbesserungen sehr gut auf die Leistung im freien Feld übertragbar sind.

Für Sportler, die sich gezielt auf Wettkämpfe vorbereiten, ein Trainingstagebuch führen mit Dokumentation von Art, Dauer und Intensität der Trainingseinheiten und womöglich einen Trainer haben, macht es auch Sinn, eine Schwellenbestimmung mittels Laktat durchzuführen. Die Blutabnahme aus dem hyperämisierten Ohrläppchen erfolgt am Ende jeder Stufe – am Fahrrad ohne Unterbrechung der Belastungsstufe, am Laufband in einer kurzen Pause. Aus den Basiswerten Herzfrequenz, Leistung und Laktat können mittels eines Softwareprogrammes die Laktatleistungskurve erstellt und die aeroben und anaeroben Schwellen bestimmt werden. Der Sportler erhält dann die zu den Laktatwerten berechneten Werte von Herzfrequenz und Leistung als Grundlage für sein Training. Für Spitzensportler kann noch ein Feldtest angeschlossen werden, in dem die im Labor erhobenen Schwellen in die eigne Sportart übertragen werden können. In Folgeuntersuchungen können dann die Auswirkung des Trainings im Verlauf dokumentiert und weitere Anpassungen vorgenommen werden. Ähnlich der Laktatleistungsdiagnostik bei der Ergometrie lassen sich auch mittels der Spiroergometrie Schwellen im obigen Sinn berechnen. Der Aufwand dafür ist sowohl apparativ, aber auch finanziell bedeutend größer und wird meist nur in speziellen Einrichtungen eingesetzt. Der Vorteil aber liegt gerade für Kinder darin, dass kein Stich ins Ohrläppchen bzw. Blut notwendig ist. Klinisch ist so eine laufende Kontrolle und Überwachung vieler Parameter möglich.

13.5.2 Kranke Kinder und Jugendliche

Zur Beurteilung der Leistung bei kranken Kindern werden ebenfalls, wie oben beschrieben, die altersgemäßen Normwerte verwendet. In dieser Population ist naturgemäß eher eine Abweichung nach unten bezogen auf eine gesunde, untrainierte Stichprobe zu erwarten. Bei chronisch kranken Kindern geht es aber meist um Veränderungen bei Folgekontrollen und damit um die Quantifizierung des Erfolgs oder Misserfolgs einer medizinischen Intervention (Frangolias et al. 2003). Ansonsten geht es in dieser Population mehr um das Erkennen von medizinisch relevanten Auffälligkeiten unter Belastung (z. B. Auftreten oder Verschwinden von Extrasystolen etc., Veränderung der Lungenfunktion oder der SaO_2 oder gar echokardiografischer Daten).

> **Praxistipps**
>
> — Sportler: genaue Sportanamnese, dann Auswahl des Ergometers, des Protokolls, mit oder ohne Laktat – dann Auswertung anhand von Normwertperzentilen und Gabe von medizinischen Trainingsempfehlungen, Abgleich mit dem Trainer
> — Chronisch kranke Kinder und Jugendliche: zuerst exaktes Feststellen der aktuellen Krankheitssituation inkl. laufender Therapien, dann Überlegung, welche Art der Ergometrie mit welchem Protokoll sinnvoll ist, welche Zusatzuntersuchungen benötigt werden, um schlussendlich eine klare Feststellung treffen zu können, welche Art der Belastung bis zu welcher Intensität förderlich ist und nicht gefährdend

Literatur

Astrand PO (2003) Textbook of work physiology. Physiological bases of exercise, 4. Aufl. Human Kinetics, Champaign

Bar-Or O, Mertens W (Hrsg) (1996) Die Praxis der Sportmedizin in der Kinderheilkunde. Springer, Berlin

Barker M, GAppa M, Hebestreit H (2004) Belastungstestung bei Kindern und Jugendlichen mit chronischen Atemwegserkrankungen. Monatsschr Kinderheilkd 152:44–53

Brooks GA (2009) Cell-cell and intracellular lactate shuttles. J Physiol 587(1):5591–5600

Förster H, Windhaber J, Schober P (2009) Ergometrie im Kindes- und Jugendalter. Sport präventivmed 39(3):7–13

Frangolias DD, Holloway CL, Vedal S et al (2003) Role of exercise and lung function in prediction work status of cystic fibrosis. Am J Respir Crit Care Med 167:150–157

Hauser T, Adam J, Schulz H (2014) Comparison of selected lactate parameters with maximal lactate steady state in cycling. Int J Sports Med 35:517–521

Hebestreit H, Lawrenz W, Zelger O et al (1997) Ergometrie im Kindes-und Jugendalter. Monatsschr Kinderheilkd 145:1326–1336

Heck H, Rost R, Hollmann W (1984) Normalwerte des Butdrucks bei der Fahrradergometrie. Deutsche Z Sportmedizin 35:243–247

Klimt F (1992) Sportmedizin im Kindes- und Jugendalter. Thieme, Stuttgart

Lex C, Zacharasewicz A, Schulze J, Dahlheim M, Riedler J, Möller A, Barker M (2015) Bronchiale Provokation im Kindes- und Jugendalter. Monatsschr Kinderheilkd 163:826–832

Löllgen H, Ermann E, Gitt AK (Hrsg) (2010) Ergometrie. Belastungsuntersuchungen in Klinik und Praxis. Springer, Berlin

Podolsky A, Karner-Nechvile A, Frank WA et al (2011) Endbericht – Getfitkid – Gesundheits- und Fitnessstudie niederösterreichischer Schülerinnen und Schüler. Mediadesign GmbH, Burgschleinitz

▶ https://www.swissolympic.ch/dam/jcr:b15b191a-eb0d-46e8-b9c0-417b887a440d/Leistungsdiagnostik_Manual_160201_DE.pdf S 15–16

Windhaber J, Schober PH (2014) Leistungsmedizinische Ergometrie im Kindes- und Jugendalter. Monatsschr Kinderheilkd 162:216–221

Wonisch M, Berent R, Klicpera M et al (2008) Praxisleitlinien Ergometrie. Austr J Cardiolog 15:3–17

Kinderärztliche Empfehlungen und motivierende Beratung zur sportlichen Betätigung

Hannah Hoffmann und Gallus Bischof

Inhaltsverzeichnis

© Springer-Verlag GmbH Deutschland, ein Teil von Springer Nature 2021
I. Menrath et al. (Hrsg.), *Pädiatrische Sportmedizin*,
https://doi.org/10.1007/978-3-662-61588-1_14

14.1 Förderung der körperlichen Aktivität in der kinderärztlichen Beratung

Regelmäßige körperliche Aktivität spielt nicht nur für die physische Gesundheit, sondern auch für die psychosoziale Entwicklung und die kognitive Leistungsfähigkeit von Kindern und Jugendlichen eine wichtige Rolle (Rütten und Pfeifer 2016). Dem Kinder- und Jugendgesundheitssurvey des Robert Koch-Instituts zufolge (KiGGS-Studie; Finger et al. 2018) erreicht jedoch nur ein Viertel der befragten Studienteilnehmer eine ausreichende körperliche Aktivität gemäß den Empfehlungen der Weltgesundheitsorganisation. Insbesondere Mädchen sowie Kinder aus sozial schwächer gestellten Familien bewegen sich im Alltag nicht ausreichend (Finger et al. 2018). Kinderärzte stehen daher vor der besonderen Herausforderung, ihre jungen Patienten und deren Familien zu einem aktiveren Lebensstil zu motivieren und Verhaltensänderungsprozesse effektiv zu begleiten. Grundsätzlich wird empfohlen, inaktive Jugendliche schrittweise anzuleiten, zunächst den zeitlichen Umfang und dann die Intensität der körperlichen Aktivität zu steigern (Rütten und Pfeifer 2016). Dabei treten in der Gesprächsführung jedoch häufig Schwierigkeiten auf.

14.1.1 Mögliche Schwierigkeiten in der Gesprächsführung

Personen, die im Gesundheitsbereich arbeiten, unterliegen häufig dem Korrekturreflex. Der Begriff umschreibt das intuitive Bedürfnis, einen offensichtlich gesundheitsriskanten Lebensstil des Jugendlichen günstig beeinflussen zu wollen (Miller und Rollnick 2015). Interventionen im Gespräch zielen meist unmittelbar auf Verhaltensänderungen ab, ohne vorab zu prüfen, in welchem Stadium der Änderungsbereitschaft sich der Jugendliche befindet. Gesundheitsrelevante Verhaltensänderungen gehen jedoch nicht nur mit dem erwünschten Nutzen (z. B. einer verbesserten Fitness und Kondition), sondern auch mit subjektiven Kosten einher (z. B. mit der Befürchtung, sich vor Gleichaltrigen beim Sport zu blamieren). Insbesondere die Kosten einer Verhaltensänderung werden im medizinischen Beratungskontext unzureichend erfragt. Stattdessen werden erste Ansätze eines Problembewusstseins mit einer bereits vorhandenen Änderungsbereitschaft gleichgesetzt. Diese voreilige Schlussfolgerung kann in einer paradoxen Gesprächssituation münden: Während der Kinderarzt immer mehr Vorteile und Ideen für die Gestaltung eines aktiveren Lebensstils aufzählt, reagiert der Jugendliche mit Zurückweichen und Infragestellen der gerade eben noch signalisierten Problemeinsicht. Dies kann in einem für beide Seiten frustrierenden Austausch von Argumenten enden oder der Jugendliche lässt das Beratungsgespräch passiv und ohne jegliche Veränderungsabsicht über sich ergehen. Die Motivierende Gesprächsführung (Motivational Interviewing, MI) nach Miller und Rollnick (2015) stellt einen patienten- und zielorientierten Kommunikationsstil zur Förderung der intrinsischen Veränderungsbereitschaft dar und bietet auch in schwierigen Situationen einen hilfreichen Rahmen für ein konstruktives Gespräch. Die im Folgenden geschilderten Empfehlungen zielen insbesondere auf das Jugendalter ab, sind aber in großen Teilen auch auf Eltern von kleineren Kindern übertragbar.

14.2 Motivierende Gesprächsführung

Ursprünglich stammt das MI-Konzept aus der Beratung von ambivalenten Patienten im Suchtkontext. Mittlerweile wurde das

Konzept für verschiedene gesundheitsrelevante Themenbereiche weiterentwickelt und in mehr als 200 randomisierten-kontrollierten Studien evaluiert (Lundahl et al. 2010). Auch für den Kinder- und Jugendbereich liegt eine Vielzahl von randomisiert-kontrollierten Studien zur Wirksamkeit von MI-basierten Interventionen bei Patienten mit geringer oder ambivalenter Änderungsbereitschaft vor (Gayes und Steele 2014).

14.2.1 Therapeutische Grundhaltung

Im Gegensatz zu anderen Beratungsformen unterliegt das MI-Konzept der Grundannahme, dass Menschen mit problematischen Verhaltensweisen nicht unmotiviert, sondern lediglich ambivalent sind. Es gibt immer gute Gründe für und gegen gesundheitsriskante Verhaltensweisen sowie für und gegen Verhaltensänderungen (◘ Abb. 14.1). Ambivalenz wird nicht als Hindernis angesehen, sondern als ein normaler und erwarteter Bestandteil des Veränderungsprozesses und als wertvolle

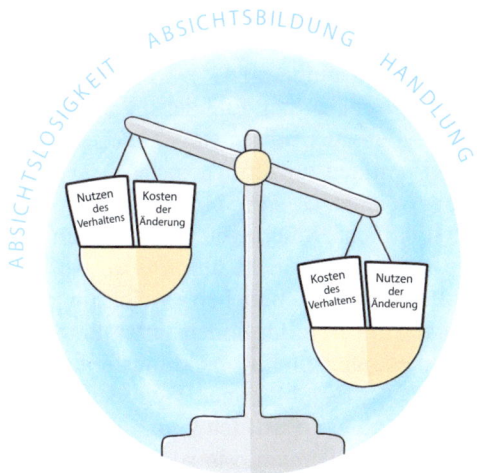

◘ **Abb. 14.1** Waage der Veränderungsbereitschaft

Informationsquelle über das Erleben des Gegenübers. Eine Hauptaufgabe des Beraters ist es, bereits vorhandene Veränderungspotenzial zu erkennen und selektiv zu verstärken. Vor dem Hintergrund spielen weniger die konkreten Techniken als vielmehr die zugrunde liegende Haltung des Beraters eine entscheidende Rolle, die sich durch eine partnerschaftliche Zusammenarbeit auf Augenhöhe, die Berücksichtigung der individuellen Lebenswelt und die Anerkennung der Autonomie sowie das Wachrufen („Evozieren") von Veränderungsmotivation auszeichnet (Miller und Rollnick 2015).

14.2.2 Ablauf

Das Vorgehen im Beratungsgespräch gliedert sich je nach Ausprägung der Veränderungsbereitschaft in vier Phasen (Miller und Rollnick 2015). Grundsätzlich folgen diese Phasen nicht statisch aufeinander, sondern können im Gesprächsverlauf immer wieder erneut an Bedeutung gewinnen.

In der ersten Phase *(„engaging")* geht es darum, eine tragfähige Beziehung auf Basis der MI-Grundhaltung aufzubauen (siehe ▶ Abschn. 14.2.1). Selbst wenn ein Jugendlicher zunächst wenig Gesprächsbereitschaft zeigt, wird er im Rahmen einer autonomiewahrenden Beziehungsgestaltung eher bereit sein, auch unangenehme Themen zu besprechen. Gleichzeitig bedeutet die Validierung der Sichtweisen des Jugendlichen nicht, dass der Berater diese selbst teilen muss. Im Verlauf des Gesprächs kann er durchaus eigene Ideen und Vorschläge einbringen – sofern der Jugendliche einverstanden ist. Dabei sollte jedoch vermieden werden, die eigene Meinung als die einzig richtige Sichtweise zu deklarieren.

Meist umfasst ein gesundheitsriskanter Lebensstil nicht nur die körperliche Inaktivität, sondern auch weitere Verhaltensweisen wie beispielsweise einen hohen Medienkonsum oder eine ungesunde Ernährungsweise. In der zweiten Phase *(„guiding")* geht es im Rahmen eines Brainstormings um die Identifizierung der Problembereiche, die für den Jugendlichen aktuell von Priorität sind.

In der dritten Phase *(„evoking")* wird das Gespräch zielorientiert. Die Hauptaufgabe des Beraters ist es, bereits vorhandenes Veränderungspotenzial zu erkennen und selektiv zu verstärken. Änderungsbezogene Äußerungen können durch die im Akronym DARN („desire", „ability", „reasons for change", needs") zusammengefassten Merkmale erkannt werden. Mithilfe von offenen Fragen können selektiv Nachteile von aktuellen Verhaltensweisen („Was befürchtest du, wenn du weiterhin inaktiv bleibst?") oder hypothetische Zukunftsvorstellungen („Angenommen, du würdest dich dafür entscheiden, mehr Sport zu treiben. Was wäre anders?") erfragt werden. Dadurch setzt sich der Jugendliche sukzessive stärker mit seinen eigenen Änderungsgründen auseinander. Eine Verhaltensänderung tritt eher ein, wenn neue Verhaltensmuster mit den Werten und Zielen des Jugendlichen übereinstimmen. Meist sind gesundheitsriskante Verhaltensweisen zumindest im Ansatz widersprüchlich zum Selbstkonzept oder persönlichen Zielen („Ich möchte später mal als Polizist arbeiten und muss dabei körperlich fit sein"; „Ich möchte wieder in mein Sommerkleid passen"). Diese kognitive Dissonanz kann im Gesprächsverlauf aufgegriffen und reflektiert werden. Das **Wichtigkeits-Rating** („Auf einer Skala von 1–10, wie wichtig wäre es dir, sportlicher zu werden?") bietet eine Möglichkeit, den "change talk" weiter zu fördern. Gibt der Jugendliche eine „5" an, kann erfragt werden, wieso nicht die „3" gewählt wurde. Der Jugendliche wird hierdurch zur Reflexion angeregt, welche subjektiven Gründe für eine Verhal

tensänderung sprechen. Zusätzlich kann erfragt werden, was passieren müsste, damit die subjektive Wichtigkeit von einer „5" auf eine „7" ansteigt. Analog dazu kann das **Zuversichts-Rating** verwendet werden („Auf einer Skala von 1–10, wie zuversichtlich bist du, dass du es schaffst, zweimal pro Woche joggen zu gehen?"). Die Abfrage einer höheren Zahl („Warum hast du die 5 und nicht die 7 gewählt?") führt dazu, dass sich der Jugendliche mit möglicherweise auftretenden Barrieren bei der Etablierung einer Verhaltensänderung auseinandersetzt, die im Folgenden konstruktiv besprochen werden können. Bereits erlebte Schwierigkeiten können durch den Berater umgedeutet werden („Ich habe bereits versucht, mehr Sport zu machen, und bin jedes Mal gescheitert" – „Bislang haben deine Versuche offenbar nicht den erhofften Erfolg gebracht. Für was waren diese Versuche dennoch gut; welchen Nutzen kannst du daraus ziehen?"). Die Abfrage einer niedrigeren Zahl („Wieso hast du die 5 und nicht die 3 gewählt?") lenkt den Blick zudem auf die Stärken und Fähigkeiten des Jugendlichen. Weiterhin können frühere Erfolge thematisiert werden, um die Selbstwirksamkeitserwartung zu stärken („Wann hast du es schon mal geschafft, mehr Sport zu treiben? Wie hast du das geschafft; wer hat dich unterstützt?"). Informationen und Ratschläge zur Etablierung eines aktiven Lebensstils sollten stets angeboten und nicht einfach ungefragt gegeben werden. Dabei eignet es sich, eine neutrale, leicht verständliche Beschreibung zu wählen und die Information nicht unmittelbar auf den Jugendlichen zu beziehen. Weiterhin ist es ratsam, mehrere Optionen unter Betonung der persönlichen Entscheidungsfreiheit anzubieten („Es gibt keinen Weg, der für alle gleichermaßen passt. Ich kann dir – falls du möchtest – erzählen, was anderen in deiner Situation geholfen hat. Du kannst selbst entscheiden, welche Möglichkeit am besten zu dir passt"). Anschließend sollte die Bedeutung der Information aus Sicht des Jugendlichen erfragt werden („Wie denkst du darüber?").

Im Unterschied zum konventionellen Beratungsstil kommen änderungsorientierte Gesprächssequenzen erst dann zum Einsatz, wenn eine Handlungsabsicht vorliegt. In der vierten Phase *(„planning")* zielen die Interventionen darauf ab, den Jugendlichen von der unverbindlichen Änderungsabsicht hin zum konkreten Handeln zu führen. Dieser Prozess lässt sich im Akronym CAT zusammenfassen. Zunächst werden verhaltensspezifische, zeitnahe Änderungspläne formuliert („commitment"; z. B. „Ich werde ab sofort an drei Tagen in der Woche mit dem Fahrrad zur Schule fahren"). Die Bereitschaft einer Verhaltensänderung wird durch die Einbindung struktureller und sozialer Ressourcen erhöht („activating"; z. B. „Mein Freund begleitet mich zum Probe-training im Fußballverein"). Abschließend werden erste Schritte einer Verhaltensänderung durchgeführt („taking steps"), wodurch die festgelegten Bewegungsziele im Alltag auf ihre Realisierbarkeit überprüft und gegebenenfalls angepasst werden können. Grundsätzlich sollten nur Ziele verfolgt werden, die vom Jugendlichen benannt wurden. Der Berater muss keine produktiven Ideen entwickeln – tatsächlich hat der Jugendliche als Experte der eigenen Person meist bessere Ideen zur langfristigen Etablierung eines aktiven Lebensstils.

14.2.3 Basisinterventionen

Die folgenden Basisinterventionen sind in allen vier Phasen des Gesprächs von Bedeutung und bilden eine essenzielle Grundlage des MI-Ansatzes (◘ Abb. 14.2):

Übersicht

Offene Fragen hinsichtlich der Nachteile des Status quo („Was stört dich am meisten an deiner momentanen Situation?") und der Vorteile einer Veränderung („Was versprichst du dir davon, sportlicher zu sein?") dienen der vertieften Reflexion eigener Problemverhaltensweisen. Geschlossene Fragen, die durch „ja" oder „nein" beantwortbar sind, können eine Atmosphäre des Verhörs und eine Abwehrhaltung beim Gegenüber begünstigen.

Aktives Zuhören bedeutet, der Gedanken- und Erlebniswelt des Gesprächspartners emotional zu folgen und diese widerzuspiegeln („Es ärgert dich, dass deine Eltern dir ständig sagen, dass du dich mehr bewegen sollst"). Dies dient der Stärkung der therapeutischen Beziehung und der Überprüfung der eigenen Hypothese darüber, wie der Jugendliche die Welt erlebt. Ein Qualitätsmerkmal von MI ist, dass der Berater weniger als der Jugendliche sprechen sollte.

Die **selektive Bestätigung** veränderungsrelevanter Inhalte durch konkretes, verhaltensbezogenes Lob („Super, dass du es geschafft hast, täglich mit dem Fahrrad zur Schule zu fahren") ist oft hilfreicher als allgemeine Floskeln („Sport ist gut für deine Gesundheit").

Die **selektive Zusammenfassung** der vom Jugendlichen benannten veränderungsrelevanten Inhalte nach einzelnen Gesprächsabschnitten sowie am Ende des Beratungsgesprächs dient der Strukturierung und stärkt die Selbstverpflichtung zur Verhaltensänderung. Aufgrund des Recency-Effekts, eines psychologischen Gedächtnisphänomens, bleiben insbesondere die zuletzt genannten und somit veränderungsorientierten Inhalte am besten in Erinnerung.

◘ **Abb. 14.2**   Basis-Interventionen nach Miller und Rollnick (2015)

14.2.4 Flexibler Umgang mit schwierigen Gesprächssituationen

Im Gesprächsverlauf kann es zu Konflikten kommen, die sich durch Bagatellisierung, Ablehnung von Hilfsangeboten, Unaufmerksamkeit, Infragestellung des Beraters oder häufige Unterbrechungen des Gesprächsflusses ausdrücken. Aus MI-Sicht wird dies nicht auf den „unmotivierten" Jugendlichen zurückgeführt, sondern auf Interventionen des Beraters, die nicht zur gegenwärtigen Änderungsbereitschaft des Gegenübers gepasst haben. Meist sind Verhaltensänderungen, die von außenstehenden Personen angestoßen werden, weniger stabil als intrinsisch motivierte Veränderungen (Miller und Rollnick 2015). Es sollte daher vermieden werden, in die **Expertenfalle** zu geraten und mit Argumenten oder vermeintlich gut gemeinten Ratschlägen überzeugen zu wollen. Hierbei besteht die Gefahr, dass der Jugendliche reflexartig die Gegenposition vertritt und nun seinerseits gegen die Veränderung argumentiert. Um die Therapieadhärenz wiederherzustellen, ist es notwendig, innezuhalten und das eigene Gesprächsverhalten zu überdenken. Menschen tendieren eher zur Entwicklung einer inneren Abwehrreaktion (Reaktanz), wenn sie den Eindruck haben, in ihrer persönlichen Entscheidungsfreiheit beschränkt zu werden (Miller und Rollnick 2015). Statt auf eine Veränderung zu drängen sollte Verständnis für die Sichtweisen des Gesprächspartners geäußert werden, und das Autonomiebedürfnis, das insbesondere bei Jugendlichen und jungen Erwachsenen häufig stark ausgeprägt ist, sollte in den Vordergrund gestellt werden („Wir haben über die Vor- und Nachteile eines aktiveren Lebensstils gesprochen, es hängt letztlich von dir ab, wie es weitergeht"). Eine weitere Möglichkeit stellt die Widerspiegelung der Ambivalenz dar („Du sagst, dass mehr Sport gut für deine Gesundheit wäre – gleichzeitig ist es dir zu anstrengend. Wie passt das zusammen?"). Eine vertiefende, praxisnahe Übersicht zum Umgang mit schwierigen Gesprächssituationen und allgemein zum MI-Konzept ist im Standardwerk von Miller und Rollnick (2015) oder bei Naar-King und Suarez (2012) zu finden.

> **Praxistipps**
>
> - MI ist ein etablierter Beratungsansatz bei Personen mit ambivalenter Änderungsbereitschaft.
> - Ambivalenz wird nicht als Widerstand angesehen, sondern als ein normales Phänomen im Rahmen eines Verhaltensänderungsprozesses.
> - Menschen lassen sich eher von Veränderungen überzeugen, die sie selbst benannt haben. Bereits vorhandenes Änderungspotenzial sollte im Gespräch erkannt und selektiv verstärkt werden.
> - Dabei sollte vermieden werden, in die „Expertenfalle" zu geraten und über den Grad der Veränderungsbereitschaft des Gegenübers hinauszugehen.

Literatur

Finger JD, Varnaccia G, Borrmann A, Lange C, Mensink GBM (2018) Körperliche Aktivität von Kindern und Jugendlichen in Deutschland – Querschnittsergebnisse aus KiGGS Welle 2 und Trends. J Health Monitoring 3(1):24–31

Gayes LA, Steele RG (2014) A meta-analysis of motivational interviewing interventions for pediatric health behavior change. J Consult Clin Psychol 82(3):521–535

Lundahl BW, Kunz C, Brownell C, Tollefson D, Burke BL (2010) A meta-analysis of motivational interviewing: twenty-five years of empirical studies. Res Soc Work Pract 20(2):137–160

Miller WR, Rollnick S (2015) Motivierende Gesprächsführung. Lambertus, Freiburg

Naar-King S, Suarez M (2012) Motivierende Gesprächsführung mit Jugendlichen und jungen Erwachsenen. Beltz, Weinheim

Rütten A, Pfeifer K (2016) Nationale Empfehlungen für Bewegung und Bewegungsförderung. FAU, Erlangen-Nürnberg

Sport und Infektionen, Impfungen

Christoph Härtel

Inhaltsverzeichnis

© Springer-Verlag GmbH Deutschland, ein Teil von Springer Nature 2021
I. Menrath et al. (Hrsg.), *Pädiatrische Sportmedizin*,
https://doi.org/10.1007/978-3-662-61588-1_15

15.1 Infektionen im Kindes- und Jugendalter

Infektion: Unter Infektion versteht man das Eindringen von pathogenen Lebewesen (z. B. Bakterien, Pilzen, Parasiten) oder Molekülen (z. B. Viren) in einen Organismus und deren Vermehrung, welche eine Immunreaktion des Wirtes zur Folge hat. Als häufigstes Leitsymptom einer Infektion tritt Fieber (definiert als rektal gemessene Temperaturerhöhung >38 °C) auf.

Infektanfälligkeit: Die physiologische Infektanfälligkeit im Kindesalter ist geprägt von maximal acht unkomplizierten Minor-Infektionen (z. B. akute obere Atemwegsinfekte) pro Jahr, die akut und spontan limitierend verlaufen. Davon abzugrenzen ist die pathologische Infektanfälligkeit, die den Verdacht auf eine zugrunde liegende Störung des Immunsystems nahelegt. Die klinisch-diagnostischen Warnzeichen für das Vorliegen einer pathologischen Infektanfälligkeit sind unter den Akronymen ELVIS (ungewöhnliche **E**rreger; ungewöhnliche **L**okalisation, z. B. Viszeralabszesse; ungewöhnlicher **V**erlauf, z. B. Rezidive; ungewöhnliche **I**ntensität, Major-Infektionen z. B. Sepsis, Meningitis, Empyem, septische Arthritis; ungewöhnliche **S**umme = Anzahl von Episoden) und GARFIELD (**G**ranulome, **A**utoimmunität, **r**ezidivierendes **F**ieber, ungewöhnliche **E**kzeme, **L**ymphoproliferation, chronische **D**armentzündung) zusammengefasst und müssen eine rasche Abklärung nach sich ziehen (Immundefekte).

15.1.1 Unkomplizierte Infektion oder schwerer Verlauf?

Fieberhafte Infektionen sind der häufigste Grund für eine ärztliche Vorstellung im Kindes- und Jugendalter. Dabei handelt es sich in der überwiegenden Mehrzahl um unkomplizierte Infektionen des oberen Respirationstrakts einschließlich Hals-Nasen-Ohren-Bereich (→ Leitsymptome: Atemnot, Stridor, Husten, Hals- bzw. Ohrenschmerzen) und Infektionen des Gastrointestinaltrakts (→ Leitsymptome: Übelkeit, Erbrechen, Durchfall). Ursächlich sind zumeist Viren, die überwiegend durch Tröpfcheninfektion (z. B. Respiratory-Syncytial Virus, Influenza A/B-, Parainfluenza-, Norwalk-Virus) oder Schmierinfektion (z. B. Rotaviren) übertragen werden, so dass eine symptomatische Therapie ausreichend ist. Kinder und Jugendliche, die Leistungssport betreiben, haben im Durchschnitt auch bis zu drei Infekte pro Jahr, mehr als 50 % betreffen den oberen Respirationstrakt (Breitbart et al. 2017). Die Auseinandersetzung des Kindes mit (mikrobiellen) Antigenen ist ein wesentlicher Aspekt der immunologischen Reifung („Training der Immunantwort") und sollte in der Interaktion mit betroffenen Familien nicht pathologisiert werden. Im Kleinkindalter sind bis zu acht unkomplizierte Infektionen pro Jahr physiologisch. Die Infekthäufigkeit ist zeitlich oft mit dem Besuch von Gemeinschaftseinrichtungen assoziiert (siehe Kasten).

Schwere bakterielle Infektionen wie z. B. Sepsis, Meningitis und Pneumonie sind selten. Die Herausforderung in der klinischen Praxis besteht darin, das eine aus 100 Kindern zu identifizieren, bei dem bei Fieber eine schwere Infektion mit raschem Handlungsbedarf vorliegt (Thompson et al. 2009). Im Folgenden sind die wesentlichen Aspekte für eine kritische Evaluation des fiebernden Kindes zusammengefasst.

Kritische Evaluation des Kindes mit fieberhafter Infektion

Vorgeschichte

Die Anamnese muss wesentliche Aspekte der Risikoabschätzung für eine schwerwiegende Infektion liefern.

a) Lebensalter: Säuglinge bedürfen einer besonders hohen Aufmerksamkeit, da sie aufgrund der relativen Unreife des Immunsystems und des zumeist noch unvollständigen Impfschutzes ein höheres Risiko für invasive Infektionen als ältere Kinder haben.

b) Impfstatus: Zahlreiche schwerwiegende Infektionen, u. a. durch Haemophilus influenzae Typ B, Meningokokken und Pneumokokken, sind impfpräventabel, so dass ein unvollständiger Impfstatus eine Risikoerhöhung bedeutet.

c) Lokale Ursachen: Angeborene Fehlbildungen (z. B. Neuroporus → Meningitis, vesikoureteraler Reflux → Pyelonephritis) bzw. andere lokale Ursachen (Adenoide, atopisches Ekzem) können Ursache einer lokalen bzw. invasiven Infektion sein.

d) Besondere Patientengruppen mit zumeist chronischen Beeinträchtigungen tragen ein erhöhtes Risiko für Infektionen:
- Immunologische Grunderkrankung (z. B. primäre/sekundäre Immundefekte incl. Asplenie oder Milzverlust), Chromosomopathien, Herzfehlbildungen
- Immunsupprimierende/-modulierende Therapie (z. B. antineoplastische Therapie, juvenile idiopathische Arthritis, chronisch-entzündliche Darmerkrankung)
- Neuromuskuläre Erkrankungen (z. B. spinale Muskelatrophie → Risiko für Pneumonien)
- Pneumologische Erkrankungen (z. B. Mukoviszidose, Asthma, primäre Ziliendyskinesie, bronchopulmonale Dysplasie ehemaliger Frühgeborener)

Klinische Präsentation

Der „klinische Blick" ist entscheidend für das weitere Vorgehen bei fieberhafter Infektion (z. B. stationäre Behandlung, rasche Diagnostik und anti-infektive Therapie). Eine hohe Wahrscheinlichkeit für eine schwere Infektion liegt bei deutlich beeinträchtigten Kindern mit folgenden Symptomen vor:
- Bewusstseinstrübung (Somnolenz, Lethargie), Meningismus
- Nahrungs- und Trinkverweigerung, Oligurie
- Kreislaufzentralisierung (u. a. verzögerte Rekapillarisierungszeit >3 s, kühle Extremitäten, schwache Pulse, Hauteinblutungen (○ Abb. 15.1))

Auch der Verlauf, z. B. akuter Beginn mit hohem Fieber >40 °C, kann bei schweren bakteriellen Infektionen im Gegensatz zum „schleichenden Beginn" bei vielen viralen Infektionen (→ sehr variable Inkubationszeit) hinweisgebend sein. Das Ansprechen auf fiebersenkende Medikamente erlaubt keine Unterscheidung zwischen bakterieller oder viraler Ursache (Ishimine 2013).

Diagnostik

Neben der vollständigen körperliche Untersuchung des entkleideten Kindes (z. B. Hautauffälligkeiten: Exanthem, Impetigo, Petechien) können schnell verfügbare diagnostische Tests die klinische Einschätzung unterstützen:
- Schnelltests für Viruserkrankungen (RSV, Influenza A/B, EBV) → der Virusnachweis senkt die Wahrscheinlichkeit einer bakteriellen Infektion deutlich ab, Co- bzw. Superinfektionen sind jedoch möglich
- Schnelltests Gruppe-A-Streptokokken
- Labor: systemische Entzündungszeichen (Blutbild, C-reaktives Protein, Pro-calcitonin)

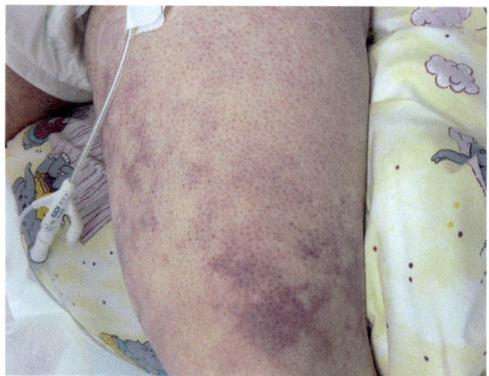

◘ Abb. 15.1   Kreislaufzentralisation (marmorierte Haut) und Hauteinblutungen bei pneumokokkenbedingter Sepsis

Die weiterführende Diagnostik (Blutkultur, Urin bzw. Liquordiagnostik, bildgebende Verfahren) orientiert sich an der ersten kritischen Evaluation bzw. am Verlauf.

15.1.2 Häufige organspezifische Infektionen im Kindes- und Jugendalter

Otitis media

Mehr als zwei Drittel aller Kleinkinder erkranken innerhalb der ersten drei Lebensjahre an einer Otitis media (Thomas et al. 2014). Die häufigsten Erreger der Otitis media sind Pneumokokken und *Haemophilus influenzae,* so dass durch die Integration der polyvalenten Pneumokokkenimpfung in die Impfempfehlungen der Ständigen Impfkommission (STIKO) ein deutlicher Rückgang in der Inzidenz der akuten und rezidivierenden Otitis zu verzeichnen ist. Die Behandlung ist zumeist symptomatisch, Antibiotika sollten nur bei Kindern mit erhöhtem Risiko für eine invasive Infektion eingesetzt werden.

Beim sogenannten „Swimmer's Ear", einer Entzündung des äußeren Gehörganges (Otitis externa), die durch Aufweichen der Haut durch zu langen Kontakt mit Was-

ser entsteht, sollte der Gehörgang trocken gehalten werden, und ggf. sollten entzündungshemmende Tropfen Anwendung finden.

Tonsillopharyngitis und Stomatitis

Viren wie Adeno-, Herpes-simplex-Typ I, Parainfluenza-, Influenza-, Coxsackie- und andere Enteroviren oder Epstein-Barr-Virus sind Auslöser für 85–95 % der Tonsillopharyngitiden. Als bakterielle Erreger kommen in erster Linie *Streptococcus pyogenes* (Gruppe-A-Streptokokken) in Betracht. Die symptomatische Behandlung gilt als zureichend; auch bei Streptokokkentonsillitis kann auf eine antibiotische Therapie verzichtet werden, da das Risiko einer Folgeerkrankung sehr niedrig ist.

Pneumonie

Für die Diagnose der Pneumonie ist der klinische Blick (→ Tachydyspnoe? Einziehungen? Nasenflügel?) entscheidend. Auslösende Erreger sind zumeist Viren (→ Bronchopneumonie), der häufigste bakterielle Erreger sind Pneumokokken (→ klassisch: Lobärpneumonie mit abgeschwächtem Atemgeräusch). Bei bakterieller Pneumonie sollten Aminopenicilline eingesetzt werden, bei Verdacht auf Mykoplasmenpneumonie, die zumeist nur im Schulkindalter auftritt, ggf. Makrolide. Bei Husten und B-Symptomatik sollte differenzialdiagnostisch eine Tuberkulose erwogen werden.

Meningitis

Die Leitsymptome der Meningitis sind Kopfschmerzen, Fieber, Erbrechen, Bewusstseinsstörungen und Meningismus. Die bakterielle Meningitis wird durch eine lumbale Liquorpunktion nachgewiesen und am häufigsten durch Pneumokokken, seltener durch Meningokokken verursacht. Liquorgängige Antibiotika, z. B. Cefotaxim oder Ceftriaxon, sind als Therapie Mittel der ersten Wahl. Eine *Haemophilus-influenzae-Typ-B* (HiB)-ausgelöste Meningitis wird bei vollständig geimpften Kindern nur noch äußerst selten beobachtet. Durch die Einführung der Pneumokokkenvakzine wurde eine Reduktion der invasiven Pneumokokkenmeningitis um 33–91 % festgestellt (Weiss et al. 2015). Bezüglich der Vermeidung von Meningokokkeninfektionen gilt eine allgemeine Impfempfehlung für Kleinkinder ab einem Jahr mit MenC-Konjugatimpfstoff, lediglich Risikogruppen sollten den polyvalenten MenACWY und den proteinbasierten MenB-Impfstoff erhalten.

Harnwegsinfektionen

Kinder mit Harnwegsinfektion präsentieren sich häufig mit hohem Fieber, abdomineller Abwehrspannung, Nierenlagerklopfschmerz und Dysurie. Diagnostisch relevant sind Urinstatus (suprapubische Punktion, Blasenkatheterurin oder Mittelstrahlurin) und -mikroskopie. In ca. 75 % sind *Escherichia coli* für Harnwegsinfektionen verantwortlich. Die Auswahl der Antibiotika richtet sich nach Alter des Kindes, Erregerresistenz und der Differenzierung zwischen unkompliziertem und kompliziertem Harnwegsinfekt (DGPI-Handbuch).

Gastroenteritis

Virale Gastroenteritiden sind häufig und am ehesten durch Rotavirus, Norwalk-Virus und andere Enteroviren ausgelöst. Durch die Einführung der Rotavirus-Lebendimpfung lassen sich insbesondere bei Säuglingen schwere Verläufe verhindern. Bakterielle Erregernachweise (*Salmonella, Shigella spp., Campylobacter jejuni*) finden sich bei bis ca. 20 % der Kinder mit Gastroenteritissymptomen und sind gelegentlich mit einer reaktiven Arthritis (zumeist Knie, Hüfte, Sprunggelenk) und somit eingeschränkten Mobilität assoziiert. Die Therapie der Gastroenteritis ist bei immungesunden Kindern symptomatisch.

Arthritis und Osteomyelitis

Knochen- und Gelenkinfektionen können bei hämatogener Streuung bakterieller Infektionen (*Staphylococcus aureus, Kingella kingae, E. coli, Streptococcus spp.*) auftreten und gehen zumeist mit Schwellung, Überwärmung und eingeschränkter Beweglichkeit einher. Als in das Knochengewebe gut penetrierende Antibiotika werden Ampicillin-Sulbactam, Cefuroxim und Clindamycin zur Behandlung empfohlen. Bei Gonarthritis sollte an eine Lyme-Arthritis (Borreliose) gedacht werden. Sonografie und Magnetresonanztomografie sind Methoden der Wahl zur Früherkennung einer Osteomyelitis. Im Zusammenhang mit sportlich aktiven Kindern und Jugendlichen sollte bei Knochen-/Gelenkschwellungen mit eingeschränkt plausibler Vorgeschichte (Mädchen: Missgeschick beim Reiten, Jungen: Bagatelltrauma beim Fußball) ein Malignom (Osteosarkom, Ewing-Sarkom) ausgeschlossen werden.

15.1.3 Die Abwehrreaktion des Körpers

Eine Infektion führt zur Aktivierung der angeborenen („innate") unspezifischen Immunabwehr (→ Fieber, Granulozytose) und der erworbenen, spezifisch gegen Erreger gerichteten Immunantwort (Evans et al. 2015). Dabei ist eine fieberhafte Temperaturerhöhung (38,0–41,0 °C) ein bedeutsamer Abwehrmechanismus zur Hemmung der Replikation von Viren und Bakterien. Aufgrund der immer noch weit verbreiteten Angst vor neurologischen Folgeschäden bei Fieber werden im Kindesalter häufig fiebersenkende Medikamente eingesetzt. Die epidemiologische Datenlage zeigt diesbezüglich keinen Zusammenhang, so dass ein zurückhaltender Einsatz von Antipyretika, insbesondere der Verwendung von alternierenden Kombinationen (z. B. Paracetamol im Wechsel mit Ibuprofen), geboten ist (Wong et al. 2014). Fieberspitzen >40 °C sollten vermieden werden, da sie zu einer starken Erschöpfung führen können. Entscheidend ist eine ausreichende Flüssigkeitszufuhr, die gegebenenfalls durch wärmeableitende Maßnahmen (Wadenwickel) ergänzt wird.

Das Ausmaß der im Organismus ausgelösten Immunreaktion ist von Erregerdosis, Eintrittspforte, Virulenz und Pathogenität abhängig. Für das menschliche Abwehrsystem bedeutet dies – ähnlich wie bei einer sportlichen Aktivität – eine hohe Beanspruchung, auf die eine zeitlich variable Erholung folgen soll. Der Körper reagiert mit einem komplexen Wechselspiel aus inflammatorischen (→ Ausschüttung von Botenstoffen wie Zytokinen), hormonellen (→ gesteigerte Ausschüttung von Cortisol, Adrenalin, Thyroxin) und metabolischen Regulationsmechanismen (→ erhöhter Kalorienbedarf, Katabolismus schwächt Immunität) sowie Anpassungsprozessen des autonomen Nervensystems (→ Anstieg Herz- und Atemfrequenz, veränderte Hautdurchblutung). Häufig geht dies mit einer subjektiv eingeschränkten Funktionsfähigkeit des Bewegungsapparats (Schmerz, Ermüdung, Schwellung) einher. Eine körperliche Schonung ist daher im Rahmen von Infektionen notwendig, um die physiologische Rekonvaleszenz nicht einzuschränken.

15.1.4 Sport und Infektionsrisiko

Generell sollten der natürliche Bewegungsdrang des Kleinkindes und eine sportliche Betätigung des Schulkindes und Jugendlichen gefördert werden. Sport führt im Vergleich zu fehlender Bewegung zu einem geringeren Infektionsrisiko, wenn ein moderates Maß gewählt wird, z. B. 5 Trainingseinheiten a 45 min pro Woche. Ob bei stärkerer Intensität der Trainingsbelastung das Infektionsrisiko wiederum ansteigt (Modell der „J-förmigen Kurve"), ist Gegenstand der Diskussion (Breitbart et al. 2017). Bei Athleten scheint zumindest die Phase bis 72 h nach einem Wettkampf mit erhöhter Anfälligkeit für Atemwegsinfektionen einherzugehen (Puta et al. 2018; Steidten et al. 2018). Ursächlich könnten ein erhöhtes Atemminutenvolumen, eine mukosale IgA-Reduktion durch vermehrte Flüssigkeitsproduktion im Mund-Nasen-Rachen-Raum, ein metabolisches Defizit und ein erhöhtes Risiko für Tröpfcheninfektion bei Kontaktsportarten in Betracht kommen (Breitbart et al. 2017).

Trotzdem scheint das Infektionsrisiko eher von der Jahreszeit als von der Trainingsintensität vor Wettkämpfen abhängig. Sowohl bei Skilangläufern (Wettkämpfe im Winter) als auch bei Schwimmern (Wettkämpfe im Sommer) ist im Winter ein verdoppeltes Infektionsrisiko im Vergleich zum Sommer zu verzeichnen (Breitbart et al. 2017). Flugreisen und damit verbundene Belastungen (Schlafmangel, Jetlag, wechselnde Klimazonen, unregelmäßige Ernährung) können ebenfalls das Risiko für Infektionen erhöhen.

15.1.5 Sportverzicht nach Infektionen

Starke sportliche Belastung beansprucht das Immunsystem, in dem das Muskelgewebe lokal gereizt wird und Immunzellen die damit einhergehenden Entzündungsprozesse bzw. „Reparatur- und Aufräumarbeiten" verletzter Muskelzellen regulieren müssen. Stresshormone wie Cortisol und Adrenalin können das Immunsystem dämpfen, was insbesondere die Lymphozyten in ihrer antiviralen Funktion beeinflussen kann. Natürliche Killerzellen büßen an Zytotoxizität ein und die Granulozyten sind in ihrer Phagozytoseleistung und bakteriziden Kapazität reduziert. Aus immunmetabolischer Sicht sind wiederholte und anhaltende Belastungen mit hohen Laktatspiegeln (z. B. Tempoläufe) oder erschöpfende Ausdauerbelastungen im anaeroben Bereich nach gerade abgeklungener Infektion kontraindiziert. Wichtig sind für Sportler ausreichend Flüssigkeits- und Kalorienzufuhr, die Einhaltung von fixen Regenerationszeiten und genügend Schlaf, damit sich das Immunsystem erholen kann. Bei Infektionen mit Fieber, Lymphknotenschwellung, Durchfall und allgemeiner Abgeschlagenheit ist dringend eine Belastungspause angeraten, da ein erhöhtes Risiko für Herzmuskelentzündungen (→ kardiotrope Viren: Influenza A/B, Adenovirus, Echovirus, EBV, Parvo B19, Coxsackie und andere Enteroviren) gegeben ist (siehe Kasten). Besondere Vorsicht ist beim Pfeiffer'schen Drüsenfieber (EBV-Infektion) geboten, da eine mögliche Hepatosplenomegalie mit erhöhtem Organrupturrisiko bei Kontaktsportarten einhergeht (z. B. Verbot von Kickboxen, bis Sonografie unauffällig) und ein chronisches Erschöpfungssyndrom auftreten kann.

Empfehlungen für Sport nach Infektionen

Absolute Kontraindikationen für Sport

a) Fieber >38,0 °C
b) Ruhepuls 10/min höher als normal
c) Einnahme von Antipyretika bzw. Antibiotika

d) Lymphadenopathie
e) Gliederschmerzen bzw. anhaltende Symptome einer akuten Infektion

Voraussetzungen für die Wiederaufnahme von körperlichen Belastungen nach Sport

a) Keine Symptome der Generalisierung, seit mindestens 72 h fieberfrei
b) Unauffällige bzw. stark rückläufige Entzündungsparameter
c) Keine Organbefunde (z. B. EKG-Auffälligkeiten; Hepatomegalie)
d) Dosierte sportliche Betätigung möglich, keine Wettkämpfe bis 7 Tage nach letztem Fiebertag
e) Sportmedizinische Kontrolle möglich

15.2 Impfungen: Schutz und Training des Immunsystems

15.2.1 Impfungen

Impfungen werden in deutschsprachigen Ländern derzeit auf freiwilliger Basis durchgeführt und erfolgen nach eingehender Aufklärung und Beratung. Ziele einer Impfung sind: Ausrottung von Erkrankungen, Individualschutz, Unterbrechung der Infektionsketten (Herdenimmunität), Schutz von Nicht-Impffähigen (bzw. Ungeborenen), Verhinderung von Komplikationen bei schweren Grundkrankheiten. Die aktuelle Empfehlung der Ständigen Impfkommission (STIKO) am Robert Koch-Institut (▶ www.stiko.de, Epidemiologisches Bulletin 34/2019) von Standardimpfungen (für alle Personen einer bestimmten Altersgruppe) betrifft Tetanus (Wundstarrkrampf), Diphtherie, Poliomyelitis (Kinderlähmung), Pertussis (Keuchhusten), HiB, Hepatitis B (z. B. im Kleinkindalter als Sechsfachimpfstoff), Pneumokokken (13-valent), Masern, Mumps, Röteln und

Impfung	Alter in Wochen	Alter in Monaten					Alter in Jahren							
	6	2	3	4	11–14	15–23	2–4	5–6	7–8	9–14	15–16	17	ab 18	ab 60
Rotaviren	G1^b	G2	(G3)											
Tetanus		G1	G2	G3	G4	N	N	A1	N	A2		N	A (ggf. N)^e	
Diphtherie		G1	G2	G3	G4	N	N	A1	N	A2		N	A (ggf. N)^e	
Pertussis		G1	G2	G3	G4	N	N	A1	N	A2		N	A3^e	ggf. N
Hib H. influenzae Typ b		G1	G2^c	G3	G4	N	N							
Poliomyelitis		G1	G2^c	G3	G4	N	N		N		A1	N	ggf. N	
Hepatitis B		G1	G2^c	G3	G4	N				N				
Pneumokokken^a		G1		G2	G3	N								S^g
Meningokokken C					G1 (ab 12 Monaten)					N				
Masern					G1	G2				N			S^f	
Mumps, Röteln					G1	G2				N				
Varizellen					G1	G2				N				
HPV Humane Papillomviren										G1^d G2^d	N^d			
Herpes zoster														G1^h G2^h
Influenza														S (jährlich)

Erläuterungen

G Grundimmunisierung (in bis zu 4 Teilimpfungen G1–G4)

A Auffrischimpfung

S Standardimpfung

N Nachholimpfung (Grund- bzw. Erstimmunisierung aller noch nicht Geimpften bzw. Komplettierung einer unvollständigen Impfserie)

a Frühgeborene erhalten eine zusätzliche Impfstoffdosis im Alter von 3 Monaten, d. h. insgesamt 4 Impfstoffdosen.
b Die 1. Impfung sollte bereits ab dem Alter von 6 Wochen erfolgen, je nach verwendetem Impfstoff sind 2 bzw. 3 Impfstoffdosen im Abstand von mindestens 4 Wochen erforderlich.
c Bei Anwendung eines monovalenten Impfstoffes kann diese Dosis entfallen.
d Standardimpfung für Kinder und Jugendliche im Alter von 9–14 Jahren mit 2 Impfstoffdosen im Abstand von mindestens 5 Monaten, bei Nachholimpfung beginnend im Alter > 14 Jahren oder bei einem Impfabstand von < 5 Monaten zwischen 1. und 2. Dosis ist eine 3. Dosis erforderlich (Fachinformation beachten).
e Td-Auffrischimpfung alle 10 Jahre. Die nächste fällige Td-Impfung einmalig als Tdap- bzw. bei entsprechender Indikation als Tdap-IPV-Kombinationsimpfung.
f Einmalige Impfung mit einem MMR-Impfstoff für alle nach 1970 geborenen Personen ≥ 18 Jahre mit unklarem Impfstatus, ohne Impfung oder mit nur einer Impfung in der Kindheit.
g Impfung mit dem 23-valenten Polysaccharid-Impfstoff.
h Zweimalige Impfung mit dem adjuvantierten Herpes-zoster-Totimpfstoff im Abstand von mindestens 2 bis maximal 6 Monaten.

Abb. 15.2 Aktuelle STIKO-Empfehlungen für Standardimpfungen. Impfkalender (Standardimpfungen) für Säuglinge, Kinder, Jugendliche und Erwachsene. (Aus: Epidemiologisches Bulletin Nr. 34, RKI 2019)

Varizellen (Windpocken), Meningokokken sowie humane Papillomaviren (HPV) (◘ Abb. 15.2). Zudem werden Indikationsimpfungen (für bestimmte Personen mit entsprechenden Risikofaktoren, z. B. Influenza), Reiseimpfungen (z. B. Gelbfieber) und beruflich bedingte Impfindikationen durch die STIKO diskutiert und im Epidemiologischen Bulletin bekanntgegeben.

15.2.2 Impfungen bei Sportlern

Für Sportler ist neben den Standardimpfungen eine Impfung gegen Influenza und in Endemiegebieten gegen Frühsommermeningoenzephalitis (FSME; bei Sportarten im Freien, z. B. Orientierungslauf, Mountainbike) anzuraten. Insbesondere bei

Kontaktsportarten mit Verletzungsgefahr der Haut sollte der Tetanusschutz regelmäßig aufgefrischt werden.

In Abhängigkeit von Reiseziel und -saison sind bei Sportlern möglicherweise zusätzliche Impfungen (Cholera, Gelbfieber, Tollwut) rechtzeitig durchzuführen, dabei sind aktuelle epidemiologische Entwicklungen im Zielland zu beachten (siehe ► www.dtg.org oder ► www.fitfortravel.de).

15.2.3 Impfstoffsicherheit und Nebenwirkungen

Bei Totimpfstoffen werden inaktivierte Mikroorganismen, antigene Strukturen (z. B. HiB) oder veränderte Virulenzfaktoren (z. B. Tetanus-Toxoid) eingesetzt. Lebendimpfstoffe bestehen aus vermehrungsfähigen, attenuierten Erregern (z. B. Rotavirus-, Masern-Mumps-Röteln-, Varizellen-Impfstoff). Impfstoffe enthalten neben dem/den impfantigen(en) Lösungsmittel(n) Adjuvanzien, Stabilisatoren, Konservierungsmittel bzw. teilweise geringe Mengen an Antibiotika (z. B. Neomycin). In seltenen Fällen können allergische Reaktionen (meist lokal begrenzt und harmlos) beim Impfling auftreten. Bei bekannter Hühnereiweißallergie gilt die MMR-Standardimpfung als sicher, ggf. ist eine Überwachung anzuraten. Gelbfieber- oder FSME-Impfung sollten bei Hühnereiweißallergie nicht durchgeführt werden.

Alle zugelassenen bzw. empfohlenen Impfstoffe gelten nach Abwägung von Nutzen und theoretischem Impfrisiko als „sicher", wobei eine absolute Sicherheit nicht gewährleistet werden kann. Als kurzfristige Nebenwirkungen können Fieber und Lokalreaktionen auftreten, nach Impfung mit Lebendimpfstoffen eine abgeschwächte Impfkrankheit von 5–12 Tagen Dauer ohne Dauerschäden. Impfkomplikationen sind äußerst selten und werden durch das Paul-Ehrlich-Institut am Bundesinstitut für Arzneimittel und Medizinprodukte erfasst. Bei ungewöhnlichen Nebenwirkungen (z. B. neurologische Symptome) ist eine rasche differenzialdiagnostische Abklärung empfohlen (siehe ▶ https://dakj.de/stellungnahmen/empfehlungen-zum-vorgehen-bei-auftreten-ungewoehnlicher-neurologischer-symptome-in-zeitlichem-zusammenhang-mit-impfungen-im-kindes-und-jugendalter/).

15.2.4 Wirkungsweise

Impfungen induzieren eine dauerhafte oder zeitlich begrenzte, Auffrischimpfungen erfordernde spezifische Immunität. Impfungen können auch unspezifisch das Immunsystem aktivieren und die Abwehrlage „trainieren", so dass eine Reduktion des Infektionsrisikos gegenüber nicht impfpräventablen Erregern, z. B. durch eine Aktivierung der epithelialen Immunantwort nach Rotavirus-Vakzinierung, beobachtet werden kann.

15.2.5 Sport nach Impfungen

Körperliche Belastung (auch Hochleistungstraining) beeinflusst den Impferfolg (→ Bildung von Impfantikörpern) nicht, auch Impfnebenwirkungen sind bei Sportlern nicht häufiger. Aufgrund der Beanspruchung des Immunsystems durch die Impfung sollte am Tag der Impfung kein Sport getrieben werden, ein generelles Sportverbot ist allerdings nicht indiziert. Aus Sicherheitsgründen sollte bis 2 Wochen nach Lebendimpfung auf intensives Training verzichtet werden (Furian und Rolirad 2009). Empfehlenswert für Impfungen sind Übergangszeiten oder Phasen mit Grundlagentraining.

Praxistipps

Unkomplizierte fieberhafte Infektionen, insbesondere der Atemwege, sind häufig und treten bei sportlich aktiven Kindern und Jugendlichen etwa 3-mal/Jahr auf. Seltene schwere Infektionen müssen anhand der klinischen Symptome und des individuellen Risikoprofils rasch erkannt und behandelt werden. Da viele dieser Infektionen präventabel sind, kommt einem vollständigen Impfstatus eine zentrale Bedeutung zu.

Sowohl Infektionen als auch Impfungen stellen eine Belastung für das Immunsystem dar.

Absolute Kontraindikationen für Sport sind Fieber >38,0 °C, Ruhepuls 10/min höher als normal, Einnahme von Antipyretika bzw. Antibiotika und anhaltende Infektsymptome.

Am Tag einer Impfung sollte kein Sport getrieben werden, ein generelles Sportverbot ist allerdings nicht indiziert. Aus Sicherheitsgründen sollte bis 2 Wochen nach Lebendimpfung auf intensives Training verzichtet werden.

Literatur

Breitbart P, Gärtner BC, Wolfarth B, Meyer T (2017) Infektionen des oberen Respirationstrakts bei Leistungssportlern: Risikofaktoren, Prävention und Rückkehr zum Sport. Dtsch Z für Sportmed 68:189–195

Evans SS, Repasky EA, Fisher DT (2015) Fever and the thermal regulation of immunity: the immune system feels the heat. Nat Rev Immunology 15:335

Furian TC, Rolirad KD (2009) Impfungen und körperliche Aktivität. Dtsch Z für Sportmed 60:406–410

Ishimine P (2013) Risk stratification and management of the febrile young child. Emerg Med Clin N Am 31:601–626

Puta C, Steidten T, Baumbach P, Wöhrl T, May R, Kellmann M, Herbsleb M, Gabriel B, Weber S, Granacher U, Gabriel HHW (2018) Standardized assessment of resistance training-induced subjective symptoms and objective signs of immunological stress responses in young athletes. Front Physiol 9:698. ▶ https://doi.org/10.3389/fphys.2018.00698

Steidten T, Puta C, Gabriel B, May R, Kellmann M, Granacher U, Gabriel HHW (2018) Belastungsinduzierte immunologische Stressreaktion. Leistungssport 5:22–24

Thomas JP, Berner R, Zahnert T, Dazert S (2014) Strukturiertes Vorgehen bei akuter Otitis media. Dtsch Arztebl Int 111(9):151–160

Thompson MJ, Harnden A, Del Mar C (2009) Excluding serious illness in feverish children in primary care: restricted rule-out method for diagnosis. BMJ 338:b1187

Weiss S, Falkenhorst G, van der Linden M, Imöhl M, von Kries R (2015) Impact of 10- and 13-valent pneumococcal conjugate vaccines on the incidence of invasive pneumococcal diseases in children aged under 16 years in Germany, 2009 to 2012. Euro Surveill 20(10):21057

Wong T, Stang AS, Ganshorn H et al (2014) Combined and alternating paracetamol and ibuprofen therapy for febrile children. Evid Based Child Health 9:675–729

15

Ernährung

Anja Carlsohn

Inhaltsverzeichnis

© Springer-Verlag GmbH Deutschland, ein Teil von Springer Nature 2021
I. Menrath et al. (Hrsg.), *Pädiatrische Sportmedizin*,
https://doi.org/10.1007/978-3-662-61588-1_16

16.1 Nutritive Bedarfe sporttreibender Heranwachsender

Unabhängig von der sportlichen Aktivität werden während der Kindheit und Adoleszenz die ernährungsbezogenen Grundlagen für das weitere Leben gelegt. So werden Ernährungsverhaltensmuster ausgebildet, Geschmackspräferenzen geprägt und Ernährungswissen und -kompetenzen aufgebaut (Desbrow et al. 2014). Hinzu kommt, dass die Phase des Heranwachsens mit Veränderungen z. B. der Körperzusammensetzung, des Hormonhaushalts und mit besonderen nutritiven Bedarfen wie z. B. für den Aufbau von Knochenmasse verbunden ist. Diese Faktoren werden zum einen von der Ernährung beeinflusst, wirken sich zum anderen aber auch auf die Gesundheit und Leistungsfähigkeit in den weiteren Lebensjahren aus. Eine bedarfsgerechte Ernährung und eine altersadäquate Ernährungsbildung nehmen im Kindes- und Jugendsport demnach eine Schlüsselfunktion in der ernährungsbezogenen Gesundheitsförderung ein.

Allerdings gibt es derzeit kaum evidenzbasierte Ernährungsempfehlungen für Nachwuchsathleten (Desbrow et al. 2014). Entweder werden moderat körperlich aktive Kinder und Jugendliche adressiert (vgl. D-A-CH Referenzwerte für die Nährstoffzufuhr) oder erwachsene Leistungssportler (Thomas et al. 2016), so dass Ernährungsempfehlungen für Nachwuchsathleten aus diesen extrapoliert werden müssen.

16.1.1 Energiebedarf

Eine bedarfsdeckende Energiezufuhr ist bei Nachwuchsathleten essenziell, jedoch schwierig zu erfassen. Anders als bei erwachsenen Athleten kann eine konstante Körpermasse und -zusammensetzung nicht als Orientierung für eine bedarfsgerechte Energiezufuhr herangezogen werden. Derzeit sind keine Algorithmen verfügbar, mit denen sich der Energiebedarf und -umsatz sporttreibender Kinder und Jugendlicher hinreichend genau bestimmen lässt (Desbrow et al. 2014). Zudem haben Kinder und Jugendliche einen wachstums- und entwicklungsbedingten Mehrbedarf an Energie und Nährstoffen.

Bei einer niedrigen Energieverfügbarkeit können verschiedene gesundheitliche wie auch leistungsbezogene Beeinträchtigungen auftreten (Mountjoy et al. 2018), so dass Nachwuchsathleten eine geringere Energieverfügbarkeit unbedingt vermeiden sollten.

Als Energieverfügbarkeit bezeichnet man die Energie, die dem Organismus nach Abzug des Energieverbrauchs während des Trainings zur Verfügung steht.

> **Definition**
>
> Energieverfügbarkeit = Energiezufuhr – Energieverbrauch während sportlichen Trainings
> Die Energieverfügbarkeit wird in Kilokalorien pro Kilogramm fettfreier Masse [kcal/kg FFM] angegeben. Eine niedrige Energieverfügbarkeit kann demnach aus einer geringen Energiezufuhr oder einem metabolisch hohen Trainingspensum oder aus einer Kombination beider Faktoren resultieren. Die Bestimmung der Energieverfügbarkeit ist im Positionspapier „Energiebedarf im Sport" der AG Sporternährung der Deutschen Gesellschaft für Ernährung näher beschrieben (Braun et al. 2019).

Für Erwachsene gilt eine Energieverfügbarkeit unter 30 kcal/kg FFM als klinisch-niedrig, eine Energieverfügbarkeit zwischen 30 und 45 kcal/kg FFM als suboptimal. Für erwachsene Athleten sind Screeninginstrumente bzw. ein vom Internationalen Olympischen Komitee (IOC) veröffentlichtes klinisches Assessmenttool (Mountjoy et al. 2015) verfügbar. Für heranwachsende Sportler sind keine klaren Cutoff-Werte der

Energieverfügbarkeit bekannt. Da ein relatives Energiedefizit im Sport (RED-S) jedoch u. a. mit Beeinträchtigungen des Längenwachstums, des Reifestadiums und der Leistungsfähigkeit einhergehen kann, wird für Nachwuchsathleten ein Screening eben jener Faktoren verglichen mit der gleichaltrigen Referenzbevölkerung empfohlen (Desbrow et al. 2014).

Sowohl Jugendliche als auch Athleten, insbesondere in gewichtssensitiven Sportarten, weisen ein erhöhtes Risiko für Essstörungen auf. Daher fordert die medizinische Expertenkommission des IOC ein regelmäßiges Screening von Athleten auf Essstörungen, z. B. im Rahmen von Sporteingangs- oder Jahresgrunduntersuchungen (Ljungqvist et al. 2009). In Deutschland ist dies bisher noch nicht als standardisierter Bestandteil der sportmedizinischen Untersuchungen etabliert.

> Zu betonen ist, dass auch bei international erfolgreichen Nachwuchsathleten die Ernährung vordergründig so gestaltet sein sollte, dass die Energie- und Nährstoffzufuhr primär zur langfristigen Gesunderhaltung und damit zur Leistungsentwicklung beiträgt. Ernährungs- und/oder Trainingsstrategien, die ausschließlich darauf abzielen, die Körperkomposition oder das Körpergewicht von Nachwuchsathleten zu manipulieren, sind zu vermeiden, auch wenn dadurch kurzfristig Erfolgschancen im Wettkampf steigen könnten. Ebenso sollten Aufklärungs- und Bildungsmaßnahmen zu (sportassoziierten) Essstörungen nicht in Trainingsgruppen durchgeführt werden, da dies in der vulnerablen Zielgruppe jugendlicher Athleten risikobehaftet ist (Desbrow et al. 2014).

16.1.2 Makronährstoffzufuhr

Derzeit ist nicht davon auszugehen, dass sich der Kohlenhydratbedarf von Nachwuchsathleten in Trainings- und Wettkampfphasen

von denen erwachsener Wettkampfsportler unterscheidet (Desbrow et al. 2014). Nachwuchsathleten sollten kohlenhydratreiche Lebensmittel bewusst zur Deckung des Energiebedarfs einplanen. Im Alltag sind Lebensmittel mit komplexen Kohlenhydraten wie Getreide(produkte), Back- und Teigwaren sowie Gemüse zu bevorzugen, da diese in der Regel auch reichlich Ballaststoffe und Mikronährstoffe enthalten. Obst und Gemüse- oder Fruchtsäfte stellen eine gute Ergänzung dar. In ☐ Tab. 16.1 sind Kohlenhydratzufuhrempfehlungen für erwachsene Sportler dargestellt (Burke et al. 2011), an denen sich Nachwuchsathleten orientieren können (Desbrow et al. 2014).

Aufgrund unzureichender Evidenz für abweichende Proteinbedarfe im Nachwuchssport wird derzeit empfohlen, sich an den Proteinzufuhrempfehlungen für erwachsene Athleten zu orientieren (0,8–1,0 g/kg KG/d für Freizeitsportler und ca. 1,2–2,0 g/kg KG/d für Leistungssportler) (Thomas et al. 2016). Sporttreibende Kinder

☐ **Tab. 16.1** Empfehlungen (erwachsene Sportler) bzw. Orientierung (Nachwuchsathleten) zur Kohlenhydratzufuhr für Sportler. (Nach Burke et al. 2011)

Trainingsphasen niedriger (metabolischer) Belastung bzw. technikorientiertes Training	3–5 g/kg KG/d
Trainingsphasen mit moderater (metabolischer) Belastung (~1 h/d)	5–7 g/kg KG/d
Ausdauerorientierte Trainingsphasen (~1–3 h/d)	6–10 g/kg KG/d
Metabolisch hochintensive Trainingsphasen (4–5 h/d)	8–12 g/kg KG/d
Während des Sports (0–75 min)	Kein Bedarf zur Kohlenhydratzufuhr
Zur Regeneration nach glykogenentleerenden Trainingseinheiten (0–4 h nach dem Sport)	1–1,2 g/kg KG/d

und Jugendliche sollten dabei auf eine gleichmäßige Verteilung der Proteinzufuhr über den Tag achten und hochwertige, gesundheitsförderliche Proteinquellen (z. B. fettarme Milchprodukte, Fisch, Hülsenfrüchte) bzw. Lebensmittelkombinationen (z. B. Kartoffeln mit Quark, Kartoffeln mit Ei, Getreideprodukte mit Milchprodukten wie Müsli mit Milch oder Vollkornbrot mit Käse) bevorzugen (Desbrow et al. 2014).

Hinsichtlich der Fettzufuhr gelten für Nachwuchsathleten die gleichen gesundheitsorientierten Ernährungsempfehlungen wie für die altersgleiche Allgemeinbevölkerung (Desbrow et al. 2014). Sporttreibende Kinder und Jugendliche profitieren demnach von einer grundsätzlich fettarmen Ernährung. Fette und Öle, die reich an einfach und mehrfach ungesättigten Fettsäuren sind, sind fettreichen Lebensmitteln mit hohem Anteil gesättigter Fettsäuren vorzuziehen. Dies lässt sich am einfachsten realisieren, indem hochwertige Pflanzenöle wie Rapsöl als Standardöle für die Speisenzubereitung verwendet werden und frittierte oder fettreich gebackene Speisen sowie fettreiche Fleisch- und Wurstwaren nur in Maßen verzehrt werden.

16.1.3 Deckung der Mikronährstoffbedarfe

Bei erwachsenen Sportlern ist derzeit weder von einem grundsätzlichen sportbedingten Mehrbedarf an Vitaminen und Mineralstoffen auszugehen, noch profitieren erwachsene Sportler von einer über den Bedarf hinausgehenden Mikronährstoffzufuhr (Carlsohn et al. 2019). Von einer ähnlichen Situation ist bei sporttreibenden Kindern und Jugendlichen auszugehen (Desbrow et al. 2014). Nachwuchssportler sollten daher ihre Ernährung empfehlungsgerecht und ausgewogen gestalten, so dass die altersspezifischen Zufuhrempfehlungen

für Vitamine und Mineralstoffe (D-A-CH Referenzwerte für die Nährstoffzufuhr) erreicht werden.

Allerdings besteht bei einigen Mikronährstoffen aufgrund von individuell erhöhten Verlusten (z. B. über den Schweiß) und disziplinspezifischen, nicht bedarfsgerechten Ernährungsweisen (z. B. Gewichtsreduktionsdiäten in Zweikampfsportarten) ein erhöhtes Risiko für eine nicht bedarfsdeckende Versorgung (Carlsohn et al. 2019). Studien im deutschen Nachwuchsleistungssport zeigen, dass bei Calcium und Eisen sowie Folsäure und Vitamin D ein beachtlicher Anteil an Nachwuchsathleten die Zufuhrempfehlungen nicht erreicht (Braun et al. 2017). Hier ist vorrangig auf eine optimierte Lebensmittelzusammenstellung zu achten und die Einnahme von Nahrungsergänzungsmitteln zu vermeiden. Es ist davon auszugehen, dass eine bedarfsgerechte Ernährung – nicht aber Nahrungsergänzungsmittel – die gesunde Entwicklung und Leistungsfähigkeit von Nachwuchssportlern unterstützt. Zudem sind, auch aus ethischen Gründen, kaum Studien zu kurz- und langfristigen Effekten und Risiken von Nahrungsergänzungsmitteln im Nachwuchssport verfügbar.

> Von der Einnahme von Nahrungsergänzungsmitteln ist bei Nachwuchsathleten abzuraten (Kratzenstein et al. 2016). Zum einen, weil die Mikronährstoffversorgung im Mittel bedarfsdeckend ist, zum anderen, weil die Einnahme von Nahrungsergänzungsmitteln verschiedene gesundheitliche und leistungsbezogene Risiken mit sich bringen kann und zudem das Risiko eines positiven Dopingbefundes nicht auszuschließen ist (Carlsohn und Steinhorst 2018; Ziegenhagen et al. 2020). Das Internationale Olympisches Komitee betont, dass der Einsatz von Nahrungsergänzungsmitteln im Nachwuchssport abzulehnen ist.

16.1.4 Lebensmittelauswahl im Nachwuchssport

Entscheidende Grundlage einer bedarfsgerechten Nährstoffzufuhr ist eine ausgewogene Lebensmittelauswahl. Für Nachwuchs- und Spitzensportler gelten hierbei grundsätzlich die gleichen Orientierungswerte wie für die Allgemeinbevölkerung. Diese sind dem Ernährungskreis (Mengenverhältnisse der Lebensmittelgruppen) und der dreidimensionalen Ernährungspyramide (Qualität der Lebensmittel) der Deutschen Gesellschaft für Ernährung (DGE) zu entnehmen. Um den Mehrbedarf an Energie und Flüssigkeit zu decken, sollten jedoch nicht alle Lebensmittelgruppen an den kalorischen Mehrbedarf angepasst werden. Insbesondere bei Fleisch- und Wurstwaren gelten aufgrund der wahrscheinlichen (rotes Fleisch) bzw. überzeugenden (verarbeitete rote Fleisch- und Wurstwaren) Kanzerogenität die gleichen Empfehlungen wie für die Allgemeinbevölkerung. Von einer Erhöhung der Portionsgrößen oder Portionsanzahl an Fleisch und Wurstwaren ist Sportlern abzuraten. Mettler et al. (2009) entwickelten eine Ernährungspyramide für erwachsene Sportler (per definitionem mindestens 5 h Sport pro Woche), aus der Sportler entnehmen können, aus welcher Lebensmittelgruppe sie den gesteigerten Energie- und Nährstoffbedarf decken können (Mettler et al. 2009) (◘ Tab. 16.2).

◘ **Tab. 16.2** Lebensmittelbezogene Ernährungsempfehlungen der Schweiz für (erwachsene) Sportler mit **mind. 5 h Training pro Woche.** (Modifiziert nach Mettler et al. 2009)

Lebensmittelgruppe	Empfehlung für die erwachsene Allgemeinbevölkerung (DGE)	„Add-on" pro Stunde Sport (Swiss Food Pyramid for Athletes)
Getränke	1–2 l Wasser und Getränke (bevorzugt ungesüßt) pro Tag	Pro Stunde Sport sollten Erwachsene ca. 400–800 ml Flüssigkeit zusätzlich trinken. Bei Belastungen bis 1 h bevorzugt Wasser, bei länger andauernden Belastungen kann ein natriumhaltiges Sportgetränk gewählt werden
Getreide und Getreideprodukte	Beispielsweise 4–6 Scheiben Brot und 1 Portion Kartoffeln, Nudeln oder Reis	Für jede Stunde Sport sollte eine Portion aus dieser Lebensmittelgruppe zusätzlich verzehrt werden
Gemüse	3 Portionen (= 3 Handvoll für Heranwachsende) pro Tag bzw. insg. 400 g, davon mind. 100 g als Rohkost oder Salat	Es gelten die gleichen Empfehlungen für Sportler, jedoch können die Gemüse-/Salatportionen erhöht werden
Obst	2 Portionen (= 2 Handvoll für Heranwachsende) pro Tag bzw. insg. 250 g	Es gelten die gleichen Empfehlungen für Sportler, jedoch können die Obstportionen erhöht werden, wenn dies gut vertragen wird
Milch und Milchprodukte	Täglich 200–250 g Milch(-produkte) und 2 Scheiben Käse	Es gelten die gleichen Empfehlungen für Sportler
Fleisch, Fisch, Wurst und Eier	Wenn Fleisch und Wurstwaren verzehrt werden, dann maximal 300–600 g pro Woche (für Erwachsene), jeweils eine Portion Seefisch und fettreicher Seefisch sowie bis zu 3 Eier pro Woche	Es gelten die gleichen Empfehlungen für Sportler
Öle und Fette	Täglich 10–15 g Pflanzenöle, z. B. Rapsöl, und 15–30 g Margarine oder Butter	Pro Stunde Sport kann eine halbe Portion, bevorzugt pflanzlicher Öle, hinzugefügt werden

16.2 Gemeinschaftsgastronomische Verpflegungsangebote im Sport

Verschiedene Arbeiten zeigen, dass ein optimiertes gemeinschafts- oder individualgastronomisches Angebot die Versorgung der Tischgäste mit gesundheitsförderlichen Lebensmitteln sowie mit Nährstoffen verbessern kann. Gleichzeitig nutzen insbesondere leistungsambitioniert sporttreibende Kinder und Jugendliche gemeinschaftsgastronomische Verpflegungsangebote z. B. in Schule-Leistungssport-Verbundsystemen (d. h. Verpflegung in Häusern der Athleten oder Mensen der Eliteschulen des Sports) regelmäßig. So nutzen 54 % bzw. 50 % der befragten Nachwuchsathleten das Frühstücks- bzw. Abendangebot der Mensa am Olympiastützpunkt Potsdam, 96 % nutzen regelmäßig (mind. 3-mal pro Woche) das Mittagsangebot (Carlsohn et al. 2014).

Somit weisen gemeinschaftsgastronomische Angebote in Einrichtungen des deutschen (Spitzen-)Sports ein hohes Potenzial auf, Spitzensportler ebenso wie Nachwuchsathleten bedarfsgerecht zu versorgen. Die Arbeitsgruppe Ernährungsberatung an den Olympiastützpunkten hat daher erstmals 2011 einen Leistungskatalog für das Verpflegungsangebot an Einrichtungen des Deutschen Spitzensports entwickelt und diesen 2018 aktualisiert (Osterkamp-Baerens et al. 2017).

> Eine obligatorische Umsetzung der Anforderungen des Leistungskatalogs für das Verpflegungsangebot an Einrichtungen des deutschen (Spitzen-)Sports (Osterkamp-Baerens et al. 2017) scheint dringend notwendig, um eine optimale Versorgung der Sportler zu gewährleisten. Sporttreibende Kinder und Jugendliche, die nicht wettkampforientiert Sport treiben, profitieren von schulischen Verpflegungsangeboten entsprechend den DGE-Qualitätsstandards für die Schulverpflegung (2015).

16.3 Handlungsbedarf bei Ernährungskompetenz und Ernährungsassessment

Das Ernährungswissen von Nachwuchsathleten und Trainern wird häufig als unzureichend eingeschätzt. Eine Untersuchung bei ca. 550 deutschen Nachwuchsathleten zeigte zudem, dass unzureichendes Ernährungswissen bei den jungen Athleten auch mit einer ungünstigen Lebensmittelauswahl einherging (Heydenreich et al. 2015). Eine weitere Untersuchung an 114 deutschen Nachwuchsathleten zeigte darüber hinaus eine unzureichende Ernährungskompetenz, was u. a. die Planung von Snacks und Mahlzeiten nach dem Training, die Auswahlkompetenz beim Einkauf und am Buffet einschloss (Mosler et al. 2019). Experten der Sporternährung an den Olympiastützpunkten in Deutschland fordern daher u. a. eine frühzeitige Integration von Ernährungsbildungsmaßnahmen in die Betreuung von Nachwuchsathleten sowie eine verbindliche Umsetzung des Leistungskatalogs für die Verpflegung an Einrichtungen des Deutschen Spitzensports (Osterkamp-Baerens et al. 2017). Das Internationale Olympische Komitee fordert zudem die Integration eines Ernährungsassessments in die jährlichen sportmedizinischen Gesundheitsuntersuchungen (Ljungqvist et al. 2009). In Deutschland wurde ein Assessmentinstrument zur Erfassung ernährungsbezogener Gesundheitsrisiken entwickelt und evaluiert und wird derzeit bei über 1000 vorrangig Nachwuchsathleten im Rahmen einer Pilotstudie in die Sporteingangs- bzw. Jahresgrunduntersuchungen integriert (Carlsohn et al. 2019).

> Ein standardisiertes, regelmäßiges Screening von (Nachwuchs-)Athleten auf ernährungsbezogene Gesundheitsrisiken wäre notwendig, um junge Sportler frühzeitig ernährungsbezogen unterstützen zu können und potenzielle Gesundheitsrisiken zu minimieren (Carlsohn et al. 2019).

16

Praxistipps

1. Für die Gesunderhaltung und Leistungsentwicklung sporttreibender Kinder und Jugendlicher ist eine energiebedarfsdeckende, ausgewogene und abwechslungsreiche Ernährung essenziell.
2. Von Veränderungen des Körpergewichts und/oder der Körperzusammensetzung mit dem ausschließlichen Ziel der Leistungsverbesserung ebenso wie von der Einnahme von Nahrungsergänzungsmitteln ist im Nachwuchssport nachdrücklich abzuraten.
3. Ein Screening auf ernährungsbezogene Gesundheitsrisiken (z. B. RED-S, einseitige Ernährung) durch Fachpersonal sollte in Gesundheitsuntersuchungen von Nachwuchsathleten berücksichtigt werden.
4. Gemeinschaftsgastronomische Angebote in Schulen, Vereinen, Olympiastützpunkten und anderen Settings des Nachwuchssports sollten gesundheitsförderlich gestaltet sein und sich an den DGE-Qualitätskriterien für die Schulverpflegung und/oder am Leistungskatalog für die Verpflegung in Einrichtungen des Deutschen Spitzensports orientieren.
5. Formelle und informelle Ernährungsbildung gehören als Maßnahmen der Gesundheitsförderung in die Lebenswelten sporttreibender Kinder (z. B. Schule, Sportverein, Sportverband, Einrichtungen des Deutschen Spitzensports).

Literatur

Braun H, von Andrian-Werburg J, Schänzer W, Thevis M (2017) Nutrition Status of Young Elite Female German Football Players. Pediatr Exerc Sci 30:1–11

Braun H, Carlsohn A, Großhauser M, König D, Lampen A, Mosler S, Nieß A, Oberritter H, Schäbethal K, Schek A, Stehle P, Virmani K, Ziegenhagen R, Heseker H (2019) Energy needs in sports. Position of the working group sports nutrition of the German Nutrition Society (DGE). Ernahrungs Umschau 66(8):146–153

Burke LM, Hawley JA, Wong SH, Jeukendrup AE (2011) Carbohydrates for training and competition. J Sports Sci 29(Suppl 1):S17-27. ► https://doi.org/10.1080/02640414.2011.585473

Carlsohn A, Steinhorst L (2018) Fragen Sie Ihren Arzt oder Apotheker? Gesundheitliche und juristische Aspekte des Konsums von Nahrungsergänzungsmitteln aus dem Internet. Sportverl Sportschad 32:1–8

Carlsohn A, Pie M, Gerstmann U, Brünion H, Dieter G, Liebenau D, Mayer F (2014) Ganztägige Verpflegungsangebote an Eliteschulen des Sports: Welche Mahlzeiten werden verzehrt und wie zufrieden sind die Nachwuchsathleten? Proc Germ Nutr Soc 19:73

Carlsohn A, Pfahler M, Mosler S, Nieß AM (2019) Entwicklung und Evaluation eines Screeninginstruments für ernährungsbezogene Gesundheitsrisiken bei AthletInnen. Proc Germ Nutr Soc 25:86

Carlsohn A, Braun H, Großhauser M, König D, Lampen A, Mosler S, Nieß A, Oberritter H, Schäbethal K, Schek A, Stehle P, Virmani K, Ziegenhagen R, Heseker H (2019) Minerals and vitamins in sports nutrition. Position of the working group sports nutrition of the German Nutrition Society (DGE). Ernahrungs Umschau 66(12):250–257

Desbrow B, McCormack J, Burke LM, Cox GR, Fallon K, Hislop M, Logan R, Marino N, Sawyer SM, Shaw G, Star A, Vidgen H, Leveritt M (2014) Sports Dietitians Australia position statement: sports nutrition for the adolescent athlete. Int J Sport Nutr Exerc Metab 24(5):570–584. ► https://doi.org/10.1123/ijsnem.2014-0031

DGE Deutsche Gesellschaft für Ernährung (Hrsg) (2015) DGE-Qualitätsstandard für die Schulverpflegung, 4. Aufl., 2. korrig. Nachdruck, DGE, Bonn

DGE Deutsche Gesellschaft für Ernährung, ÖGE Österreichische Gesellschaft für Ernährung, SGE Schweizerische Gesellschaft für Ernährung (Hrsg) (2017) D-A-CH: Referenzwerte für die Nährstoffzufuhr, 2. Aufl. 3. akt. Ausg. DGE, Bonn

Heydenreich J, Carlsohn A, Mayer F (2015) Nutrition knowledge and food choice in young athletes. Pediatr Res Int J

Kratzenstein S, Carlsohn A, Heydenreich J, Mayer F (2016) Dietary supplement use in young elite athletes and school children aged 11 to 13 years: a cross-sectional study design. Dtsch Z Sportmed 67(1):13–17

Ljungqvist A, Jenoure PJ, Engebretsen L, Alonso JM, Bahr R, Clough AF, de Bondt G, Dvorak J, Maloley R, Matheson G, Meeuwisse W, Meijboom EJ, Mountjoy M, Pelliccia A, Schwellnus M, Sprumont D, Schamasch P, Gauthier JB, Dubi C (2009) The International Olympic Committee (IOC) consensus statement on periodic health evaluation of elite athletes. Clin J Sport Med 19(5):347–365. ► https://doi.org/10.1097/JSM.0b013e3181b7332c

Mettler S, Mannhart C, Colombani PC (2009) Development and validation of a food pyramid for Swiss athletes. Int J Sport Nutr Exerc Metab 19(5):504–18

Mosler S, von Lippe M, Lührmann P, Carlsohn A (2019) Evaluation of food literacy in young elite athletes. Proc Germ Nutr Soc 25:69

Mountjoy M, Sundgot-Borgen J, Burke L, Carter S, Constantini N, Lebrun C, Meyer N, Sherman R, Steffen K, Budgett R, Ljungqvist A, Ackerman K (2015) The IOC relative energy deficiency in sport clinical assessment tool (RED-S CAT). Br J Sports Med 49(21):1354

Mountjoy M, Sundgot-Borgen JK, Burke LM, Ackerman KE, Blauwet C, Constantini N, Lebrun C, Lundy B, Melin AK, Meyer NL, Sherman RT, Tenforde AS, Klungland Torstveit M, Budgett R (2018) IOC consensus statement on relative energy deficiency in sport (RED-S): 2018 update. Br J Sports Med 52(11):687–697

Osterkamp-Baerens C, Brüning K, Blaik A (2017) Leistungskatalog und Qualitätskriterien für die Verpflegung an Einrichtungen des Deutschen Spitzensports. Konsensus-Papier der AG Ernährungsberatung an den Olympiastützpunkten. ► https://cdn.dosb.de/user_upload/Leistungssport/Dokumente/Broschuere_DINA4_Leistungskatalog_Verpflegungsangebot_20181219_Ansicht.pdf. Zugegriffen: 31. März 2020

Thomas DT, Erdman KA, Burke LM (2016) American College of Sports Medicine Joint Position Statement. Nutrition and Athletic Performance. Med Sci Sports Exerc 48(3):543–68. ► https://doi.org/10.1249/MSS.0000000000000852

Ziegenhagen R, Braun H, Carlsohn A, Großhauser M, Heseker H, König D, Mosler S, Nieß AM, Oberritter H, Schäbethal K, Schek A, Stehle P, Virmani K, Lampen A (2020) Safety aspects of dietary supplements in sports. Position of the working group sports nutrition of the German Nutrition Society (DGE)

16

Dopingprävention im Kindes- und Jugendalter

Tobias Stadtfeld

Inhaltsverzeichnis

© Springer-Verlag GmbH Deutschland, ein Teil von Springer Nature 2021
I. Menrath et al. (Hrsg.), *Pädiatrische Sportmedizin*,
https://doi.org/10.1007/978-3-662-61588-1_17

17.1 Definition Doping und Dopingmentalität

Das Thema Doping und Dopingprävention ist sowohl auf medialer und politischer Seite als auch auf der Seite der Verbände und Funktionäre in aller Munde. Man bekennt sich öffentlichkeitswirksam gegen jegliche Form von Doping, und jeder öffentlich gewordene Fall wird mit skandalösen Schlagzeilen medial ausgeschlachtet. Jedoch muss man den entsprechenden Instanzen wie der NADA (Nationale Antidoping-Agentur) auch mangelnde Transparenz vorwerfen. So missachtet die NADA beispielsweise die Vorgaben der WADA (World Antidoping Agency), bereits Verdachtsfälle zu veröffentlichen. Um die Ursachen, die Hintergründe und die öffentlichen Aussagen genauer zu beleuchten und auch hinterfragen zu können, benötigen wir eine tiefergehende Betrachtung der Begrifflichkeiten von Doping und Dopingprävention.

Es gibt viele verschiedene Ansätze, Doping und auch dessen Prävention zu definieren. International hat sich die Unterscheidung in eine sog. enge Dopingdefinition und in eine weite Definition bewährt.

Die enge Definition fasst Doping als „Vorliegen eines oder mehrerer … Verstöße gegen Anti-Doping-Bestimmungen" (WADA 2015) auf. Was einem Verstoß entspricht, bestimmen der sogenannte Welt Anti-Doping Code WADC der World Antidoping Agency seit dem Jahr 2003 und die UNESCO-Antidopingkonvention seit dem Jahr 2007. Auf nationaler Ebene überwachen die nationalen Antidopingagenturen die Einhaltung und die Umsetzung der Beschlüsse dieser beiden Institutionen (im deutschsprachigen Raum: NADA Deutschland, Antidoping Schweiz, NADA Austria, ALAD Luxembourg).

Verstöße gegen die WADA-Richtlinien (Welt Anti-Doping Code aktualisiert ab dem 01. Januar 2021), die den Athleten in den Fokus rücken, sind:

- Vorhandensein einer verbotenen Substanz, ihrer Metaboliten oder Marker in der Probe einer/s AthletIn,
- der nachweisliche oder der versuchte Gebrauch einer verbotenen Substanz,
- Umgehung, Weigerung oder Unterlassung der Probenentnahme,
- Meldepflichtverstöße eines/r AthletIn im Registered Testing Pool, z. B. ADAMS (Anti-Doping Administration and Management System),
- der Versuch oder die Einflussnahme auf ein Dopingkontrollverfahren.

Verstöße gegen die WADA-Richtlinien (Welt Anti-Doping Code aktualisiert ab dem 01. Januar 2021), die das Umfeld (TrainerIn/ÄrztInnen/Teammitglieder/Familie) des/der AthletIn berücksichtigen, sind:

- Besitz einer verbotenen Substanz/Methode im Umfeld des/der AthletIn,
- Inverkehrbringen oder der Versuch des Inverkehrbringens einer verbotenen Substanz/Methode,
- Verabreichung oder der Versuch der Verabreichung an AthletInnen innerhalb oder außerhalb des Wettkampfes,
- Tatbeteiligung,
- Umgang und/oder Zusammenarbeit im Sinne des Sports mit sanktionierten AthletInnen/BetreuerInnen etc.

Die für die Zielgruppe Kinder und Jugendliche **zentrale Frage,** welche Entwicklungen dazu führen, dass junge Menschen zu Mitteln greifen, die potenziell das Risiko massiver Nebenwirkungen mit sich bringen, bleibt in der engen Dopingdefinition unberücksichtigt.

Für ein umfassenderes Verständnis dieser Entwicklung benötigen wir die sog. **weite Dopingdefinition**. Hierfür bedarf es der Unterscheidung zwischen folgenden Fragen:

- Was ist eine Substitution?
- Was ist ein Medikamentenmissbrauch?
- Was beutet Dopingmentalität?

17

Definition

- **Substitution** (Glier 2007): Substitution ist der Ersatz von Stoffen im Körper, wenn von ärztlicher Seite aus eine Mangelsituation festgestellt wurde, z. B. eine nachgewiesene Eisenmangelanämie bei jugendlichen Sportlerinnen während der Menstruation.
- **Medikamentenmissbrauch** (Glier 2007): Gebrauch von Medikamenten zu einem anderen Zweck als zur Heilung einer Krankheit, z. B. Einnahme von Schmerzmitteln vor der Belastung, um eine mögliche Erschöpfung zu verzögern.
  Medikamenten- und Substanzmittelmissbrauch sowie Doping haben das gemeinsame Merkmal, auf künstlichem Wege zu versuchen, ein angestrebtes Ziel um jeden Preis zu verfolgen.
- **Dopingmentalität** (Singler 2011): Bereitschaft, seine natürlichen Grenzen mithilfe von künstlichen Mitteln zu verändern, um mehr aus sich rauszuholen, als natürlicherweise möglich wäre. Ein Beispiel dafür ist die Einnahme von Vitaminpräparaten oder Nahrungsergänzungsmitteln, um einen erhofften Muskelaufbau oder eine schnellere Regeneration zu erzielen.

Die Bereitschaft zu einem Substanzmittel- und/oder Medikamentenmissbrauch mit dem Ziel einer erhofften Leistungssteigerung definiert die Dopingmentalität. Grundlegend hierfür ist aus psychologischer Sicht eine mangelnde oder fehlende Selbstwirksamkeitserwartung. Die Selbstwirksamkeitserwartung wird nach Hurrelmann et al. (2011) beschrieben als „Überzeugung eines Menschen, ein bestimmtes Verhalten tatsächlich ausführen und dabei auftretende Hindernisse oder Schwierigkeiten überwinden zu können". Hier-

nach widerspricht die Dopingmentalität dem Grundgedanken des Sports, durch eigenes Handeln und eigene Fähigkeiten ein bestimmtes Ziel erreichen zu können (Müller 2016).

Welche Situationen oder Faktoren können nun bei jugendlichen SportlerInnen dazu führen, dass diese Selbstwirksamkeitserwartung fehlt und eine Dopingmentalität entsteht (Singler 2011; Laure und Treutlein 2006)?

- Übergang vom Jugend- zum Erwachsenenalter
- Wechsel vom Amateur- in den Profibereich
- Leistungseinbußen durch Verletzungen oder Erkrankungen
- Leistungsstagnation trotz Ausschöpfung legaler Ressourcen
- Abrupte Leistungsverbesserung von KonkurrentInnen
- Drohendes Karriereende
- Habitualisiertes Verhalten, v. a. im Bereich der Peergroup/Umfeld des/der AthletIn
- Körperbildstörung bzw. „Body-Shaping" – vor allem im Fitnesssport

17.2 Häufigkeit des Missbrauchs, Substanzklassen, Nahrungsergänzungsmittel und ungewünschte Folgeerscheinungen

Zahlreiche internationale Studien belegen dopingrelevantes Verhalten bei Jugendlichen bereits ab einem Alter von 10 Jahren. Die zu Beginn des Kapitels erwähnte Studie von Nicholls aus dem Jahr 2017 zeigt, dass bereits 15 % der heute 10-Jährigen NachwuchsathletInnen Kontakt mit anabolen Steroiden haben (Nicholls et al. 2017).

Laure und KollegInnen (2005) berichten, dass bei über 6400 AthletInnen mit einem Altersschnitt von $16 \pm 2{,}2$ Jahren bereits 4 % der AthletInnen angaben, sog.

Performance Enhancing Drugs (PED) zu erhalten (Laure und Binsinger 2005). 10,3 % der Jugendlichen gaben an, mindestens einmal verbotene Substanzen angeboten bekommen zu haben – meistens von einer befreundeten Person, den Eltern oder einem/einer „Familien-Arzt/Ärztin". Noch gravierender ist jedoch die Aussage, dass 33,2 % der AthletInnen die Substanzen angeboten bekamen, ohne je aktiv danach gefragt zu haben (◘ Tab. 17.1).

Backhouse und KollegInnen untersuchten die Frage „Gateway to doping? Supplement use in the context of preferred competitive situations, doping attitude, beliefs, and norms" (Backhouse et al. 2013). Hier konnte gezeigt werden, dass Personen, die Nahrungsergänzungsmittel (NEM) nutzen, auch vermehrt zu Dopingmitteln greifen im Vergleich zu NichtnutzerInnen (22,9 % vs. 6,0 %). Ebenso zeigten sich bei NutzerInnen von NEM eine offenere Grundeinstellung hinsichtlich der Einnahme von Dopingmitteln sowie eine erhöhte Glaubensbereitschaft, dass Spitzenleistungen nur durch die Einnahme von Dopingmitteln zu erzielen seien.

In Deutschland erhalten im Schnitt 22 % der Kinder und Jugendlichen (2.–18. Lebensjahr) NEM. In der Regel erhalten sie die NEM entweder von den Eltern, einem Arzt/einer Ärztin oder aus dem Freundeskreis/der Peergroup heraus (Sallen 2007). Insgesamt wurden in Deutschland im Jahr 2018 225 Mio. Packungen NEM verkauft. Dies entspricht 12 Mio. Packungen mehr als im Jahr 2017. In Umsatzzahlen ausgedrückt heißt das, der Umsatz ist von 1,31 Mrd. € (2017) auf 1,44 Mrd. € (2018) gestiegen (Weißenborn 2018). Ebenfalls konnte in mehreren Studien gezeigt werden, dass besonders Kinder und Jugendliche aus Elternhäusern mit höherem Bildungsniveau und/oder höherem Einkommen häufiger NEM erhalten, obwohl doch eigentlich hier die Möglichkeit einer optimalen und ausgewogenen Ernährung besonders gegeben sein sollte (Treutlein 2018; KiGGS 2017).

Die hier genannten Untersuchungen und Zahlen weisen alarmierend auf die Zusammenhänge zwischen einer sozialisierten Dopingmentalität und einer stärkeren Neigung zum Konsum von Dopingmitteln hin. Aus einer im Elternhaus oder im Freundeskreis erlernten Dopingmentalität kann mit fortschreitendem Konsum von NEM eine beängstigende Offenheit für den Konsum von Dopingmittel entstehen.

Des Weiteren untersuchten Sallen und KollegInnen, dass neben den leistungssteigernden Mitteln die jugendlichen AthletInnen einen erhöhten Konsum von Schmerz- und Beruhigungsmitteln zeigen (Sallen 2007). Bereits 1996 konnten Scott und KollegInnen in einer Befragung unter rund 5000 SchülerInnen aus Nebraska zeigen, dass die KonsumentInnen von NEM und anabolen Steroiden weiterhin auch häufiger zu Alkohol (74,1 % vs. 29,4 %), Tabak (58,8 % vs. 16,0 %), Cannabis (60,0 % vs. 3,4 %), Kokain (44,7 % vs. 1,0 %), Amphetaminen (63,5 % vs. 1,5 %) und Schmerzmitteln (57,6 % vs. 10,2 %) griffen (Scott 1996). Diese Zahlen decken sich mit Studienergebnissen mit französischen AmateursportlerInnen (Laure 2000). Weiterhin sollte alarmieren, dass auch psychische und psychiatrische Probleme wie Selbstmordneigung und Depression in der Gruppe der SportlerInnen mit Dopingkontakt stärker verbreitet auftreten (Carpenter et al. 2000) (◘ Tab. 17.2).

17.3 Präventionsmodelle – Status quo und Ausblick

Mit Kenntnis dieser Fakten sollte der Anspruch nach Etablierung von Präventionsmodellen bestehen, die die Entwicklung von vermeintlicher Substitution von NEM hin zum Konsum verbotener Substanzen mit der möglichen Folgeentwicklung gravierender psychologischer Probleme unterbinden sollen.

Tab. 17.1 Bezugsquellen für leistungssteigernde Mittel/Nahrungsergänzungsmittel. (Nach Laure und Binsinger 2005)

Anbieter der Substanz	Anteil bei Jugendlichen	Substanz	Anteil der Jugendlichen, welche das Produkt erhalten haben, ohne danach gefragt zu haben	Anteil der Jugendlichen, welche selbst für das Produkt gezahlt haben
Freunde	96,6 %	Cannabis[a,b], Analgetika, Kreatin[c], Proteinsupplement, Vitamine, Magnesium, NSAIDs[d], androgen-anabole Steroide[b,d], Stimulanzien[b,d], EPO[b,d]	23,5 %	15,5 %
Eltern	96,3 %	Vitamine, Analgetika, androgen-anabole Steroide[b,d]	30,7 %	36,5 %
(Familien-) Arzt	96,2 %	Antiasthmatika[b,d], Magnesium, Eisen, EPO[b,d], Kreatin[c]	40,7 %	81,2 %
Dealer	93,1 %	Cannabis[a,b]	16,7 %	72,2 %
Familienangehöriger	91,2 %	Cannabis[a,b], Analgetika, Antiasthmatika[b,d]	34,7 %	22,6 %
Apotheker	90,7 %	Vitamine, Proteinsupplement, NSAIDs[d]	27,4 %	82,0 %
Vereinstrainer	87,5 %	Vitamine, Proteinsupplement, androgen-anabole Steroide[b,d], Kreatin[c]	48,7 %	61,0 %
Vereinsmanager	78,3 %	Vitamine, Proteinsupplement	41,1 %	53,8 %
Sportlehrer	77,8 %	Kreatin[c], NSAIDs[d]	60,0 %	25,0 %
Physiotherapeut	76,7 %	Vitamine, Analgetika, NSAIDs[d]	62,5 %	0,0 %

[a]Betäubungsmittel, [b]für AthletInnen verbotene Substanz, [c]nicht zugelassenes Medikament in Frankreich, [d]verschreibungspflichtiges Medikament in Frankreich

◻ Tab. 17.2 Effekte und potenzielle Nebenwirkungen von Performance Enhancing Drugs (PED) bei Kindern und Jugendlichen (nach LaBotz und Griesemer 2016)

Substanz	Erhoffter Effekt	Gesicherte Daten zu Effekten	Potenzielle Nebenwirkungen/ Komplikationen
Anabole Steroide	Schnellere Proteinsynthese und Muskelaufbau (Aussehen und Performance)	Erhöhtes Kraftniveau und fettreduzierte Muskelmasse	Mögliches langfristiges intrazerebrales Remodeling, vorzeitiger Wachstumsfugenschluss, Akne, irreversible Gynäkomastie, Haarverlust, Hypogonadismus, Verhaltensänderung (Aggression, Erregbarkeit, Schlafstörung, Abhängigkeit), Kardiomyopathie, Fettstoffwechselstörung bis Lebertumore
Prohormone, v.a. Androstenedione und DHEA (Dehydroepiandrosteron)	Erhöhung der Testosteronkonzentration, direkte anabole Effekte	Wiederholte Gaben konnten keinen Effekt zeigen	Verminderte endogene Testosteronproduktion, weiterhin siehe anabole Steroide
Wachstumshormone hGH, IGF-1	Erhöhung der Muskelmasse, Reduzierung der Fettmasse	Keine gesicherte Studienlage	Hyperglykämie, Insulinresistenz, Natriumverlust, Ödeme, Myalgie/Arthralgie, Akromegalie, erhöhter Hirndruck, Gynäkomastie, kardiovaskuläre NW
Kreatin	Verminderte Muskelermüdung/-erschöpfung, raschere Erholung nach hochintensiven Belastungen	Positive Effekte auf die Leistungsfähigkeit sind nach Studienlage gering und primär nur für kurzfristige, hoch- bis maximalintensive Belastungen beschrieben	Bislang keine spezifischen pädiatrischen Studien vorhanden, allgemein potenziell nephrogene Nebenwirkungen
Koffein und Stimulanzien	Erhoffte Leistungsverbesserung durch zentral stimulierende Wirkung	Positive Effekte auf die Langzeitausdauer bei Konzentrationen von 1–3 mg/kgKG	Toleranzeffekt, Herzrhythmusstörung, Hypertonie, Cephalgie, Erregbarkeit, Schlafstörungen, Tremor, erhöhte Körperkerntemperatur unter Belastung. Ansteigende Zahl von Notfallbehandlungen von Kindern und Jugendlichen nach wiederholtem Gebrauch von Energydrinks

17

Substanz	Erhoffter Effekt	Gesicherte Daten zu Effekten	Potenzielle Nebenwirkungen/ Komplikationen
Proteinsupplemente	Erhöhte Muskelmasse	Neben der Proteinzufuhr durch die reguläre Ernährung gibt es keine speziell pädiatrisch nachgewiesenen Effekte	Kontamination käuflicher Produkte/ Pulver
Aminosäuren	Verbesserte Proteinbiosynthese	Keine nachweislichen Effekte von Arginin, Leucin, β-Alanin bei trainierten Adoleszenten	Mögliche Störung der endogenen Aminosäurenproduktion
β2-Mimetika	Steigerung der Vitalkapazität, Steigerung VO$_2$max	Keine nachweislichen Effekte	Herzrhythmusstörung, Toleranzeffekt
Blutdoping Erythropoetinderivate	Steigerung O$_2$-Aufnahme, Steigerung VO$_2$max	Steigerung der O$_2$-Aufnahmekapazität um 6–12 %	Hyperviskosität des Blutes, dadurch Thromboseneigung und Embolierisiko

◼ Tab. 17.2 (Fortsetzung)

Traditionelle und bislang am häufigsten angewendete Präventionsmodelle beruhen entweder auf dem sogenannten Abschreckungsansatz oder auf dem Aufklärungskonzept.

Der Abschreckungsansatz zeigt sich leider bis heute weitestgehend als unwirksam, da er in der Realität nicht vorhandene flächendeckende Dopingkontrollen voraussetzt und mit diesen unzureichenden Kontrollen auch alle dopenden Personen erkennen müsste. Wie es unter anderem die bekannten Beispiele von Lance Armstrong oder noch aktueller des Skilangläufers Johannes Dürr zeigen, ist dies aber leider eine Illusion. Trotz wiederholt negativer Kontrollen dopten diese beiden Athleten nachweislich eine lange Zeit und sahen sich durch die negativen Kontrollergebnisse noch in ihrem Handeln bestärkt.

Ebenfalls als weitestgehend unwirksam hat sich das Aufklärungskonzept erwiesen mit dem Ansatz, dass eine Informationsvermittlung und ein Appell an die eigene Gesundheit zu einer Einstellungs- und Verhaltensänderung führen. Vor allem bei jugendlichen aktiv dopenden SportlerInnen spielen einerseits die Gesundheitsgefahren, welche mit Substanzeinnahmen einhergehen, keine wirkliche Rolle, außer sie wirken sich direkt negativ auf die eigenen Leistungen aus. Und andererseits ist es durch die Risikobereitschaft und Experimentierfreude, welche häufig zur persönlichen Entwicklung von Jugendlichen gehört, oft attraktiv, sich freiwillig Gefahren auszusetzen und den Reiz des Verbotenen auszuprobieren.

Moderne Dopingpräventionskonzepte orientieren sich aus diesen genannten Gründen heute an dem Modell der „Gesundheitsentstehung" (Salutogenese nach Antonovsky1997). Hier stehen nicht mehr das Vermeiden von Medikamentenmissbrauch, Doping und positiven Dopingkontrollen im Vordergrund, sondern Konzepte zur Entwicklung von Aufbaufaktoren und Ressourcen, damit Dopingmentalität erst gar nicht entstehen soll. Vor allem Prof. Dr. Gerhard Treutlein (Zentrum für Dopingprävention Heidelberg) hat mit der deutschen Sportjugend (dsj) ein Präventionsmodell entwickelt, welches die Frage in den Vordergrund stellt: „Über welche Ressourcen müssen Sportler/innen verfügen, damit sie sich angesichts vielfältiger Versuchssituationen konsequent für sauberen Sport und eine gesunde Lebensführung und gegen Doping entscheiden?" (Treutlein 2018). Dieses Konzept deckt sich mit modernen internationalen Antidopingkonzepten im Jugendbereich und hat sich bislang als erfolgreich erwiesen (Knörzer et al. 2006).

Zentrale Bausteine der Präventionsarbeit mit jugendlichen SportlerInnen sind hiernach:

- Entwicklung von Kommunikationsfähigkeiten, Befähigung zum Reflektieren und Argumentieren.
- Theorie mit Handlungsabläufen verbinden: Welche Handlungsmöglichkeiten in Konflikt- oder Versuchssituationen sind gegeben und können kritisch bewertet werden?
- Analytisches Denken erlernen: Wie denken und handeln Peers, Vereinsmitglieder, "einflüsternde" Personen, ÄrztInnen etc.?
- Grundsatzdiskussionen: Fairness, Ethik im Sport etc.

Zielvorgaben moderner Dopingpräventionskonzepte sind:

- Vermeiden der Entwicklung von Dopingmentalität im Kindesalter; hier spielt die Zusammenarbeit mit der Familie als Vorbild eine entscheidende Rolle.
- Setting-Ansatz: Das Umfeld (Freundeskreis, Peergroup, Vereine, etc.) muss in die Präventionsstrategie mit einbezogen werden.
- Präventionskonzepte müssen frühzeitig ansetzen. Sobald jugendliche AthletInnen in höhere Leistungsklassen/Kader

eingebunden sind, erweisen sich diese Konzepte als nicht mehr wirksam.
- Dopingprävention und Medikamentenmissbrauch sollten losgelöst vom Thema Sport in die allgemeine Präventionslehre (Drogen, Alkohol, Nikotin, Spielsucht, etc.) integriert werden und fester Bestandteil der schulischen Bildung sein.
- Integration von sog. jugendlichen PräventionsexpertInnen (z. B. dsj-Juniorbotschafter) in Vereins- und Verbandstrukturen als Voraussetzung für Peer-to-Peer-Education.

Nach dem Motto von Jacques Personne aus dem Jahr 1987, **„Aucune médaille ne vaut la santé d´un entant – keine Medaille der Welt ist es wert, dafür die Gesundheit eines Kindes zu riskieren!",** sollten wir als Kinder- und JugendärztInnen, als SportmedizinerInnen, SportwissenschaftlerInnen und TrainerInnen und vor allem als Eltern junge SportlerInnen und AthletInnen mit offenen Augen und Ohren begleiten und dabei unterstützen, ihre Leistungsfähigkeiten auszutesten, Grenzen akzeptieren zu lernen und sich als selbstbestimmte, reflektierte Individuen entwickeln zu können.

> **Praxistipps**
>
> - Doping und Substanzmittelmissbrauch treten in einem Alter von 10–16 Jahren bereits bei 4–10 % der jugendlichen SportlerInnen auf.
> - Risikofaktoren für die Entwicklung von Dopingmentalität sind der Gebrauch von Nahrungsergänzungsmitteln, mangelnde Selbstwirksamkeitserwartung, Leistungsdruck durch Wechsel in höhere Leistungsstufen, Verletzungen oder durch abrupte Leistungssprünge von KonkurrentInnen.
> - Vermittler und „Einflüsterer" von Doping sind v. a. Peers, Eltern und

17

Ärzte/ÄrztInnen – erschreckend häufig, ohne dass die jugendlichen AthletInnen danach gefragt haben.
- Doping und Dopingmentalität bergen ein hohes Risiko für weiteren Substanzmittelmissbrauch (Alkohol, Tabak, Betäubungsmittel) und psychiatrische Störungen.
- Bisherige Dopingprävention nach dem Abschreckungsansatz oder dem Aufklärungskonzept zeigt sich bei Jugendlichen weitestgehend unwirksam, moderne Präventionsmodelle müssen früh ansetzen und die Entwicklung von Kommunikationsfähigkeiten, die Befähigung zum Reflektieren und Argumentieren bei Jugendlichen in den Vordergrund stellen.

Literatur

Antonovsky A (1997) Salutogenese: Zur Entmystifizierung der Gesundheit. dgvt-Verlag, Tübingen
Backhouse S, Whitaker L, Petróczi A (2013) Gateway to doping? Supplement use in the context of preferred competitive situations, doping attitude, beliefs, and norms. Scand J Med Sci Sports 23(2):244–252
Carpenter K, Hasin D, Allison D, Faith M (2000) Relationships between obesity and DSM-IV major depressiv disorder, suicide ideation, and suicide attemps: Results of a gerneral population study. Am J Public Health 90(2):251–257
David M Scott, Jon C Wagner, Thomas W Barlow (1996) Anabolic steroid use among adolescents in Nebraska schools. Am J Health Syst Pharm 53(17):2068–2072
Glier B (2007) Medikamentenmissbrauch, -abhängigkeit und -entzug. In: Kröner-Herwig B, Frettlöh J, Klinger R, Nilges P (Hrsg) Schmerzpsychotherapie. Springer, Berlin
Hurrelmann K, Andresen S, Schneekloth U (2011) Die World Vision Kinderstudien 2007 und 2010: Zentrale Ergebnisse. Diskurs Kindheits- und Jugendforschung 6:321–332

KiGGS Studie zur Gesundheit von Kindern und Jugendlichen in Deutschland – KiGGS Welle 2 2014–2017 (2017). ▸ https://www.rki.de/DE/Content/Gesundheitsmonitoring/Studien/Kiggs/kiggs_2/Kiggs_2_node.html;jsessionid=9820991C-C69728991DF283571214C168.2_cid298
Knörzer W, Spitzer G, Treutlein G (2006) Dopingprävention in der Praxis: Models of Best Practice, in Dopingprävention in Europa. Meyer&Meyer Verlag, Aachen
LaBotz M, Griesemer B A (2016) Use of Performance-Enhancing Substances. PEDIATRICS 138(1):e20161300-e20161300
Laure P (2000) Dopage et société. Elipses, Paris
Laure P, Binsinger C (2005) Adolescent athletes and the demand and supply of drugs to improve their performance. J. Sports Sci Med 4:272–277
Laure P, Treutlein G (2006) Studien zum Doping von Jugendlichen und Ansätze zur Prävention, in Dopingprävention in Europa. Meyer&Meyer, Aachen
Müller D (2016) Doping und doping-äquivalentes Verhalten in Sport und Gesellschaft. Sportverlag Strauß, Köln
Nicholls A, Cope E, Richard Bailey R, Koenen K, Dumon D, Theodorou N, Chanal B, Saint Laurent D, Müller D, Andrés M, Kristensen A, Thompson M, Baumann W, Laurent J-F (2017) Children's first experience of taking anabolic-androgenic steroids can occur before their 10th birthday: a systematic review identifying 9 factors that predicted doping among young people. Front Psychol 8:1015
Sallen J (2007) Selbstmedikation und Konsum von Supplementen im Nachwuchsleistungssport – ein Problemfeld mit pädagogischer Relevanz. Conference Paper January 2007
Singler A (2011) Dopingprävention – Anspruch und Wirklichkeit. Shaker, Aachen
Treutlein G (2018) Wie begegnen wir der Entwicklung von Dopingmentalität. Deutsche Sportjugend dsj. Springer, Wiesbaden
Weißenborn A, Bakhiya N, Demuth I et al (2018) Erratum zu: Höchstmengen für Vitamine und Mineralstoffe in Nahrungsergänzungsmitteln. J Consum Prot Food Saf 13, 251.
WADA Code (2015) World Anti-Doping Agency. ▸ https://wada-main-prod.s3.amauzonaws.com/resources/files/wada-2015-world-anti-doping-code.pdf und NADA (2015) Antidoping Code Nationale Anti Doping Agentur Deutschland (Hrsg) ▸ www.nada.de/fileamin/user_upload/nad/Downloads/Refelwerke/NADA-Code_2015.pdf

Sexualisierte Gewalt im Sport

Birgit Palzkill

Inhaltsverzeichnis

© Springer-Verlag GmbH Deutschland, ein Teil von Springer Nature 2021
I. Menrath et al. (Hrsg.), *Pädiatrische Sportmedizin*,
https://doi.org/10.1007/978-3-662-61588-1_18

18.1 Sexualisierte Gewalt

> **Definition**
>
> Unter sexualisierter Gewalt wird jede Form von Gewalt verstanden, die Menschen aufgrund ihrer Geschlechtszuordnung erfahren und die darauf gerichtet ist, sie in ihrer sexuellen Integrität und Würde zu verletzen (Rulofs et al. 2018).

Die hier formulierte weite Definition umfasst sowohl Handlungen mit Körperkontakt als auch solche ohne Körperkontakt. Das Gemeinsame dieser Handlungen ist, dass durch sie eine Machtausübung mit dem Mittel der Sexualität stattfindet. Das Spektrum reicht von verbalen oder gestischen Abwertungen über sexuelle Belästigungen bis hin zu schweren Formen sexueller Gewalt wie orale, vaginale und anale Penetration. Der Begriff der sexualisierten Gewalt umschließt alle Formen sexuellen Kindesmissbrauchs. Dieser definiert sich nach Herrmann et al. (2016) dadurch, dass Kinder oder Jugendliche zu sexuellen Aktivitäten genötigt werden, „die sie aufgrund entwicklungsbedingter Unreife nicht vollständig erfassen können, bei denen sie außerstande sind, bewusst einzuwilligen (,informed consent'), und bei denen soziale Tabus der Familie bzw. der Gesellschaft verletzt werden. Erwachsene nutzen den bestehenden Macht- und Altersunterschied, um Kinder oder Jugendliche zur ,Kooperation' zu überreden oder zu zwingen" (Herrmann et al. 2016).

18.2 Sportspezifische Risikofaktoren und Erscheinungsbilder sexualisierter Gewalt

Die Formen sexualisierter Gewalt im Sport entsprechen im Wesentlichen denen, die in anderen gesellschaftlichen Bereichen vor-

kommen. Es existieren jedoch spezifische Bedingungen, die einer besonderen Beachtung bedürfen (Klein and Palzkill 1998):

- die zentrale Rolle der Körperlichkeit im Sport,
- die vielen sportlichen Interaktionen immanente körperliche Nähe und Dichte,
- die Notwendigkeit, sich umzuziehen und zu duschen,
- die Rahmenbedingungen z. B. bei Wettkampffahrten und Freizeiten oder bei Einzeltrainings und Einzelbesprechungen,
- ritualisierte Körperkontakte, wie z. B. Umarmungen bei Siegerehrungen,
- enge Bindungen und Abhängigkeitsverhältnisse in der Beziehung zwischen Sporttreibenden und Trainer.

Spezifische Erscheinungsbilder sexualisierter Gewalt im Sport sind dementsprechend beispielsweise:

- abwertende und sexualisierte Bewegungsanweisungen und Körperbewertungen wie „Mädchen, macht die Beine breit",
- Grenzverletzungen bei der Kontrolle der Sportkleidung,
- Verletzung der Intimsphäre durch das Eindringen in Umkleiden und Duschen,
- exhibitionistische Übergriffe z. B. beim Duschen oder in der Umkleide,
- körperliche Grenzüberschreitungen wie das Berühren von Brust oder Genitalbereich z. B. bei der Hilfestellung,
- Übergriffe und schwere Formen sexualisierter Gewalt im Rahmen von Wettkampffahrten und Freizeiten insbesondere mit Übernachtungen.

Einen besonderen Risikofaktor stellt das Abhängigkeitsverhältnis zwischen Trainer und Athleten insbesondere im Leistungssport dar. Es besteht die Gefahr, dass Täter den sportlichen Kontext zur Anbahnung von schwerer sexueller Gewalt (sog. Grooming-Prozess) nutzen: Sie pflegen dabei in der Regel außerordentlich gute

18

Kontakte zur Leitung und erwerben durch besonderen Einsatz und vorbildliches Verhalten eine hohe Reputation im Umfeld und bei den Eltern. Sie bauen langsam und gezielt ein Netz von Abhängigkeiten auf und machen sich z. B. als Trainer für die Karriere von Nachwuchstalenten unentbehrlich. Sexualisierte Gewalt beginnt zunächst mit scheinbar unbeabsichtigten Grenzverletzungen und schreitet in der Regel so schleichend voran, dass die betroffenen Athleten sich dessen nur langsam (oder erst im Nachhinein) bewusst werden. Aufgrund des Abhängigkeitsverhältnisses zum Trainer und der engen Bindung an die sportlichen Ziele sind sie meist nicht mehr selbst in der Lage, das Gewaltverhältnis zu beenden (Brackenridge and Fasting 2005).

Erschwerend wirkt sich dabei aus, dass eine uneingeschränkte Ausrichtung am Erfolg bei Sportler (nicht nur im Leistungssport) die Bereitschaft erhöht, Muster des Durchhaltens, der Körperdisziplinierung und auch des Ignorierens von Schmerzen zu entwickeln. Grenzüberschreitungen und ein riskantes Gesundheitsverhalten werden vor diesem Hintergrund normalisiert und erscheinen als dem Sport immanente Notwendigkeit (Mayer 2014).

18.3 Ausmaß sexualisierter Gewalt im Sport

18.3.1 Leistungssport

Eine Befragung von 1529 Kaderathleten aus 128 verschiedenen Sportarten führte im Rahmen des Forschungsprojekts „Safe-Sport" zu folgenden Befunden (Ohlert et al. 2018):

- 48 % der befragten Athletinnen und 23 % der Athleten haben schon einmal eine Form von sexualisierter Gewalt im Sport im Sinne der oben angegebenen weiten Definition erfahren.

- 5 % der befragten Athletinnen und 1 % der Athleten haben schwere körperliche sexualisierte Gewalt erfahren.
- Sexualisierte Gewalt tritt in der Regel nicht isoliert auf, sondern im Zusammenhang mit körperlicher und/oder emotionaler Gewalt.
- Die Mehrheit der betroffenen Athleten ist bei der ersten Erfahrung sexualisierter Gewalt unter 18 Jahre alt.
- Nicht heterosexuelle Athleten sind häufiger betroffen als andere.
- Die Gewalt wird sowohl von Erwachsenen als auch unter Jugendlichen ausgeübt.

18.3.2 Breitensport

Inwieweit für den Breiten- und Freizeitsport ähnliche Zahlen gelten, ist bislang ungeklärt. Internationale Studien lassen jedoch den Schluss zu, dass auch hier von einer erheblichen Dimension sexualisierter Gewalt ausgegangen werden muss.

18.3.3 Schulsport

In der Schule spielt sexualisierte Gewalt im Fach Sport aufgrund der Körperorientierung eine besondere Rolle. Sie umfasst alle Formen sexualisierter Gewalt, wobei verbale und gestische Gewalt sowie körperliche Grenzüberschreitungen unter Schüler den weitaus überwiegenden Teil darstellen (Klein and Palzkill 1998). In der SPEAK-Studie (Maschke and Stecher 2018) gibt fast die Hälfte aller Jugendlichen (48 %) an, schon eine Erfahrung mit nichtkörperlichen Formen sexualisierter Gewalt gemacht zu haben und jede/r zweite Betroffene (51 %) gibt dabei die Schule als den Ort an, an dem die Gewalt stattfand.

18.4 Auswirkungen sexualisierter Gewalt auf das Sport- und Bewegungsverhalten

Die Auswirkungen der Gewalterfahrungen hängen sowohl von der Schwere der Gewalt als auch von Häufigkeit und Zeitdauer ab. Auch scheinbar leichte Formen sexualisierter Gewalt können – insbesondere, wenn sie gehäuft auftreten – zu unterschiedlichsten Beeinträchtigungen führen. Es existiert jedoch kein spezifisches Verhalten oder Symptom, von dem darauf geschlossen werden könnte, dass ein Kind sexualisierte Gewalt erfährt. Vor allem kann durch das Fehlen körperlicher Symptome sexualisierte Gewalt nicht ausgeschlossen werden (Allroggen 2018).

In Bezug auf das Sport- und Bewegungsverhalten lassen sich als Folge sexualisierter Gewalterfahrungen sowohl der innere oder äußere Rückzug aus dem Sport als auch das Gegenteil, eine verstärkte Hinwendung zum Sport und exzessives Sporttreiben, beschreiben (Klein and Palzkill 1998).

Eine reduzierte Sportmotivation bis hin zum Abbruch der Sportkarriere zeigt sich im Leistungs- und Breitensport sowohl als Reaktion auf schwere sexualisierte Gewalt als auch auf verbale Übergriffe oder beispielsweise auf eine sexualisierte Atmosphäre während des Trainings. Ähnliches gilt für den Schulsport, wobei sich der Rückzug hier schwierig gestaltet, da die Teilnahme verpflichtend ist. Dennoch suchen betroffene Kinder und Jugendliche auch hier Wege, dem Unterricht ganz oder teilweise zu entkommen: Sie zeigen häufig „Unpässlichkeit" oder Verletzungen, schwänzen den Sportunterricht, „vergessen" ihr Sportzeug, entwickeln Krankheitsbilder, die eine Freistellung rechtfertigen, verlegen sich darauf, sich während des Unterrichts möglichst unsichtbar zu machen, etc.

Bei der gegenteiligen Reaktion versuchen Betroffene, sich durch exzessives sportliches Training der eigenen körperlichen Kraft und Stärke zu vergewissern und durch die Erlangung von Körperbeherrschung sowie in der Spiegelung der eigenen Potenz und Macht im sportlichen Erfolgserlebnis der erlittenen Ohnmachtserfahrung etwas entgegenzusetzen. Dabei besteht die Gefahr, eine Illusion von Allmacht und körperlicher Unversehrbarkeit aufzubauen und eine suchthafte Abhängigkeit vom Sport und sportlichem Erfolg zu entwickeln, die einen Ausstieg aus den Macht- und Abhängigkeitsverhältnissen immer weiter erschwert bzw. unmöglich macht.

18.5 Handlungsstrategien gegen sexualisierte Gewalt

Voraussetzung für die Entwicklung von Handlungsstrategien ist die Bereitschaft der gesamten Sportorganisation und Administration, sich ernsthaft mit den Erfahrungen und Wahrnehmungen der Betroffenen auseinanderzusetzen und einen offenen Diskurs über das Thema zu führen. Dies gilt in besonderem Maße für die Führungs- und Leitungsebene.

Behindernd bzw. sogar verhindernd wirken alle aus der Erforschung sozialer Probleme als Neutralisierungsstrategien bekannten Verhaltensweisen (Klein and Palzkill 1998):

- Negieren (Übergehen, Schweigen),
- Bagatellisieren („Stellt euch doch nicht so an", „Wir haben wichtigere Probleme"),
- Schuldzuweisung an die Opfer („Die haben sich ja auch aufreizend verhalten"),
- Normalisieren („Das gehört zum Sport", „Das war schon immer so"),
- Abwertung und Isolation derer, die Gewalt benennen.

18

Präventionskonzepte müssen v. a. darauf zielen, eine präventive Haltung zu entwickeln und diesen Neutralisierungsstrategien ihre Wirksamkeit zu nehmen.

Wesentliche Bausteine der Prävention sind vier Bereiche, die sich z. B. für einen Sportverein folgendermaßen konkretisieren lassen:

– Sexualisierte Gewalt enttabuisieren und Stellung beziehen:
  – eine klare Positionierung des Vereinsvorstandes,
  – die Verankerung des Themas im Leitbild, in den Satzungen und Ordnungen,
  – regelmäßige Informationen durch Aushänge und Informationsmaterial mit Hinweisen zu internen und externen Ansprechpersonen,
  – die regelmäßige Thematisierung auf Sitzungen, Mitgliederversammlungen etc.
– Handlungskompetenz und -sicherheit entwickeln:
  – Informationen zum Thema sexualisierte Gewalt für Mitglieder des Vereins durch Fachvorträge externer örtlicher Referenten (Beratungsstellen, Polizei, Landessportbünde),
  – Fortbildungen für alle Übungsleiter des Vereins,
  – Erarbeitung eines Verhaltenskodex (gemeinsam mit den Kindern/Jugendlichen), der Regeln bezüglich des Umgangs z. B. mit dem Betreten von Umkleiden, gemeinsamem Duschen, des Umgangs mit „Sondertrainings", Verfahrensweisen bei Fahrten zu Auswärtsspielen, Trainingslagern etc. festlegt,
  – Benennung von Beauftragten, die sich in Kooperation mit externen Stellen besondere Kenntnisse zur Thematik aneignen, die Präventionsarbeit koordinieren und als Vertrauenspersonen zur Verfügung stehen,

– Kooperation mit Fachberatungsstellen eingehen (unabhängig von einem möglichen Anlass!),
  – einen Leitfaden für die Intervention im Verdachtsfall entwickeln.
– Kinder- und Jugendliche stärken:
  – Bereitstellung von Bewegungsangeboten, die Kraft, Stärke und Durchsetzungsfähigkeit fördern, insbesondere Angebote im Bereich Selbstverteidigung und Selbstbehauptung,
  – altersgerechte Informationen über Kinderrechte, insbesondere in Bezug auf Gewaltfreiheit und sexuelle Selbstbestimmung,
  – Informationen über Hilfsangebote (z. B. Anlaufstellen, Sorgentelefone etc.),
  – Mitspracherechte und aktive Einbeziehung von Kindern und Jugendlichen in die Vereinsarbeit.
– Eignung von Mitarbeitern überprüfen:
  – Diskussion und Unterzeichnung eines Ehrenkodex, der ethische Prinzipien für die Arbeit im Kindersport festlegt, durch alle Mitarbeitern,
  – in Einstellungsgesprächen: verbindliche Erläuterung ethischer Standards sowie der Verfahrensregeln zum Umgang mit sexualisierter Gewalt,
  – Vorlage eines „erweiterten Führungszeugnisses" für alle, die mit Kindern und Jugendlichen arbeiten.

Im Dezember 2010 verabschiedete die Mitgliederversammlung des Deutschen Olympischen Sportbundes (DOSB) einstimmig die sogenannte Münchener Erklärung, in der alle Mitgliedsorganisationen den Schutz vor sexualisierter Gewalt zu einem zentralen Ziel des organisierten Sports erklären und bundesweit konkrete Maßnahmen beschließen. Seither wurden in allen Bundesländern Ansprechpersonen in den Landessportbünden benannt und unterschiedlichste Maßnahmen zur Prävention und Interventionskonzepte entwickelt. 2019 formulierte die Deutsche Sportjugend Mindeststandards zur Prävention sexualisierter Gewalt, deren Erfüllung eine notwendige Voraussetzung für die Weiterleitung von Zuwendungen ist, und im Rahmen der Leistungssportreform hat das Thema auch Eingang in die Prüfung von Fördermitteln des Bundes (PotAS) erhalten (für einen Überblick siehe: ▶ www.dsj.de/Kinderschutz).

18.6 Intervention bei Verdacht auf sexualisierte Gewalt

Diejenigen, die Grenzverletzungen an Kindern und Jugendlichen im Rahmen des Sports beobachten oder davon erfahren, geraten hierdurch zunächst in eine höchst belastende Situation: Zum einen wollen sie die Betroffenen schützen, zum anderen fürchten sie sich davor, jemanden ungerechtfertigt zu beschuldigen. Um in dieser Situation vor Überforderungen zu schützen, ist es wichtig, dass in einer Institution schon im Vorfeld klare Verfahrensregeln zum Umgang mit Verdachtsfällen abgesprochen werden.

Folgende Leitlinien gelten für alle, denen sich Kinder oder Jugendliche anvertrauen:

- Ruhe bewahren,
- zuhören und die Aussagen ernst nehmen,
- Fakten dokumentieren, aber nicht „ermitteln" wollen, was jemand im Einzelnen erlebt hat und ob es genauso stattgefunden hat,
- zusichern, dass man sich über ein geeignetes Vorgehen informieren, aber nichts „über den Kopf der Betroffenen hinweg" unternehmen werde,
- fachliche Beratung suchen (bei externen Stellen oder bei den Ansprechpersonen im Landessportbund).

Personen, die beruflich mit Kindern und Jugendlichen in Kontakt stehen, haben nach dem Bundeskinderschutzgesetz von 2012 (§8b SGB III) die Möglichkeit, sich – auch anonym – durch eine Kinderschutzkraft beraten zu lassen. Entsprechende Fachkräfte arbeiten z. B. bei Erziehungsberatungsstellen, dem Kinderschutzbund und ähnlichen Einrichtungen und können helfen, die Situation einzuschätzen und professionell zu handeln. Hierzu gehört es auch, die eigenen Grenzen zu erkennen und zu akzeptieren. Für aktuelle Materialien, Hilfsangebote und weiterführende Literatur siehe auch: Herrmann et al. (2016), ▶ www.hilfeportal-missbrauch.de, die medizinische Kinderschutzhotline (▶ www.kinderschutz-hotline.de) sowie die aktuelle Leitlinie zum Kinderschutz (▶ www.dgkim.de/leitlinien/awmf-s3-leitlinie-kinderschutz).

> **Praxistipps**
>
> - Alle Formen sexualisierter Gewalt – auch leichte Formen wie verbale Grenzüberschreitungen – sind unbedingt ernst zu nehmen.
> - Es existiert kein spezifisches Verhalten oder Symptom, von dem darauf geschlossen werden könnte, dass ein Kind sexualisierte Gewalt erfährt. Vor allem kann durch das Fehlen körperlicher Symptome sexualisierte Gewalt nicht ausgeschlossen werden. Der Rückzug vom Sport kann eine Reaktion auf die Erfahrung sexualisierter Gewalt sein. Das Gleiche gilt für exzessives/suchthaftes Sporttreiben.
> - Präventionsarbeit braucht einen offenen Diskurs über den Umgang mit Grenzen und Grenzverletzungen sowie die Bereitschaft aller Beteiligten, sich mit den Erfahrungen der Betroffenen auseinanderzusetzen.
> - Bei Verdacht auf sexualisierte Gewalt gilt: Ruhe bewahren und fachliche Beratung suchen!

18

Literatur

Allroggen M (2018) Diagnostische Instrumentarien im Kontext sexualisierter Gewalt. In: Retkowski A, Treibel A, Tuider E (Hrsg) Handbuch sexualisierte Gewalt und pädagogische Kontexte. Beltz Juventa, Weinheim, S 524–533

Brackenridge C, Fasting K (2005) The grooming process in sport: narratives of sexual harassment and abuse. Auto/Biography 13(1):1–20

Herrmann B, Dettmeyer R, Banaschak S, Thyen U (2016). Kindesmisshandlung. Springer, Berlin

Klein M, Palzkill B (1998) Gewalt gegen Mädchen und Frauen im Sport. Ministerium für Frauen, Jugend, Familie und Gesundheit des Landes Nordrhein-Westfalen, Düsseldorf

Maschke S, Stecher L (2018) Sexuelle Gewalt. Erfahrungen Jugendlicher heute. Beltz, Weinheim

Mayer J (2014) Risikobereitschaft im Nachwuchsleistungs- und Spitzensport. Vortrag beim Expert/-innen-Hearing der Deutschen Sportjugend „Prävention von sexualisierter Gewalt im Nachwuchsleistungs- und Spitzensport". Olympiastützpunkt, Berlin

Ohlert J, Seidler C, Rau T, Rudolfs B, Allroggen M (2018) Sexual violence in organized sport in Germany. Ger J Exerc Sport Res 48:59–68. ► https://doi.org/10.1007/s12662-017-0485-9

Rulofs B, Palzkill B (2018) Sexualisierte Gewalt im Schul- und Vereinssport. In: Retkowski A, Treibel A, Tuider E (Hrsg) Handbuch sexualisierte Gewalt und pädagogische Kontexte. Beltz Juventa, Weinheim, S 433–441

Prävention und Gesundheitsförderung

Inhaltsverzeichnis

Aktuelle Empfehlungen zu körperlicher Aktivität bzw. Inaktivität

Christine Graf

Inhaltsverzeichnis

© Springer-Verlag GmbH Deutschland, ein Teil von Springer Nature 2021
I. Menrath et al. (Hrsg.), *Pädiatrische Sportmedizin*,
https://doi.org/10.1007/978-3-662-61588-1_19

Der gesundheitliche Nutzen von körperlicher Aktivität ist für jede Altersgruppe inzwischen gut belegt. Kaum aber eine Gruppe profitiert so grundlegend von Bewegung, Spiel und Sport wie Kinder und Jugendliche. Diese Altersspanne zeichnet sich durch eine hohe Dynamik und Formbarkeit aus und dadurch, dass (Bewegungs-)Reize erheblichen Einfluss unter anderem auf die Gesundheit nehmen (können). Wie viel Bewegung allerdings dafür notwendig ist, kann (aktuell) nicht konkret beziffert werden. Die Basis für nationale und internationale Empfehlungen zu Bewegungsumfängen, -häufigkeiten und -intensitäten bzw. der Begrenzung von Sitzzeit oder Medienkonsum ist sehr dünn; zumeist stellen sie Mindestempfehlungen dar, wie beispielsweise die von der Weltgesundheitsorganisation (WHO 2013) geforderten 60 min pro Tag bei zumindest moderater Intensität (s. u. a. Graf et al. 2017). Der Hinweis „je mehr, desto besser" wird in der Realität oft „überlesen". Für Deutschland erfolgte eine Zusammenstellung im Jahr 2015 infolge einer Recherche und Bewertung aller bis zu diesem Zeitpunkt erschienenen internationalen Empfehlungen bzw. systematischen Überblicksarbeiten unter Berücksichtigung verschiedener Altersgruppen sowie Vorarbeiten eines Expertenkonsens aus 2012 (Graf et al. 2014).

19.1 Begriffsbestimmungen

Auch im Kindes- und Jugendalter wird unter körperlicher Aktivität jede Art von Bewegung verstanden, die mit einer Steigerung des Energieverbrauchs einhergeht (Caspersen et al. 1985). Der Begriff Sport umfasst das organisierte „sich bewegen" wie beispielsweise im Verein, Wettkampfsport bzw. Bewegung mit dem Ziel der Leistungs- und Fitnesssteigerung. Dabei wird neben der kardiorespiratorischen Fitness zunehmend auch die muskuläre Fitness betrachtet.

> **Definition**
>
> Heute definiert man die körperliche Fitness bei Jugendlichen als Konstrukt aus der kardiorespiratorischen Fitness, muskulärer Ausdauer und Kraft, Flexibilität und Beweglichkeit bzw. teils unter Berücksichtigung der Körperkomposition (Institute of Medicine [IOM] – Committee on Fitness Measures and Health Outcomes in Youth 2012).

Koordination wird und wurde in diesem Kontext nicht explizit benannt, ist aber insbesondere für Kinder im Grundschulalter von immenser Bedeutung. Für Vorschulkinder erweiterten Truelove und Kollegen (2017) die Definition des IOM als eine „Art von Steigerung der Grobmotorik oder Bewegung, in denen Energie freigesetzt wird in einer frei gewählten, Spaß machenden und unstrukturierten Art und Weise" (Übersetzung durch die Autorin). Je älter Kinder werden, umso mehr rücken das freie Spiel und kurze Bewegungssequenzen in den Hintergrund.

Die methodische Erfassung von Bewegung/körperlicher Aktivität ist komplex, sollte aber den unterschiedlichen Ausübungsformen von Kindern gerecht werden. Goldstandard ist die Messung mit doppelt markiertem Wasser, ein aufwendiges und kostspieliges Verfahren, das über den Umsatz Rückschlüsse auf Masse und Volumen der körperlichen Aktivität zieht und daher nur selten zum Einsatz kommt (Rachele et al. 2012). Meist handelt es sich bei den Erfassungen um Befragungen, Beobachtungen und/oder den Einsatz von Schrittzählern, Akzelerometern bzw. Bewegungsmeldern. Bzgl. der kardiorespiratorischen Fitness wird zumeist der Shuttle-Run-Test eingesetzt, ansonsten werden Einzeltests (z. B. Handgrip, seitliches

19

Hin- und Herspringen) oder Testbatterien (z. B. das Motorikmodul aus der KiGGS-Studie bzw. der Dordel-Koch-Test, s. hierzu ▶ www.fitnessolympiade.de; s. a. ▶ Kap. 2) eingesetzt. Die Ergebnisse können sich je nach genutzter Methode erheblich unterscheiden. Zusammengefasst heißt dies: Welche Daten auch immer zitiert werden, letztlich muss die Erhebungsart stets berücksichtigt werden.

Auch die Betrachtung bzw. Erfassung der körperlichen Inaktivität oder des sogenannten Sedentarismus bzw. des „sedentary behaviour", das sich zunehmend als eigenständiger Risikofaktor herausstellt, unterliegt methodischen Herausforderungen. Als Definition werden meist folgende Betrachtungsweisen aus dem Erwachsenenalter herangezogen:

Definition

„Sedentary" umfasst „Aktivitäten" wie Sitzen, Fernsehschauen, Videospiele spielen etc., die durch wenig Bewegung bzw. einen geringen Energieverbrauch unter 1,5 MET (metabolische Einheiten) gekennzeichnet sind. Sedentarismus wird als überwiegend „sedentary behaviour" definiert, das durch ein Minimum an Bewegung mit geringem Energieverbrauch unter 1,5 MET gekennzeichnet ist. 1 MET entspricht dabei dem Umsatz von 3,5 ml Sauerstoff pro Kilogramm Körpergewicht pro Minute bei Männern, bei Frauen sind es 3,15 ml/kg/min.

Bei kleinen Kindern kommt insbesondere auch der (motorisierte) Transport in Kindersitzen, Kinderwagen und/oder Sitzen/Liegen hinzu. Altersabhängig wird der Umsatz zwischen 9 und 18 Jahren mit 1,1 bis 1,5 METs angegeben (Butte et al. 2018).

19.2 Status quo und aktuelle Empfehlungen

Auf Basis der Welle 2 der Studie zur Gesundheit von Kindern und Jugendlichen in Deutschland (KiGGS) zeigt sich aktuell, dass in Deutschland lediglich 22,4 % der Mädchen und 29,4 % der Jungen im Alter von 3 bis 17 Jahren die von der WHO geforderten 60 min körperlich zumindest mäßig intensiv pro Tag aktiv sind (Finger et al. 2018). Das Erreichen dieser Bewegungsempfehlung nimmt bei Mädchen und Jungen mit steigendem Lebensalter kontinuierlich ab. Dabei scheinen Mädchen der Altersgruppe 3–10 Jahre im Vergleich zur KiGGS Welle 1 die WHO-Empfehlung noch seltener zu erreichen. Besonders „betroffen" sind außerdem Kinder und Jugendliche aus Familien mit einem niedrigen sozioökonomischen Status. Auch weltweit zeichnet sich ein entsprechender Trend ab. So analysierten Guthold et al. (2020) im Auftrag der WHO in 146 Ländern knapp 300 Surveys, die in Schulen eingesetzt wurden. Auf diese Weise integrierten die Autoren 1,6 Mio. Schüler zwischen 11 und 17 Jahren, von denen nur 19 % die Bewegungsempfehlungen erreichten. Mädchen waren eher inaktiv (84,7 %) als Jungen (77,6 %). Kritisch muss man allerdings anmerken, dass in den meisten der eingesetzten Surveys, auch im Rahmen der KiGGS-Studie, nach der Anzahl an Tagen in der Woche gefragt wird, in denen man mindestens 60 min aktiv ist. Das bedeutet, dass die wirklichen Bewegungsumfänge gar nicht genau bekannt sind. Genauso wenig ist daher bekannt, wie viel „Bewegung" tatsächlich notwendig ist, um gesund zu bleiben bzw. sich gesund zu entwickeln. Untersuchungen, die sich mit den Zusammenhängen von Bewegung und ausgewählten Gesundheitsparametern, z. B. kardiovaskulären Risikofaktoren, Knochengesundheit, Adipositas, psychosozialen Faktoren, beschäftigen, sind zumeist Querschnittsanalysen. Die kritische Frage ist daher, ob es sinnvoll ist, „nur" 60 min bei moderater Intensität zu empfehlen, oder ob sich der Zusatz „je mehr, desto besser" nicht auch in den Empfehlungen widerspiegeln sollte. In der Entstehung der nationalen Bewegungsempfehlungen wurden bereits diese Punkte aufgegriffen und für die verschiedenen Altersgruppen angepasst (s. Praxistipp). Auch die WHO stellte aktuell auf Basis systematischer Überblicksbeiträge Empfehlungen für Kinder bis zum 5. Lebensjahr zusammen (Willumsen und Bull 2020). Bis zum 1. Lebensjahr wird analog zu den deutschen Empfehlungen zu so viel Bewegung wie möglich geraten und es werden null Minuten an Fernsehzeit gefordert. Bis zum 5. Lebensjahr werden 180 min an Bewegungszeit und nicht mehr als 60 min an vermeidbarer Sitzzeit, insbesondere Medienkonsum, empfohlen. Ab dem 5. Lebensjahr gelten die genannten 60 min Aktivität bei moderater Intensität. Erweitert wurden die aktuellen Empfehlungen um das Schlafverhalten, das aus Sicht von Gesundheitsförderung und Prävention zunehmend in den Fokus gerückt ist (WHO 2019).

Praxistipp

Empfehlungen zu Bewegung, Medienkonsum (mod. nach Graf et al. 2014, 2017) **und Schlaf** (mod. nach WHO 2019)

Bewegung

Säuglinge und Kleinkinder
Säuglinge und Kleinkinder sollten so wenig wie möglich in ihrem natürlichen Bewegungsdrang gehindert werden und sich so viel wie möglich bewegen; auf sichere Umgebungsbedingungen ist zu achten.

Kindergartenkinder (4–6 Jahre)
Für Kindergartenkinder soll eine angeleitete und nichtangeleitete Bewegungszeit von 180 min/Tag und mehr erreicht werden.

Grundschulkinder (6–11 Jahre)
Für Kinder ab dem Grundschulalter soll eine tägliche Bewegungszeit von 90 min und mehr mit moderater[1] bis hoher[2] Intensität erreicht werden. 60 min davon können durch Alltagsaktivitäten, z. B. Schulweg, jedoch mindestens 12.000 Schritte/Tag absolviert werden.

Jugendliche (12–18 Jahre)
Für Jugendliche soll eine tägliche Bewegungszeit von 90 min und mehr bei moderater bis hoher Intensität erreicht werden. 60 min davon können durch Alltagsaktivitäten, z. B. mindestens 12.000 Schritte/Tag, absolviert werden.

Spezifische Aspekte
Besonderheiten, aber auch Neigungen, Bedürfnisse und mögliche Barrieren der jeweiligen Zielgruppe, z. B. Alter, Geschlecht, soziokulturelle Faktoren, sollen berücksichtigt werden.

Allgemein soll eine Förderung der motorischen Leistungsfähigkeit alters- und geschlechtsangepasst durchgeführt werden.

Ab dem Grundschulalter soll zur Verbesserung von Kraft und Ausdauer an 2–3 Tagen pro Woche eine intensive Beanspruchung der großen Muskelgruppen erfolgen, jeweils unter Berücksichtigung des individuellen Entwicklungsstandes.

„Bewegungsarme" Kinder und Jugendliche sollten schrittweise an das Ziel herangeführt werden, z. B. durch zunächst 30 min Bewegung an 1–2 Tagen pro Woche. Anschließend werden der zeitliche Umfang, dann die Intensität gesteigert.

---

1   Moderate Intensität entspricht einer leichten Steigerung der Herzfrequenz bzw. einer etwas angeregterer Atmung (s. a. ▶ https://www.cdc.gov/physicalactivity/basics/children/).

2   Hohe Intensität entspricht einer deutlichen Steigerung der Herzfrequenz bzw. einer erheblich angeregteren Atmung (▶ https://www.cdc.gov/physicalactivity/basics/children).

Sitzende Tätigkeiten in der Freizeit/Bildschirmmedien

Vermeidbare Sitzzeiten sollten auf ein Minimum reduziert werden. Neben (motorisiertem) Transport, z. B. in Babyschale oder Kindersitz, oder unnötig im Haus verbrachten Zeiten betrifft dies insbesondere die Reduktion des Bildschirmmedienkonsums auf ein Minimum:

- Säuglinge und Kleinkinder: 0 min
- Kindergartenkinder: möglichst wenig, max. 30 min/Tag
- Grundschulkinder: möglichst wenig, max. 60 min/Tag
- Jugendliche: möglichst wenig, max. 120 min/Tag

Schlafverhalten

- Säuglinge und Kleinkinder:
  - 0–3 Lebensmonate 14–17 h Schlaf/Tag
  - 4–11 Lebensmonate 12–16 h Schlaf/Tag
  - 1.–2. Lebensjahr 11–14 h Schlaf/Tag (inklusive Mittagsruhe)
- Kindergartenalter (3.–4. Lebensjahr):
  - 10–13 h Schlaf/Tag
  - Für die weiteren Altersgruppen liegen keine spezifischen Angaben vor.

■ **Spezifische Empfehlungen**

Generell scheinen insbesondere die Alltagsaktivitäten, wie z. B. (Schul-)Wege „aktiv zu gestalten", abgenommen zu haben; allerdings gibt es diesbezüglich kaum Studien über deren gesundheitlichen Nutzen. Nichtsdestotrotz wurden auch Empfehlungen im Deutschen Expertenkonsens in Form von „täglichen Schritten" aufgegriffen (Graf et al. 2017; Tudor-Locke et al. 2011; Adams et al. 2013). In der Literatur finden sich zwar wenige Hinweise zu einem entsprechenden Transfer, z. B. entsprechen 60 min Bewegung etwa 11.500 Schritten/Tag (Adams et al. 2013). Aufgeschlüsselt nach

Alter und Geschlecht sollen daher für Mädchen im Grundschulalter zwischen 10.000 und 12.000 und Jungen dieser Altersstufe zwischen 13.000 und 15.000 bzw. in der späten Kindheit und im Jugendalter zwischen 11.000 und 11.700 Schritte/Tag absolviert werden (Tudor-Locke et al. 2011).

In verschiedenen Empfehlungen werden Hinweise zu bestimmten Formen körperlicher Aktivität gegeben, z. B. wie viel Ausdauer- und/oder Kraft bzw. Koordinationstraining durchgeführt werden sollte. Diese Angaben richten sich aber im Wesentlichen an Eltern und Betreuungspersonen und basieren nicht auf einer wissenschaftlichen Grundlage. Bei jüngeren Kindern ist dies das Spielen auf dem Fußboden und Toben, bei älteren z. B. das Radfahren. Allerdings liegen keine Studien für die Bevorzugung oder Überlegenheit einzelner Bewegungsformen oder Sportarten vor. Grundtenor ist, den Neigungen des Kindes zu folgen und die Bewegungszeit, v. a. bei jüngeren Kleinkindern und Kindergartenkindern, nicht zu begrenzen. Für ältere Kinder werden in den meisten Empfehlungen Angaben zu Bewegungsformen gemacht, die Ausdauer bzw. Muskelkraft verbessern sollen. Dabei wird an drei und mehr Tagen pro Woche eine angemessene Beanspruchung der großen Muskelgruppen zur Verbesserung von Muskelkraft, Knochendichte und kardiorespiratorischer Fitness empfohlen. Konkrete Angaben zu Intensitäten werden nicht gegeben, allerdings muss stets der individuelle Entwicklungsstand berücksichtigt werden (u. a. Graf et al. 2017; O'Donovan et al. 2010).

19.3 Zugangswege

Die oben genannten Empfehlungen werden leider überwiegend nicht erreicht (Finger et al. 2018), dies betrifft insbesondere sogenannte vulnerable Gruppen wie Kinder

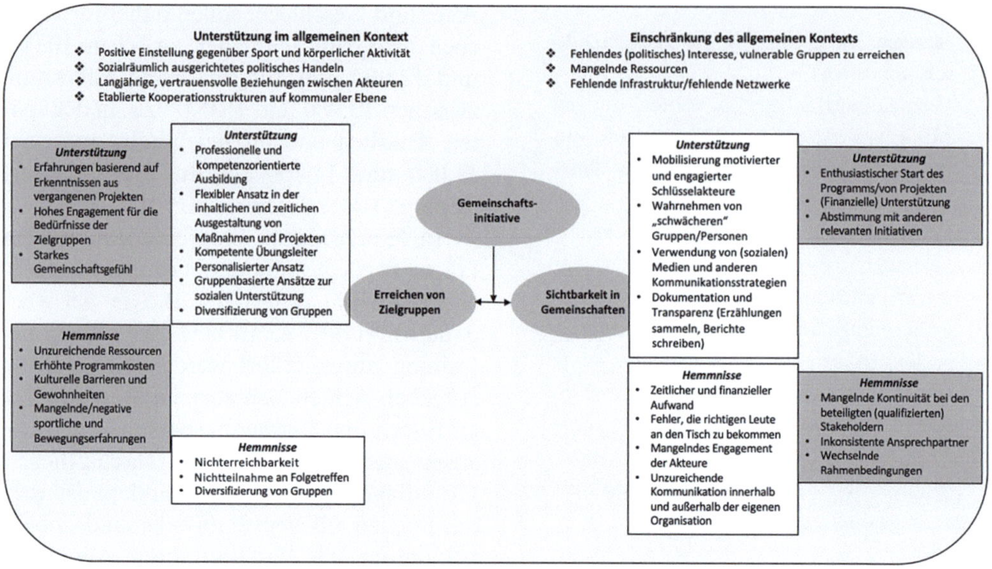

Abb. 19.1 Faktoren und Ansätze, die die Erreichbarkeit von vulnerablen Gruppen im Kontext der kommunalen Bewegungsförderung steigern bzw. hemmen können. (Mod. nach Herens et al. 2017)

aus Familien mit einem geringen Bildungsgrad bzw. sozioökonomischen Status oder Migrationshintergrund. In einer Analyse aus acht europäischen Ländern zeigte sich eine höhere Inaktivität bei arbeitslosen Eltern bzw. bei Kindern mit Migrationshintergrund sowie weniger Mitgliedschaften in Sportvereinen (Iguacel et al. 2018). Quarmby und Pickering (2016) stellten in ihrem sog. „Scoping Review" mögliche hemmende und unterstützende Faktoren zusammen. Dabei wurden neben „Klassikern" wie keine Zeit, keine Lust, fehlende Vorbilder auch das Wohnumfeld, keine Transportmöglichkeiten, die ungünstige finanzielle Situation sowie die entsprechende Peer-Gruppe genannt. Auch die eigene Einstellung gegenüber dem Thema sowie die Selbstwirksamkeit und das Vertrauen in das eigene (sportliche) Können waren wichtige Einflussfaktoren. Mögliche Barrieren finden sich somit auf der individuellen bzw. familiären Ebene bis hin zur jeweiligen Lebenswelt. So stellen zum einen

eine geringe (bewegungsbezogene) Gesundheitskompetenz und das mangelnde Wissen der Eltern um die zentrale Bedeutung von Bewegung einen ebenso wichtigen Faktor dar wie die Fehleinschätzung des tatsächlichen Ausmaßes der Bewegungszeit ihrer Kinder (Finkelstein et al. 2017). Im Wohnumfeld spielt die Anzahl der Frei- und Grünflächen, Spielplätze, (sichere) Radwege sowie der Bewegungsangebote eine relevante Rolle. Auf der individuellen Ebene können diese Barrieren durch eine adäquate Ansprache, aber auch durch inhaltliche Ausgestaltung von Bewegungsangeboten reduziert werden. So sollten Angebote insbesondere bei Menschen/Familien mit Migrationshintergrund oder einem geringeren Bildungsgrad verständlich und wenn möglich partizipativ ausgestaltet werden. Die entsprechenden Trainer sollten neben dem fachlichen Wissen auch in der Lage sein, durch ihre Angebote die sog. „physical literacy", aber auch die Selbstwirksamkeit von Kindern und Jugendlichen zu fördern. Auf kommunaler Ebene gilt es, die Rahmenbedingungen derart auszugestalten, dass sie zu mehr Bewegung einladen. In ◘ Abb. 19.1 sind kontextuale Faktoren zusammengefasst, die zum Gelingen entsprechender Maßnahmen im Zusammenhang mit Bewegungsförderung beitragen können (mod. nach Herens et al. 2017). Deutlich wird, dass auch in diesem Zusammenhang ein sozialräumlicher Ansatz auf Basis eines sozioökologischen Modells notwendig ist (King et al. 2019). Kritisch angemerkt werden muss allerdings, dass es weniger an einem entsprechenden Wissen, sondern vielmehr an einer mangelnden Umsetzung liegt, funktionierende Ansätze zu fördern und zu implementieren.

19.4 Diskussion und Fazit

Der ganzheitliche Nutzen von Bewegung bzw. körperlicher Aktivität sowie die ungünstigen Auswirkungen des überwiegend sitzenden Lebensstils sind heute unstrittig. Durch moderne Analyseverfahren und molekularbiologische Untersuchungen bestätigt sich, dass es bei kindlicher Bewegung nicht nur um Spielen, sondern um einen essenziellen Baustein im Sinne einer gesunden Entwicklung handelt. Denn damit wird auch das komplexe Zusammenspiel zwischen genetischer Determination, Umwelteinflüssen, kurzen Belastungen, Training und weiteren Lebensstilvariablen wie Stress und Ernährung deutlich, auch wenn es bislang noch nicht komplett verstanden ist und es bislang nur wenige Einblicke in die komplexen Zusammenhänge zwischen der Entwicklung der verschiedenen Organsysteme und dem Einfluss von Aktivität bzw. Inaktivität gibt. Erste Hinweise zum endokrinen Potenzial der Muskulatur scheinen wegweisend zu sein, stehen aber insbesondere in dieser Altersgruppe erst am Anfang der Forschung. Ebenso wichtig ist die zunehmende Erforschung von Gen-Umwelt-Interaktionen, d. h. epigeneti-

scher Prozesse, auf deren Basis die Bedeutung über die Ausgestaltung von Lebenswelten deutlich wird. Erste Arbeiten zeigen, wie bestimmte Gene und epigenetische Mechanismen das Wachstum bzw. den Energieumsatz im Altersgang beeinflussen (Radom-Aizik und Cooper 2016). Aber umgekehrt wirkt sich auch Bewegung wiederum auf die Gene bzw. die entsprechenden Ablesemechanismen aus. Letztendlich treibt die (epi)genetische Aktivität das Proteom, also die Gesamtheit der menschlichen Proteine, und die Stoffwechselprozesse, das Metabolom, an, was zu dynamischen Phänotypen in der Kindheit und über die Lebensspanne hinweg führt. Eine zukünftige Herausforderung besteht darin, die Verbindung dieser Prozesse abzubilden, zu verstehen und diese Informationen zu nutzen, um einen optimalen Transfer in die Praxis zu generieren. Denn die zunehmende Detektion möglicher (patho)physiologischer Wirkungsweisen könnte möglicherweise Aufschluss darüber geben, wie viel Bewegung für eine gesunde Entwicklung und/oder den Gesunderhalt notwendig sind. Es zeigt sich aber ebenfalls, wie relevant eine bewegungsförderliche Ausgestaltung von Lebensräumen mit damit verbundenen Reizen für Kinder und Jugendliche ist. Wichtig ist genau dafür der politische Wille, allen Kindern und Jugendlichen unabhängig von ihrem sozialen Status und kulturellen Hintergrund ein entsprechendes Umfeld zu schaffen.

Literatur

Adams MA, Johnson WD, Tudor-Locke C (2013) Steps/day translation of the moderate-to-vigorous physical activity guideline for children and adolescents. Int J Behav Nutr Phys Act 10(49):1–11

Butte NF, Watson KB, Ridley K, Zakeri IF, McMurray RG, Pfeiffer KA, Crouter SE, Herrmann SD, Bassett DR, Long A, Berhane Z, Trost SG, Ainsworth BE, Berrigan D, Fulton JE (2018) A youth compendium of physical activities: activity codes and metabolic intensities. Med Sci Sports Exerc 50(2):246–256

Caspersen CJ, Powell KE, Christenson GM (1985) Physical activity, exercise, and physical fitness: definitions and distinctions for health-related research. Public Health Rep 100(2):126–131

Committee on Fitness Measures and Health Outcomes in Youth; Food and Nutrition Board; Institute of Medicine; Pate R, Oria M, Pillsbury L (Hrsg) (2012) Fitness measures and health outcomes in youth. National Academies Press (US), Washington (DC). ▶ https://www.ncbi.nlm.nih.gov/books/NBK241315/doi. ▶ https://doi.org/10.17226/13483

Finger JD, Varnaccia G, Borrmann A, Lange C, Mensink G (2018) Körperliche Aktivität von Kindern und Jugendlichen in Deutschland – Querschnittergebnisse aus KiGGS Welle 2 und Trends. J Health Monit 3:24–31

Finkelstein DM, Petersen DM, Schottenfeld LS (2017) Promoting Children's Physical Activity in Low-Income Communities in Colorado: What Are the Barriers and Opportunities? Prev Chronic Dis 14:E134.

Graf C, Beneke R, Bloch W, Bucksch J, Dordel S, Eiser S, Ferrari N, Koch B, Krug S, Lawrenz W, Manz K, Naul R, Oberhoffer R, Quilling E, Schulz H, Stibbe G, Tokarski W, Völker K, Woll A (2014) Recommendations for promoting physical activity for children and adolescents in Germany. A consensus statement. Obes Facts 7(3):178–190

Graf C, Ferrari N, Beneke R, Bloch W, Eiser S, Koch B, Lawrenz W, Kurg S, Manz K, Oberhoffer R, Stibbe G, Woll A (2017) Empfehlungen für körperliche Aktivität und Inaktivität von Kindern und Jugendlichen – Methodisches Vorgehen, Datenbasis und Begründung. Gesundheitswesen 79(1):11–19

Guthold R, Stevens GA, Riley LM, Bull FC (2020) Global trends in insufficient physical activity among adolescents: a pooled analysis of 298 population-based surveys with 1·6 million participants. Lancet Child Adolesc Health 4(1):23–35

Herens M, Wagemakers A, Vaandrager L, van Ophem J, Koelen M (2017) Contexts, mechanisms, and outcomes that matter in Dutch community-based physical activity programs targeting socially vulnerable groups. Eval Health Prof 40(3):294–331

Iguacel I, Fernández-Alvira JM, Bammann K, Chadjigeorgiou C, De Henauw S, Heidinger-Felső R, Lissner L, Michels N, Page A, Reisch LA, Russo P, Sprengeler O, Veidebaum T, Börnhorst C, Moreno LA, IDEFICS Consortium (2018) Social vulnerability as a predictor of physical activity and screen time in European children. Int J Public Health 63(2):283–295

King AC, Whitt-Glover MC, Marquez DX, Buman MP, Napolitano MA, Jakicic J, Fulton JE, Tennant BL; 2018 PHYSICAL ACTIVITY GUIDELINES ADVISORY COMMITTEE* (2019) Physical activity promotion: highlights from the 2018 physical activity guidelines advisory committee systematic review. Med Sci Sports Exerc 51(6):1340–1353

O'Donovan G, Blazevich AJ, Boreham C, Cooper AR, Crank H, Ekelund U, Fox KR, Gately P, Giles-Corti B, Gill JM, Hamer M, McDermott I, Murphy M, Mutrie N, Reilly JJ, Saxton JM, Stamatakis E (2010) The ABC of Physical Activity for Health: a consensus statement from the British Association of Sport and Exercise Sciences. J Sports Sci 28(6):573–591

Quarmby T, Pickering K (2016) Physical activity and children in care: a scoping review of barriers, facilitators, and policy for disadvantaged youth. J Phys Act Health 13(7):780–787

Rachele JN, McPhail SM, Washington TL, Cuddihy TF (2012) Practical physical activity measurement in youth: a review of contemporary approaches. World J Pediatr 8(3):207–216

Radom-Aizik S, Cooper DM (2016) Bridging the gaps: the promise of omics studies in pediatric exercise research. Pediatr Exerc Sci 28(2):194–201

Truelove S, Vanderloo LM, Tucker P (2017) Defining and measuring active play among young children: a systematic review. J Phys Act Health 14(2):155–166

Tudor-Locke C, Craig CL, Beets MW, Belton S, Cardon GM, Duncan S, Hatano Y, Lubans DR, Olds TS, Raustorp A, Rowe DA, Spence JC, Tanaka S, Blair SN (2011) How many steps/day are enough? For children and adolescents. Int J Behav Nutr Phys Act 8(78):1–14

Vallance JK, Gardiner PA, Lynch BM, D'Silva A, Boyle T, Taylor LM, Johnson ST, Buman MP, Owen N (2018) Evaluating the Evidence on Sitting, Smoking, and Health: Is Sitting Really the New Smoking? Am J Public Health 108(11):1478–1482

World Health Organization (2013) Global action plan for the prevention and control of noncommunicable diseases 2013–2020. WHO, Geneva. ▶ https://www.who.int/nmh/events/ncd_action_plan/en/. Zugegriffen: 30. Aug. 2019

World Health Organization (2019) Guidelines on physical activity, sedentary behaviour and sleep for children under 5 years of age. ▶ https://apps.who.int/iris/handle/10665/311664. Zugegriffen: 26. Apr. 2019

Willumsen J, Bull F (2020) Development of WHO Guidelines on Physical Activity, Sedentary Behavior, and Sleep for Children Less Than 5 Years of Age. J Phys Act Health 17(1):96–100

19

Digitale Medien in der pädiatrischen Sportmedizin: Mediennutzung der Zielgruppe, gesundheitliche Konsequenzen und praktische Einsatzgebiete

Hagen Wulff, Julia Tappendorf und Petra Wagner

Inhaltsverzeichnis

© Springer-Verlag GmbH Deutschland, ein Teil von Springer Nature 2021
I. Menrath et al. (Hrsg.), *Pädiatrische Sportmedizin*,
https://doi.org/10.1007/978-3-662-61588-1_20

20.1 Einleitung

Die Nutzung digitaler Medien gewinnt für Kinder und Jugendliche zunehmend an Bedeutung. Dabei beeinflusst die sich wandelnde Medienwelt das Verhalten und insbesondere die körperliche Aktivität sowie ausgewählte Gesundheitsparameter. Digitale Mediennutzung kann mit unterschiedlichen gesundheitlichen Risiken assoziiert sein, insbesondere dann, wenn die Nutzung stationärer Medien im Zusammenhang mit sedentärem Verhalten steht. Weiterhin können Medienfunktionen und Inhalte die Gesundheit auch direkt negativ beeinflussen, indem z. B. das Schlaf- und Bewegungsverhalten beeinflusst werden. Demgegenüber erweitern digitale Medien stetig das methodische Repertoire präventiver sowie therapeutischer Ansätze und unterstützen u. a. Allgemeinmediziner, Pädiater und Sportmediziner z. B. bei der Behandlungsorganisation, der Patientenmotivation, der Beratung oder der Erfassung medizinischer Parameter.

Der folgende Abschnitt richtet den Fokus zunächst auf Begriffsdefinitionen und die Prävalenz der Mediennutzung von Kindern und Jugendlichen (▶ Abschn. 20.2). Anschließend werden mit der Mediennutzung assoziierte Verhaltensweisen auf die Bewegung und die Gesundheit thematisiert (▶ Abschn. 20.3). Im letzten Abschnitt werden die negativen Effekte digitaler Mediennutzung sowie die positiven Effekte mit erprobten medienbasierten Interventionsansätzen der pädiatrischen Sportmedizin vorgestellt (▶ Abschn. 20.4).

20.2 Was sind digitale Medien und warum werden sie genutzt?

In der Medienwissenschaft bestehen aufgrund einer Vielzahl an Funktionen sowie der Komplexität und der Dynamiken des Mediensystems zahlreiche Definitionen, die eng mit kulturellen und technischen Entwicklungen verbunden sind. Die Weiterentwicklung und Veränderung medialer Funktionen, Strukturen und Prozesse führen dabei zu definitorischen Problemen, da Begrifflichkeiten schwierig voneinander abgrenzbar sind. Grundlegend ist dennoch die Frage nach den genutzten materiellen und elektronisch betriebenen Objekten (digitale Medien), mit deren Hilfe Informationen an Kinder und Jugendliche vermittelt werden. Im Folgenden liegt der Fokus nur auf denjenigen Medien, die Daten auf Grundlage digitaler Technologien empfangen, teilweise senden und durch akustische sowie visuelle Reize an den Empfänger übertragen. Beispiele von häufig genutzten digitalen Medien können ◘ Tab. 20.1 entnommen werden.

Die Nutzung dieser Medien wird durch Bedürfnisse determiniert. Für Kinder zeigt die KIM-Studie, dass digitale Medien vornehmlich für Unterhaltungs-, Kommunikations-, Spiel- und Informationszwecke gebraucht werden (Medienpädagogischer Forschungsverbund Südwest [MpFS] 2018b). Im Jugendalter nimmt die Bedeutung der genannten Nutzungsmotive zu, während sich das Bedürfnis für Freizeitaktivitäten im Freien und die körperliche Aktivität allgemein reduziert. Zwischen den Geschlechtern zeigt sich zudem, dass Jungen ein stärker ausgeprägtes Bedürfnis

◘ **Tab. 20.1**　Übersicht über digitale Medien

Stationäre digitale Medien	Portable digitale Medien
PC	Smartphone
TV	Gadgets
Laptop	Fitnessarmbänder
Stationäre Spielekonsolen	Tragbare Spielekonsolen
Digitale Radios und Musikanlagen	Tablet

für Onlinespiele und Mädchen für digitale Kommunikation über das Handy oder für das soziale Netzwerken besitzen (Hajok 2018; Wulff und Wagner 2018).

20.3 Mediennutzungsverhalten von Kindern und Jugendlichen

Um die genannten Bedürfnisse zu befriedigen, werden unterschiedliche digitale Medien, deren Funktionen sowie Anwendungen (Apps) genutzt. Laut der ersten Folgebefragung der KiGGS-Studie verwendeten 11–17-Jährige die Bildschirmmedien täglich zwischen einer und fünf Stunden (Std.). In der repräsentativen Stichprobe wurde die Mediennutzung wesentlich von soziodemografischen Faktoren wie dem Alter und dem Geschlecht beeinflusst (Manz et al. 2014). Das am umfangreichsten genutzte digitale Medium war bei den 6–13-Jährigen der Fernseher, wobei sich mit zunehmendem Alter eine Reduktion der TV-Nutzung zugunsten der Verwendung des Smartphones ergab (MpFS 2018b). Dieser Anstieg manifestiert sich auch bei den 12–19-Jährigen, die das Smartphone unter allen Medien am häufigsten nutzten (MpFS 2018a). Des Weiteren zeigte sich ein Bildschirmmediengebrauch (Fernseher, Computer und Spielekonsole) von über vier Std./Tag häufiger bei Jungen. Mädchen waren häufiger in der Gruppe mit geringer Mediennutzung (null bis zwei Std./Tag) vertreten (Manz et al. 2014). Zudem präferierten Jungen im Vergleich zu Mädchen deutlich eher den PC und das Internet. Altersunterschiede ergaben sich dahin gehend, dass 11–13-Jährige den PC und das Internet in geringerem Maß als 14–17-Jährige nutzten. Weiterhin verwendeten 11–13-Jährige im Vergleich zu 14–17-Jährigen häufiger Spielekonsolen (Bucksch et al. 2016; Manz et al. 2014).

20.4 Mediennutzung, Bewegung und Gesundheit

Kindern und Jugendlichen stehen während eines Schultages und am Wochenende nur begrenzte zeitliche Ressourcen für selbst gewählte sowie von der Familie oder Schule initiierte Verhaltensweisen zur Verfügung. Innerhalb eines Tages üben Menschen verschiedenste Verhaltensweisen aus, die entweder simultan ablaufen oder sich teilweise bzw. gänzlich ausschließen. Aus diesem Sachverhalt resultiert eine erhebliche Konsequenz, da die Nutzung digitaler Medien mit anderen gesundheitsrelevanten Verhaltensweisen wie der körperlichen Aktivität, Schlaf und Ernährung in einem direkten positiven oder negativen Zusammenhang stehen kann. Resultierend ergeben sich aus der Nutzung digitaler Medien erhebliche gesundheitliche Risiken, aber auch Potenziale.

20.4.1 Risiken digitaler Medien für Bewegung und Gesundheit

Die bestehende Evidenz weist auf eine Vielzahl bio-psycho-sozialer Gesundheitsparameter hin, die durch die Nutzung digitaler Medien im negativen Sinne beeinflusst werden (Cebolla i Martí et al. 2014). In ◻ Tab. 20.2 werden dazu die Hauptrisiken von erhöhter digitaler Mediennutzung aufgeführt.

Im Hinblick auf den *Schlaf* zeigt die Befundlage, dass ein erhöhter Gebrauch von digitalen Medien einen Einfluss auf die Merkmale eines gesunden Schlafverhaltens ausübt. Cha et al. (2018) berichten für Jugendliche, die täglich mehr als 6 h digitale Medien nutzten, eine höhere Wahrscheinlichkeit, weniger als 8 h zu schlafen. Empfohlen werden von der Weltgesundheitsorganisation (WHO) 8–9 h. Systematische Übersichtsarbeiten weisen vor die-

◼ **Tab. 20.2**   Risiken digitaler Mediennutzung

Gesundheitsparameter	Effekte durch Mediennutzung
Schlafverhalten	Reduktion des Schlafumfangs
Psychische Gesundheitsmerkmale	Emotionale, verhaltensbezogene bzw. depressive Symptome
Ernährungsverhalten	Unkontrollierte Aufnahme hochkalorischer Nahrungsmittel und Getränke; erhöhte nächtliche Nahrungsaufnahme
Körperliche Aktivität	Aktivitätsreduktion durch sitzendes Verhalten
Körperzusammensetzung	Erhöhter Körperfettanteil durch sitzendes Verhalten und Nahrungsmittelkonsum während der Mediennutzung

sem Hintergrund auf einen Zusammenhang von Bildschirmnutzungszeit des TV und reduzierter Schlafdauer hin, während für den PC und die Konsole inkonsistente Befundlagen vorliegen (Belmon et al. 2019). Darüber hinaus belegen systematische Reviews Zusammenhänge zwischen reduzierten Schlafumfängen und erhöhter Schläfrigkeit sowie reduzierten Schulleistungen (Dewald et al. 2010).

Hinsichtlich der *psychischen Gesundheitsmerkmale* weisen aktuelle Längsschnittstudien auf einen Zusammenhang zwischen reduzierter körperlicher Aktivität und emotionalen Störungen bei Jugendlichen hin. Die Nutzung von PCs und Videospielen von mehr als 4 h täglich stellt einen Risikofaktor für die Symptomatik sozialer Angststörungen (z. B. Sozialphobien) dar, die mit sozialer Isolation einhergehen (Zink et al. 2019). Zudem konnten Zusammenhänge zwischen erhöhter Bildschirmmediennutzung und Verhaltensauffälligkeiten wie Hyperaktivität und emotionalen Problemstellungen bei Kindern festgestellt werden (Poulain et al. 2018). In diesem Zusammenhang wurde auch eine steigende Anfälligkeit für depressive Symptomatik bei Jugendlichen, insbesondere Mädchen, mit erhöhter Nutzung von sozialen Medien festgestellt (Kelly et al. 2018).

Das *Ernährungsverhalten* kann ebenfalls mit der Mediennutzung assoziiert sein. So stieg mit erhöhter Mediennutzung auch die Wahrscheinlichkeit für eine nächtliche Nahrungsaufnahme. Zudem erhöhte sich während der Nutzung stationärer Medien die Wahrscheinlichkeit der Nahrungsmittelaufnahme und des Verzehrs hochkalorischer Nahrungsmittel (Cha et al. 2018).

Aktuelle Befunde zur *körperlichen Aktivität* weisen auf schwache negative Assoziationen zwischen der Nutzung der Bildschirmmedien und der körperlichen Aktivität hin (Dutra et al. 2015; Sudeck et al. 2016). Die Autoren merken allerdings an, dass ein niedriges Maß an körperlicher Aktivität nicht vollständig durch hohe Mediennutzungsumfänge erklärt werden kann. In zahlreichen Studien zeigt sich vielmehr, dass lediglich ein extensives Ausmaß an Bildschirmmediennutzung von mehr als 4–5 h täglich zu körperlicher Inaktivität führt (Manz et al. 2014). Ergebnisse zeigen darüber hinaus, dass reduzierte motorische Kompetenz mit hoher Mediennutzung assoziiert war (Drenowatz und Greier 2019).

Die beschriebenen Ergebnisse verdeutlichen, dass Mediennutzung mit reduzierter körperlich-sportlicher Aktivität und sedentärem Verhalten im häuslichen Umfeld, einem reduzierten Energieumsatz und erhöhtem Nahrungsmittelverzehr einhergeht. Entsprechend zeigen Reviews einen positiven Zusammenhang zwischen Mediennutzung, sedentärem Verhalten und *Übergewicht* (Prentice-Dunn und Prentice-Dunn 2012). Dies begründet sich durch ein energetisches Ungleichgewicht, hervorgerufen durch reduzierten Energieverbrauch

◻ Tab. 20.3 Haupteinsatzgebiete digitaler Mediennutzung

Digitale Medien, Anwendungen & Einsatzgebiete	Potenziale digitaler Mediennutzung
Exergames	Steigerung der körperlichen Aktivität, physiologischer Gesundheitsparameter und des Gesundheitswissens
Portable Medien	Vermittlung und Unterstützung von gesundheitsbezogenen Informationen und Kompetenzen
Stationäre Medien mit portabler Sensorik	Erfassung und Regulierung verschiedener gesundheitlicher Merkmale und deren Verlaufswerte
Telemedizin	Reduzierung arbeitsintensiver Prozesse und Effizienzsteigerung bei Patientenversorgung; Förderung von körperlicher Aktivität sowie adäquate Belastungssteuerung
Apps	Verbesserung des Behandlungsmanagements, Trainingsteuerung und Monitoring
Technische Infrastruktur	Förderung der sozialen Unterstützung von Patienten (und deren Familien) untereinander

und gesteigerte Energieaufnahme, wodurch langfristig eine Zunahme des Körperfettanteils an der Gesamtkörpermasse induziert wird.

❯ Insgesamt ist festzustellen, dass die Nutzung digitaler Medien mit einer Vielzahl an gesundheitlichen Risiken verbunden ist, insbesondere, wenn extensive Nutzungsumfänge von über vier bis fünf Std. pro Tag vorliegen.

20.4.2 Nutzen und Einsatzgebiete digitaler Medien in der pädiatrischen Sportmedizin

Trotz der beschriebenen Risiken bieten digitale Medien, deren Funktionen und Anwendungssoftware auch Potenziale für gesundheitliche Interventionen im sportpädiatrischen Kontext. Medien vereinfachen z. B. die Kommunikation, vermitteln Effekt- und Handlungswissen oder erfassen und ermöglichen die Beeinflussung von Gesundheitsparametern wie des Insulinspiegels oder der Herzfrequenz. Durch die Vielzahl solcher Möglichkeiten besteht die Chance, die Gesundheit von Patienten durch mediale Unterstützung positiv zu beeinflussen. Um die Potenziale digitaler Medien für die sportpädiatrische Behandlung zu erschließen, ist es notwendig, auf Behandlungskonzepte zurückzugreifen, die Behandlungsziele, geeignete Inhalte, optimale Methoden unter Berücksichtigung der jeweiligen Möglichkeiten und Anforderungen digitaler Medien sowie die Machbarkeit zu einem Gesamtbehandlungskonzept zusammenzufassen. In ◻ Tab. 20.3 werden häufig genutzte Anwendungen und Einsatzgebiete sowie deren Potenziale dargestellt.

Aktuelle Befunde weisen darauf hin, dass Exergames (mit körperlich-sportlicher Aktivität verknüpfte digitale Spielformen) die Gesundheit und die körperlich-sportliche Aktivität verbessern konnten, da durch Interventionsstudien Effekte auf physiologische und psychologische Outcomes nachgewiesen wurden. So erhöhten Exergames den Energieverbrauch, die Herzfrequenz, metabolische Einheiten (METs), die maximale Sauerstoffaufnahme und die körperliche Aktivität (Gao et al. 2015). Dennoch finden sich in der Literatur auch zahlreiche konträre Ergebnisse in randomisierten kontrollierten Studien, in denen keine signifikanten Unterschiede zwischen

Interventions- und Kontrollgruppen nachweisbar waren.

Abgesehen von Exergames werden portable Medien wie *Smartphones, Gadgets und Wearables* verstärkt genutzt, weil sie Motivation, Wissen und Kompetenzen mit zunehmender Nutzerfreundlichkeit vermitteln. Kindgerecht informieren sie über den Aktivitäts-, Herzfrequenz-, Stress-, Ernährungs- oder Blutzuckerstatus oder initiieren und unterstützen gesundheitsbezogene Handlungen. Studienergebnisse zeigen, dass sie zu einer gesundheitsförderlichen Gestaltung körperlicher Aktivitäten, zur Bewusstseinsförderung von Zuckerkonsum sowie zur psychologischen Diagnostik, Beratung und Therapie eingesetzt werden können (Döring und Eichenberg 2007).

Portable Medien und digitale Gadgets verfügen über verschiedene Sensoren und Funktionen, um Bewegung, Schlaf, Ernährung und andere gesundheitliche Merkmale wie die Körpertemperatur oder die Herzfrequenzvariabilität zu erfassen. Neben den häufig genutzten tragbaren Medien werden zunehmend auch *stationäre Medien mit portabler Sensorik* gekoppelt, um z. B. den Blutzuckerspiegel zu beobachten und sich in Spielen oder anderen Anwendungsprogrammen damit kindgerecht auseinanderzusetzen. So werden z. B. Glukosemessgeräte mit Spielkonsolen gekoppelt, um Verläufe abzubilden und positive Entwicklungen zu belohnen. Weiterhin können relevante Kompetenzen zur Beeinflussung des Blutzuckerspiegels anhand der eigenen Verlaufswerte vermittelt werden und es besteht die Möglichkeit, Patienten präventiv zu informieren und gesundheitsbezogene Handlungen zu initiieren (Döring und Eichenberg 2007; Mirza et al. 2017).

Neben der Bedeutung für medizinische Interventionen können insbesondere über *Apps* Aspekte des Behandlungsmanagements angesteuert werden. Dies betrifft besonders die Bereiche Organisation, Kommunikation sowie Dokumentation. So können Apps die Kommunikation zwischen Arzt, Patient bzw. Eltern hinsichtlich Terminplanung, Therapie- und Verlaufskontrolle sowie Nachbetreuung deutlich vereinfachen. Ebenso bieten Ansätze der virtuellen Sprechstunde (Videotelefonie, E-Mail oder Rückmeldung über Apps) das Potenzial einer regelmäßigen Auswertung, Rückmeldung und Motivationsförderung. Sofern die persönliche Vorstellung beim Arzt nicht unbedingt notwendig ist, kann somit eine Effizienzsteigerung durch reduzierte Anfahrts- und Wartezeiten für Kinder, Familien und Ärzte erreicht werden (Sengbusch und Forster 2017). Ein weiterer wichtiger Aspekt ist die Erfassung, Darstellung und Ableitung von Interventionen auf der Basis der Dokumentation von Langzeitverläufen medizinischer Parameter (Lang und Eber 2018). Der praktische Nutzen der genannten Ansätze zeigt sich beispielsweise bei der Behandlung von Epilepsien bei Kindern und Jugendlichen, die stationär sowie ambulant behandelt werden. Neben der Dokumentation von Anfällen, Medikamenten, Verhalten und Triggern dienen Kalender-Apps dem Patienten bzw. den Eltern auch als Medium des Selbstmanagements (Baudhuin et al. 2010). Darüber hinaus können Apps den Umgang mit Hyperaktivität und aggressiven Verhaltensweisen beeinflussen, indem über Rollen- und Multiplayerspiele verschiedene Handlungsstrategien zur Verhaltensmodifikation und Selbstregulationsfähigkeit vermittelt und erprobt werden (Ong et al. 2019).

Überdies stellen verschiedenste medizinische Einrichtungen (Beratungszentren, Arztpraxen, Kliniken) zunehmend die *technische Infrastruktur* bereit, um eine Vernetzung von Patienten untereinander sowie mit ihrem sozialen Umfeld (Kliniken) zu ermöglichen. Die Unterstützung von Betroffenen sowie von deren Familie ist dabei für Kinder und Jugendliche, aber auch für deren Eltern eine erhebliche gesundheitliche Ressource. So können motivationale Determinanten des Gesundheitsverhaltens wie die Ergebniserwartung oder die Selbstwirksamkeit beeinflusst oder Hilfestellungen zur Handlungs- und Bewältigungsplanung vermittelt werden. Darüber hinaus kann die soziale Unterstützung für eine Verbesserung von Gesundheit und Lebensqualität mobilisiert werden.

> ❯ Insgesamt zeigt sich ein vielfältiges Potenzial digitaler Medien für die pädiatrische Praxis. Bevor diese umfangreich genutzt werden, sollten verschiedene Probleme geklärt werden. Dies betrifft z. B. die notwendige IT-Infrastruktur, den Datenschutz, die Nutzerfreundlichkeit für Patienten und Ärzte, die erforderlichen zeitlichen und finanziellen Ressourcen und letztlich die Effizienz für Patienten und Ärzte bzw. ambulante und stationäre Behandlungszentren.

20.4.3 Fazit und Ausblick

Aufgrund der zunehmenden Evolution von digitalen Medien und steigendem Medienkonsum durch Kinder und Jugendliche besitzt die Auseinandersetzung mit digitalen Medien eine hohe Relevanz für die pädiatrische Sportmedizin. Die Bedeutung resultiert einerseits aus gesundheitlichen Risiken, die mit der extensiven Nutzung digitaler Medien einhergehen, wie z. B. körperliche Inaktivität, reduzierter Schlaf, Fehlernährung und psychosoziale Beeinträchtigungen. Andererseits bieten digitale Medien ein breites Spektrum an Potenzialen für Sportpädiater, die über eine rein telemedizinische Anwendung hinausgehen. Um diese zu erschließen, sollten (auch) Pädiater im Rahmen der Aus- und Fortbildung zum vielfältigen Umgang und Einsatz digitaler Medien befähigt werden. Dies betrifft Fragen der IT-Infrastruktur, der didaktisch-methodischen Konzeption sowie der Nutzerfreundlichkeit und Effizienz.

Praxistipp

Anhand der genannten Beispiele konnte gezeigt werden, dass die Nutzung digitaler Medien mit erheblichen gesundheitlichen Risiken verbunden sein kann. Dennoch können Medien im pädiatrischen Kontext effektiv zur Unterstützung folgender Aspekte eingesetzt werden, auch wenn dabei noch vielfache Optimierungspotenziale bestehen:

- Arzt-Patienten-Interaktion,
- Erfassung medizinisch relevanter Parameter,
- Behandlungsmanagement,
- Vermittlung von gesundheitsbezogenen Informationen und Kompetenzen.

Literatur

Baudhuin JA, Heydenreich F, Rabending G, Stephani U, Boor R (2010) E-Health in der pädiatrischen Epileptologie. Z Epileptol 23(1):47–52. ▶ https://doi.org/10.1007/s10309-009-0086-1

Belmon LS, van Stralen MM, Busch V, Harmsen IA, Chinapaw MJM (2019) What are the determinants of children's sleep behavior? A systematic review of longitudinal studies. Sleep Med Rev 43:60–70. ▶ https://doi.org/10.1016/j.smrv.2018.09.007

Bucksch J, Sigmundova D, Hamrik Z, Troped PJ, Melkevik O, Ahluwalia N et al (2016) International trends in adolescent screen-time behaviors from 2002 to 2010. J Adolesc Health 58(4):417–425

Cebolla i Martí A, Álvarez-Pitti JC, Guixeres Provinciale J, Lisón JF, Baños Rivera R (2014) Alternative options for prescribing physical activity among obese children and adolescents. Brisk walking supported by an exergaming platform. Nutr Hosp 31(2):841–848. ▶ https://doi.org/10.3305/nh.2015.31.2.7929

Cha EM, Hoelscher DM, Ranjit N, Chen B, Gabriel KP, Kelder S et al (2018) Effect of media use on adolescent body weight. Prev Chronic Dis 15:E141. ▶ https://doi.org/10.5888/pcd15.180206

Dewald JF, Meijer AM, Oort FJ, Kerkhof GA, Bogels SM (2010) The influence of sleep quality, sleep duration and sleepiness on school performance in children and adolescents: a meta-analytic review. Sleep Med Rev 14:179–189

Döring N, Eichenberg C (2007) Klinisch-psychologische Interventionen mit Mobilmedien. Psychotherapeut 52(2):127–135. ► https://doi.org/10.1007/s00278-006-0523-9

Drenowatz C, Greier K (2019) Cross-sectional and longitudinal association of sports participation, media consumption and motor competence in youth. Scand J Med Sci Sports 29(6):854–861. ► https://doi.org/10.1111/sms.13400

Dutra GF, Kaufmann CC, Pretto AD, Albernaz EP (2015) Television viewing habits and their influence on physical activity and childhood overweight. J de Pediatr 91(4):346–351

Gao Z, Chen S, Pasco D, Pope Z (2015) A meta-analysis of active video games on health outcomes among children and adolescents. Obes Rev 16(9):783–794. ► https://doi.org/10.1111/obr.12287

Hajok D (2018) Der veränderte Medienumgang Jugendlicher. Tendenzen aus 20 Jahren JIM-Studie. Jugend Medien Schutz-Rep 41(6):4–6

Kelly Y, Zilanawala A, Booker C, Sacker A (2018) Social media use and adolescent mental health. Findings from the UK millennium cohort study. EClinicalMedicine 6:59–68. ► https://doi.org/10.1016/j.eclinm.2018.12.005

Lang M, Eber SW (2018) Telemedizin in der pädiatrischen Praxis. Monatsschrift Kinderheilkd 166(6):504–512. ► https://doi.org/10.1007/s00112-018-0477-3

Manz K, Schlack R, Poethko-Müller C, Mensink G, Finger J, Lampert T et al (2014) Körperlich-sportliche Aktivität und Nutzung elektronischer Medien im Kindes- und Jugendalter. Bundesgesundheitsblatt-Gesundheitsforschung-Gesundheitsschutz 57(7):840–848

Medienpädagogischer Forschungsverbund Südwest (2018a) JIM-Studie 2018 – Jugend, Information, Medien. Basisuntersuchung zum Medienumgang 12- bis 19-Jähriger in Deutschland. ► https://www.mpfs.de/fileadmin/files/Studien/JIM/2018/Studie/JIM_2018_Gesamt.pdf. Zugegriffen: 26. Juli 2019

Medienpädagogischer Forschungsverbund Südwest (2018b) KIM-Studie 2018 – Kindheit, Internet, Medien. Basisuntersuchung zum Medienumgang 6- bis 13-Jähriger in Deutschland. ► https://www.mpfs.de/fileadmin/files/Studien/KIM/2018/KIM-Studie2018_Web.pdf. Zugegriffen: 22. Juli 2019

Mirza J, Mönkemöller K, Weiß M (2017) Diabetes mellitus bei Kindern und Jugendlichen. Monatsschrift Kinderheilkd 165(8):688–696. ► https://doi.org/10.1007/s00112-017-0334-9

Ong JG, Lim-Ashworth NS, Ooi YP, Boon JS, Ang RP, Goh DH et al (2019) An interactive mobile app game to address aggression (RegnaTales). Pilot quantitative study. JMIR Serious Games 7(2):e13242. ► https://doi.org/10.2196/13242

Poulain T, Vogel M, Neef M, Abicht F, Hilbert A, Genuneit J et al (2018) Reciprocal associations between electronic media use and behavioral difficulties in preschoolers. Int J Environ Res Public Health 15(4). ► https://doi.org/10.3390/ijerph15040814

Prentice-Dunn H, Prentice-Dunn S (2012) Physical activity, sedentary behavior, and childhood obesity. A review of cross-sectional studies. Psychol Health Med 17(3):255–273

Sudeck G, Bucksch J, Finne E (2016) Körperliche Aktivität, Ernährungsverhalten und Bildschirmmedienzeiten. Schulformspezifische Unterschiede und Implikationen. In Bilz L, Sudeck G, Bucksch J et al (Hrsg) Schule und Gesundheit. Ergebnisse des WHO-Jugendgesundheitssurveys „Health Behaviour in School-aged Children". Beltz Juventa, Weinheim, S 84–101

von Sengbusch S, Forster A (2017) Das Projekt Virtuelle Diabetesambulanz für Kinder und Jugendliche – ViDiKi. Gesundheits- und Sozialpolitik 71(1):27–31. ► https://doi.org/10.5771/1611-5821-2017-1-27

Wulff H, Wagner P (2018) Media use and physical activity behaviour of adolescent participants in obesity therapy: impact analysis of selected socio-demographic factors. Obes Facts 11:307–317

Zink J, Belcher BR, Kechter A, Stone MD, Leventhal AM (2019) Reciprocal associations between screen time and emotional disorder symptoms during adolescence. Prev Med Rep 13:281–288. ► https://doi.org/10.1016/j.pmedr.2019.01.014

20

Gesundheitsförderung im Schulsport

Daniel Klein und Benjamin Koch

Inhaltsverzeichnis

© Springer-Verlag GmbH Deutschland, ein Teil von Springer Nature 2021
I. Menrath et al. (Hrsg.), *Pädiatrische Sportmedizin*,
https://doi.org/10.1007/978-3-662-61588-1_21

Die Schule ist ein besonders geeignetes Setting zur Gesundheitsförderung, da aufgrund der allgemeinen Schulpflicht in Deutschland alle Kinder und Jugendlichen unabhängig von ihrem familiären sozioökonomischen Status erreicht werden können. Insbesondere der Schulsport kann daher wirksam zur Gesundheitsförderung beitragen. In diesem Kapitel soll das entsprechende Potenzial des Schulsports unter besonderer Berücksichtigung des fachdidaktischen Konzepts des „erziehenden Sportunterrichts" (Kurz 2000) sowie des Salutogenesemodells (Antonovsky 1996) skizziert werden. Da Bildung in Deutschland in den Kompetenzbereich der Bundesländer fällt, wird Nordrhein-Westfalen als bevölkerungsreichstes Bundesland im Folgenden exemplarisch betrachtet. Die dort gültigen Rahmenvorgaben für den Schulsport (MSW NRW 2014) beziehen sich – wie in den meisten anderen Bundesländern auch – auf das Konzept des „erziehenden Sportunterrichts".

In den oben genannten Rahmenvorgaben wird der Schulsport pädagogisch und didaktisch legitimiert. Dieser umfasst zwei Säulen: Die erste Säule bilden der Sportunterricht sowie der Sportförderunterricht. Die zweite Säule bildet der außerunterrichtliche Schulsport (Sport-Arbeitsgemeinschaften, Sport im offenen Ganztag, Schulsporttage/-wettkämpfe etc.). Zudem können Bewegung, Spiel und Sport fächerübergreifend stattfinden (MSW NRW 2014). In allen genannten Bereichen kann die Gesundheitsförderung neben anderen möglichen Schwerpunktsetzungen als Zielstellung in den Fokus genommen werden.

21.1 Erziehender Sportunterricht

Lange stand schulischer Sportunterricht in der Tradition des sogenannten Sportartenkonzepts (Söll 2000). Hauptziel war dabei das primär leistungsorientierte Erlernen bestimmter Sportarten. Mit Einführung des fachdidaktischen Konzepts des „erziehenden Sportunterrichts" fand zur Jahrtausendwende diesbezüglich auf Basis eines (erziehungs-)wissenschaftlichen Diskurses ein Kurswechsel statt (Stibbe 2000). Zentral im „erziehenden Sportunterricht" sind der Doppelauftrag des Schulsports, eine Hinwendung zu Bewegungsfeldern sowie die Prinzipien der Mehrperspektivität, Reflexion, Verständigung und Partizipation (Beckers 2013).

Im Doppelauftrag des Schulsports wird der allgemeine schulische Erziehungs- und Bildungsauftrag verwirklicht. Schulform- und klassenstufenübergreifend werden eine „Erschließung der Bewegungs-, Spiel- und Sportkultur" sowie die „Entwicklungsförderung durch Bewegung, Spiel und Sport" angestrebt (Kurz 2000). Der erstgenannte Teil des Doppelauftrags soll Schüler darauf vorbereiten und dazu befähigen, auch außerhalb der Schule selbstbestimmt an sportlichen Aktivitäten teilzuhaben („Erziehung zum Sport"). Der zweitgenannte Teil zielt auf eine ganzheitliche Entwicklungsförderung ab („Erziehung durch Sport"), die sich nicht auf den körperlich-motorischen Bereich beschränkt, sondern explizit auch kognitive, soziale, motivationale und emotionale Prozesse (MSW NRW 2014) sowie die Ausprägung eines positiv-realistischen Selbstkonzepts im Sinne der Persönlichkeitsentwicklung mit einbezieht.

Beide Teile des Doppelauftrags werden in Bewegungsfeldern umgesetzt, die weiter als nur auf traditionelle Sportarten auslegbar sind. So kann beispielsweise im Bewegungsfeld „Bewegen an Geräten – Turnen" klassisches Gerätturnen unterrichtet werden, aber auch Le Parcours, Bewegungslandschaften oder Bouldern. Kernlehrpläne und schulinterne Lehrpläne für das Fach Sport legen Kompetenzen fest, die in bestimmten Schulformen und Jahrgangsstufen erreicht werden sollen.

Das Prinzip der Mehrperspektivität wird über pädagogische Perspektiven verwirklicht (Kurz 2000). Als pädagogische

Perspektiven werden Blickrichtungen bezeichnet, die sich auf Bewegung, Spiel und Sport einnehmen lassen; sie dienen der Konkretisierung des Doppelauftrags. Für Schüler stellen die Perspektiven mögliche individuelle Sinngebungen für das Fach Sport dar. Vielfach werden sechs pädagogische Perspektiven benannt, wobei deren Reihenfolge keine Gewichtung vornehmen soll (MSW NRW 2014):

A) „Wahrnehmungsfähigkeit verbessern, Bewegungserfahrungen erweitern"

B) „Sich körperlich ausdrücken, Bewegungen gestalten"

C) „Etwas wagen und verantworten"

D) „Das Leisten erfahren, verstehen und einschätzen"

E) „Kooperieren, wettkämpfen und sich verständigen"

F) **„Gesundheit fördern, Gesundheitsbewusstsein entwickeln"**

Gesundheitsförderung wird somit explizit als pädagogische Perspektive und Auftrag für den Schulsport in allen Schulformen und Jahrgangsstufen benannt. Soll Gesundheitsförderung im Fokus einer Unterrichtsreihe des schulischen Sportunterrichts stehen, so kann sich die Lehrkraft auf die entsprechende pädagogische Perspektive berufen und ihre Unterrichtsplanung und -inszenierung darauf hin ausrichten. Als konkrete Zielstellung in diesem Bereich nennen die Rahmenvorgaben für den Schulsport (MSW NRW 2014, S. 13): „Die Schülerinnen und Schüler entwickeln ihre gesundheitsbezogene Handlungskompetenz und lernen insbesondere, gesundheitliche Chancen und Probleme sportlicher Aktivität einzuschätzen und das eigene Sporttreiben gesundheitsgerecht zu gestalten."

An dieser Stelle kommen die Prinzipien der Reflexion, Verständigung und Partizipation zum Tragen. Es kann beispielsweise im Sportunterricht darum gehen, den eigenen Körper und dessen Funktionsweisen kennenzulernen und zu verstehen, gesunde und potenziell gefährdende Belastungen zu differenzieren. Der Wechsel von Anspannung und Entspannung kann anhand von körperlicher Aktivität und bewusst herbeigeführter Entspannung kontrastiert werden. Eine Identifikation mit dem eigenen Körper und seinen individuellen Stärken, aber auch Schwächen kann angebahnt werden. Die eigene Leistungsfähigkeit sollte bewusst gemacht und verdeutlicht werden. Schüler sollen Neues ausprobieren und dabei auch ihre körperlichen Grenzen ausloten. Zudem können sie über entsprechend inszenierten Sportunterricht Wertschätzung und Anerkennung erfahren, auch in sozialen Gruppenprozessen. Wenn es die Bedingungen zulassen, kann Sportunterricht im Freien zu einem Bewusstsein im Umgang mit der Natur und zum Erkennen auch deren gesundheitsförderlichen Potenzials führen. Hier wird deutlich, dass sich die pädagogischen Perspektiven nicht immer trennscharf voneinander abgrenzen lassen und weitere Perspektiven, wie z. B. die Verbesserung der Wahrnehmungsfähigkeit, ebenfalls zur Gesundheitsförderung beitragen können.

International findet das Konzept der „Physical Literacy" zunehmend Beachtung. Diesbezüglich liegen verschiedene Definitionen vor; die meisten berufen sich auf einen komplexen, mehrdimensionalen Ansatz, der in einem ganzheitlichen Verständnis körperlich-motorische, affektive, kognitive und psychosoziale Aspekte von Bewegung und Sport einbezieht (Edwards et al. 2017). Über den Erwerb entsprechender Kompetenzen (z. B. motorische Fertigkeiten, Wissen, Selbstwirksamkeit, Reflexionsfähigkeit, Wertschätzung körperlicher Aktivität) soll zu lebenslanger körperlicher Aktivität motiviert werden (Faigenbaum und Rebullido 2018). Hier zeigen sich deutliche Überschneidungspunkte zum oben beschriebenen Doppelauftrag des Schulsports. Somit bietet das Konzept der „Physical Literacy" vielversprechendes Potenzial für die Gestaltung eines gesundheitsfördernden Schulsports bzw. kann anders herum betrachtet entsprechend gestalteter Schulsport zur Ausbildung von „Physical Literacy" maßgeblich beitragen (Edwards et al. 2018).

Ein weiteres, für den Sportunterricht hochrelevantes Thema, das an dieser Stelle nur angerissen werden kann, ist die Inklusion. Mit Ratifizierung der UN-Behindertenrechtskonvention hat sich Deutschland bereits 2009 dazu verpflichtet, ein inklusives Bildungssystem zu schaffen, das Schülern mit erhöhten Förderbedarfen eine gleichberechtigte Bildungsteilhabe ermöglicht. Dies gilt selbstverständlich auch für den Sportunterricht und seine gesundheitsfördernden Potenziale. Insbesondere für chronisch erkrankte Kinder und Jugendliche und solche mit erhöhtem Förderbedarf ist diese Teilhabe aus verschiedenen Gründen elementar. Neben den positiven Auswirkungen von Bewegung, Spiel und Sport auf die gesamte kindliche Entwicklung ist für viele chronische Erkrankungen ein direkter positiver Nutzen zu erwarten. Selbst wenn dies nicht zutrifft, können die Schüler von sozialen Erlebnissen im Sport, aktiver Partizipation und einem gesteigerten Selbstwertgefühl durch Erfolgserlebnisse profitieren (Giese und Weigelt 2017).

21.2 Salutogenese im Sportunterricht

Das Modell der Salutogenese von Antonovsky (1996) bietet konkrete Ansatzpunkte zur Gesundheitsförderung im Sportunterricht. Zentral ist das Kohärenzgefühl mit seinen drei Komponenten der Verstehbarkeit, Handhabbarkeit und Sinnhaftigkeit, das die Einstellungen eines Individuums zum Leben wesentlich prägt. Das Kohärenzgefühl als persönliche Ressource beginnt sich bereits im Kindesalter zu entwickeln und stellt im Schulalter bei hoher Ausprägung einen gesundheitlichen Schutzfaktor dar, der zu einer besser selbsteingeschätzten Gesundheit, einer höheren

Sozialkompetenz und schulischen Motivation sowie zu reduziertem Stress, Problemen und Medikamentenmissbrauch führt (Braun-Lewensohn et al. 2017; Idan et al. 2017).

Die drei Komponenten des Kohärenzgefühls sollten in einem gesundheitsförderlich orientierten Sportunterricht berücksichtigt werden und können potenziell über die direkten positiven körperlichen Auswirkungen von Sport und Bewegung hinaus im Sinne der Gesundheitsförderung wirken (Klein und Vogt 2019): Zunächst müssen die Lehrkräfte Sorge dafür tragen, dass alle Schüler die Aufgaben verstehen, die ihnen gestellt werden. Bewegungsaufgaben müssen also stets so formuliert werden, dass die Schüler sie mit ihren individuellen kognitiven Voraussetzungen erfassen können; methodische Maßnahmen wie Visualisierungen oder Demonstrationen können dabei unterstützen. Darüber hinaus müssen Aufgaben so gestellt werden, dass alle Schüler sich als kompetent erleben und Erfolgserlebnisse haben können. Daher müssen Aufgaben variiert, differenziert und individualisiert werden. Die wichtigste Komponente des Kohärenzgefühls ist die Sinnhaftigkeit. Schüler müssen für sich selbst einen Sinn in der Aufgabe erkennen können; hierfür sind entsprechend angeleitete Reflexionen von essenzieller Bedeutung. Es könnte also beispielsweise die Relevanz eines Ausdauer- oder Krafttrainings für die Gesundheit im Mittelpunkt einer Unterrichtsreihe stehen und entsprechend angeleitet und reflektiert werden. Bewegung ist dann als Schutzfaktor zu verstehen, der Lebenserfahrungen positiv beeinflussen kann und über eine erfolgreiche Spannungsbewältigung einen Beitrag zur Gesundheit leisten kann.

Zwar ist Gesundheit meist nicht das primäre Motiv für Kinder und Jugendliche zum Sporttreiben, gerade im Schulsport können aber über oben genannte weitere Perspektiven ein entsprechender Zugang und ein Bewusstsein geschaffen werden (MSW NRW 2014). Ein großer Vorteil des

Fachs ist seine Beliebtheit bei Schülern. Auch motorisch weniger begabte Schüler können bei entsprechender Unterrichtsplanung adäquat und ganzheitlich gefördert werden. Ein Diskussionspunkt ist an dieser Stelle häufig der Aspekt der Benotung. Neben einer sachlichen, kriteriumsorientierten Bezugsnorm (wie weit ist ein Schüler gesprungen?) und sozialen Bezugsnorm (in welcher Rangfolge befindet sich die gesprungene Weite im Vergleich zu seinen Mitschülern?) sollte insbesondere die individuelle Bezugsnorm (wie hat sich die individuell gesprungene Weite nach einer Unterrichtsreihe verbessert?) in einem gesundheitsfördernden Sportunterricht vermehrt zur Leistungsbewertung einbezogen werden (Rheinberg 2014).

21.3 Sportförderunterricht

Eine Möglichkeit zur individuellen Förderung von Schülern, die motorischen und/ oder psychosozialen Förderbedarf haben, bietet der Sportförderunterricht. In Kleingruppen sollen diese ganzheitlich über das Medium Bewegung in ihrer Entwicklung gefördert werden. Sportförderunterricht kann in allen Schulformen und Klassenstufen durchgeführt werden und gilt als spezielle gesundheitsfördernde unterrichtliche Veranstaltung. Dem Konzept des Sportförderunterrichts liegt ein ganzheitliches Gesundheitsverständnis zugrunde, das sich ebenfalls am Modell der Salutogenese orientiert (Dordel 2007). Lehrkräfte müssen eine umfangreiche Fortbildung absolvieren, wenn sie Sportförderunterricht an ihrer Schule anbieten möchten. Dabei erwerben sie unter anderem vertiefte biologisch-medizinische Kenntnisse und motodiagnostische Kompetenzen. Schüler können, wie in anderen Fächern auch, zu einer Teilnahme am Sportförderunterricht verpflichtet werden. Ein großer Vorteil ist die Möglichkeit, ohne Notendruck individuell an Stärken und Schwächen arbeiten zu können. Modern

verstandener Sportförderunterricht soll sich nicht nur auf mögliche Entwicklungsverzögerungen oder Haltungsschwächen fokussieren; er unterliegt einem ganzheitlichen Persönlichkeits- und Gesundheitsverständnis und orientiert sich am zuvor beschriebenen Doppelauftrag des Schulsports. Bestenfalls versetzt er teilnehmende Schüler in die Lage, gleichberechtigt am regulären Sportunterricht teilhaben zu können (Klein und Kurth 2018). Daher sollten Inhalte der Kernlehrpläne des Fachs Sport wiederholt und vertieft werden, aber auch alternative und neue Wahrnehmungs- und Bewegungserfahrungen ermöglicht werden.

Im letztgenannten Sinn können im Sportförderunterricht insbesondere psychomotorische Konzepte Anwendung finden. Diese gehen von einer Einheit körperlich-motorischer und psychisch-geistiger Prozesse aus. Der kindgemäße Ansatz der Psychomotorik möchte über Bewegungserfahrungen die Selbstwahrnehmung von Kindern positiv beeinflussen. Die Verbesserung motorischer Funktionen ist dabei sekundär, im Vordergrund steht eine Stärkung des Selbstwertgefühls. Bewegungserfahrungen werden als grundlegend für die Identitätsentwicklung angesehen und stellen somit eine gesundheitsförderliche Ressource dar (Zimmer 2012).

21.4 Außerunterrichtlicher Schulsport und fächerübergreifende Aktivitäten

Die hohen Anforderungen, die an den Sportunterricht unter anderem durch den Doppelauftrag des Schulsports gestellt werden, können bei realistischer Betrachtung in der tatsächlich zur Verfügung stehenden wöchentlichen Unterrichtszeit oftmals nur schwer erfüllt werden. Daher ist die zweite Säule des außerunterrichtlichen Schulsports ebenfalls von hoher Bedeutung.

Angebote in diesem Bereich sollen unterrichtliche Lern- und Bildungsprozesse ergänzen, erweitern und vertiefen (MSW NRW 2014). In Sport-Arbeitsgemeinschaften können Schüler ihre eigenen Interessen vertiefen; es kann individuell gefördert werden, sowohl bei Bewegungsmangel als auch bei besonderem Talent. In Pausenzeiten sind selbstbestimmte Bewegungsaktivitäten und Entspannungsangebote denkbar. Auch Schulfahrten/-feste können mit sportlich-gesundheitlichem Schwerpunkt ausgerichtet werden; hier kann auch das familiäre Umfeld der Schüler mit einbezogen werden.

Fächerübergreifende Aktivitäten können zu einer umfassenden Gesundheitsförderung beitragen. So können beispielsweise der Bewegungsapparat, biologische Adaptationsprozesse im menschlichen Körper oder Fragen einer gesunden (Sport-)Ernährung fächerübergreifend behandelt werden. Bewegtes Lernen oder Bewegungspausen im Klassenunterricht helfen Lernprozesse zu vertiefen und wirken konzentrationsfördernd (MSW NRW 2014).

Die Bewegte Schule dient als Beispiel für die zahlreichen Konzepte, mehr Bewegung in den gesamten Schulalltag zu integrieren. Dieses Konzept sieht Bewegungserziehung als umfassende Aufgabe der Schulentwicklung an und bezieht dabei alle Fächer, Pausenzeiten, das gesamte Schulleben sowie die Freizeit mit ein. Positive Effekte, auch in gesundheitlicher Hinsicht, lassen sich bei Grundschülern nach vier Jahren Bewegter Schule nachweisen, unter anderem bezüglich des Selbstkonzepts, der emotionalen, sozialen und kognitiven Entwicklung sowie teilweise der körperlich-motorischen Entwicklung (Müller und Petzold 2002).

21.5 Fazit und Ausblick

Der Schulsport mit seinen Säulen des Sportunterrichts und Sportförderunterrichts sowie des außerunterrichtlichen Schulsports bietet ein hohes gesundheitsförderndes Potenzial. Ausgestaltet nach den Prinzipien des fachdidaktischen Konzepts des „erziehenden Sportunterrichts" können Schüler zu gesundheitsförderndem (sportlichem) Verhalten befähigt und motiviert werden. Die pädagogische Perspektive „Gesundheit fördern, Gesundheitsbewusstsein entwickeln" legitimiert im Zusammenspiel mit dem Doppelauftrag des Schulsports einen entsprechenden Fokus. Neben den direkten positiven gesundheitlichen Auswirkungen von Bewegung, Spiel und Sport ist körperliche Aktivität als Ressource und Schutzfaktor anzusehen. In einem salutogenetischen Verständnis sollte Sportunterricht das Kohärenzgefühl von Schülern fördern und auch auf diesem Weg zur Gesundheitsförderung beitragen. Das Konzept der „Physical Literacy" bietet zukünftig weitere vielversprechende Ansatzpunkte zur Gesundheitsförderung im Schulsport.

Literatur

Antonovsky A (1996) The salutogenic model as a theory to guide health promotion. Health Promot Int 11:11–18

Beckers E (2013) Prinzipien eines erziehenden Sportunterrichts. Didaktische Konzepte für den Schulsport. In: Aschebrock H, Stibbe G (Hrsg) Didaktische Konzepte für den Schulsport. Meyer & Meyer, Aachen, S 178–196

Braun-Lewensohn O, Idan O, Lindström B, Margalit M (2017) Salutogenesis: sense of coherence in adolescence. In: Mittelmark MB, Sagy S, Eriksson M, Bauer GF, Pelikan JM, Lindström B, Espnes

GA (Hrsg) The handbook of salutogenesis. Springer, Basel, S 123–136

Dordel S (2007) Bewegungsförderung in der Schule. Handbuch des Sportförderunterrichts. Verlag Modernes Lernen, Dortmund

Edwards LC, Bryant AS, Keegan RJ, Morgan K, Jones AM (2017) Definitions, foundations and associations of physical literacy: a systematic review. Sports Med 47:113–126

Edwards LC, Bryant AS, Keegan RJ, Morgan K, Cooper S-M, Jones AM (2018) 'Measuring' physical literacy and related constructs: a systematic review of empirical findings. Sports Med 48:659–682

Faigenbaum AE, Rebullido TR (2018) Understanding physical literacy in youth. Strength Cond J 40:90–94

Giese M, Weigelt L (2017) Inklusiver Sport- und Bewegungsunterricht. Theorie und Praxis aus der Perspektive der Förderschwerpunkte. Meyer & Meyer, Aachen

Idan O, Braun-Lewensohn O, Lindström B, Margalit M (2017) Salutogenesis: sense of coherence in childhood and in families. In: Mittelmark MB, Sagy S, Eriksson M, Bauer GF, Pelikan JM, Lindström B, Espnes GA (Hrsg) The handbook of salutogenesis. Springer, Basel, S 107–121

Klein D, Kurth A (2018) Sportförderunterricht in inklusiven Schulen? In: Ruin R, Becker F, Klein D, Leineweber H, Meier S, Uhler-Derigs HG (Hrsg) Im Sport zusammenkommen.

Inklusiver Schulsport aus vielfältigen Perpektiven. Schorndorf, Hofmann, S 181–194

Klein D, Vogt T (2019) A salutogenic approach to physical education in schools. Adv Phys Educ 9:188–196

Kurz D (2000) Die pädagogische Grundlegung des Schulsports in Nordrhein-Westfalen. In: Aschebrock H (Hrsg) Erziehender Schulsport. Pädagogische Grundlagen der Curriculumrevision in Nordrhein-Westfalen. Bönen, Kettler, S 9–55

MSW NRW [Ministerium für Schule und Weiterbildung des Landes Nordrhein-Westfalen] (2014) Rahmenvorgaben für den Schulsport in Nordrhein-Westfalen. MSW NRW, Düsseldorf

Müller C, Petzold R (2002) Längsschnittstudie Bewegte Grundschule. Ergebnisse einer vierjährigen Erprobung eines pädagogischen Konzeptes zur bewegten Grundschule. Academia, Sankt Augustin

Rheinberg F (2014) Bezugsnormen und schulische Leistungsbeurteilung. In: Weinert FE (Hrsg) Leistungsmessung in Schulen. Beltz, Weinheim, S 59–71

Söll W (2000) Das Sportartenkonzept in Vergangenheit und Gegenwart. Sportunterricht 49:4–8

Stibbe G (2000) Vom Sportartenprogramm zum erziehenden Sportunterricht. Zur curricularen Neubesinnung über den Schulsport in Nordrhein-Westfalen. Sportunterricht 49:212–217

Zimmer R (2012) Handbuch der Psychomotorik. Theorie und Praxis der psychomotorischen Förderung von Kindern. Herder, Freiburg

Freistellung vom Schulsport

Simone Schulze, Holger Förster und Susi Kriemler

Inhaltsverzeichnis

© Springer-Verlag GmbH Deutschland, ein Teil von Springer Nature 2021
I. Menrath et al. (Hrsg.), *Pädiatrische Sportmedizin*,
https://doi.org/10.1007/978-3-662-61588-1_22

Die Schulpflicht ist die einzige Verpflichtung für Kinder (Straßburg 2009). Als Ausdruck der Kulturhoheit der Länder werden die Einzelheiten in Deutschland im jeweiligen Landesrecht geregelt. Auch in Österreich und der Schweiz ist dies der Fall. Schulsport ist als Regel-Unterrichtsfach ein Pflichtfach, d. h. der Schüler muss zwingend am Schulsport teilnehmen. Die Schule muss die Teilnahme an einem Pflichtfach überwachen. Bei einer Online-Umfrage in Rheinland-Pfalz gaben 10 % der Schüler an, in der letzten Woche nicht am Sportunterricht teilgenommen zu haben. Die Gründe waren vielfältig: Infekte, Verletzungen, chronische Erkrankungen, funktionelle Beschwerden, aber auch vergessenes Sportzeug (König 2019). Diese Verteilung zeigt, dass in vielen Fällen bei einer Freistellung vom Schulsport keine gesundheitlich klare Indikation besteht (◘ Abb. 22.1).

22.1 Rechtliche Grundlagen am Beispiel Baden-Württemberg

Laut Verordnung des Kultusministeriums Baden-Württemberg über die Pflicht zur Teilnahme am Unterricht und an den sonstigen Schulveranstaltungen (Schulbesuchsverordnung vom 21.03.1982, § 3) können Schüler vom Sportunterricht teilweise oder ganz befreit werden, wenn es ihr Gesundheitszustand erfordert. Für minderjährige Schüler können Anträge schriftlich von den Erziehungsberechtigten, für volljährige Schüler (ab 18 Jahren) von diesen selbst gestellt werden. Eines schriftlichen Antrages bedarf es nicht, wenn eine Erkrankung oder körperliche Beeinträchtigung des Schülers die Teilnahme am Unterricht offensichtlich nicht zulässt. Werden gesundheitliche Gründe geltend gemacht, ist für die Befreiung bis zu sechs Monaten ein ärztliches Zeugnis vorzulegen. Lassen sich bei auffällig häufigen Erkrankungen Zweifel an

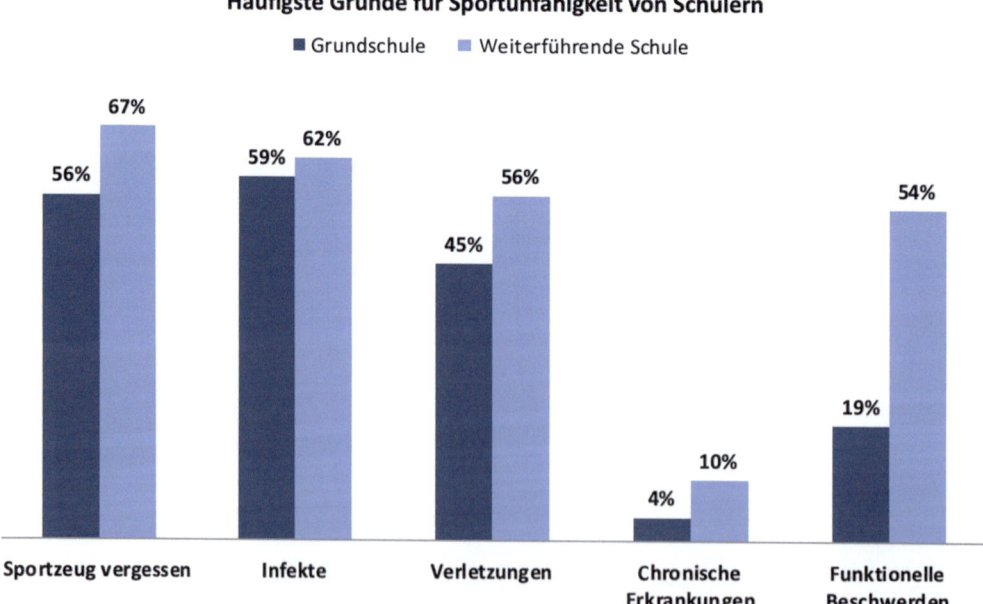

Häufigste Gründe für Sportunfähigkeit von Schülern

■ Grundschule   ■ Weiterführende Schule

◘ **Abb. 22.1**   Gründe für die Sportunfähigkeit von Schülern auf Basis einer Online-Umfrage bei Sportlehrkräften an allen Schulen in Rheinland-Pfalz 2017. (Mit Genehmigung von T. König)

der Fähigkeit des Schülers, der Teilnahmepflicht gemäß § 1 der Schulbesuchsverordnung nachzukommen, auf andere Weise nicht ausräumen, kann der Schulleiter vom Entschuldigungspflichtigen die Vorlage eines ärztlichen Zeugnisses verlangen. Die Befreiung wird längstens für die Dauer eines Schuljahres ausgesprochen (Landesrecht Baden-Württemberg 1982).

22.2 Einschränkung der Sportpflicht

Im Schulsport kommt es immer wieder zu Verletzungen oder Gesundheitsschäden durch Überlastungen. Eine wichtige Aufgabe des Arztes ist es, vor solch einem Ereignis eine mögliche Gefährdung seiner Patienten durch eine zu hohe körperliche Belastung zu erkennen. Generell empfehlenswert ist, jede Vorstellung eines Kindes und auch die Vorsorgeuntersuchungen zur Beurteilung der Sporttauglichkeit zu nutzen.

Manche Eltern, zum Teil geprägt durch negative Schulsporterlebnisse in der eigenen Kindheit oder auch aktuell bei ihrem Kind, ersuchen den Arzt bereits bei geringsten Anlassen um eine „Befreiung" ihres Kindes vom Schulsport (Hebestreit 2014). Auch Jugendliche kommen teilweise alleine in die Praxis und möchten Befreiungen vom Schwimmunterricht oder dem viel „gehassten" Ausdauer-Cooper-Test in der Oberstufe. Dies betrifft vor allem solche Kinder/Jugendliche, die Angst vor dem Leistungsversagen haben und neben einer schlechten Schulnote eine Diskriminierung im Schülerverband befürchten bzw. tatsächlich erleiden. Hier sollte ein einfühlsames Vorgehen zur Problemlösung erfolgen (Jüngst 2002). Bei den Wünschen nach Sportbefreiung werden die wichtigen positiven Aspekte des Schulsports oft übersehen. Nota bene ist im Zeitalter von Smartphone, Fernsehen, Computer-und Videospielen der Schulsport häufig die einzige Quelle körperlicher Aktivität.

Da in den meisten Schulen noch zumindest drei Sportstunden, aber leider nicht die geforderte tägliche Sportstunde angeboten werden, sollte diese auch intensiv genutzt werden.

Für den Arzt ist die Abwägung zwischen den langfristig positiven Effekten des Schulsports auf Übergewicht, kardiovaskuläre Risikofaktoren und Knochendichte auf der einen Seite gegenüber einer akuten gesundheitlichen Gefährdung auf der anderen Seite wichtig. Durch die Unterscheidung zwischen Teil- und Vollfreistellung ist eine individuell angepasste Gestaltungsmöglichkeit gegeben.

Werden in einer Schule extrem hohe Freistellungsraten registriert, sollten Pädagogen und Ärzte das Gespräch suchen, bevor es zu gegenseitigen Anschuldigungen kommt. Beispielsweise handelt es sich um Gefälligkeitsatteste oder der zuständige Sportpädagoge verlangt zu hohe Belastungen, die dem Alter oder der Leistungsfähigkeit des Kindes nicht entsprechen. Gefährdet man das freudvolle Empfinden des Schulsports, ist das Risiko sehr groß, dass Bewegung und Sport im weiteren Leben nicht mehr ausgeübt werden.

22.3 Voll- und Teilsportbefreiung

Der Begriff „Voll"- Befreiung wird verwendet, wenn der Schüler aus gesundheitlichen Gründen nicht am sportpraktischen Unterricht teilnehmen kann. Nicht jede Erkrankung macht aber eine körperliche Belastung völlig unmöglich. Vielmehr können diverse Belastungsformen ohne Probleme durchgeführt werden. Patienten mit chronischen Erkrankungen wie Adipositas, Asthma bronchiale, Hypertonie, Diabetes mellitus, neurologischen Erkrankungen, Herzfehlern, Mukoviszidose, Hämophilie oder Rheuma bringen sehr unterschiedliche gesundheitliche Probleme mit, sodass eine fachkundige Beratung der Patienten und Pädagogen durch den Arzt sehr wichtig ist (Straßburg 2018; Hebestreit 2013). Dabei geht es vor allem darum, welche motorischen Beanspruchungsformen förderlich sind und welche eine Krankheitsverschlechterung hervorrufen bzw. eine Überlastung darstellen können. Die Integration in den Sportunterricht ist für diese Kinder/Jugendliche immens wichtig, um eine möglichst normale physische, psychische und soziale Entwicklung zu ermöglichen. Bei chronischen Erkrankungen empfiehlt es sich, die Beurteilung von einem spezialisierten Facharzt auf diesem Gebiet vornehmen zu lassen.

Die Entscheidung darüber, ob dem Antrag schließlich stattgegeben wird, liegt bei der Schulleitung, die sicher nicht gegen ärztliche Empfehlungen handeln wird, da der Sportlehrer grundsätzlich verpflichtet ist, fahrlässige Verletzungspotenziale zu vermeiden. Die Notengebung bei Befreiungen obliegt der jeweiligen Schule. Eine übertrieben gute Leistungsbeurteilung kann von den Mitschülern als ungerecht empfunden werden. Dies kann die Inklusion betroffener Schüler erschweren. Umgekehrt kann eine strenge Leistungsbeurteilung eine erhebliche Frustration und Demotivation bewirken, was zu einem vollständigen Dropout aus dem Sport führen kann, oder aber die Schüler gehen über ihre krankheitsbedingte Leistungsgrenze hinaus und gefährden sich dadurch selbst.

Das ärztliche Attest zur Teilbefreiung vom Schulsport stellt eine Empfehlung an den Sportpädagogen und ggf. den Rektor der Schule dar. Je differenzierter die Empfehlung ausgesprochen wird, desto eher kann die Teilnahme eines Schülers am Sportunterricht realisiert werden (Jüngst 2002). Die Kommunikation und Kooperation zwischen Arzt und Lehrkräften muss gefördert werden. Mit den Eltern und den betroffenen Schülern sollte besprochen werden, wie hilfreich die Kenntnis des Lehrers über die Erkrankung und damit für die Betreuung ist.

Die Gesellschaft für Pädiatrische Sportmedizin (GPS) hat einen entsprechenden Vordruck entwickelt (Abb. 22.2), der auch auf der Homepage der GPS ► www. kindersportmedizin.org unter den Download zur Verfügung steht. Im Bogen der GPS zur Teilnahme am Sportunterricht können bestimmte Belastungen und Sportarten als zu vermeidende oder besonders zu empfehlende Sportarten angekreuzt werden. Außerdem steht ein Freifeld für zusätzliche Bemerkungen zur Verfügung. Dies ist wichtig, wenn der Arzt dem Kind die Teilnahme am Schulsport nach dessen eigenem Empfinden erlaubt, d. h., es werden keine Belastungsformen verboten, aber das Kind mit reduzierter Leistungsfähigkeit und Belastbarkeit entscheidet selbst, wie lange es mitlaufen und mitspielen will und wann es eine Pause benötigt. Möchte der Sportpädagoge mehr über die jeweilige Erkrankung erfahren, gibt es wertvolle Hinweise in verschiedenen Broschüren: „Das chronisch kranke Kind im Schulsport" und „Wir in der Schule: chronische Erkrankungen im Schulalltag" (Durlach et al. 2007; Sticker 2016).

22.4 Teilsportbefreiungen für spezielle Erkrankungen

Für spezielle Krankheiten wurden in letzter Zeit spezielle Sportbefreiungen entwickelt, auf die an anderer Stelle des Buches eingegangen wird.

Eine vollständige Sportbefreiung aus orthopädischer Sicht ist nur selten notwendig. Sie ist erforderlich bei akuten Erkrankungen und Verletzungen des Halte- und Bewegungsapparates und nach Operationen. Möglichkeiten und Dauer von Teilsportbefreiungen richten sich nach der Diagnose, dem Schweregrad, den Beschwerden, der Progredienzgefahr, der Gefahr von Beeinträchtigungen benachbarter Regionen, dem Reifestand, konstitutionellen und allgemeinen gesundheitlichen Bedingungen. Eine re-

**Ärztliche Bescheinigung für
die Teilnahme am Schulsport**

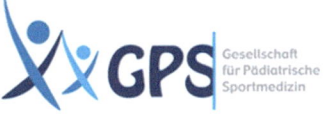

GPS | Gesellschaft für Pädiatrische Sportmedizin

Für die/den Schüler(in) M.F. geb. am 2.2.2006

Für die Zeit vom Dez 19 bis Juli 20 empfehle ich die folgende differenzierte
Teilnahme am Schulsport.

Dabei sind folgende Belastungen / Sportarten
zu vermeiden   besonders zu empfehlen

☐ Schwimmen (generell)   ☒
☐ Tauchen, Sprünge ins Wasser   ☐
☐ Ausdaueranforderungen (z.B. Dauerläufe)   ☒
☒ Schnelligkeitsanforderungen (z.B. Anläufe, Sprints)   ☐
☒ Sprunganforderungen (z.B. Absprünge, Landungen)   ☐
☐ Kraftanforderungen (welche Muskelgruppen:Beinmuskulatur)   ☒
☒ Gelenkigkeitsanforderungen (welche Gelenke:)   ☐
☐ Mannschaftssport (Kontaktsport)   ☒
☐ Eine Allergen-/Reizexposition von: Sportförderunterricht zum Ausgleich von: ☐

☐ Weitere Vorschläge und Empfehlungen:
Jugendlicher leidet an chronischem Schmerzsyndrom mit Erschöpfung. Sport
wichtig als Therapiebaustein, auf Schmerzverstärkung achten, Übungen bei
Überlastung evtl. beenden
Eine – vorläufige – Vollfreistellung sollte vom   bis   erfolgen. Eine
Nachuntersuchung ist für den Juli 20 vorgesehen.

Name der Schule bzw. Schulstempel   Datum: _____

_____   _____
Sportlehrer(in) bzw. Schulleiter(in)   Arztstempel und Unterschrift

☒ Bitte um Rücksprache mit dem Arzt

◘ **Abb. 22.2** Beispiel einer partiellen Schulsportbefreiung bei Fibromyalgie (▶ www.kindersportmedizin.org)

---

gelmäßige ärztliche Kontrolle ermöglicht individuelle Entscheidungen (Fröhner 2007; Hollman und Strüder 2009).

Altersentsprechende sportliche Aktivität ist für Kinder und Jugendliche mit angeborenen Herzfehlern eine bedeutende Grundlage für eine gesunde körperliche und psychische Entwicklung. Das Programm „Sportattest" der Deutschen Gesellschaft für Pädiatrische Kardiologie richtet sich an die behandelnden Kinderkardiologen und soll diese in die Lage versetzen, für jedes

Kind unter geringem Zeitaufwand eine ausführliche Beurteilung zur Sporttauglichkeit abzugeben. Dies sollte nach Möglichkeit vor der Einschulung erfolgen, damit vom ersten Schultag an Klarheit besteht und das Kind nicht unnötig aus dem Klassenverband ausgeschlossen wird (Siaplaouras 2017; Schickendantz und Sticker 2019).

Für Schüler mit rheumatischen Erkrankungen wurde am Deutschen Zentrum für Kinder – und Jugendrheumatologie eine computergestützte Schulsportbefreiung entwickelt und evaluiert.

Der sogenannte „Rheuma und Sport Kompass" generiert anhand einer Liste mit Fragen und mit Bewertungsmöglichkeiten zum Gesundheitszustand und beispielsweise zur Kortisonbehandlung mithilfe einer Datenbank einen automatischen Vorschlag für eine Schulsportbefreiung (Hartmann 2019).

Zur Schwimmbefreiung gibt es eine Stellungnahme der GPS (Kriemler et al. 2020): Eltern machen sich Sorgen wegen der potenziell gesundheitsschädigenden und das Immunsystem unterdrückenden Substanzen in Schwimmbädern. Diese potenziell gesundheitsschädigenden Auswirkungen sind jedoch vertretbar im Licht der multiplen gesundheitsfördernden Auswirkungen der Bewegung selbst (Kriemler et al. 2020). Dass Schwimmen zu Erkältungen führt, ist nicht zu belegen. Die Fähigkeit, möglichst rasch schwimmen zu lernen, ist nicht zu unterschätzen, da immer noch Kinder durch Ertrinkungsunfälle versterben.

Kinder mit Commotio sollten, wenn keine weiter Diagnostik nötig ist, nach den Empfehlungen "Return to school", danach „Return to play" aufgeklärt und behandelt werden (Marx-Berger 2016; s. Kap. 6.2).

Eine Möglichkeit der Teilsportbefreiung ist das in der Schweiz entwickelte Projekt „activdispens.ch – Bewegen trotz Sportdispens". Es entstand in Zusammenarbeit der Arbeitsgruppe für Rehabilitationstraining mit dem Schweizer Verband für Sport in der Schule, unterstützt durch das Universitätsspital Basel und das Bundesamt für Sport.

Es wurde ein Übungskatalog mit 54 Übungen entwickelt (◻ Abb. 22.3), der in zwei Hauptkategorien „Verletzungen" und „Krankheit" eingeteilt wurde, abrufbar als APP oder Poster über ▶ www.activdispens.ch (Diriwächter 2016).

Für das Wohl der Kinder und Jugendlichen wäre es sehr empfehlenswert, Ärzte zu informieren und sie trotz des Mehraufwands zum Ausfüllen eines speziellen Formulars zur Teildispens zu motivieren und Verantwortung dafür zu übernehmen.

> **Praxistipps**
>
> - Eine Vollfreistellung ist nur falls wirklich notwendig und so kurz als möglich zu gewähren.
> - Die Teilfreistellung, auch wenn mit Mehraufwand für Lehrer und Arzt verbunden, ist stets anzustreben.
> - Es ist zu erwarten, dass durch die Teilfreistellung die Zahl der Sportabsenzen ohne konkrete gesundheitliche Morbidität oder gesundheitliche Einschränkungen abnimmt.
> - Folgende Fragen sollten gelöst werden:
>   - Welche körperlichen Leistungen sind durch die vorliegende Erkrankung eingeschränkt oder nicht machbar?
>   - Verbot gewisser Beanspruchungsformen (z. B. Fahrradfahren bei Handgelenkfraktur)
>   - Zu hohe Intensität einer Belastung (z. B. mittels Herzfrequenzmessung eingreifen)
>   - Einschränkung bei gewissen äußeren Bedingungen (z. B. Joggen bei zu hoher Ozonbelastung, Schwimmen bei Otitis)
>   - Welche Sportarten bieten ein Risiko für das erkrankte Kind?
>   - Welche Aktivitäten können problemlos durchgeführt werden?

51 Zielwurf

Quantitative Kriterien		Koordination - Gleichgewicht
Wiederholungen	10 – 20	
Bewegungsrhythmus	Kontinuierliche Bewegung	
Serien	3 – 5	
Serienpause	keine	
Gesamtzeit der Übung	5 Minuten	
Trainingseinheiten	Täglich möglich	

Ausgangsstellung

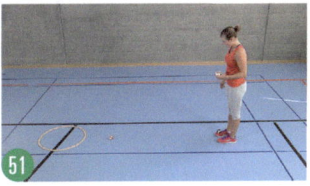

Stand auf Boden.

Bewegungsverlauf

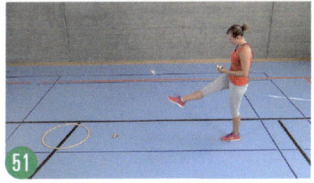

Hackysack auf den einen Fussrücken legen und versuchen, dieses in den Reif zu werfen.

Endstellung

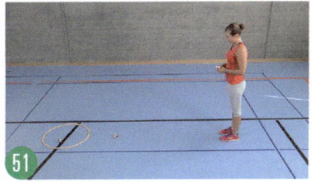

Mehrere Wiederholungen. Anschliessend Seite wechseln.

■ **Abb. 22.3** Koordinations- und Gleichgewichtsübung für die untere Extremität, zum Beispiel bei Verletzungen der oberen Extremität, bei Menstruationsbeschwerden, bei Bauch- oder Kopfschmerzen (▶ https://activdispens.ch)

Literatur

Bundesarbeitsgemeinschaft Selbsthilfe (2016)Broschüre E.J. Sticker Wir in der Schule: Chronische Erkrankungen und Behinderungen im Schulalltag - Informationen aus Sicht der Selbsthilfe. ▶ https://daebl.de/HN48

Diriwächter C (2016) Bewegung trotz Sportdispens. Z Pädiatr 1:23–27

Durlach F, Kauth T, Lang H, Steinki J (2007) Das chronisch kranke Kind im Schulsport 2007, Handreichung für Ärzte, Sportlehrer und Eltern. Broschüre vom Ministerium für Kultus, Jugend und Sport, Baden Württemberg, S 58/59

Fröhner G (2007) Belastbarkeit, Training, Sport, Schulsport in Kinderorthopädie. In: Matzen P (Hrsg)Sozialpädiatrie in der Praxis. Urban & Fischer, München, S 207–210

Hartmann M (2019) Inclusion chronisch kranker Kinder und Jugendliche in den Schulsport. Z Arthritis Rheuma 408–415

Hebestreit H (2013) Sportmedizin in Pädiatrie. In: Speer CP, Gahr M (Hrsg) Springer, Berlin, S 949–951

Hebestreit H (2014) Kriterien der Freistellung vom Schulsport in Sportorthopädie und -traumatologie im Kindes und Jugendalter. In: Schmitt H (Hrsg) Sozialpädiatrie in der Praxis. Deutscher Ärzte, Köln, S 45–49

Hollman W, Strüder HK (2009) Leistungsverhalten, Gesundheit und Belastbarkeit in Sportmedizin. Schattauer, Stuttgart, S 518

Jüngst B-K (2002) Schulsport und Sportförderunterricht in Kinder-und Jugendsportmedizin. In: Hebestreit H, Ferrari R, Meyer-Holz J, Lawrenz W, Jüngst B-K (Hrsg) Sozialpädiatrie in der Praxis. Thieme, Stuttgart, S 52–55

König T (2019) „Sinn und Unsinn" einer differenzierten Sportbefreiung. Vortrag Kongress Kinder bewegen 3/19 Karlsruhe (▶ www.kindersportmedizin.org)

Kriemler S et al (2020) Stellungnahme Schwimmen und Immunsystem. ▶ www.kindersportmedizin.org/downloads-intern/empfehlungen

Landesrecht BW §3 Schulbesuchsverordnung BW vom 21.03.1982. Verordnung des Kultusministeriums über die Pflicht zur Teilnahme am Unterricht und an den sonstigen Schulveranstaltungen (Schulbesuchsverordnung)vom 21. März 1982 ▶ www.landesrecht-bw.de/jportal

Marx-Berger D (2016) Commotio Cerebri im Sport. Z Pädiatrie 1, 19–22

Schickendantz S, Sticker EJ (2019) Handbuch zum Programm Sporttauglichkeitsbescheinigung. ▶ https://www.stiftung-kinderherz.de/sportattest.html.

Siaplaouras J (2017) Sport mit angeborenen Herzfehlern. SWISS Sports Exerc Med 60–65

Straßburg HM (2009) Rechtliche Grundlagen in Sozialpädiatrie in der Praxis. In: Bode H, Straßburg HM, Hollmann H (Hrsg) Sozialpädiatrie in der Praxis. Urban-Fischer, München, S 368

Straßburg HM (2018) Grundsätzliche Therapiemaßnahmen bei Entwicklungsstörungen in Entwicklungsstörungen bei Kindern. In: Straßburg HM, Dacheneder W, Kreß W (Hrsg) Sozialpädiatrie in der Praxis. Urban & Fischer, München, S 214

Verletzungen und Notfälle

Inhaltsverzeichnis

Akute Verletzungen des Bewegungs- und Stützapparates

Holger Schmitt

Inhaltsverzeichnis

© Springer-Verlag GmbH Deutschland, ein Teil von Springer Nature 2021
I. Menrath et al. (Hrsg.), *Pädiatrische Sportmedizin*,
https://doi.org/10.1007/978-3-662-61588-1_23

23

Tab. 23.1 Potenzielle Risikofaktoren für Sportverletzungen. (Aus: Nührenbörger et al. 2020)

Risikofaktoren für Sportverletzungen im Jugendalter	Extrinsisch	Intrinsisch
Unbeeinflussbar	Sportart Sportkontext Wetterbedingungen Wettkampfniveau Saisonphase Spielposition	Wachstumsfuge Wachstumsschübe Vorverletzung Geschlecht Alter und körperliche Entwicklung Gelenklaxität
Beeinflussbar	Trainerausbildung Unsachgemäßes Training Druck durch Eltern/Mannschaft Regelwerk Wettkampfdauer Untergrund Ausrüstung	Trainingszustand Muskuläre Kraft/Gleichgewicht Flexibilität Neuromuskuläres Gleichgewicht und Kontrolle Psychosoziale Faktoren Biomechanische Faktoren Sportspezifisches Training/Aufwärmen

23.1 Knochen- und Gelenkverletzungen

Epidemiologie

Unter den Sportunfällen, die im Kindes- und Jugendalter eine ärztliche Behandlung erforderlich machen, liegt in ca. 40 % eine Fraktur vor. Jungen sind etwas häufiger betroffen als Mädchen (Mattila et al. 2004). Bei Kindern sind im Vergleich zu den Erwachsenen die Knochen weniger stabil, Muskeln, Sehnen und Bänder relativ kräftiger, elastisch und somit auch weniger verletzungsanfällig. Der Epiphysenfugenknorpel der Wachstumszonen ist verletzungsanfälliger als das übrige Skelett, so dass Verletzungen in diesem Bereich häufig auftreten. Nach Hefti et al. (2015) ist altersabhängig bei Kindern unter 10 Jahren der Knochen die am häufigsten verletzte Struktur, bei Jugendlichen der Bereich der Epiphysenfugen, bei jungen Erwachsenen der Kapsel-Band-Apparat. Unabhängig vom Alter bestehen potenzielle Risikofaktoren für Sportverletzungen (Tab. 23.1), die beeinflusst und somit präventiv angegangen werden können. Am häufigsten passieren Sportverletzungen in der Schule (47,1 %), gefolgt von Vereinssport (26,9 %) und nicht organisiertem Freizeitsport (26 %). Knapp 50 % der Verletzungen ereignen sich bei Ballsportarten (Woller et al. 2014).

Einteilung

Wesentlich für die Behandlung von Frakturen im Kindesalter ist die Beurteilung der Lokalisation und der Stabilität. Kindliche Frakturen werden in Schaftfrakturen (Diaphyse und Metaphyse) und in Gelenkfrakturen (Epiphysenverletzungen und Übergangsfrakturen) unterteilt. Als instabil werden Frakturen bezeichnet, bei denen es zu einer völligen Dislokation der Fragmente kommt oder wenn bei schräger Bruchfläche eine Verkürzungstendenz besteht. Zu den stabilen Frakturen im Bereich der Dia- und Metaphyse zählen die Grünholzfrakturen und auch metaphysären Wulstbrüche, die insbesondere durch direkte Sturzereignisse verursacht werden. Je nach Lokalisation und Art der Verletzung sowie dem Lebensalter hat das wachsende Skelett Korrekturmöglichkeiten, Seit-zu-Seit-Verschiebungen, Achsabweichungen und Verkürzungen im Rahmen des Längenwachstums auszugleichen. Problematischer sind spontane Korrekturen von Rotationsfehlern (O'Dell MC 2016).

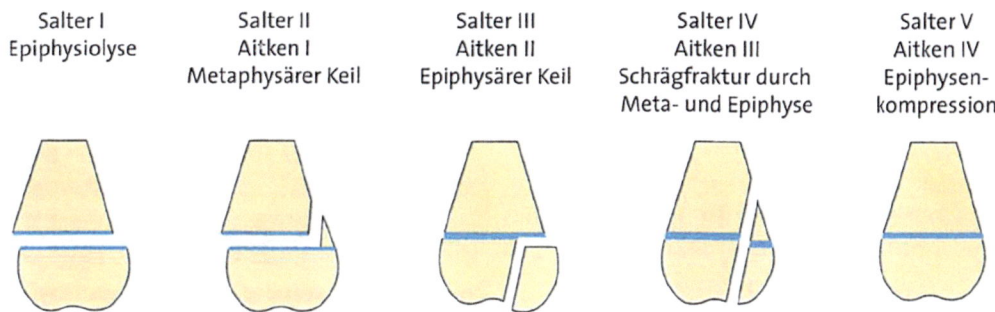

Abb. 23.1   Frakturklassifikation nach Salter und Aitken (aus Schmitt 2014). Diese Einteilung hat prognostische Bedeutung: Frakturen S I und II haben kaum Auswirkungen auf das Wachstum (umstritten), während III und IV wie auch V zu vorzeitigem Epiphysenfugenschluss und Wachstumsstörung führen können. Außerdem liegen bei S III und IV intraartikuläre Frakturen vor, die anatomisch zu reponieren sind

Verletzungen der Epiphysenfuge können zu stimulierenden oder hemmenden Wachstumsstörungen führen, die die Wachstumsfuge komplett oder auch partiell betreffen können. Die Einteilung der Frakturen und Gelenkläsionen mit Beteiligung der Epiphysenfuge erfolgt nach Salter/Harris bzw. Aitken (von Laar 2020) (■ Abb. 23.1).

> Verletzungen der Epiphysenfuge können zu stimulierenden oder hemmenden Wachstumsstörungen führen.

■ **Therapie**
Physiotherapeutische Maßnahmen sind normalerweise in den ersten Wochen nicht erforderlich, da die knöchernen Strukturen in ihrem Heilungsverlauf nicht wesentlich beeinflusst werden können. Sind erhebliche Schwellungszustände vorhanden, kann eine manuelle Lymphdrainage erforderlich werden. Kommt es allerdings nach 4–6 Wochen zu Einschränkungen der Bewegungsfähigkeit, können mobilisierende Maßnahmen sinnvoll sein.

Die Sporttauglichkeit richtet sich zum einen nach der verletzten Struktur, zum anderen nach der ausgeübten Sportart und daneben auch nach dem Alter und dem Aktivitätsdrang des Patienten. Üblicherweise sollen bis zur Ausheilung der Fraktur (je nach Lokalisation und Alter zwischen 6 Wochen und 3 Monaten) eine Freistellung vom Schulsport und eine Vermeidung sportlicher Belastungen im Verein ausgesprochen werden. Während bei „Bewegungsmuffeln" so rasch als möglich eine Teilfreistellung vom Schulsport (s. ▶ Kap. 22) angestrebt wird, muss das sportbegeisterte Kind in der Regel eher gebremst und voll dispensiert werden. Bei jugendlichen Leistungssportlern kann im Einzelfall eine „Teilsportfähigkeit" vorhanden sein. Hierbei ist darauf zu achten, dass die verletzte Struktur durch die Belastung nicht in ihrem Heilungsvorgang negativ beeinflusst wird und das erneute Verletzungsrisiko gering gehalten wird. Die dauerhafte Sporttauglichkeit richtet sich nach dem Ausheilungszustand der Fraktur. Kommt es zu einer regelrechten Ausheilung ohne Achsabweichung oder Rotationsfehler, ist die Sporttauglichkeit nach Wiederherstellung der motorischen Qualitäten Kraft, Koordination, Beweglichkeit, Schnelligkeit und Ausdauer uneingeschränkt vorhanden. Finden sich Achsabweichungen, Rotationsfehler oder Längendifferenzen in den Extremitäten, muss die Sporttauglichkeit im Einzelfall festgelegt werden. Insbesondere die sportartspezifische Beanspruchung mit ihrer Konsequenz auf die Belastung der betroffenen Region muss hier Berücksichtigung finden.

23

> Sporttauglichkeit nach Frakturen ist un-
> eingeschränkt erst nach Ausheilung vor-
> handen und richtet sich nach dem Aus-
> heilungsergebnis.

23.2 Muskel-, Sehnen- und Apophysenverletzungen

Akute Muskel-, Sehnen- und auch Band-
verletzungen sind beim Erwachsenen wesentlich häufiger anzutreffen als bei Kindern und Jugendlichen. Besonders verlet-
zungsgefährdet sind im Wachstumsalter die
Apophysen, da es durch Erhöhung der en-
dogenen STH-Produktion zu einer Resis-
tenzminderung im Bereich der Apophysen-
fugen kommt (Karahan und Erol 2004).
  Apophysenverletzungen, auch Avulsionsfrakturen genannt, sind insbesondere
bei Sportarten mit ruckartigen schnell-
kräftigen Belastungen häufig. Bei Sprint-
und Sprungbelastungen treten erhebliche Zugbelastungen auf große Mus-
kel-Sehnen-Strukturen auf. So stehen bei
Leichtathleten und Fußballspielern Apophysenverletzungen des Beckens und der
Hüfte im Vordergrund. Durch Belastungen des M. sartorius kann es zu Apophysenverletzungen der Spina iliaca anterior
superior kommen, durch Belastungen des
M. rectus femoris zu Apophysenverletzungen der Spina iliaca anterior inferior. Bei
Athleten in Sprungdisziplinen und bei Tur-
nern, Ringern und Fußballspielern kann es
bei plötzlichen Beugebelastungen des Hüft-
gelenkes zu Apophysenverletzungen im Bereich des Tuber ossis ischii kommen. Hier
können Avulsionsverletzungen ohne Dislokation bis hin zu größeren Ausrissverlet-
zungen mit knöchernen Anteilen auftreten
(◘ Abb. 23.2). Neben den häufigen stamm-
nahen Verletzungen können auch Apophysen an den oberen und unteren Extremitäten betroffen sein. So kann es im Alter
zwischen 14 und 16 Jahre durch Muskel-
zug des M. quadrizeps femoris gehäuft

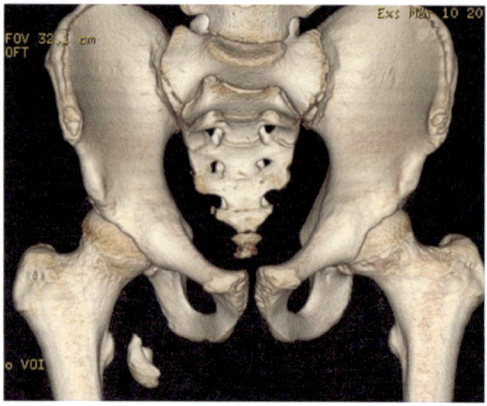

◘ **Abb. 23.2** Apophysenausriss am rechten Sitzbein
mit Dislokation bei einem jugendlichen Fußballspieler.
Diese wurde operativ refixiert, da mehr als 2 cm dis-
loziert

zu Verletzungen an der Tuberositas tibiae
kommen sowie bei Wurf- und Schlagsportarten zu Verletzungen der Apophyse im Bereich des Epicondylus humeri ulnaris.

> Apophysenverletzungen   des   Beckens
> zählen zu den häufigsten Verletzungen
> im Kindesalter.

▪ Therapie
Nur bei erheblicher Dislokation der Apophyse im Bereich des Beckens (größer 2 cm)
kommen operative Rekonstruktionsmaß-
nahmen infrage. Bei Verletzungen der Tuberositas tibiae werden bereits bei geringer
Dislokation operative Refixationen durchgeführt, da es durch den Streckapparat des
Kniegelenkes zu erheblichen Zugbelastungen kommt, die konservativ nur unzureichend beeinflusst werden können. In der
Nachbehandlung werden je nach Lokalisation physiotherapeutische Maßnahmen (zu
Beginn abschwellend, im weiteren Verlauf
mobilisierend) eingesetzt, um frühzeitig die
Funktionalität der Extremität wiederherzustellen. Bei Beteiligung der unteren Extremität ist meist die Zuhilfenahme von Unterarmgehstützen zur Reduktion der Belastung für ca. 6 Wochen erforderlich. Erst

danach kann mit einem Muskelaufbau begonnen werden, so dass in den meisten Fällen eine Schulsportbefreiung und auch Vermeidung von vereinssportlichen Belastungen für 3–4 Monate erforderlich wird. Grundsätzlich ist die Prognose gut. Bei regelrechter Ausheilung besteht im Anschluss eine uneingeschränkte Sporttauglichkeit.

> Apophysen- bzw. Avulsionsverletzungen haben eine gute Prognose und können in den meisten Fällen konservativ behandelt werden.

23.3 Verletzungen nach Körperregionen

23.3.1 Obere Extremität

23.3.1.1 Schulterluxation

Je nach sportartspezifischer Belastung können Schulterlaxitäten resultieren, die als Voraussetzung für eine Schulterluxation gesehen werden können. Insbesondere bei Sportarten mit Überkopfbelastung (z. B. bei Baseballspielern, Schwimmern und Werfern) finden sich diese Phänomene. Traumatische Schulterluxationen treten bei Kindern selten auf. Je nach Ausmaß der Gelenkinstabilität sowie den verletzten Strukturen werden konservative oder operative Therapiemaßnahmen empfohlen. Eine intensive Muskelkräftigung schließt sich in allen Fällen an, bevor wieder mit Überkopfbelastungen begonnen werden kann. Die Reluxationsrate ist insbesondere bei Jugendlichen hoch (>50 %), so dass bei Rezidivluxationen von Überkopfsportarten oder Kampfsportarten dauerhaft abgeraten wird.

23.3.1.2 Proximale Humerusfrakturen

Subkapitale Schaftfrakturen machen ca. zwei Drittel der proximalen Humerusfrakturen im Wachstumsalter aus. Epiphysenlösungen finden sich gehäuft in der Pubertät. Sie resultieren meistens aus einem axialen Trauma oder einer Abduktion in Verbindung mit einer Außenrotation. Aufgrund des großen Korrekturpotenzials der proximalen Epiphysenfuge (80 % des Längenwachstums des Humerus) können auch große Fehlstellungen toleriert werden und konservativ im Gilchrist- oder Desaultverband behandelt werden. Nach 2–3 Wochen kann mit der Mobilisierung begonnen werden. Bei grober Dislokation oder nicht reponierbaren Frakturen sollte operativ vorgegangen werden. Üblicherweise werden diese Frakturen über elastisch-stabile intramedulläre Nägel (ESIN) versorgt, die in vielen Fällen den Vorteil einer frühfunktionellen Behandlung ermöglichen. Sie können nach 6–12 Wochen wieder entfernt werden. Eine Schul- und Vereinssportbefreiung ist meist für 4–6 Wochen notwendig. Im Anschluss sollten Kontaktsportarten, Überkopfbelastungen und Sportarten mit hoher Sturzgefahr für weitere 6 Wochen gemieden werden.

23.3.1.3 Humerusschaftfrakturen

Humerusschaftfrakturen treten im Wachstum nur selten auf. Dislokationen um Schaftbreite oder Varus-, Valgus-, Ante- und Rekurvationsabweichungen <10° können gut konservativ behandelt werden. Bei instabilen Frakturen wird häufig eine Osteosynthese mit zwei elastischen Nägeln durchgeführt. Nach Konsolidierung der Fraktur und dem Wiedererreichen freier Beweglichkeit ca. 2–3 Wochen danach ist eine Sporttauglichkeit in Schule und Verein nach 2–3 Monaten erreicht.

23.3.1.4 Distale Humerusfrakturen

Mit mehr als 15 % aller Frakturen zählen sie zu den häufigsten Frakturen im Wachstumsalter. Man unterscheidet zwischen der suprakondylären Humerusfraktur, der Condylus-radialis-Fraktur und der

23

Fraktur des Epicondylus ulnaris mit und ohne Ellenbogenluxation. Ursächlich sind häufig Stürze auf den gestreckten Arm. In der Diagnostik werden häufig neben einer Röntgenaufnahme auch CT- und/oder MRT- Aufnahmen erforderlich, da häufig auftretende Rotationsfehlstellung in der Röntgennativdiagnostik nur unzureichend dargestellt werden können. Für die Behandlung ist es jedoch wichtig, frühzeitig das Ausmaß der Verletzung und Fehlstellung festzustellen. Jenseits des 6. Lebensjahres können Achsabweichungen nicht mehr suffizient spontan ausgeglichen werden. Häufig muss daher in Narkose reponiert und osteosynthetisch versorgt werden. Bei diesen komplexen Verletzungen ist erst nach 2–3 Monaten eine Sporttauglichkeit gegeben.

23.3.1.5 Proximale Unterarmfrakturen

Hierzu zählen die Olekranonfraktur, die Monteggia-Läsionen und die Radiuskopfluxationen/-frakturen. Olekranonfrakturen mit Dislokation über 0,2 cm werden üblicherweise operativ versorgt, Monteggia-Läsionen häufig konservativ mit Ruhigstellung im Gipsverband ausbehandelt. Bei Radiusköpfchenfrakturen mit Dislokationen >60° wird zur operativen Reposition und Retention geraten. Bei Olekranonfrakturen und Monteggia- Läsionen ist häufig eine Schulsportbefreiung von 4–6 Wochen erforderlich, bei Radiusköpfchenfrakturen 1–2 Wochen früher. Sportliche Belastungen mit direktem Gegnerkontakt oder mit hohem Sturzrisiko sollten erst nach kompletter Ausheilung nach 10–12 Wochen wieder aufgenommen werden.

23.3.1.6 Unterarmschaftfrakturen

Unterarmschaftfrakturen resultieren aus direkter Gewalteinwirkung oder aus Stürzen. Frakturen mit Dislokation werden mit intramedullärer Schienung versorgt (◘ Abb. 23.3), ohne Dislokation mit Gipsruhigstellung,

der nach 4 Wochen abgenommen wird. Die Schul- und Freizeitsportbefreiung beträgt 4–6 Wochen unter Vermeidung von sturzriskanten Sportarten für weitere 4 Wochen.

23.3.1.7 Distale Unterarmfrakturen

Am distalen Unterarm kann es zu Wulst- und Stauchungsfrakturen, Grünholzfrakturen, kompletten Frakturen und Epiphysenlösungen mit und ohne metaphysären Keil kommen (Zlotolow et al 2020) (◘ Abb. 23.4). Am häufigsten treten diese Verletzungen nach einem Sturz auf die im Handgelenk gestreckte Hand auf. Wulst- und Stauchungsfrakturen heilen nach 2- bis 3-wöchiger Ruhigstellung im Unterarmgips aus. Auch Grünholzfrakturen sind nach dieser Zeit ausgeheilt. Bei Fehlstellungen des distalen Radius muss häufig in Narkose reponiert und dann auch osteosynthetisch stabilisiert werden. Neben Kirschnerdrähten kommen auch elastische Nägel zum Einsatz. Eine Ausheilung mit Entfernung des Osteosynthesematerials ist häufig erst nach 4–6 Wochen erreicht, so dass die Sportbefreiung über diese Zeit ausgestellt wird.

23.3.2 Wirbelsäule

Akute Wirbelsäulenverletzungen im Kindesalter treten deutlich seltener als im Erwachsenenalter auf. Je jünger das Kind ist, desto größer ist der Knorpelanteil der einzelnen Wirbelkörper und desto höher die Elastizität. Erst bei Jugendlichen kurz vor Ende der Pubertät treten knöcherne Verletzungen auf. Eine Häufung findet sich beim Reiten, Snowboarden, Mountainbiken, Trampolinspringen und weiteren Sportarten, bei denen es aufgrund von Landebelastungen zu Stauchungen und damit Verletzungen am Rumpf kommen kann. Auch Bandscheibenschäden treten bei Kindern und Jugendlichen nur selten auf, haben aber bei Auftreten von motorischen oder sensiblen Funktionsausfällen erhebliche Konsequenz für die Sporttauglichkeit.

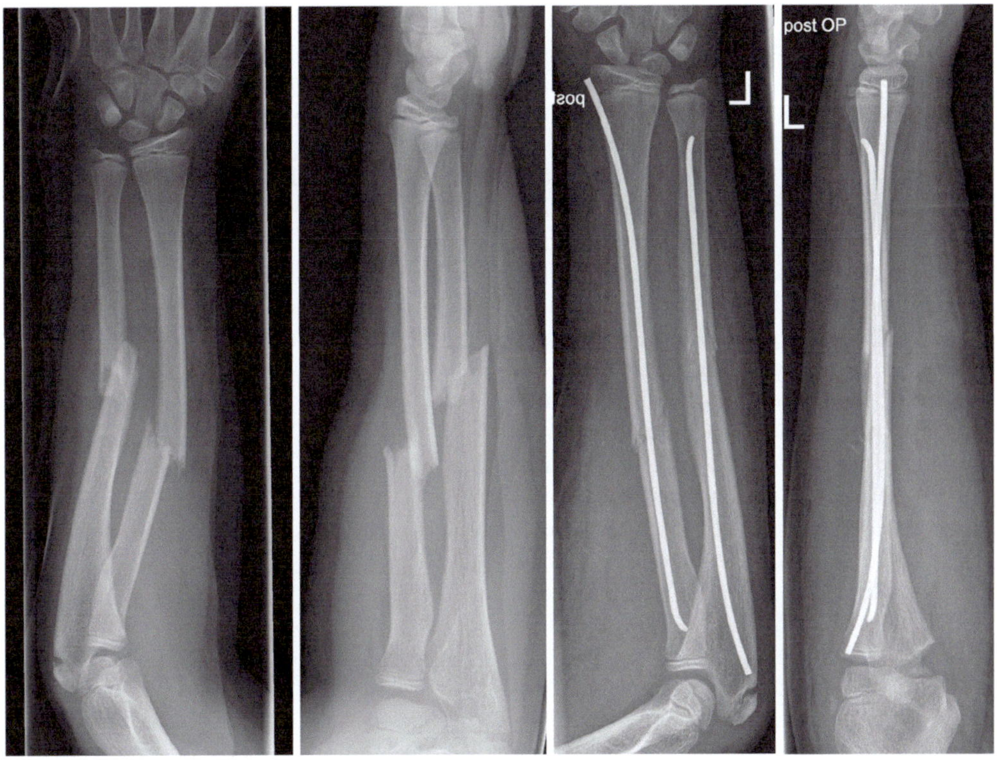

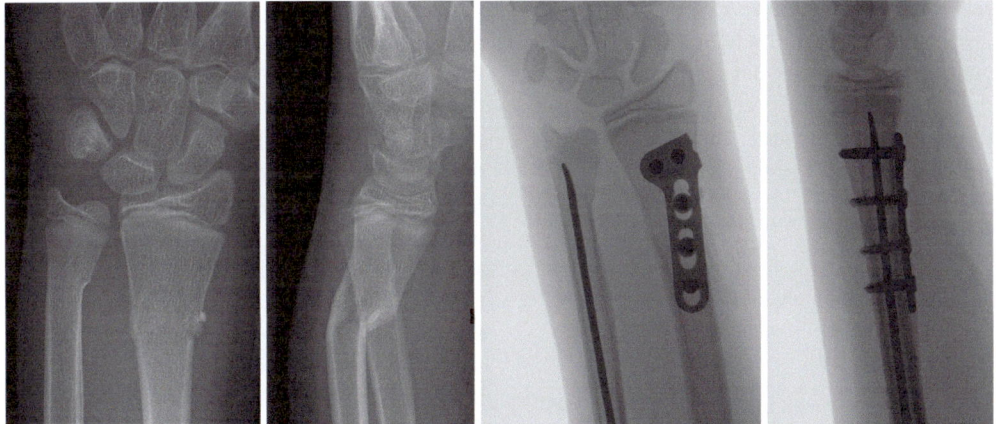

▫ **Abb. 23.3**   Unterarmfraktur mit intramedullärer Schienung versorgt

▫ **Abb. 23.4**   Distale Unterarmfraktur eines Jugendlichen, die mit intramedullärer Schienung (Ulna) und palmarer Platte (Radius) stabilisiert wurde

23

▪ Therapie

Die Behandlung richtet sich nach der Stabilität der knöchernen Strukturen. Bei Kompressionsfrakturen und stabiler hinterer Säule sollte, auch wenn mehrere Wirbelkörper betroffen sind, eine konservative Behandlung mit Korsettanlage erfolgen. Je jünger das Kind ist, desto schneller kommt es zu einer Ausheilung und desto größer sind die spontanen Korrekturmöglichkeiten bei Achsabweichungen. Kommt es zu stärkeren Deformierungen, mehreren Fragmenten, instabiler Hinterkante oder Verletzungen der hinteren Säule, sollte auch im Kindes- und Jugendalter reponiert und fixiert werden. In diesen Fällen muss die Sporttauglichkeit individuell vom Operateur festgelegt werden. Auch bei operierten Kindern wird für die ersten 6 Wochen meist eine Orthesenbehandlung empfohlen. Eine knöcherne Ausheilung wird meist nach 3–4 Monaten erwartet. Rumpfstabilisierende aktive Maßnahmen können nach Ablegen der Orthese in die Wege geleitet werden. Die Rückkehr zum Sport richtet sich nach verbleibenden Einschränkungen nach Ausheilung. Treten keine motorischen oder sensiblen Defizite auf, kann häufig uneingeschränkt nach ca. 4 Monaten Sport aufgenommen werden. Bei Bandscheibenschäden und/oder Frakturen mit Defiziten muss die Entscheidung im Einzelfall getroffen werden.

> Knöcherne Wirbelsäulenverletzungen und Bandscheibenschäden treten im Kindesalter selten auf und werden je nach Stabilität und neurologischer Ausfallsymptomatik behandelt.

23.3.3 Untere Extremität

23.3.3.1 Becken- und Hüftgelenksfrakturen

Schwere Verletzungen in der Beckenregion treten nur selten auf. Am häufigsten finden sich die oben aufgeführten Apophy-senverletzungen. Häufig mit traumatischen Ereignissen in Zusammenhang gebracht, aber selten durch sie verursacht findet sich die akute Epiphysenlösung im Bereich des Hüftkopfes **(Epiphyseolysis capitis femoris acuta)**. Diese wird in ▶ Kap. 27 abgehandelt.

23.3.3.2 Oberschenkelfrakturen

Dazu gehören proximale, suprakondyläre und epiphysäre Frakturen sowie die Femurschaftfraktur. Von den knöchernen Oberschenkelverletzungen finden sich im Kindes- und Jugendalter am häufigsten distale epiphysäre/metaphysäre Frakturen (◘ Abb. 23.5), die im Zusammenhang mit Kniegelenksdistorsionen auftreten. Die weiter proximal gelegenen knöchernen Verletzungen treten am häufigsten als Folge von Hochrasanztraumen wie beim Rad- oder Motorsport auf. Entscheidend bei Oberschenkelverletzungen mit knöcherner Beteiligung sind die daraus resultierenden Achsfehlstellungen. Die distale femorale Epiphyse ist für 70 % des Längenwachstums der Beine verantwortlich, so dass Verletzungen in diesem Bereich zu Wachstumsstörungen führen können und daher eine operative Versorgung schon bei geringen Fehlstellungen, die die Gelenkfläche betreffen (>2 mm), erforderlich wird. Die Sporttauglichkeit nach knöchernen Verletzungen am Oberschenkel richtet sich nach dem Verlauf der knöchernen Heilung. Üblicherweise ist diese nach 3 Monaten abgeschlossen, so dass mit leichten Belastungen (Radfahren, Schwimmen) begonnen werden kann. Der Schulsport ist nach ca. 4 Monaten wieder möglich, Vereins- und Wettkampfbelastungen nach 4–6 Monaten, je nach ausgeübter Sportart. Muskuläre Defizite sollten zu diesem Zeitpunkt ausgeglichen sein.

23.3.3.3 Unterschenkelfrakturen

Knöcherne Verletzungen des Unterschenkels epi, meta- oder diaphysär treten auch bei Kindern relativ häufig auf und sind

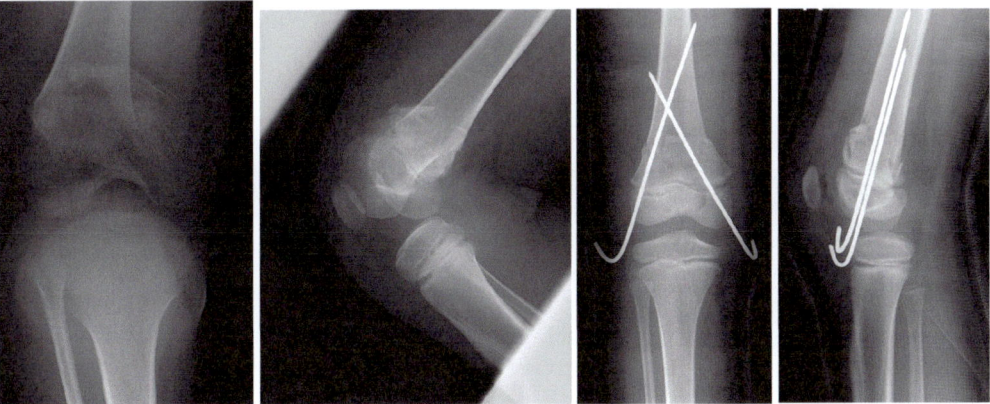

◘ Abb. 23.5   Distale Oberschenkelfraktur mit epi- und metaphysärer Beteiligung, die mit gekreuzten Kirschnerdrähten stabilisiert wurde

vielfach in Verbindung mit Distorsionen des Knie- oder Sprunggelenkes zu sehen. Die proximale tibiale Epiphyse ist zu ca. 30 % am Längenwachstum des Beines beteiligt, so dass hier deutliche Beeinträchtigungen auftreten können. Stauchungsverletzungen können die metaphysäre Zone betreffen, direkte Anpralltraumen führen eher zu diaphysären Schaftfrakturen. Distale epiphysäre Verletzungen entsprechen den Sprunggelenkfrakturen Erwachsener und treten im Jugendalter als sog. „Übergangsfrakturen" (Twoplane- oder Triplane-Frakturen) auf, bei denen Teile der Fuge bereits knöchern verschlossen sind.

■ **Therapie**

Wenig dislozierte Verletzungen können meist konservativ behandelt werden. Je nach Alter kommt eine Gipsruhigstellung oder auch eine Orthesenimmobilisierung infrage. Ist eine operative Versorgung erforderlich, kann häufig frühfunktionell, d. h. mit Orthesenanlage und frühzeitiger Mobilisierung der benachbarten Gelenke, begonnen werden. Auch an der unteren Extremität benötigt die knöcherne Ausheilung 3–4 Monate. In

den ersten Wochen muss meistens eine Ent- oder Teilbelastung des Beines unter Zuhilfenahme von Unterarmgehstützen erfolgen. Der Belastungsaufbau ist nach 4–6 Wochen möglich. Leichte sportliche Aktivitäten (z. B. Laufen) sind nach 3–4 Monaten möglich, nach ca. 4 Monaten kann am Schulsport teilgenommen werden, nach 4–6 Monaten auch am Vereinssport, je nach Sportart.

23.3.3.4   Fußfrakturen

Frakturen im Bereich der Wachstumsfugen am Fuß können ebenso bei Umknickverletzungen auftreten. Insbesondere an der Basis des 5. Mittelfußknochens treten derartige Probleme auf. Nur bei Dislokation von mehr als 5 mm wird eine operative Maßnahme erforderlich. Auch hier ist eine Heilung erst nach 3–4 Monaten erfolgt. Eine Teilbelastung des verletzten Beines ist häufig für 4–6 Wochen erforderlich. Orthesen können bei älteren Kindern zur äußeren Stabilisierung eingesetzt werden, bei jüngeren werden eher Gipsverbände angelegt. Sportfähigkeit im Schul- und Freizeitsport ist häufig erst nach 3–4 Monaten gegeben.

23.4 Meniskus- und Kapsel-Band-Verletzungen

23.4.1 Vordere Kreuzbandruptur

Kapsel-Band-Verletzungen haben im Kindesalter prinzipiell eine sehr gute Heilungstendenz. Innenbandrupturen lassen sich wie beim Erwachsenen sehr gut konservativ behandeln. Während beim Erwachsenen vordere Kreuzbandrupturen überwiegend intraligamentär auftreten, finden sich bei Kindern häufiger knöcherne Kreuzbandausrisse vor allem aus der Eminentia intercondylaris. Je nach Dislokation des knöchernen Fragmentes (Einteilung nach Meyers und McKeever) sind konservative oder operative Therapiemaßnahmen möglich. Voraussetzungen für eine uneingeschränkte Sporttauglichkeit sind die knöcherne Einheilung des Fragmentes, die freie Beweglichkeit und seitengleiche Muskelverhältnisse, ein Ziel, das häufig erst nach 6–9 Monaten erreicht wird. Kommt es zur intraligamentären Zerreißung nahe des Wachstumsabschlusses, kann auch bei Kindern eine Kreuzbandersatzplastik durchgeführt werden. Bei Kindern unter 8 Jahren wird die Indikation zurückhaltend gestellt, da die Gefahr der dauerhaften Schädigung der Epiphysenfugen durch transepiphysäre Bohrkanäle besteht. Auch hier besteht eine volle Sporttauglichkeit wie beim Erwachsenen erst nach 9–12 Monaten. Schulsport kann aus diesem Grund auch erst nach dieser Zeit aufgenommen werden.

23.4.2 Meniskusverletzungen

Die im Kindesalter selten auftretenden Meniskusverletzungen haben aufgrund der guten Gefäßversorgung eine gute Prognose. Refixierende Techniken werden bevor-

■ **Tab. 23.2** Prädisponierende Faktoren der Patellaluxation

– Femoropatelläre Dysplasien (■ Abb. 23.6)

– Patellahochstand

– Valgusfehlstellungen

– Rotationsfehlstellungen des Ober- und Unterschenkels

– Muskuläre Insuffizienzen

– Neuromuskuläre Erkrankungen

zugt. Neben verschiedenen Nahttechniken werden zur Refixation auch resorbierbare Stifte, Anker und Schrauben eingesetzt. Postoperativ müssen die Gelenke für 4 Wochen entlastet werden, Sportarten, bei denen Rotationskräfte auf das Kniegelenk einwirken, können erst nach ca. 4 Monaten wieder aufgenommen werden. Dies betrifft auch den Schulsport.

23.4.3 Patellaluxation

Bei der Patellaluxation muss zwischen der direkt-traumatischen und der indirekten Form unterschieden werden. Der direkt-traumatischen liegt ein direktes Trauma zugrunde, durch das zuvor regelrechte Kapsel-Band-Strukturen des Kniegelenkes verletzt wurden und die Kniescheibe aus ihrem Gleitlager dislozierte. Nur etwa 6 % aller Patellaluxationen sind Folge direkter traumatischer Ereignisse. Weitaus häufiger finden sich indirekte Luxationen ohne direktes Trauma. Verschiedene prädisponierende Faktoren sind für das Auftreten einer indirekten Patellaluxation verantwortlich (■ Tab. 23.2).

In typischer Weise kommt es zu einem Valgisations-Flexions-Außenrotations-Trauma mit erhöhten Kräften auf die Patella, die nach lateral gerichtet sind. Im Vergleich zu Erwachsenen haben Kinder

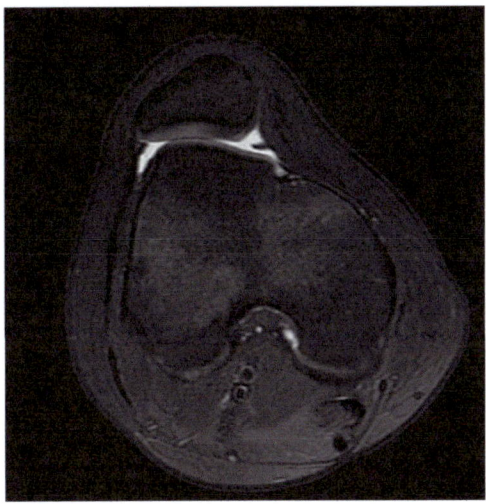

Abb. 23.6   Patelladysplasie nach Dejour Typ C

einen vergrößerten Antetorsionswinkel im Bereich des proximalen Femur, einen vor allem bei Mädchen stärker ausgebildeten Valguswinkel am Kniegelenk sowie bei offenen Epiphysenfugen einen häufig lateral noch nicht vollständig entwickelten Femurkondylus. Kommt es zu einer Patellaluxation, findet sich bei über 80 % ein Hämarthros, in der weiterführenden Diagnostik hat neben der Röntgendiagnostik vor allem die Kernspintomografie einen hohen Stellenwert. Neben Verletzungen des Ligamentum patellofemorale mediale und Verletzungen des M. vastus medialis können Knochenödeme („bone bruise") im Bereich des lateralen Femurkondylus und am medialen Patellarand dargestellt werden.

■ **Therapie**
Finden sich knorpelige oder knöchern-knorpelige freie Gelenkkörper, hat das auch Konsequenz für die weitere Therapie. Lässt sich kein freier Gelenkkörper nachweisen, ist bei erstmaliger Luxation, speziell bei der direkt-traumatischen Form, ein konservatives Vorgehen indiziert. Eine Gipsbehandlung ist nicht erforderlich, Bandagen und Tapeverbände, die die Patella nach medial zügeln und eine dau-

erhafte Stabilität unterstützen sollen, werden über ca. 6 Wochen eingesetzt. Findet sich ein freier Gelenkkörper, so muss ein operatives Vorgehen gewählt werden. Arthroskopisch wird der Befund evaluiert mit dem Ziel, das Dissekat zu refixieren. Ist das nicht möglich, kommen knorpelregenerative Maßnahmen zur Anwendung. Bei indirekten Formen kommen verschiedene arthroskopisch und auch offen durchzuführende Operationsmaßnahmen infrage, die je nach Ausprägung der prädisponierenden Faktoren weichteilig oder auch knöchern eine Zentrierung der Patella im femoropatellären Gleitlager zum Ziel haben. Die Sporttauglichkeit ist nach Patellaluxation erheblich eingeschränkt, sowohl bei konservativer Behandlung als auch nach operativer Behandlung steht der Muskelaufbau der Oberschenkelstreckmuskulatur, vor allem des M. vastus medialis, im Vordergrund. Bei konservativer Behandlung und nach weichteiligen operativen Prozeduren ist eine Sporttauglichkeit und auch Teilnahme am Schulsport frühestens nach 3–4 Monaten möglich, wenn die Gelenke neben der muskulären Stabilisierung auch eine freie Beweglichkeit erzielt haben. Bei knöchernen Korrekturen und knorpelregenerativen Maßnahmen sind diese Voraussetzungen im Hinblick auf die knöcherne Einheilung häufig erst nach 6 Monaten, in manchen Fällen auch erst nach 12 Monaten gegeben.

❯ In der Therapie der Patellaluxation müssen sämtliche prädisponierende Faktoren Berücksichtigung finden.

23.4.4 Sprunggelenksverletzungen

Kapsel-Band-Verletzungen durch Umknickbewegungen (Supination viel häufiger als Pronation) sind bei Kindern und Jugendlichen eine der häufigsten Verletzungen und können fast immer konservativ versorgt werden. Eine Stabilitätstestung

23

ist bei einem akuten Trauma weder sinnvoll noch möglich, weil es zu stark schmerzt und die Kinder und Jugendlichen dagegenhalten. Hingegen sollte immer auch die Basis des Metatarsale V auf Druckschmerzhaftigkeit geprüft werden, da allfällige Schmerzen in diesem Bereich zusätzlicher radiologischer Untersuchungen bedürfen. Bei Kindern gehört ein Röntgen im Gegensatz zu Erwachsenen fast immer zur Abklärung dazu, wenn es sich um eine höhergradige Verletzung handelt, d. h. Traumata mit Schwellung und/oder lokaler Druckdolenz, weil die bei Erwachsenen etablierten und validierten «Ottawa Ankle Rules» bei Kindern mit offenen Wachstumsfugen nicht anwendbar sind. Außerdem gibt es bei Kindern viel öfter ossäre Bandausrisse (Gill und Klingle 2018).

Therapeutisch ideal ist ein OSG Soft-Cast, da Kinder die Orthesen oft nicht tragen. Alternativ kann eine stabile (!) OSG-Orthese eingesetzt werden. Sie muss aber in den ersten 2–3 Wochen konsequent, d. h. auch nachts, getragen werden, anschließend 2 Wochen tagsüber, danach beim Sport für weitere 2–4 Wochen. Nota bene ist ein gutes Taping mindestens so stabil wie eine Orthese.

Bei einem ossären Bandausriss kann nach 4 Wochen mit Aufbautraining begonnen werden, die Reintegration in den Sport (in Stop-and-Go Aktivitäten) aber nicht vor 10–12 Wochen.

Physiotherapie sollte insbesondere dann gemacht werden, wenn es sich um ein wiederholtes OSG-Distorsionstrauma handelt, um Stabilisationsdefizite anzugehen. Bei rezidivierenden Distorsionen sollte auch an das Vorliegen einer tarsalen Coalitio gedacht werden (s. ▶ Kap. 27). Bei Leistungssportlern kann eine frühfunktionelle Behandlung gemacht werden mit frühem Beginn von Physiotherapie. Gerade bei Leistungssportlern, die in der Physiotherapie sind, kann auch individuell die Freigabe

erfolgen. Die Notwendigkeit einer operativen Refixation der Avulsionsverletzung ist selten. Kenntnisse über physiologisch vorkommende akzessorische Knochenkerne helfen bei der Abgrenzung von traumatischen Avulsionen (s. ▶ Abschn. 26.3).

> **Praxistipps**
>
> — Bei der Diagnose und Therapie von Sportverletzungen im Kindes- und Jugendalter sind eine Beteiligung der Wachstumsfuge und das Knochenalter als Maß für das noch zu erwartende Wachstum von besonderer Bedeutung.
> — Bei der Therapie von Sportverletzungen hat der Erhalt von verletzten Strukturen absolute Priorität.
> — Uneingeschränkte Sporttauglichkeit besteht bei Kindern und Jugendlichen nach Verletzungen erst zu einem Zeitpunkt, wenn die Verletzung komplett ausgeheilt ist, die betroffene Extremität wieder frei beweglich ist und seitengleiche Muskelverhältnisse vorhanden sind.

Literatur

Gill LE, Klingle KE (2018) Management of foot and ankle injuries in pediatric and adolescent athletes: a narrative review. Orthop Res Rev 10:19–30

Hefti F, Brunner R, Freuler F, Hasler C, Jungdt G, Krieg A (2015) Kinderorthopädie in der Praxis. Springer, Berlin

Karahan L, Erol B (2004) Muscle and tendon injuries in children and adolescents. Acta Orthop Traumatol Turc 38(suppl 1):37–46

Mattila V, Parkkari J, Kannus P, Rimpelä A (2004) Occurrence and risk factors of unintentional injuries among 12- to 18- year old Finns – a survey of 8219 adolescents. Eur J Epidemiol 19(5):437–444

Nührenbörger C, Engelhardt M, Nehrer S, Schmitt H (2020) Sportverletzungen im Kindes- und Jugendalter – Spezielle Aspekte der Wachstumsbesonderheiten, Epidemiologie, Risikofaktoren und

Prävention. Expertenmeeting der GOTS. Elsevier Verlag, Frankfurt, Deutschland

O'Dell MC, Jaramillo D, Bancroft L, Varich L, Logsdon G, Serveas S (2016) Imaging of sports-related injuries of the lower extremity in pediatric patients. Radiographics 36(6):1807–1827

Schmitt H (2014) Sportorthopädie und -traumatologie im Kindes- und Jugendalter. Deutscher Ärzteverlag, Köln

von Laar L, Schneidmüller D, Hell AK (2020) Frakturen und Luxationen im Wachstumsalter, 7. Aufl. Thieme Verlag, Stuttgart, Deutschland

Woller T, Ellsäßer G, Bühligen U (2014) Sportverletzungen im Kindes- und Jugendalter. Daten der europäischen Injury Database (IDB) für die Unfallprävention. Dtsch Z Sportmed 65:242–247

Zlotolow DA, Kozin SH (2020) Hand and wrist injuries in the pediatric athlete. Clin Sports Med 39(2):457–479

Schädelhirntrauma

Daniela Marx-Berger

Inhaltsverzeichnis

© Springer-Verlag GmbH Deutschland, ein Teil von Springer Nature 2021
I. Menrath et al. (Hrsg.), *Pädiatrische Sportmedizin*,
https://doi.org/10.1007/978-3-662-61588-1_24

24

┌─ Definition ─────────────────

Eine Commotio cerebri im Sport wird definiert als eine traumatische Hirnverletzung, welche durch biomechanische Kräfte hervorgerufen wird. Mehrere Merkmale sind darin inbegriffen:

- Sie entsteht durch einen direkten oder indirekten Schlag gegen den Körper, der zu einer impulsiven Kraftübertragung auf den Kopf führt.
- Typischerweise kommt es zu einem schnellen Eintritt oft kurzlebiger Störungen der neurologischen Funktionen, welche spontan verschwinden; diese reflektieren eine funktionelle Störung und keine strukturelle Verletzung, eine zerebrale Bildgebung wie CT/MRI wäre unauffällig, sofern sie denn gemacht würde.
- Es können eine Vielzahl klinischer Zeichen und Symptome entstehen, die mit und ohne Bewusstseinsverlust einhergehen können; diese dürfen nicht durch andere Ursachen wie z. B. Medikamente oder Drogen, Verletzungen der Halswirbelsäule, vestibuläre Dysfunktionen oder psychologische Faktoren erklärt werden können (McCrory et al. 2018).

24.1 Epidemiologie

Etwa ein Viertel der Gehirnerschütterungen im Kindes-/Jugendalter passiert im Sport (Brown und Lam 2006). In den letzten Jahren zeigt sich eher eine Zunahme der Inzidenz, dies jedoch vermutlich eher aufgrund des besseren Bewusstseins, da früher viele Gehirnerschütterungen nicht gemeldet

oder auch nicht als solche erkannt wurden (Hanson 2014).

24.2 Klinische Symptome und Zeichen einer Commotio cerebri

Symptome:
- somatisch (z. B. Kopfschmerzen, Sehstörungen)
- kognitiv (z. B. „sich benebelt fühlen")
- emotional (z. B. Stimmungslabilität)
  - *Klinische Zeichen* (z. B. Bewusstseinsverlust, Amnesie, neurologische Defizite, Erbrechen)
  - *Gleichgewichtsstörungen* (z. B. Gangunsicherheit)
  - *Kognitive Störungen* (z. B. verlangsamte Reaktionszeit, Gedächtnisstörungen)
  - *Schlafstörungen* (z. B. Schlaflosigkeit)

▪ **Beurteilung am Spielfeldrand oder in der Praxis/Krankenhaus**

Eine Commotio cerebri ist eine Verletzung, die sich entwickelt und entsprechend in der Akutphase sich rasch ändernde klinische Zeichen und Symptome haben kann. Es gibt keinen perfekten diagnostischen Marker oder Test, auf den man sich z. B. am Spielfeldrand verlassen kann, deshalb gilt die Regel, einen Spieler vom Platz zu nehmen, sobald der Verdacht auf eine Commotio cerebri besteht (McCrory et al. 2018). Für die Erkennung einer Commotio cerebri am Spielfeldrand stehen z. B. die verschiedenen altersspezifischen „SCATs" (Sports Concussion Assessment Tool) zur Verfügung (Davis et al. 2017).

> ❯ Sobald der Verdacht auf eine Commotio cerebri besteht, soll ein Sportler vom Spielfeld genommen werden („When in doubt, sit him out").

24.3 Diagnostik

Die Diagnose einer Commotio cerebri ist eine klinische Diagnose. Wichtig ist es, Störungen des Vestibularsystems, der Augen, der Halswirbelsäule und der Psyche auszuschließen, da diese speziell therapeutisch angegangen werden müssen. Konventionelle radiologische Untersuchungen wie CT/MRI können Hirnverletzungen wie z. B. Blutungen ausschließen, beweisen jedoch nicht eine Commotio cerebri. In funktionellen MRI-Untersuchungen könnten Veränderungen gesehen werden, im klinischen Alltag haben diese Untersuchungen jedoch keinen Stellenwert. In ausgewählten Fällen (z. B. sehr schwerer und/oder prolongierter Verlauf) können neuropsychologische Untersuchungen hilfreich sein.

24.4 Rekonvaleszenz nach Commotio cerebri

Ältere Jugendliche/junge Erwachsene erholen sich tendenziell schneller als jüngere Kinder und Jungen tendenziell schneller als Mädchen (Tanveer et al. 2017). Eine frühere Commotio cerebri ist ein Risikofaktor für das Erleiden einer weiteren Commotio cerebri, aber kein sicherer Risikofaktor für eine verlängerte Rekonvaleszenz. Kinder mit ADHS und Lernschwierigkeiten scheinen ein höheres Risiko für persistierende Symptome zu haben. Ob es nach ausgeprägten Symptomen länger dauert, sich zu erholen, ist in Studien bisher nicht geklärt (Iverson et al. 2017).

24.5 Medikamentöse Therapie

Es gibt keine Guidelines für die medikamentöse Therapie der Gehirnerschütterung. Verschiedene Medikamente werden eingesetzt, um spezifische Symptome wie Kopfschmerzen, Schlaf und kognitive Defizite zu verbessern. In einer Umfrage unter Pädiatern (Kinnaman et al. 2013) in Amerika gaben 62 % an, Acetaminophen zu benutzen und 54 % nichtsteroidale Antirheumatika (NSAR). Andere häufig verwendete Substanzen waren Melatonin (20 %), trizyklische Antidepressiva (20 %), Amantadin (10 %) und Stimulanzien (8 %).

Es gibt keine Studien, die den vermuteten negativen Effekt von NSAR wie z. B. das erhöhte Risiko für Subduralhämatome beweisen (Halstead 2016). Trotzdem sollte man mit dem Einsatz dieser Substanzengruppe in der Initialphase jedoch zurückhaltend sein, wenn eine zerebrale Bildgebung nicht durchgeführt wurde, wie dies in der Regel bei der Gehirnerschütterung der Fall ist.

Eine retrospektive Studie mit an posttraumatischen Kopfschmerzen leidenden Jugendlichen zeigt, dass 70 % die Kriterien für schmerzmittelinduzierten Kopfschmerz erfüllten. Nach dem Stoppen der Schmerzmedikamente (Naproxen, Ibuprofen, Acetaminophen, Oxaprozin) kam es bei 69 % zu einer Resolution oder zumindest Besserung der Kopfschmerzen (Heyer und Idris 2014). Daher sollte ein chronischer Gebrauch von Schmerztabletten unbedingt vermieden werden.

Bei schwierigen Fällen empfiehlt sich ein multidisziplinäres Vorgehen, welches zusätzlich Lifestyle-Modifikation, Verhaltenstherapie und physikalische Rehabilitation beinhalten kann (Kacperski 2018).

24

24.6 Return-to-Sport

Die Rückkehr in den Sport erfolgt am besten mit Hilfe des stufenweisen „Return-to-Sport"-Protokolls (◘ Tab. 24.1). Nach einer initialen Phase von ca. 24–48 h mit Pause von körperlichen und kognitiven Aktivitäten kann bei Beschwerdefreiheit wieder mit einer leichten Aktivität begonnen werden. Diese soll unterhalb der individuellen Schwelle für das Wiederauftreten kognitiver und körperlicher Symptome sein. Jede Stufe dauert mindestens 24 h, wenn Beschwerden wieder auftreten, soll der Sportler wieder auf die vorherige Stufe zurückgehen. Bevor der Athlet wieder in den Kontaktsport treten kann, soll er nochmals von einem Arzt gesehen werden. Bis zum kompletten „Return-to-Sport" dauert es mindestens 7 Tage, es ist jedoch wichtig, gegenüber dem Patienten, den Eltern und Trainern zu betonen, dass der Zeitrahmen sehr variiert. Jeder Patient sollte individuell gemäß seiner Beschwerden betreut werden. Bei Kindern und Jugendlichen soll das primäre Ziel das „Return-to-School" sein (◘ Tab. 24.2). Ein früher Beginn mit symptomlimitierter Aktivität wird befürwortet im Gegensatz zu einer zu langen kompletten körperlichen Schonung (Leddy et al. 2019). Die Behandlung von Kindern mit Commotio cerebri benötigt eine spezielle Beachtung, weil sich Kinder noch in der kognitiven und somatischen Entwicklung befinden. Während bei Erwachsenen die Erholung in der Regel 10–14 Tage dauert, geht man bei Kindern eher von bis zu 4 Wochen aus. Sollten über diesen Zeitrahmen hinaus Beschwerden bestehen, wird eine erneute Arztkonsultation empfohlen (McCrory et al. 2018).

◘ **Tab. 24.1**   Stufenweises „Return-to-Sport"-Protokoll. (Nach McCrory et al. 2018)

Stadium	Ziel	Aktivität	Ziel der einzelnen Stufe
1	Symptom-limitierte Aktivität	Alltagsaktivitäten, die keine Symptome hervorrufen	Gradueller Wiedereinstieg in Schulaktivität
2	Leichte aerobe Aktivität	Gehen oder Velo-Hometrainer mit langsamer bis mittlerer Geschwindigkeit; kein Krafttraining	Steigerung der Herzfrequenz
3	Sport-spezifische Aktivität	z.B. joggen; keine „Impact"-Aktivitäten für den Kopf	Weitere Bewegungen hinzufügen
4	„Nicht-Kontakt"-Training	Härtere Trainingsaktivität; progressiver Beginn mit Krafttraining möglich	Aktivität, Koordination und steigende Kognition
5	„Voll-Kontakt"-Training	Nach Begutachtung durch den Arzt Teilnahme am normalen Training	Selbstvertrauen wieder aufbauen, Beurteilung der funktionellen Fähigkeiten durch Trainer
6	Return-to-Sport	Normales Spiel/Wettkampf	

◨ **Tab. 24.2** Stufenweises „Return-to-School"-Protokoll. (Nach McCrory et al. 2018)

Stadium	Ziel	Aktivität	Ziel der einzelnen Stufe
1	Alltagsaktivitäten, die beim Kind keine Beschwerden auslösen	z.B. lesen, TV schauen, „spielen", Musikhören	Graduelle Rückkehr zu Alltagsaktivitäten
2	Schulaktivitäten	Hausaufgaben oder andere kognitive Tätigkeiten außerhalb der Schule	Toleranz für kognitive Arbeit erhöhen
3	Teilzeit-Rückkehr zur Schule	Graduelle Rückkehr in den Schulalltag; z.B. einzelne Stunden oder mit längeren Pausen	Steigerung der akademischen Tätigkeit
4	Volle Rückkehr in die Schule	Graduelle Zunahme der Schulaktivitäten, bis ein ganzer Tag toleriert wird	Rückkehr zur vollen akademischen Arbeit und Aufholen der verpassten Arbeit

24.7 Persistierende Symptome

Man spricht von persistierenden Symptomen, wenn sich bei Erwachsenen die Beschwerden nicht nach 10–14 Tagen und bei Kindern/Jugendlichen nicht nach 4 Wochen zurückgebildet haben. Weder für die Diagnostik noch für die Behandlung gibt es eine klare Evidenz. Wichtig ist eine individuelle Betreuung, welche sich an den Symptomen orientiert. Es gibt Evidenz für den Nutzen von individualisierter symptomlimitierter körperlicher Aktivität, einen Einsatz von zielgerichteter Physiotherapie für Patienten mit HWS-Beschwerden oder Störungen des Gleichgewichtssinns oder die Nutzung kognitiver Verhaltenstherapie bei persistierenden kognitiven Veränderungen oder Stimmungsproblemen. Keine Evidenz gibt es für den Einsatz von Pharmakotherapie (McCrory et al. 2018).

24.8 Spätschäden

Folgeschäden wie das „Second-Impact-Syndrom" oder die chronisch traumatische Enzephalopathie (CTE) sowie vermehrt Depressionen nach rezidivierenden Gehirnerschütterungen werden in der Literatur immer wieder diskutiert. Die Literatur diesbezüglich ist jedoch kontrovers und Langzeitbeobachtungen fehlen noch, um konklusive Schlüsse zu ziehen (Manley et al. 2017). Der Kliniker muss sich jedoch möglicher Langzeitschäden bei wiederholten Gehirnerschütterungen bewusst sein. Eine detaillierte Anamneseerhebung z. B. im Rahmen einer sportärztlichen Untersuchung spielt dabei eine wichtige Rolle, denn nicht jeder Sportler ordnet gewisse Beschwerden als Gehirnerschütterung ein. Diese sportärztliche Untersuchung bietet auch eine gute Möglichkeit, bei Risikosportlern edukativ zu wirken (McCrory et al. 2018).

24

24.9 Prävention

Das primäre Ziel ist es, die Anzahl und Schwere der Gehirnerschütterungen im Sport zu reduzieren. Als eindeutig präventiv haben sich dabei z. B. Regeländerungen erwiesen wie das Verbot des „hohen Ellenbogens" im Fußball (rote Karte) und das Verbot des Body-Checkings im Eishockey bei Spielern unter 13 Jahren (Beaudouin et al. 2019). Die Evidenz für eine Reduktion der Gehirnerschütterungen durch das Tragen von Helmen ist schwach, aber es gibt ausreichend Evidenz für das Tragen von Helmen als Schutz vor schweren Kopfverletzungen. Eine der wohl wichtigsten präventiven Maßnahmen ist die Wissensvermittlung. Sportler, Eltern, Trainer, Schiedsrichter und medizinisches Personal sollen die klinischen Zeichen, diagnostischen Möglichkeiten und Prinzipien der „Return-to-Sport"-Strategie kennen (McCrory et al. 2018).

> **Praxistipps**
>
> - Sobald der Verdacht auf eine Commotio cerebri besteht, muss der Sportler vom Spielfeld genommen und von einem Arzt beurteilt werden.
> - Die Commotio cerebri ist eine klinische Diagnose. Störungen des Vestibularsystems, der Augen, der Halswirbelsäule und der Psyche müssen ausgeschlossen werden.
> - Für die stufenweise Rückkehr zu Sport und Schule stehen das sog. „Return-to-Sport"- und „Return-to-School"-Protokoll zur Verfügung.
> - Bei Erwachsenen geht man von einer Erholungszeit von 10–14 Tagen aus, bei Kindern und Jugendlichen von bis zu 4 Wochen.
> - Das genaue Risiko betreffend Spätschäden ist aktuell noch unklar, mögliche Langzeitschäden bei wiederholten Gehirnerschütterungen müssen jedoch in Betracht gezogen werden.

Literatur

Beaudouin F, aus der Fünten K, Tröss T, Reinsberger C, Meyer T (2019) Head injuries in professional male football (soccer) over 13 years: 29 % lower incidence rates after a rule change (red card). Br J Sports Med 53(15):948–952

Browne GJ, Lam LT (2006) Concussive head injury in children and adolescents related to sports and other leisure physical activities. Br J Sports Med 40(2):163–168

Davis GA, Purcell L, Schneider KJ et al (2017) The child sport concussion assessment tool 5th edition (Child SCAT5): background and rationale. Br J Sports Med 51:859–861

Halstead ME (2016) Pharmacologic Therapies for Pediatric Concussions. Sports Health 8(1):50–2

Hanson E et al (2014) Management and prevention of sports-related concussion. Clin Pediatr (Phila) 53:1221–1230

Heyer GL, Idris SA (2014) Does analgesic overuse contribute to chronic post-traumatic headaches in adolescent concussion patients? Pediatr Neurol 50(5)

Iverson GL, Gardner AJ, Terry DP et al (2017) Predictor of clinical recovery from concussion: a systematic review. Br J Sports Med 51:941–948

Kacperski J (2018) Pharmacotherapy for persistent posttraumatic headaches in children and adolescents: a brief review of the literature. Pediatr Drugs 20:385–393

Kinnaman KA, Mannix RC, Comstock RD, Meehan WP (2013) 3rd. Management strategies and medication use for treating paediatric patients with concussions. Acta Paediatr 102(9)

Leddy JJ, Haider MN, Ellis MJ, Mannix R, Darling SR, Freitas MS, Suffoletto HN, Leiter J, Cordingley DM, Willer B (2019) Early subthreshold Aerobic Exercise for Sport-Related Concussion: A Randomized Clinical Trial. JAMA Pediatr 173(4):319–325

Manley G, Gardner AJ, Schneider KJ et al (2017) A systematic review of potential long-term effects of sport-related concussion. Br J Sports Med 51:969–977

McCrory P, Meeuwisse W, Dorak J et al (2018) Consensus statement on concussion in sport – the 5th international conference on concussion in sport held in Berlin, October 2016. Br J Sports Med 51:838–847

Tanveer S, Zecavati N, Bronson E, Oyegbile T (2017) Gender differences in concussion and postinjury cognitive findings in an older and younger pediatric population. Pediatr Neurol 70:44–49

Erste Hilfe bei medizinischen Notfällen bei Kindern und Jugendlichen

Urs Wiget und Florian Schaub

Inhaltsverzeichnis

© Springer-Verlag GmbH Deutschland, ein Teil von Springer Nature 2021
I. Menrath et al. (Hrsg.), *Pädiatrische Sportmedizin*,
https://doi.org/10.1007/978-3-662-61588-1_25

25

25.1 Lebensbedrohliche Notfallsituationen

Zu unmittelbar lebensbedrohlichen Situationen führen Asphyxie, Schock und Schädelhirntrauma. Das Schema in ◘ Abb. 25.1 zeigt eine Möglichkeit, wie in einer Notfallsituation vorgegangen werden kann. Zur schnellen und effizienten Beurteilung und Behandlung eines kritisch kranken oder verletzten Kindes hat sich das ABC-Schema (Atemwege freimachen und HWS-Stabilisierung, (Be)atmung, „Circulationsbeurteilung" und Compression des Thorax) bewährt und kann lebensrettend sein. Da es vorkommen kann, dass eine Reanimation vor Ort vorgenommen werden muss, ist dringend zu empfehlen, dass das medizinische Personal (Ärzte, Physiotherapeuten), das Kinder und Jugendliche auf dem Sportplatz begleitet, in den Basismaßnahmen der Reanimation (Basic Life Support) ausgebildet ist und diese Kenntnisse regelmäßig trainiert (Kim et al. 2016).

25.1.1 Asphyxie

Zu einer Asphyxie im Sport- und Freizeitumfeld kann es beispielsweise durch Ertrinken, durch (Fremdkörper-)Aspiration oder durch (akzidentelle) Strangulation kommen.

Bei einem Ertrinkungsunfall oder einem Strangulationsereignis gilt es, den Verunfallten zu bergen, die Rettung zu alarmieren und bei Bewusstlosigkeit unvermittelt mit den Reanimationsmaßnahmen zu beginnen. Eine gut durchgeführte Reanimation muss immer mit möglichst wenigen Unterbrechungen erfolgen.

Bei einer Fremdkörperaspiration (Bolusgeschehen, z. B. mit einem Kaugummi beim Sport) sollte man nicht versuchen, den Fremdkörper manuell zu entfernen: es besteht die Gefahr, diesen noch weiter nach distal in den Pharynx zu verschieben. Bei noch erhaltener Atmung sollte das Kind oder der Jugendliche aufgefordert werden zu husten, allenfalls unterstützt durch Schläge mit der flachen Hand auf den Rücken, um den Fremdkörper selbstständig auszuwerfen. Wenn dies nicht gelingt, aber der Patient noch atmet, muss er unter ständiger Überwachung und Reevaluation so rasch als möglich in eine Klinik mit Möglichkeiten zur pädiatrischen Bronchoskopie gebracht werden. Beim symptomatischen Patienten erfolgt der Transport, wenn die Situation es zulässt, mit der Ambulanz.

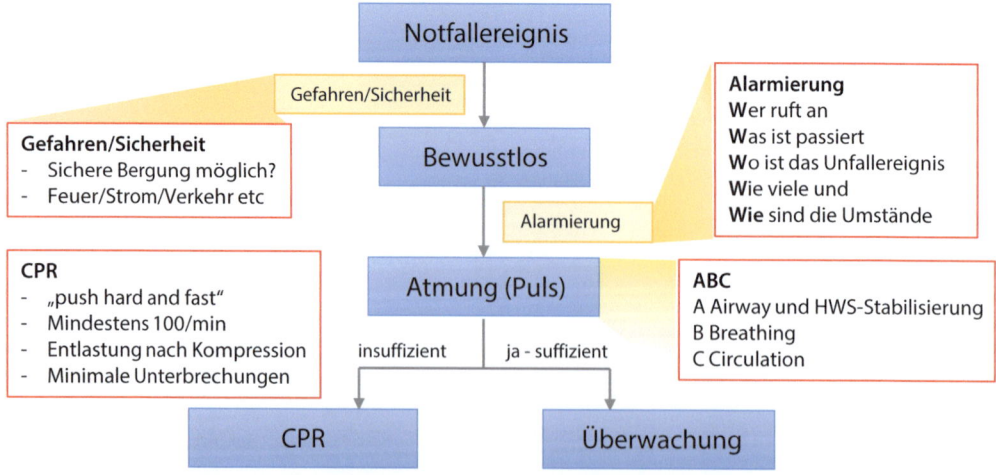

◘ **Abb. 25.1** Möglicher Ablauf der Maßnahmen bei einem Notfallereignis

Das Krankenhaus muss unbedingt telefonisch informiert werden, damit das entsprechende Team beim Eintreffen des Patienten auch für die geplante Intervention bereit ist.

Bei einer akuten und vollständigen Verlegung der Atemwege und nicht mehr erhaltener Atmung kann von einer entsprechend trainierten Person der Heimlich-Griff angewendet werden. Sollte trotz getroffener Maßnahmen der Fremdkörper nicht entfernt werden können und das Kind bewusstlos werden, muss sogleich mit Thoraxkompression begonnen und auf der Fahrt zum Krankenhaus weitergeführt werden (Nicolai 2017).

Eine spezielle Variante der Atemwegsverlegung im Sport ist das „Verschlucken der Zunge". Dabei kommt es zu einer Verlegung der Atemwege durch die eigene Zunge. Dies tritt in der Regel im Sport durch einen traumatischen Bewusstseinsverlust (siehe Commotio) mit folgender muskulärer Erschlaffung auf. Die Zunge sollte in diesem Falle nicht herausgezogen

werden, wie dies oft berichtet wird, zumal es oft zu reflektorischen Bissverletzungen kommt. Durch die Anwendung der mandibulären Subluxation nach ventrokranial (Esmarch-Handgriff) unter Stabilisierung der HWS können die Atemwege manuell geöffnet und freigehalten werden.

25.1.2 Schock

Kinder können Schockzustände aufgrund der hohen vaskulären Elastizität sehr lange kompensieren. Dabei bleibt der Blutdruck im Gegensatz zu Erwachsenen lange stabil. Dies macht es bisweilen schwieriger, beim Kind einen noch kompensierten Schock zu erkennen (◘ Abb. 25.2).

Es werden grundsätzlich vier Schockformen unterschieden: hypovolämer, distributiver, kardiogener und obstruktiver Schock.

Bei sporttreibenden Kindern tritt meistens ein *hypovolämer Schock* aufgrund eines Traumas mit Blutung (hämorrhagischer Schock) auf. Äußerlich sichtbare starke

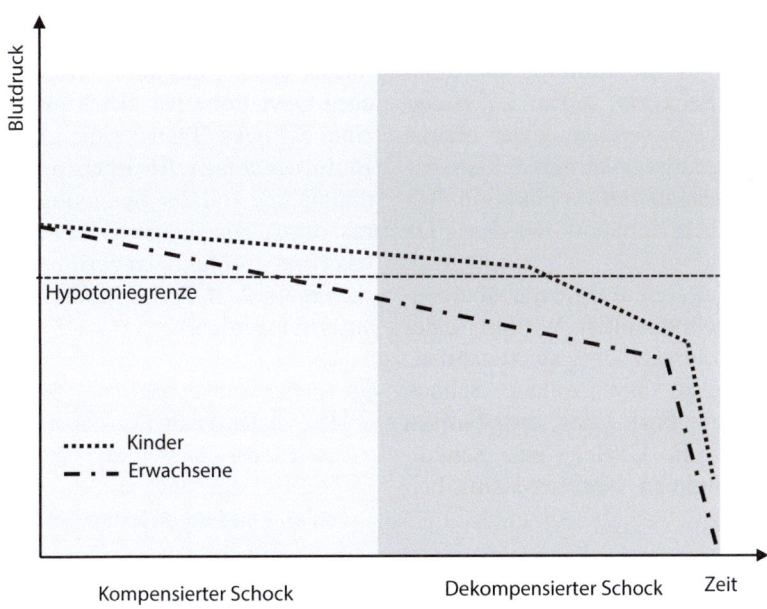

◘ **Abb. 25.2** Schematische Darstellung des voneinander differierenden Verlaufes des Blutdruckes bei zunehmendem Schock bei Erwachsenen und bei Kindern

Blutungen werden durch unmittelbare manuelle Kompression – in aller Regel direkt auf die Wunde – so gestillt, dass das Eintreffen der alarmierten Rettung abgewartet werden kann. Ab und zu ist ein Druckverband hilfreich, vor allem, wenn der Unfallort abseits erschlossener Gebiete liegt. Die größere Bedrohung geht aber von inneren Organblutungen aus, beispielsweise verursacht durch ein stumpfes Bauchtrauma. Dabei kann der Helfer unmittelbar auf dem Unfallplatz wenig ausrichten – eine schnelle und möglichst genaue Alarmierung mit anschließendem Transport in eine entsprechende Klinik mit kinderchirurgischer Versorgungskapazität ist lebensrettend.

Ein *distributiver Schock* ist seltener. Er kann durch eine anaphylaktische Reaktion ausgelöst werden aufgrund eines Hymenopterenstichs oder einer Lebensmittelallergie. Kinder, die wissen, dass sie allergisch reagieren, tragen oft ein Auto-Injektionsgerät (Adrenalin-Pen) mit sich. Es ist wichtig, dass bei einer drohenden Anaphylaxie die Injektion so rasch als möglich intramuskulär appliziert wird. Auch bei einem manifesten anaphylaktischen Schock muss Adrenalin (10 mcg/kg) intramuskulär verabreicht werden. Sollte es im Rahmen der anaphylaktischen Reaktion zudem zu Atembeschwerden durch Verengung der oberen oder unteren Atemwege kommen, kann neben der intramuskulären Applikation Adrenalin zusätzlich inhaliert werden. Da dies selbstredend im Feld nicht möglich ist, kann für die unteren Atemwege überbrückend die bronchodilatative Wirkung eines Salbutamol-Dosieraerosols genutzt werden.

Der neurogene bzw. spinale Schock ist eine weitere Form des distributiven Schocks, wobei die Ursache eine Schädigung des autonomen Nervensystems bei-

spielsweise im Rahmen einer Wirbelsäulenverletzung ist. Glücklicherweise ist dies im Kindesalter äußerst selten und Symptome treten normalerweise verzögert auf, weshalb in diesem Zusammenhang nicht weiter darauf eingegangen wird.

Ebenfalls selten in unserer jungen Zielgruppe ist der *kardiogene Schock*. Ursache hierfür können beim jungen Sportler Herzrhythmusstörungen im Rahmen einer zugrunde liegende Herzerkrankung (Reizleitungsstörung oder kongenitale kardiale Fehlbildung) oder ein direktes kardiales Trauma (Contusio cordis) sein (Vicent et al. 2018). Bei Herzrhythmusstörungen mit Bewusstseinsverlust muss sofort alarmiert und ein AED oder Defibrillator angefordert werden. Gleichzeitig beginnt man ohne Verzögerung mit der kardiopulmonalen Reanimation des Patienten.

Ausgangspunkt für einen *obstruktiven Schock* sind der Spannungspneumothorax sowie die Perikardtamponade, welche bei Kindern äußerst selten vorkommen. Den Spannungspneumothorax erkennt man durch die asymmetrische Throraxhebung, die verminderte einseitige Lungenauskultation, den hypersonoren Klopfschall, Stauungszeichen (gestaute Halsvenen, Trachea-Deviation) bei gleichzeitigen Zeichen eines Schocks (Tachykardie und im Verlauf Blutdruckabfall). Als lebensrettende Sofortmaßnahme soll der Spannungspneumothorax durch eine Nadel-Dekompression mittels eines großlumigen peripheren Venenkatheters im 2. ICR der Medioklavikulärlinie entlastet werden.

❯ Kinder kompensieren den Blutdruck im Schock länger als Erwachsene. Zeigt sich bei Kindern im Schock eine Hypotonie, bedeutet dies, dass das Schockgeschehen schon weit fortgeschritten ist.

25.1.3 Schädelhirntrauma

Das schwere Schädelhirntrauma ist die Hauptursache letaler Verletzungen bei Kindern. Neben der geringeren Körperlänge im Vergleich zu Erwachsenen, die oft der Grund dafür ist, dass Traumata auf Kopfhöhe (z. B. im Straßenverkehr) erfolgen, spielen auch entwicklungsbedingte Faktoren hierfür eine Rolle. Bei Kindern ist der Schädel proportional größer zum Rest des Körpers und entsprechend exponierter. Je jünger das Kind ist umso geringer ist auch seine Nackenkontrolle. Außerdem sind die Nasennebenhöhlen noch deutlich geringer entwickelt ('Knautschzone') und die allgemeine neuronale Myelinisierung ist geringer ('Polsterung'). Dies alles hat zur Konsequenz, dass je kleiner das Kind desto grösser das Risiko einer intrakraniellen Verletzung bei einem Schädel-Hirn-Trauma.

Bei einem Schädel-Hirntrauma mit möglicher zerebraler Blutung sollte dringend ein Krankenhaus aufgesucht werden zur weiteren Abklärung.

25.2 Allgemeine Notfallsituationen

25.2.1 Schmerz

Schmerzen lassen eine Notfallsituation oft dramatisch erscheinen und sind für den Betroffenen traumatisierend. Auch darum ist die Behandlung von Schmerzen mindestens ebenso prioritär einzustufen wie die Versorgung einer allfälligen Verletzung. Die wirksamste Notfalltherapie jeden Schmerzes – sei er traumatisch oder durch Krankheit bedingt – ist die Immobilisation des betroffenen Gliedes oder des ganzen Körpers. Auch bringt die lokale Kühlung meist Erleichterung. Gerade im Sport nimmt man sich gerne das Akronym POLICE (Protection – Optimal Loading – Ice – Compression – Elevation) zu Hilfe, um Verletzungsschmerzen initial zu behandeln (Bleakley et al. 2012).

Jeder Arzt behandelt Schmerzen anders aufgrund seiner eigenen Erfahrungswerte. Ein bewährtes Schema ist das 3 – Stufen- Modell:

Erste Stufe:	Paracetamol	
Zweite Stufe:	Paracetamol + NSAR (z. B. Ibuprofen)	Basisanalgesie
Dritte Stufe:	Opioide (z. B. Fentanyl)	

Bei äußerst starken, akuten Schmerzen sollte der Wirkungseintritt der Basisanalgesie nicht abgewartet, sondern früh mit Opioiden behandelt werden. Die Basisanalgesie wird aber auch bei Therapie mit Opioiden zusätzlich gegeben.

Bei erträglichen Schmerzen darf auch an bewährte 'Hausmittel' (◘ Tab. 25.1) gedacht werden, die ebenfalls Linderung bringen können.

> ❯ Die Behandlung von Schmerzen hat eine sehr hohe Priorität bei akuten wie auch bei chronischen Geschehen, weil Schmerzen sich traumatisierend auswirken können.

◘ **Tab. 25.1** Schmerzbehandlung mit bewährten Hausmitteln

Generell	Immobilisation, Kälte, Beruhigung
Bauch	Grosse, warme, feuchte Kompressen
Kopf	kalte Kompressen auf Stirn und Nacken
Augen	Nasse, kühle Kompressen auf Augen
Hals & Husten	Wasser-/Tee-Dämpfe inhalieren, heisse Getränke trinken
Ohren	Abschwellende Nasentropfen
Rücken	Stützende Leibbinde, Wärmeapplikation

25

25.2.2 Unfälle im Strassenverkehr

Gewisse Sportarten finden im Strassenverkehr statt (Rennradsport). Für andere Sportarten müssen die Kinder von zu Hause anreisen und tun dies entweder zu Fuss, mit dem Fahrrad oder anderen Fahrzeugen. Dies birgt natürlich das Risiko von Unfällen.

Strassenverkehrsunfälle, bei denen Kinder beteiligt sind, sind besonders emotional aufwühlend. Eine schnelle und genaue Alarmierung inklusive Mitteilung der Anzahl und des ungefähren Alters der verletzten Personen ist zentral.

Nachdem eine Eigengefährdung ausgeschlossen wurde, wird das Kind systematisch nach ABC beurteilt und behandelt (siehe ▶ Abschn. 25.1). Erwachsene wie auch Kinder, die sich in Fahrzeugen befinden, müssen beim Vorliegen eines Kreislaufstillstandes mit Reanimationsbedarf oder bei Feuergefahr sofort geborgen werden. Andernfalls sollte mit der Bergung aus dem Fahrzeug bis zum Eintreffen der Rettungskräfte zugewartet werden, weil die schonende und verletzungsgerechte Bergung einer Person aus einem Unfallfahrzeug oftmals mehrere Rettungskräfte und gegebenenfalls auch spezielles Material benötigt.

Während der Wartezeit auf die Rettung soll der medizinische Helfer auf die kontinuierliche Reevaluation der Vitalparameter (nach ABC-Schema) mit Freihalten der Atemwege sowie das Stoppen von sichtbaren äußeren Blutungen achten.

25.2.3 Bewusstseinsverlust

Die Bewusstlosigkeit eines Kindes ohne adäquates Trauma kann verschiedenen Auslöser haben. Die Bewusstlosigkeit aus der sportlichen Aktivität heraus aufgrund einer Herzrhythmusstörung wurde bereits erwähnt (kardiogener Schock). Weitere Ursachen sind die Synkope, die Hyperventilationstetanie, die Hypoglykämie oder ein epileptischer Anfall. Bei Jugendlichen sollte zudem an eine Rauschmittelintoxikation gedacht werden.

Die *Synkope* ist ein kurzzeitiger, spontan reversibler Bewusstseinsverlust. Gelegentlich kommt es beim Eintreten des synkopalen Zustandes zu einem Körperzittern, was oft mit einem epileptischen Anfall verwechselt werden kann. Als Unterscheidungshilfe kann auf die Augenöffnung und den Zustand nach dem Ereignis geachtet werden. Bei einer Synkope sind die Augen in der Regel geschlossen, bei einem epileptischen Anfall ist das Gegenteil der Fall. Nach dem Erwachen ist der synkopierte Patient nach kurzer Zeit wieder völlig orientiert und reagiert adäquat auf Ansprechen. Im Gegensatz dazu ist nach einem epileptischen Anfall mit einer vermehrten Müdigkeit oder Schläfrigkeit zu rechnen. Die orthostatischen Synkopen treten typischerweise nach einem akuten Lagewechsel auf. Eine Synkope *während* einer starken körperlichen Belastung (Sport) ist sehr ernst zu nehmen und muss weiter abgeklärt werden (Cave: Rhythmusstörungen).

Jugendliche können im Rahmen einer Hyperventilation eine *Hyperventilationstetanie* entwickeln. Auslöser für solche Hyperventilationsepisoden sind vielfältig und gelegentlich verschlimmern die Reaktionen der umstehenden Personen die Situation. Oft reicht die alleinige verbale Beruhigung nicht aus, um den Patienten aus der Hyperventilation zu bringen. Eine Ablenkung bzw. Lenkung der Aufmerksamkeit durch Fragen kann manchmal hilfreich sein. Auch Singen, Lachen, Redenlassen kann helfen, die Angst zu reduzieren und Sicherheit zu vermitteln. Bei Erfolglosigkeit kann eine Rückatmung der Ausatmungsluft (z. B. mit einer Tüte) verhindern, dass es durch die Hypokapnie zu einer Tetanie kommt.

Frühe Symptome einer *Hypoglykämie* sind aggressive oder angstbetonte Verhaltensweisen mit vermehrtem Schwitzen. Auch eine vermehrte Unruhe, Konzentrationsschwäche, Zittrigkeit oder Heißhunger können auftreten. Im weiteren Verlauf kann es zur Bewusstseinstrübung kommen. Zucker in jeglicher Form hilft relativ rasch. Die Dosierung ist primär nicht wichtig, da ein zu starker Anstieg des Blutzuckers nicht unmittelbar zu Komplikationen führt. Empfohlen wird bei Kindern und Jugendlichen die Zufuhr von 5–20 g Zucker in Form von Würfelzucker oder Gel – dies auch beim Bewusstlosen –, der in die Backentaschen geschoben wird (1 Würfel = 5 g Zucker).

Der *tonisch-klonische epileptische Anfall* ist aufgrund guter medikamentöser Einstellung seltener geworden, kann jedoch vor allem in einer Urlaubs- oder Lagersituation vermehrt auftreten. Für Lagerbegleitpersonen und Kameraden/-innen ist die Konfrontation mit einer solchen Situation verstörend. Mögliche auslösende Faktoren für ein derartiges Ereignis im Sport- oder Ferienlager können die vergessene Medikamenteneinnahme, ein Schlafentzug, Konsum von alkoholischen Getränken oder stroboskopische Lichtreflexe im Nachtclub bzw. in der Lagerdisco sein. Ein tonisch-klonisches Krampfereignis geht immer mit einem Bewusstseinsverlust einher. Auch andere Epilepsieformen zeigen üblicherweise mindestens eine Bewusstseinsveränderung. Gerade bei einem tonisch-klonischen Krampfereignis ist der Schutz des Betroffenen vor Verletzungen essenziell. Nach stattgehabtem Krampfereignis (unabhängig davon, ob eine Epilepsie vorbekannt ist oder nicht) ist eine Hospitalisation zur Überwachung und allenfalls weiterer Abklärung/Therapieeinstellung zu empfehlen.

25.2.4 Wirbelsäulenverletzungen

Es gilt die Faustregel, dass bereits ein unkontrollierter Sturz aus doppelter Eigenkörperlänge aufgrund der Kinematik zu schweren Verletzungen führen kann. Bei Verletzungen der Wirbelsäule ist ein Großteil der Verletzten unmittelbar nach dem Unfall bei klarem Bewusstsein. Die Betroffenen können dadurch Schmerzen lokalisieren und angeben. Es fällt ihnen aber oft schwer, Lähmungserscheinungen richtig einzuordnen. Bei jedem Trauma und vor allem bei akuten, traumatischen Schmerzen im Rücken ist bis zum Beweis des Gegenteils von einer neurologisch bedeutsamen Verletzung auszugehen. Entsprechend ist die Alarmierung der Rettung indiziert und die Mobilisation des Patienten sollte möglichst vermieden werden.

Wenn das verunfallte Kind in einer stabilen und warmen Umgebung liegt und die Rettung nicht allzu weit entfernt ist, empfehlen wir, das Kind in der Sturzposition liegen zu lassen und nur darauf zu achten, dass die Atemwege frei sind. Wenn das Eintreffen der Rettung zu lange dauert und/oder die Witterung oder Absturzgefahr einen Nottransport an eine geeignete Stelle erfordert, muss darauf geachtet werden, dass die Mobilisation des Patienten mit einer inline stabilisierten Wirbelsäule durchgeführt wird. Beim Drehen aus der Sturzposition auf den Rücken muss jegliche Torsion der Wirbelsäule in der Längsachse sowie die Verbiegung in eine Lordose oder Kyphose vermieden werden. Bevor der Patient gedreht wird, muss personell und materiell alles auf dem Unfallplatz vorbereitet werden.

Die erfahrenste Person muss das Drehmanöver nach vorheriger genauer Erklärung leiten. Als improvisiertes Transportmittel im Gelände eignen sich Decken oder Rucksäcke, natürlich auch Leitern, ausgehängte Türen, Tische etc. Wie bei allen ernsthafteren Notfällen sollte der Patient zugedeckt werden. Wenn ein verunfalltes Kind in der Wartezeit trinken möchte, darf es das, aber nur klare Flüssigkeiten und nur, wenn es wirklich trinken kann, ohne die Wirbelsäule zusätzlich zu bewegen.

25.2.5 Amputationen

Selbstredend ist bei einer Amputation eines Endgliedes (Finger, Zehe) die sofortige Vorstellung auf einer Notfallstation notwendig. Bei Amputationen größerer Gliedmaßen muss der Transport wegen des womöglich hohen Blutverlustes wenn irgend möglich mittels Rettungsdienst erfolgen. Amputate werden nach Möglichkeit in eine sterile Gaze gewickelt und diese in einer gut verschlossenen Plastiktüte verwahrt. Dieser wiederum sollte zur Kühlung in einer mit Eiswasser gefüllten Plastiktüte untergebracht werden (Cave: Eis darf unter keinen Umständen mit dem Amputat in Berührung kommen). So wird die Chance einer Replantation so lange möglich gewahrt.

25.2.6 Verbrühungen und Verbrennungen

Thermische Verletzungen sollten primär für 10 min unter fließendem Wasser gekühlt werden. Es ist nicht notwendig, dass das Wasser eiskalt ist. Unter diesem Aspekt gilt es auch zu bedenken, dass großflächige thermische Verletzungen neben dem Dehydratationsrisiko das Risiko einer Hypothermie bergen. Darum muss auf die Kühlung eines großen Teils des Körpers respektive des gesamten Körpers verzichtet werden.

Nach der initialen Kühlung wird die Wundfläche möglichst steril abgedeckt, um die Schmerzen zu lindern (bereits der Luftzug über dem thermisch verletzten Hautareal löst Schmerzen aus). Dazu können eine Plastikfolie oder befeuchtete sterile Gazen verwendet werden. Es sollten keine Salben oder andere Hausmittel auf das geschädigte Hautareal aufgetragen werden, da diese lokal reizen und so den Schmerz verstärken können. Außerdem erschweren sie die nachfolgende Wundbehandlung.

25.2.7 Bagatelltraumata

Wo Sport getrieben wird, kommt es immer zu kleineren Verletzungen. Prellungen, Verstauchungen und Zerrungen werden initial nach dem Prinzip POLICE (vgl. Schmerz) behandelt. Die Nachbehandlung wird im Kap. x.x besprochen.

Schürfwunden sollten desinfiziert und prinzipiell an der offenen Luft ausbehandelt werden. Bei größeren Schürfwunden ist dies meist nicht möglich aufgrund von Schmerzen und Verschmutzung. Diese können mittels Fettgaze und einem atmungsaktiven Wundverband zum Wundschutz gedeckt werden. Da nicht immer entsprechendes Material vorhanden ist, kann die Wunde auch mit einer Plastikfolie abgedeckt und mit einer trockenen Gaze darüber fixiert werden, damit es nicht zum Verkleben der Gaze mit der Wunde kommt.

Blasen sollten nach Möglichkeit verschlossen bleiben. Stark störende Blasen können vorübergehend steril aufgestochen werden.

Subunguale Hämatome verursacht durch ein Quetschtrauma eines Fingers respektive einer Zehe können bei Schmerzen entlastet werden. Hierfür kann der Nagel mit dem Ende einer erhitzten Büroklammer oder mittels druckfreien Rotationsbewegungen einer Kanüle perforiert werden.

Rissquetschwunden benötigen nach der Desinfektion, wenn sie mittels Wundschlussstreifen oder einem atmungsaktiven adhäsiven Tape gut adaptiert werden können, keine weitere medizinische Versorgung. Grössere und vor allem klaffende Wunden müssen mittels Gewebeleim geklebt oder genäht werden.

Rissquetschwunden im Bereich der Lippe, welche über das Lippenrot reichen, müssen genäht werden, um eine stufenfreie und kosmetisch gute Verheilung zu gewährleisten.

Enorale Verletzungen der Schleimhaut (Wangeninnenseite oder Zunge) brauchen nur in seltenen Fällen eine Wundversorgung. Zungenverletzungen im zentralen Zungenparanchym, welche im Ruhezustand (Zunge im Mund) einigermassen adaptiert bleiben, bedürfen keiner weiteren Versorgung. Randständige oder stark klaffende Zungenverletzungen (in Ruhe) sollten bezüglich Wundversorgung in einem pädiatrisch versierten Krankenhaus evaluiert werden.

Zahnverletzungen von *Milch*zähnen sind selten Notfälle. Nur wenn die Zähne verschoben sind, und dadurch ein Mundschluss nicht mehr möglich ist, muss die Versorgung am gleichen Tag erfolgen. Alle Milchzahnverletzungen müssen im Verlauf zahnärztlich dokumentiert und der Unfallversicherung gemeldet werden, damit eine allfällige Schädigung des darunterliegenden bleibenden Zahnes von der Versicherung als Unfallfolge getragen wird.

Bei gelockerten, dislozierten, frakturierten, intro- oder extrudierten *bleibenden* Zähnen ist die notfallmässige Vorstellung bei einem Zahnarzt angezeigt. Auch bei einem grossen abgebrochenen Fragment mit freiliegender Zahnpulpa sollte rasch ein Zahnarzt aufgesucht werden. Für den Transport von herausgeschlagenen Zähnen oder grösseren abgebrochenen Zahnfragmenten gibt es Zahnrettungsboxen. Ansonsten kann der Zahn in kalter Milch oder in einer Plastikfolie mit Speichel transportiert werden. Von einem Transport des Zahnes respektive Zahnstückes im Mund muss wegen der Verschluckungsgefahr abgeraten werden.

In der nachfolgenden ◘ Tab. 25.2 finden sich weitere Tipps, zum Teil als Zusammenfassung oben genannter Notfälle, zum Teil als Ergänzung von kleineren, zum Teil nicht weniger belastenden Problemen.

◘ **Tab. 25.2**   Tipps für Notfallmaßnahmen

Sichtbare, starke Blutung	Sofort durch manuellen Druck in Wunde oder manuellem Abdrücken der zuführenden Gefäße proximal davon Blutung stoppen, allenfalls Druckverband – *Alarmierung!*
Fremdkörper in Atemwegen ‚Bolusgeschehen'	Nicht versuchen, mit Finger Fremdkörper herauszuholen Zum Husten auffordern und durch starke Schläge mit der flachen Hand auf Rücken Hustenstoss provozieren Wenn bewusstlos: Thoraxkompression und schnellstmöglicher Transport ins Spital (*Alarmierung!* und telefonische Anmeldung!)
Verkehrsunfall	*Alarmierung!* (Anzahl und Alter der Verletzten) Kinder und Erwachsene nur aus dem Auto bergen, wenn eine Reanimation (atmet nicht!) vorliegt oder Feuer ausbricht Im Auto auf freie Atemwege (Kopfstellung!) und Blutungen achten
Bewusstlosigkeit ohne Trauma	Kurzdauernd bzw. spontan regredient: abwarten Hypoglykämie: Diabetes meist bekannt, je nach Gewicht des Kindes 5–20 g Zucker (Würfel, Gel) in die Backentaschen geben, falls keine zeitnahe Besserung: Hospitalisation Generalisiertes tonisch-klonisches Krampfereignis: vor Verletzungen schützen. Hospitalisation Verdacht auf Drogen-Intoxikation: Vitalfunktionen prüfen
Bewusstlosigkeit nach Trauma	Hämorrhagischer Schock Schädel – Hirn -Trauma Contusio cordis *Alarmierung!*

(Fortsetzung)

◘ Tab. 25.2 (Fortsetzung)

Verdacht auf Wirbelsäulenverletzung	Wenn vertretbar (Rettung nahe, Wetter, Kälte) Patient in Sturzposition belassen, Atemwege sichern Wenn Rettung zu lange braucht oder Transport unvermeidlich: Patienten ‚en bloc' auf den Rücken drehen und auf starrer Unterlage transportieren
Asthmaanfall	Patienten nicht zum Hinlegen zwingen Beruhigen, nach vorhandenen Medikamenten fragen Mit Eltern Kontakt aufnehmen Inhalation mit β2- Mimetika
Enoraler Wespen bzw Bienenstich	Eiswürfel lutschen (Autotankstelle, Restaurant) bei starker Schwellung Konsultation auf Notfallstation (Anmeldung!)
Anaphylaxie	Adrenalin Autioinjektor: bei bekannter Allergie sofort anwenden! Bei Anaphylaxie: Adrenalin i. m. 10 mcg/kg
Schlangenbiss	Bissstelle weder aussaugen noch einschneiden. Ruhe bewahren: Patient nicht mehr bewegen und zum Arzt transportieren. Bei Biss in eine Gliedmaße venöse Stauung herzwärts mit einer Binde/Gürtel/Schal
Verbrennung/Verbrühung	Lokale Kühlung durch fließendes Wasser während 10 min sauber (steril) abdecken Keine Salben oder Oel Großflächige thermische Verletzungen nur abdecken, Ganzkörperkühlung bzw. Kühlung >10 % KOF vermeiden
Nasenbluten	Versuch mit kaltem Wasser im Nacken und Pressen des Nasenrückens Allenfalls Tamponade ins Nasenloch Wenn nicht besser, stark schneuzen lassen um Koagula zu entfernen, dann während 10 min (Kontrolle mit Uhr!) Nasenrücken zusammenpressen (lassen)
Fremdkörper im Auge	Kleine Fremdkörper durch Anheben des Oberlides sichtbar machen und mit Tuchzipfel entfernen Perforierende Fremdkörper nie aus Auge herausziehen: beide Augen verbinden – Krankenhaus! Fremdkörper bei Metallbearbeitung dringen tief in Kornea ein und rosten schnell: Notfallkonsultation Augenarzt!
Sonnenstich	Ist eine Reizung der Meningen – kühlen (Schatten), NSAR
Amputationen	Amputate sollten nach Möglichkeit gekühlt aber nicht gefroren werden (siehe Text oben). Idealerweise in Gaze einwickeln. Diese in einen gut verschlossenen Plastiksack legen, welche wiederum in einen Plastiksack mit Eisbad gelegt wird
Herausgeschlagene Zähne	Transport in kalter Milch oder Zahnrettungs-Box
Schürfwunden	Desinfizieren und so lange als möglich an der Luft lassen Bei größeren Flächen vorübergehend nach Desinfektion mit Frischhaltefolie und darüber Gaze abdecken
Nagelhämatom	Bei pulsierenden Schmerzen Perforation des Nagels (Nadel, glühende Papierklammer) zur Entlastung, dann regelmäßige Desinfektion

25

> **Praxistipps**
>
> - Ein schneller und korrekter Alarm gibt dem lebensgefährlich verletzen oder kranken Kind die beste Chance.
> - Ein einfühlsames Verhalten des Arztes oder Helfers verbessert deutlich den Verlauf.
> - Lebensbedrohliche Situationen bei Kindern sind selten, weshalb das adäquate Verhalten des Arztes immer wieder geübt werden sollte.
> - Eine adäquate Schmerztherapie verlangt Zuwendung, Immobilisation, Kälteschutz und genügende Analgesie.

Literatur

Bleakley CM, Glasgow P, MacAuley DC (2012) PRICE needs updating, should we call the POLICE? British Journal of Sports Medicine, 4(4):220–221

Bledsoe GH, Manyak MJ, Townes DA (2009) Expedition and wilderness medicine. Cambridge University Press, Cambridge

Brunello AG, Walliser M, Hefti U (2010) Gebirgs- und Outdoormedizin. SAC – Verlag , Bern, Switzerland

Cameron P, Browne G, Mitra B, Dalziel S, Craig S (2019) Paediatric emergency medicine, 3. Aufl. Elsevier, Amsterdam

Elsensohn F (2001) Consensus guidelines on mountain emergency medicine and risk reduction. Casa editrice stefanoni, Lecco

Hebestreit H, Ferrari R, Meyer-Holz J, Lawrenz W, Jüngst B (2002) Kinder und Jugendsportmedizin: Erste Hilfe bei Notfällen. Thieme, S 228–235

Kim JW, Lee JH, Lee KR, Hong DY, Baek KJ, Park SO (2016) Resuscitation training: cross-secional simulation study. Simul Health 11(4):250–256

Nicolai T (2017) Foreign body aspiration in children. MMW – Fortschritte der Medizin 159:41–43

Vicent L, Ariza-Lolé A, Gonzalez-Juanatey JR, Uribarri A, Ortiz J, Lopez de Sa E, Sans-Rosello J, Querol CT, Codina P, Sousa-Casanova I, Martinez-Selles M (2018) Exercise-related severe cardiac events. Scand J Med Sci Sports 28(4):1404–1411

Referenz POLICE

Muskuloskelettale Überlastungsbeschwerden bei Nachwuchsathleten

Michael Cassel, Pia Brecht und Frank Mayer

Inhaltsverzeichnis

© Springer-Verlag GmbH Deutschland, ein Teil von Springer Nature 2021
I. Menrath et al. (Hrsg.), *Pädiatrische Sportmedizin*,
https://doi.org/10.1007/978-3-662-61588-1_26

26.1 Epidemiologie – Häufigkeiten und Entitäten

Verschiedene Arbeiten der letzten Jahre dokumentieren die Häufigkeit und Bedeutung von Überlastungsbeschwerden des muskuloskelettalen Systems (MSK) auch bereits bei Nachwuchsathleten (Wu et al. 2016). Als verantwortlich hierfür gelten das sich noch im Wachstum befindliche und damit nicht voll ausgeprägte MSK und eine ansteigende Anzahl an Nachwuchsathleten, die zu einem früheren Zeitpunkt der Entwicklung hohe, zum Teil einseitige Trainingsumfänge und -intensitäten durchführen. Die Beschwerden sind vorrangig auf die Wirbelsäule und die unteren Extremitäten lokalisiert. Nicht selten resultiert eine Einschränkung der Trainings- und Wettkampftätigkeit über Wochen bis Monate. Die Interpretation der klinischen Untersuchungsbefunde und die Beurteilung der Bildgebung unterscheiden sich maßgeblich von der erwachsener Athleten, insbesondere an den wachstumsrelevanten Lokalisationen.

> Werden Überlastungsbeschwerden bei Nachwuchsathleten unterschätzt, unzureichend detailliert diagnostiziert bzw. nicht austherapiert, können längerfristige Einschränkungen bis zu einer nachhaltigen Beeinflussung der leistungssportlichen Karriere resultieren (Wu et al. 2016).

Die Ergebnisse einer systematischen Literaturrecherche der letzten 10 Jahre zeigen eine Zunahme der ärztlich dokumentierten Überlastungsbeschwerden. So sind rund ein Drittel aller Gesundheitseinschränkungen im Nachwuchssport auf Überlastungsbeschwerden zurückzuführen; die wöchentliche Prävalenz von Überlastungssymptomen beträgt rund 40 %, wovon ca. 15 % als substanziell eingestuft wurden (Moseid et al. 2018). Daten zu detaillierten Prävalenzraten in Sportarten (z. B. bei Läufern) gehen von einer Häufigkeit von rund 10 Überlastungsbeschwerden pro 1000 h Exposition aus. Eine Vorhersage der Beschwerdewahrscheinlichkeit scheint dabei allerdings nicht zuverlässig möglich. Hauptsächlich betroffen sind der Rumpf (Wirbelsäule) sowie die Region der Kniegelenke, wobei Sehnenbeschwerden (v. a. an den Apophysen), knöcherne Belastungsreaktionen und Osteochondrosen überwiegen (Rejeb et al. 2017). Beschrieben sind u. a. das Little League Schulter- und Ellbogensyndrom, die Osteochondritis dissecans an unterschiedlichen Lokalisationen (M. Panner. M. Sever. M. Osgood-Schlatter), Stressfrakturen und Knochenödeme der Lendenwirbelsäule (v. a. hintere LWS-Abschnitte) sowie knöcherne Belastungsreaktionen der Tibia, seltener auch an den Apophysen des Beckens (Wu et al. 2016). Auffällig ist darüber hinaus, dass eine Zunahme an Spezialisierung in der jeweiligen Sportart bereits in jungem Alter das Risiko für Überlastungsbeschwerden erhöht (Bell et al. 2018). Weibliche Athletinnen weisen im Gegensatz zu männlichen Nachwuchssportlern eine höhere Prävalenz an Überlastungsbeschwerden (vorrangig an Wirbelsäule und unterer Extremität) auf als Akutverletzungen. Insgesamt ist die Wahrscheinlichkeit, an Überlastungsreaktionen zu erkranken, bei männlichen Nachwuchsathleten allerdings höher (Odds Ratio rund 10 gegenüber 3,5 bei Nachwuchsathletinnen). Beobachtet werden die Beschwerden häufig in Ausdauer-, Rückschlag- sowie Mannschaftssportarten (Stracciolini et al. 2015).

Ursächlich für Überlastungsbeschwerden im Nachwuchssport sind meist repetitive Mikrotraumata, welche gegenüber der physiologischen Belastungsadaptation überwiegen. Sowohl präventiv, in der Therapie, als auch in Return-to-Sport-Strategien muss daher eine ausreichend lange Anpassungs- und Rehabilitationszeit eingehalten werden. Besonderes Augenmerk während des Wachstums liegt auf Überlastungsbeschwerden der Apophysen. Ein schnelles bzw. akzeleriertes Wachstum, Vorverletzungen und eine höhere Belastungsintensität über längere Zeit gelten als Risikofaktoren. Folglich ist auch hier eine längere Belastungsreduktion die Therapie der Wahl.

26.2 Stressreaktionen und Stressfrakturen

Der klinische Begriff der „Bone Stress Injuries (BSI)" beschreibt ein inadäquates knöchernes „Remodeling" auf anhaltende, wiederholte submaximale Belastung von Knochengewebe. Dies mündet in einer akkumulierenden Ermüdung und einer Schädigung der Bälkchenstruktur des Knochens. Es folgt eine schrittweise Umwandlung und Änderung der mechanischen Knocheneigenschaften (Herabsetzen des Elastizitätsmoduls, verringerte Steifigkeit) (Hughes et al. 2017). Diffuse, mikroskopisch sichtbare Mikroschäden der Knochenbinnenstruktur werden in der Folge nur langsam repariert. Bei Fortführung der Belastung bzw. bei Nichteinhalten einer verlängerten Ruhephase steigt schließlich das Risiko für eine Stressfraktur (Hughes et al. 2017; Ruddick et al. 2019).

In einer epidemiologischen Untersuchung an >50.000 Verletzungen bei im Mittel 16-jährigen Athleten (13–19 Jahre) wurden 389 knöcherne Überlastungsreaktionen (0,8 % aller Verletzungen) beschrieben (Changstrom et al. 2015). Es fand sich ein höherer Anteil des weiblichen Geschlechts (ca. 63 %). Laufsportarten und Turnen waren vermehrt betroffen. Über alle Sportarten hinweg ergab sich eine Häufung an Unterschenkel (40 %), Fuß (35 %), unterem Rücken bzw. Becken (15 %).

Stressfrakturen des Unterschenkels finden sich in Schien- und Wadenbein und betreffen in erster Linie Sportarten und Disziplinen mit hohem Laufanteil. Am Fuß sind Mittelfuß- oder Sesambeinfrakturen in Lauf- und Spielsportarten häufig. Am unteren Rücken sind meist die hinteren Wirbelsäulenabschnitte mit einem erhöhten Risiko der Entwicklung einer Spondylolyse und -listhese betroffen. Stressfrakturen der oberen Extremität sind selten und werden nahezu ausschließlich bei Athleten aus Überkopfsportarten diagnostiziert (Changstrom et al. 2015).

26.2.1 Mediales Tibiastresssyndrom (MTSS)

Das mediale Tibiastresssyndrom (MTSS) bezeichnet eine Überlastungssituation des Schienbeins, welche in unterschiedlichen Strukturveränderungen münden kann. Sowohl Muskel- und Sehnengewebe als auch Periost und Knochen können betroffen sein. Der frühe Eintritt in den Leistungssport und die frühzeitige Spezialisierung bereits im Kindesalter – mit hohem Trainingspensum und unzureichenden Regenerationszeiten – sind als Risiko für die Entstehung eines MTSS anerkannt. Vor allem Sportarten mit hoher Lauf- und Sprungbelastung (Leichtathletik, Turnen, Ballsportarten, Cheerleading) weisen eine erhöhte Prävalenz auf (Korsh et al. 2017). Mädchen sind etwa doppelt so häufig betroffen wie Jungen. Anamnestisch sind belastungsabhängige Schmerzen, die länger als eine Woche bestehen, im Verlauf zunehmen oder zu Hinken führen, hinweisend. Meist besteht ein direkter zeitlicher Zusammenhang zu einer Zunahme des Trainingsumfangs und der Trainingsintensität. Aufgrund des bekannten Zusammenhangs zwischen gegebener Körperkomposition (BMI <17,5 kg/m^2, Körperfettgehalt <10 %) und dem weiblichem Menstruationszyklus (Dys- und Amenorrhoe) mit einem erhöhten Risiko für eine Ermüdungsfraktur ist eine Ernährungs- und Zyklusanamnese obligat. Ggf. ist zusätzlich die Klärung gastrointestinaler Resorptionsstörungen zu erwägen (Korsh et al. 2017).

26

Klinisch zeigen sich in der Regel keine äußerlichen Frakturzeichen. Bei der Palpation von Schienbein und umgebender Muskulatur werden lokalisiert Schmerzen angegeben. Die Schmerzlokalisation zeigt eine Alters- und Disziplinabhängigkeit. So weisen Athleten aus Sprungdisziplinen eher Beschwerden anteromedial, Langstreckenläufer eher posteromedial und Sprinter eher distal auf. In der Präadoleszenz ist die proximale Tibia häufiger betroffen. Neben der Palpation zeigt ein positiver Single-Leg-Hop-Test (Zunahme der Schmerzen bei 10-maligem einbeinigem Hüpfen) eine hohe Spezifität für ein MTSS. Die Röntgendiagnostik spielt in der Primärdiagnostik eine untergeordnete Rolle, da knöcherne Stressreaktionen anfangs meist nicht erfasst werden. Zum Ausschluss einer Stressfraktur, zur Quantifizierung von knöchernen und muskulären Begleitödemen sowie zur Verlaufsbeurteilung kann eine MRT-Diagnostik sinnvoll sein. Eine Knochendichtemessung mittels DEXA ist nur bei Risikopatienten (bereits mehrere Stressfrakturen, Zyklusstörungen u. a.) angezeigt (Korsh et al. 2017).

Die Therapie des MTSS ist konservativ. Eine Belastungsreduktion oder -pause ist essenziell. Längeres Zuwarten sowie die Lokalisation im anterioren mittleren Drittel erhöhen das Risiko einer Stressfraktur. Eine Ent- oder Teilbelastung des betroffenen Beins an Unterarmgehstützen bis zur Beschwerdefreiheit im Alltag ist sinnvoll. Im Einzelfall ist eine Zusatzdiagnostik mit ggf. Normalisierung des Vitamin D- und Calciumhaushalts, bevorzugt über die Ernährung, förderlich. Nicht selten erstreckt sich die Behandlungsdauer über mehrere Wochen (meist 6) bis Monate (Korsh et al. 2017). Die Rückkehr in den Sport erfolgt bei vollständiger Beschwerdefreiheit stufenweise, beginnend mit leichtem bis moderatem Ausdauertraining ohne Lauf- oder Sprungbelastung. Rumpfstabilisationstraining kann und sollte ebenfalls frühzeitig erfolgen. Aus präventiver Sicht bewährt

haben sich ein behutsamer und langsam progressiver Belastungsaufbau mit konsekutiver Anpassung der passiven Strukturen.

26.2.2 Knöcherne Überlastungsreaktionen der hinteren Wirbelsäulenabschnitte

Etwa 8–15 % aller Stressreaktionen und nahezu alle der Wirbelsäule betreffen die Wirbelbögen L4 und L5 (Changstrom et al. 2015; Hayashi et al. 2016; Cheung et al. 2018). Eine aktuelle Analyse von rund 600 Überlastungsbeschwerden bei Nachwuchsathleten (11–17 Jahre) ergab 12 % knöcherne Ursachen, wobei rund ein Drittel an der Lendenwirbelsäule lokalisiert war (Cassel et al. 2019). Zu beachten ist, dass unterschiedliche Regionen der Wirbelbögen (Pars interarticularis, Pedikelregionen), aktive Prozesse (sogenannte „Bone Stress Injuries") und vorbestehende Spondylolysen differenziert werden müssen (Sims et al. 2020) (◘ Abb. 26.1).

Als intrinsische Risikofaktoren wurden das weibliche Geschlecht, eine geringe Energieverfügbarkeit sowie ein Missverhältnis zwischen Belastung und lokaler muskulärer Belastbarkeit während des Wachstums in Sportarten mit wiederkehrend hyperextendierenden und reklinierenden Belastungen (v. a. Baseball, Basketball, Cricket, Fußball, Gewichtheben, Hockey, Kanurennsport, Tennis, Turnen, Volleyball) beschrieben (Hughes et al. 2017). Während bei Wurf- und Rückschlagsportarten überwiegend der kontralaterale Bogen des Wurf- bzw. Schlagarmes betroffen ist, neigen Fußballathleten häufig zu beidseitigen Überlastungsreaktionen der Wirbelbögen (Panagodage Perera et al. 2019). Ein erhöhtes Risiko liegt zudem bei Athletinnen mit einer „Female Athlete Triad" (Trias aus mangelnder Energieverfügbarkeit bzw. Essstörung, Zyklusstörung bis zur Amenorrhö, Knochenstoffwechselstörung zur

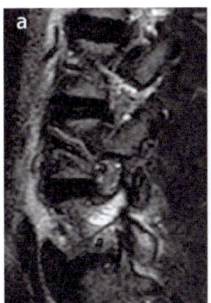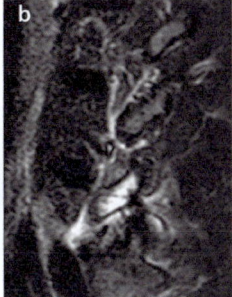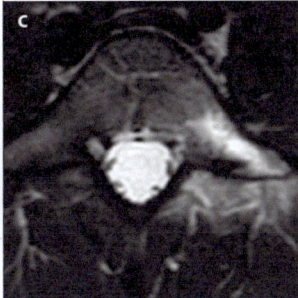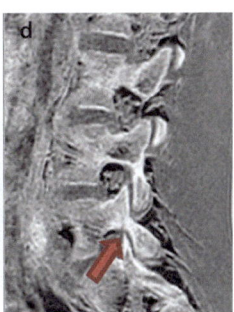

□ **Abb. 26.1 a–d** Bildausschnitte aus der T2-STIR-Sequenz sagittal (**a** und **b**) und transversal (**c**). Signalanhebung mit linienförmiger Konturunterbrechung im Wirbelbogen L5 links und Umgebungsödem in der angrenzenden Muskulatur. In der sagittalen, invertierten e-THRIVE Sequenz (analog VIBE-Sequenz, mobiles 1,5 Tesla MRT, Firma Phillips) kommt die kaudale Kortikalisunterbrechung in der Interartikularportion zur Darstellung (**d**, roter Pfeil)

Osteoporose führend) oder dem relativen Energiedefizit-Syndrom im Sport (RED-S) vor (Tenforde et al. 2018). Als extrinsische Risikofaktoren werden wiederkehrend hohe sportliche Belastungen sowie der plötzliche Wechsel von Trainingsregime, Umfang und Intensitäten genannt (Hughes et al. 2017).

Aufgrund der ungünstigen Prognose bei einer möglichen Entwicklung einer Stressfraktur bzw. Spondylolyse ist eine frühzeitig suffiziente Diagnostik initialer Stressreaktionen entscheidend. Anamnestisch äußert der Sportler lokale belastungsabhängige, tief lumbale Schmerzen, die in der Regel in liegender Position verschwinden. Typischerweise sind sportartspezifische Belastungen unter Rotation und Reklination der Lendenwirbelsäule schmerzauslösend. Eine Ausstrahlung wird nur selten berichtet. In der klinischen Untersuchung fällt eine geminderte lokale Wirbelsäulenbeweglichkeit im Sinne einer lokalisierten Schonhaltung mit Hartspann auf. Meist ist ein Druck- und Ventralisationsschmerz der betroffenen lumbalen Etage wegweisend. In fortgeschrittenen Stadien kann ein lokaler Klopfschmerz bestehen, darüber hinaus ist der sogenannte Einbein-Hyperextensionstest zur klinischen Diagnostik der aktiven Spondylolyse beschrieben. Die Spezifität und Sensitivität der klinischen Tests für eine

lumbale „Bone stress injury" (BSI) ist allerdings begrenzt (Selhorst et al. 2019). Differenzialdiagnostisch sind Facettengelenkspathologien, Bandscheibenerkrankungen, skoliotische Fehlhaltungen, seltene tumoröse bzw. entzündliche Erkrankungen sowie der unspezifische Rückenschmerz abzugrenzen.

In Ergänzung der klinischen Untersuchung ist im Nachwuchsleistungssport in der Regel frühzeitig eine bildgebende Diagnostik indiziert. Bei klinischer Auffälligkeit ist nicht selten die stehende Röntgendiagnostik der LWS in zwei Ebenen sinnvoll. Im Einzelfall können ggf. ergänzend Schräg- bzw. Funktionsaufnahmen zum Ausschluss bzw. der Beurteilung von Schweregrad und Mobilität einer Spondylolyse und -listhesis nach wie vor indiziert sein. Frische Frakturen der Wirbelbögen sind mit höchster Sensitivität und Spezifität in Schnittbildverfahren (CT und SPECT) sichtbar (Cheung et al. 2018). Eine Unterscheidung zwischen aktiven und inaktiven Prozessen (chronische „Non-union"-Fraktur) ist mit röntgenologischen Methoden nur durch Nutzung der SPECT möglich (Cheung et al. 2018). Nachteilig ist die hohe Strahlendosis, welche besonders im Rumpfbereich relevant ist. Mithilfe neu entwickelter Spezialsequenzen der MRT (z. B. fettunterdrückte, dreidimensionale T1 VIBE oder T2 STIR/TIRM-Sequenzen) sind zwischenzeitlich sowohl frische Stressfrakturen als auch die initialen Belastungsödeme der Wirbelbögen mit hoher Treffsicherheit detektierbar. Der primäre Einsatz von MRT-Verfahren bei Kindern und Jugendlichen wird deshalb vermehrt gefordert (Cheung et al. 2018; Sims et al. 2020).

Die Therapie von Nachwuchsathleten mit BSI erfolgte nahezu ausschließlich konservativ und in über 90 % der Fälle erfolgreich (Changstrom et al. 2015). Sportliche und therapeutische muskuläre Belastungen sowie schmerzauslösende Reklinations- und Rotationsbelastungen der LWS sind strikt zu meiden. Eine begleitende NSAR-Gabe kann im Einzelfall, allerdings nur in der initialen Phase, zur kurzfristigen Schmerzlinderung gerechtfertigt sein; kann sich im Verlauf jedoch negativ auf die Knochenregeneration auswirken sowie die Provokation ungünstiger Belastungen zur Folge haben (Hughes et al. 2017). Bei Beschwerdefreiheit in Alltagsbelastungen wird mit einer vorsichtig dosierten Physiotherapie begonnen, welche schrittweise zunächst isometrische, dann konzentrische Belastungen mit kurzem Hebel unter Entlordosierung der LWS beinhaltet. Bei beschwerdefreier Durchführbarkeit erfolgt der Übergang zur Medizinischen Trainingstherapie mit einem kontrollierten Radergometertraining sowie einem dosiertem Krafttraining des Rumpfes ohne Extension und Rotation der LWS. Im Folgenden werden zunächst isoliert reklinierende bzw. rotierende Belastungen ergänzt, bevor eine Kombination der Bewegungsrichtungen in die Therapie integriert wird.

Die Therapiedauer hängt im Wesentlichen vom Stadium der BSI und der Compliance des Patienten ab. Während Stressreaktionen in der Regel zwischen 8 und 12 Wochen unter konservativer Therapie problemlos ausheilen, benötigen Stressfrakturen mindestens 3–6 Monate zur Heilung (Cheung et al. 2018). Verlaufskontrollen durch Bildgebung (MRT) erfolgen üblicherweise nach einem Zeitraum von 3 Monaten.

26.3 Apophysitiden bzw. Apophysenfrakturen

Apophysen sind sekundäre Ossifikationszentren des Jugendalters mit einer minderen Belastbarkeit, insbesondere in den schnellen Wachstumsphasen. Da bei Mädchen der adoleszente Wachstumsschub früher eintritt, sind Beschwerden meist 1–2 Jahre eher klinisch manifest. Unter Apophysitiden werden chronische Überlastungs- bzw. Belastungssituationen im Jugendalter zusammengefasst. Avulsionen bzw. Apophysenfrakturen sind traumatische knöcherne Ausrisse der Sehneninsertion (zumeist der ventralen Becken-/Hüftregion), häufig in Folge plötzlicher, explosiver Muskelkontraktion (beim Sprung, Sprint, Schuss, Wurf). Nicht selten basieren die akuten Ereignisse (s. ◘ Abb. 26.2) auf chronisch-repetitiven Mikrotraumata in der Vorgeschichte. Prädilektionsstellen sind vorrangig das Becken (Spina iliaca anterior superior und inferior, Tuber ischiadicum, Os pubis), der proximale Oberschenkel, die proximale Tibia, die Ferse und der Ellenbogen.

Der M. Osgood-Schlatter wird in der englischsprachigen Literatur als die häufigste Apophysitis des Heranwachsenden genannt. Das Beschwerdebild ist bei Jungen häufiger und tritt nicht selten beidseits auf. Auslösend sind repetitive Krafteinwirkungen der kniegelenksstreckenden Muskulatur (M. quadriceps femoris) auf die Tuberositas tibiae (über die Patellasehne) (s. ◘ Abb. 26.3). Verschiedene Arbeiten diskutieren zudem einen Einfluss der knöchernen Durchblutung der Apophyse. Fuß- oder Kniegelenksfehlstellungen werden als prädisponierend eingestuft.

An der oberen Extremität treten Überlastungsbeschwerden häufig im Bereich des

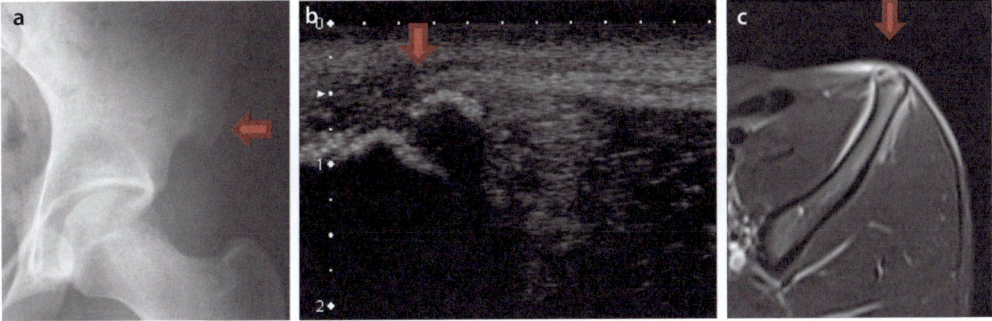

Abb. 26.2 a–c Knöcherner Apophysenausriss der Spina iliaca anterior superior links im Röntgenbild a. p. (anterior-posterior) eines 15-jährigen Kanuten, der nach über Wochen gesteigertem Laufumfang ein plötzliches Schmerzereignis der linken Hüftregion beim Sprinttraining verspürte und sich anschließend mit Schonhinken des linken Beins vorstellte. In der Sonografie (**b**) und dem MRT (**c**, transversale T2-Wichtung) Ausriss des M. sartorius links mit geringer Fragment-Dislokation und Flüssigkeitsformation entlang der Beckenschaufel

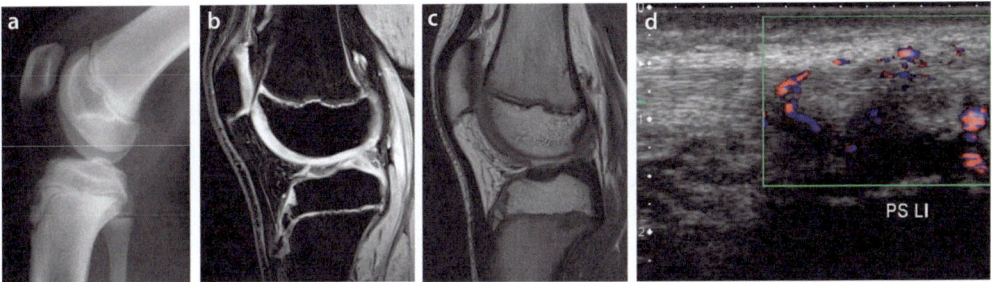

Abb. 26.3 a–d M. Schlatter mit Fragmentation der Tuberositas tibiae links eines 12-jährigen Handballers im seitlichen Röntgenbild (**a**) und dem auswärtig durchgeführten MRT sagittal T2 (**b**) und T1 (**c**) gewichtet. In der hochauflösenden Sonografie (**d**) zeigt sich zudem die Tendinopathie der Patellasehne mit Auftreibung der distalen Sehne, hypoechogenen Arealen sowie positivem Dopplerschall

medialen Ellenbogens („Little League Elbow") auf. Hierunter werden sowohl die Apophysitis des medialen Epicondylus als auch Avulsions- und Kollateralbandverletzungen zusammengefasst. Besonders häufig sind Athleten aus den Sportarten Baseball, Turnen und Gewichtheben betroffen. Die Apophysitis calcanei (M. Sever) tritt im Bereich der Ferse auf. Diese ist durch die Insertionen der Achillessehne posterior und die Plantarfaszie medio-inferior hohen mechanischen Ansprüchen ausgesetzt. Auch hier sind Jungen häufiger betroffen, die Symptomatik zeigt sich in mehr als 60 % beidseits (Mack und Regier 2019).

Beschwerden einer Apophysitis beginnen oft schleichend und werden meist nicht eindeutig lokalisiert. In der Untersuchung zeigt sich die betroffene Apophyse druck- und klopfschmerzhaft. Der Schmerz ist durch Provokationstests auslösbar. Besonders an exponierten Stellen (u. a. Tuberositas tibiae) können Schwellungen sichtbar sein. Im Sport äußern sich Beschwerden regelhaft als belastungsabhängige Schmerzen oder sind durch eine schmerzbedingt verminderte Belastbarkeit gekennzeichnet. Im Nativ-Röntgen sind bei Apophysitiden ggf. stadienabhängig Fragmentationen sichtbar. Bei einseitiger Symptomatik erfolgt es zudem

26

zum Ausschluss anderer Pathologien (Tumoren, Osteomyelitis). Avulsionsfrakturen lassen sich im konventionellen Röntgen meist gut darstellen. Bei jungen Sportlern (vor Anlage des Ossifikationskerns), kleineren Knochenfragmenten, der Diagnostik von weichteiligen Begleitverletzungen (von Kapsel-band-, Sehnen- und Muskelstrukturen) bzw. der Evaluation des Verletzungsausmaßes ist eine MRT indiziert. Die Beurteilung im Seitenvergleich und von Begleitpathologien der Sehnenstrukturen bzw. Schleimbeutelentzündungen erfolgt mittels Ultraschalluntersuchung (Wolff 2000; Mack und Regier 2019).

Grundsätzlich ist bei Apophysitiden ein frühzeitiges, oft mehrwöchiges Pausieren sportlicher Belastung notwendig. Bei Beschwerden im Alltag ist ggf. eine Teil- oder Komplettentlastung, selten eine Ruhigstellung sinnvoll. Die lokale Eisanwendung ist besonders anfangs unterstützend und wird von den Athleten meist als angenehm empfunden. Bei einer Apophysitis calcanei ist eine Einlagenversorgung mit Schalenform und Weichbettung der Ferse zu erwägen. Nach Beschwerderückgang ist ein Belastungsbeginn zugunsten des (exzentrischen) Krafttrainings empfohlen. Operative Interventionen sind nur selten notwendig.

Die Therapie der Avulsionsfrakturen ist ohne oder bei geringer Dislokation ebenfalls über 8–12 Wochen konservativ. Die Indikation zur operativen Versorgung wird nur selten bei Dislokationen größeren Ausmaßes (z. B. an der Spina iliaca anterior inferior bei Rectusabriss >2 cm) diskutiert. Als Komplikationen sind eine Pseudoarthrosenbildung oder eine mögliche mechanische Behinderung bei übermäßiger Kallusbildung zu nennen (Wolff 2000).

26.4 Tendinopathien bei adoleszenten Athleten

Tendinopathien bezeichnen akute oder chronische Beschwerden von Sehnen, die in Abhängigkeit der betroffenen Sehne zu einer schmerzbedingten Einschränkung der Belastbarkeit des zugehörigen Muskels bzw. der Muskelgruppe führt. Sie können sowohl den Insertionsbereich, das mittlere Drittel als auch den Bereich des Sehnen-Muskel-Übergangs betreffen. Neben Schmerzen zu Belastungsbeginn bestehen meist Beschwerden bei Zunahme der Belastungsintensität. In akuten oder fortgeschrittenen Stadien berichten die Patienten über Ruheschmerzen und eine Einschränkung der täglichen Belastbarkeit des Muskel-Sehnen-Komplexes. Differenzialdiagnostisch ist die Symptomatik an der Sehneninsertion von Beschwerden der Apophysen abzugrenzen.

Tendinopathien treten im Nachwuchssport vorrangig an der unteren Extremität auf und betreffen zumeist die Patellasehnen bei Athleten aus Spielsportarten. Die Prävalenz der Patellasehnen-Tendinopathie steigt mit höherem Athletenalter an und wird in Abhängigkeit von Sportart, Athletenalter und Geschlecht von 6 bis 33 % angegeben (Simpson et al. 2016). Die Häufigkeit der Achillessehnen- und der Quadrizepssehnen-Tendinopathie liegt mit etwa 2 % deutlich niedriger. Ein hoher oder abrupt gesteigerter Belastungsumfang, geringes Trainingsalter sowie vorbestehende strukturelle Sehnenveränderungen werden als Auslöser diskutiert (McAuliffe et al. 2016; Cook et al. 2016). Angenommen wird eine hohe, wiederkehrende Überbeanspruchung mit nachfolgenden Umbauprozessen. Kollagen-Mikrorupturen werden dabei nicht ausreichend regeneriert. Es resultiert ein vermehrter Aufbau von weniger reißfestem Kollagen Typ III mit einer vermehrten Einsprossung von Blutkapillaren und Substanz P-positiven freien Nervenendigungen (Cook et al. 2016)(s. ◘ Abb. 26.4).

Bei Tendinopathien sind eine ausführliche Belastungs- und Trainingsanamnese zu beschwerdeauslösenden Situationen und die Erfassung von Schmerzentwicklung, -verlauf und -charakter von großer Bedeutung. Charakteristischerweise werden Schmerzen bei Belastungsbeginn beschrie-

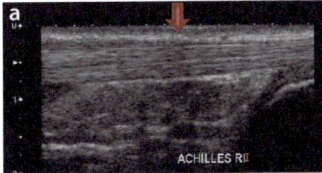 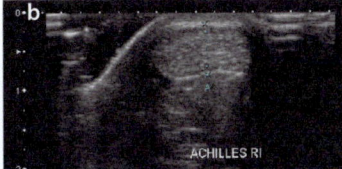 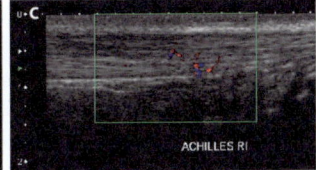

Abb. 26.4   a–c Longitudinal- und Transversalschnitt der rechten Achillessehne mit Strukturunregelmäßigkeiten im Faserverlauf (**a**, roter Pfeil) und dopplersonografisch detektierbarer intratendinöser Vaskularisierung im „Advanced Dynamic Flow", (c, Xario, Toshiba) bei ansonsten erhaltener Faserstruktur und grenzwertig hoher Sehndicke (b, 6,8 mm in der „midportion")

ben, die während Fortführen der Belastung sich zunächst bessern oder sistieren. Infolge längerer Belastungsdauer und/oder höherer Belastungsintensitäten sind sie typischerweise progredient. Intensive Belastungen (z. B. Sprünge oder Würfe) führen nicht selten zum Belastungsabbruch. Vorerkrankungen aus dem rheumatischen Formenkreis sind auszuschließen.

Inspektorisch sind bei Nachwuchsathleten meist keine Auffälligkeiten erkennbar. Erst in fortgeschrittenen Stadien unterscheiden sich pathologisch veränderte Sehnen von gesunden Sehnen durch eine druckschmerzhafte Auftreibung mit Dickenzunahme im Insertionsbereich oder im Verlauf der Sehne. Die tastbare Struktur ist weniger glatt und von geringerer elastischer Konsistenz. Es entwickeln sich palpierbare derbe Knötchen, Adhäsionen und Verkalkungen. Für einen eher seltenen entzündlichen Prozess sprechen eine lokale Rötung, Schwellung und Überwärmung. Pathologien von angrenzenden Schleimbeuteln sowie eine akut entzündliche Symptomatik (Bursitis, Tendinitis, Paratenonitis) müssen abgegrenzt werden (Cassel et al. 2015).

In der Bildgebung werden bei Nachwuchsathleten sowohl sonografische Methoden als auch die MRT eingesetzt. Die MRT liefert bei Einhaltung des Lagerungsprotokolls eine weitestgehend vom Untersucher unabhängige Überblicksdarstellung sowie die ergänzende Darstellung des benachbarten Gelenkpartners. Die Sonografie ist insbesondere zur (dynamischen) Nahfelddiagnostik oberflächlich liegender Sehnen geeignet, bietet eine höhere räumliche Auflösung und ist im klinischen Alltag schnell verfügbar. Sehnenstrukturveränderungen und vereinzelte Mikrogefäße lassen sich bei Nachwuchssportlern gut darstellen (Cook et al. 2016) (**Abb. 26.4**).

Die Behandlung zielt auf eine Reduktion des Schmerzes und die Optimierung der Lastkompensation zur Verhinderung eines weiteren pathologischen Umbaus. Strukturanalyseverfahren zeigen, dass entgegen früherer Annahmen tendinotisch umgebaute Areale nicht regenerieren, sondern der lokale Strukturschaden durch einen verstärkten Aufbau von physiologischem Sehnengewebe kompensiert wird (Cook et al. 2016). Als therapeutisches Mittel der Wahl werden exzentrische und konzentrische („heavy slow resistance training") Trainingskonzepte mit mindestens 3 Einheiten pro Woche (bis 2 Einheiten täglich) über 8–12 Wochen favorisiert (Cassel et al. 2015). Entscheidend für den Therapieerfolg sind eine hohe Compliance und Ausführungsqualität. Nach Übungsanleitung durch einen geschulten Therapeuten sollten deshalb regelmäßige Durchführungskontrollen mit Adjustierung der Dosierung erfolgen.

Bei Erwachsenen häufig angewandte physiotherapeutische und physikalische

Maßnahmen (u. a. Querfriktionen, therapeutischer Ultraschall, Stoßwellentherapie) sowie Injektionsbehandlungen (z. B. plättchenreiches Plasma, hyperosmolare Lösungen oder sklerosierende Substanzen) wurden bislang bei Nachwuchsathleten nicht hinreichend untersucht. Physiotherapeutische Zugänge zeigen im Einzelfall gute Ergebnisse, Injektionsbehandlungen sollten bei Nachwuchsathleten aufgrund der kontroversen Studienergebnisse zunächst nicht Betracht gezogen werden. Cortisoninfiltrationen an Sehnen sind im Nachwuchsleistungssport obsolet. Eine kurzfristige medikamentöse NSAR-Therapie kann bei akuten peritendinitischen Begleitprozessen diskutiert werden, sofern das Schmerzniveau das Behandlungsregime einschränkt. Der Einsatz von Sporteinlagen nach dynamischer Druckverteilungsanalyse ist im Einzelfall sinnvoll (Cassel et al. 2015).

Literatur

Bell DR, Post EG, Biese K, Bay C, Valovich MT (2018) Sport specialization and risk of overuse injuries: a systematic review with meta-analysis. Pediatrics 142:e20180657. ▶ https://doi.org/10.1542/peds.2018-0657

Cassel M, Stoll J, Mayer F (2015) Tendinopathien der unteren Extremität im Sport – Diagnostik und Therapie. Sportverl · Sportschad 29:87–98

Cassel M, Müller J, Moser O, Strempler ME, Reso J, Mayer F (2019) Orthopedic injury profiles in adolescent elite athletes: a retrospective analysis from a sports medicine department. Front Physiol 10:1–10

Changstrom BG, Brou L, Khodaee M, Braund C, Comstock RD (2015) Epidemiology of stress fracture injuries among US high school athletes, 2005–2006 through 2012–2013. Am J Sports Med 43:26–33

Cheung KK, Dhawan RT, Wilson LF, Peirce NS, Rajeswaran G (2018) Pars interarticularis injury in elite athletes – the role of imaging in diagnosis and management. Eur J Radiol 108:28–42

Cook JL, Rio E, Purdam CR, Docking SI (2016) Revisiting the continuum model of tendon pathology: what is its merit in clinical practice and research? Br J Sports Med 50:1187–1191

Hayashi D, Jarraya M, Engebretsen L, Crema MD, Roemer FW, Skaf A, Guermazi A (2018) Epidemiology of imaging-detected bone stress injuries in athletes participating in the Rio de Janeiro 2016 Summer Olympics. Br J Sports Med 52:470–474

Hughes JM, Popp KL, Yanovich R, Bouxsein ML, Matheny RW (2017) The role of adaptive bone formation in the etiology of stress fracture. Exp Biol Med 242:897–906

Korsh J, Matijakovich D, Gatt C (2017) Adolescent shin pain. Pediatr Ann 46:e29–e32

Mack MG, Regier M (2019) Muscular injuries in the inguinal region including apophyseal injuries. Radiologe 59:212–217

McAuliffe S, McCreesh K, Culloty F, Purtill H, O'Sullivan K (2016) Can ultrasound imaging predict the development of Achilles and patellar tendinopathy? A systematic review and meta-analysis. Br J Sports Med 50:1516–1523

Moseid CH, Myklebust G, Fagerland MW, Clarsen B, Bahr R (2018) The prevalence and severity of health problems in youth elite sports: a 6-month prospective cohort study of 320 athletes. Scand J Med Sci Sports 28:1412–1423

Panagodage Perera NK, Kountouris A, Kemp JL, Joseph C, Finch CF (2019) The incidence, prevalence, nature, severity and mechanisms of injury in elite female cricketers: a prospective cohort study. J Sci Med Sport 22:1014–1020

Rejeb A, Johnson A, Vaeyens R, Horobeanu C, Farooq A, Witvrouw E (2017) Compelling overuse injury incidence in youth multisport athletes. Eur J Sport Sci 17:495–502

Ruddick GK, Lovell GA, Drew MK, Fallon KE (2019) Epidemiology of bone stress injuries in Australian high performance athletes: a retrospective cohort study. Sci Med Sport 22(10):1114–1118

Selhorst M, Fischer A, MacDonald J (2019) Prevalence of spondylolysis in symptomatic adolescent athletes: an assessment of sport risk in nonelite athletes. Clin J Sport Med 29:421–425

Simpson M, Rio E, Cook J (2016) At what age do children and adolescents develop lower limb tendon pathology or tendinopathy? A systematic review and meta-analysis. Sport Med 46:545–557

Sims K, Kountouris A, Stegeman JR, Rotstein AH, Beakley D, Saw AE, Cook JL (2020) MRI Bone Marrow Edema Signal Intensity: A Reliable and Valid Measure of Lumbar Bone Stress Injury in Elite Junior Fast Bowlers. Spine (Phila Pa 1976) 45(18):E1166–E1171.

Stracciolini A, Casciano R, Friedman HL, Meehan WP 3rd, Micheli LJ (2015) A closer look at overuse injuries in the pediatric athlete. Clin J Sport Med 25:30–35

26

Tenforde AS, Parziale AL, Popp KL, Ackerman KE (2018) Low bone mineral density in male athletes is associated with bone stress injuries at anatomic sites with greater trabecular composition. Am J Sports Med 46(1):30–36. ► https://doi.org/10.1177/0363546517730584. Zugegriffen: 6. Okt. 2017

Wolff R (2000) Apophysenausrisse. Dtsch Z Sport 51:305

Wu M, Fallon R, Heyworth BE (2016) Overuse injuries in the pediatric population. Sports Med Arthrosc Rev 24:150–158

Orthopädische Erkrankungen

Daniel Studer

Inhaltsverzeichnis

© Springer-Verlag GmbH Deutschland, ein Teil von Springer Nature 2021
I. Menrath et al. (Hrsg.), *Pädiatrische Sportmedizin*,
https://doi.org/10.1007/978-3-662-61588-1_27

Die Orthopädie befasst sich mit dem Stütz- und Bewegungsapparat des Menschen und ist dadurch eng mit der Sportmedizin verbunden. Im Idealfall liegt im Wachstum ein biologisches Gleichgewicht vor, bei welchem sich die einzelnen Komponenten des Bewegungsapparates den altersabhängigen biomechanischen Eigenschaften sowie den wechselnden intrinsischen und extrinsischen Faktoren anpassen und so Verletzungen oder Überlastungen vermieden werden können. Während moderate, den körperlichen Voraussetzungen angepasste sportliche Aktivitäten die Adaptationsfähigkeit fördern, können übermäßiges oder einseitiges Training die Verletzungsanfälligkeit erhöhen, insbesondere während des pubertären Wachstumsschubs mit gesteigerter Vulnerabilität des Wachstumsknorpels. Trotz kontinuierlicher Verbesserung der medizinischen Betreuung im Kinder- und Jugendsport ist das frühzeitige Erkennen orthopädischer Probleme maßgebend, um aufwendigen und teilweise langdauernden Behandlungen vorbeugen zu können. Gleichzeitig muss präventiv nebst altersentsprechendem Trainingsumfang und -intensität stets eine adäquate Erholungs- und Regenerationszeit im Trainingsplan berücksichtigt werden. Nur selten liegen angeborene muskuloskelettale Veränderungen vor, weshalb eine klare Abgrenzung zwischen primär orthopädischen Problemen und Überlastungen häufig nicht möglich ist. Aus diesem Grund werden einzelne Entitäten, welche in diesem Kapitel nicht berücksichtigt sind, im Kapitel der Überlastungen aufgeführt (siehe ▶ Kap. 26).

27.1 Obere Extremität

Sportassoziierte Überlastungsschäden und orthopädische Pathologien der oberen Extremitäten sind seltener als an den unteren Extremitäten, gewinnen jedoch durch die steigende Popularität von Ball- und Wurfsportarten aus den USA auch in Mitteleuropa zunehmend an Bedeutung.

27.1.1 „Little League Shoulder"

Die Wachstumsfuge am proximalen Humerus ist für 80 % des Längenwachstums verantwortlich. Die Zone der hypertrophen Zellen der Fuge ist aufgrund des relativ geringen Anteils stabilisierender Interzellularsubstanz und der vertikalen Ausrichtung der Kollagenfasern gegenüber Makro- und chronischen Mikrotraumatisierungen besonders anfällig. Hinzu kommt eine noch ungenügende muskuläre Stabilisierung des Schultergelenkes beim jungen Athleten. Gerade bei Wurfsportarten können die repetitiv hohen Belastungen zu einer partiellen Epiphysiolyse mit Aufweitung der Wachstumsfuge führen, vor allem bei begleitender ligamentärer Laxität. Besonders häufig betroffen sind jugendliche Baseballspieler im Alter zwischen 11 bis 14 Jahren, was in den USA zum Begriff der „Little League Shoulder" geführt hat. Anamnestisch stehen dabei belastungsabhängige Schulterschmerzen im Vordergrund und klinisch imponieren nebst einer Druckdolenz anterolateral über dem proximalen Humerus eine Schmerzprovokation bei Innen- und Außenrotation der Schulter gegen Widerstand. Die Bestätigung der Diagnose erfolgt konventionell radiologisch mit Nachweis einer Aufweitung der Wachstumsfuge. Inwieweit ein Defizit der glenohumeralen Innenrotation (GIRD = glenohumeral internal rotation deficit) als Folge der Überlastung oder als zusätzlicher Risikofaktor in der Pathogenese anzusehen ist, bleibt umstritten (Astolfi et al. 2015). Die Therapie gestaltet sich konservativ mit Einhaltung einer Sportpause von bis zu 3 Monaten, unterstützt durch eine ambulante Physiotherapie zur Kräftigung der schultergelenkstabilisierenden Muskulatur. Durch Anstreben einer technisch korrekten Ausführung der Wurfbewegung kann die Rezidivgefahr vermindert werden.

27.1.2 Schulterinstabilität

Das Schultergelenk weist von allen Gelenken das größte Bewegungsausmaß auf und ist bei Adoleszenten und Erwachsenen entsprechend am häufigsten von Luxationen betroffen. Traumatische Schulterluxationen sind bei Kindern allerdings seltener, da bei gleichem Unfallmechanismus die offene Wachstumsfuge mit herabgesetzter mechanischer Belastbarkeit als Prädilektionsstelle für fugenbeteiligende Frakturen anzusehen ist. Dispositionelle Faktoren wie Torsionsfehler des Humeruskopfes, eine abnorme Neigung der Gelenkspfanne gegenüber dem Schulterblatt oder eine erhöhte Laxität der Gelenkkapsel können jedoch zu einer Schulterinstabilität führen und die gegenüber Erwachsenen wesentlich häufigere Rezidivrate nach traumatischer Luxation miterklären. Mit 85–95 % weitaus am häufigsten sind anteriore glenohumerale Instabilitäten, welche meist Folge einer traumatischen Erstluxation sind oder durch repetitive Mikrotraumatisierungen, insbesondere bei Überkopf- und Wurfsportarten, bedingt sind (Heyworth und Kocher 2013). Trotz hoher Redislokationsrate wird bei fehlenden Begleitverletzungen primär ein konservatives Vorgehen angestrebt. Im Vordergrund steht dabei ein konsequentes, physiotherapeutisch angeleitetes Training zur Optimierung der schultergelenkstabilisierenden Muskulatur unter Verzicht der Ausübung von Überkopf-Sportarten. Eine operative Behandlung ist bei klar traumatischer Genese und mittels Schichtbildgebung nachweisbarer Bankart-Läsion (Abriss des Labrum glenoidale vom knöchernen Pfannenrand) indiziert und führt auch bei Kindern und Jugendlichen in einem hohen Prozentsatz zu guten Resultaten (Kraus et al. 2010).

27.1.3 „Little League Elbow"

Gleich wie bei der Schulter sind auch Überlastungen und orthopädische Probleme im Bereich des Ellenbogens hauptsächlich bei Wurfsportarten anzutreffen und haben analog zur Bezeichnung „Little League Elbow" geführt. Auslösend sind die während des Wurfes einwirkenden Traktionskräfte auf die medialen Strukturen am Ellenbogen, vor allem während der Beschleunigungsphase in maximaler Außenrotation des Oberarmes und gleichzeitiger Valgusstellung des Ellenbogens. Die vorwiegend belastungsabhängigen Schmerzen können grundsätzlich auf verschiedene Pathologien zurückgeführt werden, im Vordergrund steht jedoch eine Apophysitis des Epicondylus medialis humeri. Differenzialdiagnostisch muss an Stressfrakturen am Olekranon, Avulsionsfrakturen am distalen Humerus oder eine aseptische Knochennekrose des Capitulum humeri (Morbus Panner) gedacht werden. Bei unklarem konventionell radiologischem Befund hilft die Magnetresonanztomografie (MRT) bei der Differenzierung der einzelnen Entitäten. Die Behandlung erfolgt auch hier primär konservativ unter Vermeidung der auslösenden Bewegungen, unterstützt durch physiotherapeutische Maßnahmen und allenfalls dem vorübergehenden Einsatz von nichtsteroidalen Entzündungshemmern (NSAR).

Bei therapierefraktären Beschwerden sollte auch an die Möglichkeit des Vorliegens eines Processus supracondylaris mit Irritation des Nervus medianus gedacht werden. Dabei handelt es sich um einen knöchernen Fortsatz medialseitig am distalen Humerus, welcher beim Menschen mit einer Inzidenz von bis zu 3 % vorkommt (Ivins 1996).

27.1.4 Vorderarm und Handgelenk

Abgesehen von der klassischen, als „Gymnast's Wrist" bezeichneten Überlastung (siehe auch ▶ Kap. 26) am distalen Vorderarm können selten auch orthopädische Probleme wie eine Lunatummalazie oder Osteochondrome Ursache von belastungsabhängigen Beschwerden sein. Während ein Osteochondrom konventionell-radiologisch abgegrenzt werden kann und bei entsprechender Symptomatik in der Regel eine chirurgische Resektion durchgeführt wird, ist zum Nachweis der Lunatummalazie meist eine MRT notwendig, und die Behandlung erfolgt primär konservativ mit Verzicht auf schmerzauslösende Aktivitäten, kombiniert mit Analgetika und einer Immobilisation des Handgelenkes mit einer Schiene.

27.1.5 Untere Extremität – Hüfte

Der Anstieg von Nachweis und Behandlungen von Hüftpathologien bei jungen Athleten ist neben einer Zunahme des Leistungsanspruchs auch auf den Fortschritt in der Diagnostik, verbunden mit einem verbesserten Verständnis der Biomechanik, zurückzuführen. Eine vorübergehende Verschlechterung der Koordination während der akzelerierten pubertären Wachstumsphase stellt einen zusätzlichen Risikofaktor in der Entstehung von Pathologien im Hüftbereich dar.

Der klinischen Untersuchung geht eine gezielte Aktivitäten- und Schmerzanamnese voraus mit Dokumentation von Trainingsumfang und -intensität. Bei intraartikulären Pathologien lokalisieren die Patienten den Schmerz oftmals in der Leistengegend oder C-förmig mit Daumen und Zeigefinger ventral über dem proximalen Femur. Schmerzen, die seitlich im Bereich der Hüfte lokalisiert werden, sind öfters durch eine extraartikuläre Ursache bedingt.

Zudem muss stets an eine Pathologie im Bereich der Wirbelsäule und/oder Iliosakralgelenke gedacht werden. Die Untersuchung umfasst die Beurteilung des Gangbildes, die Dokumentation des Bewegungsausmaßes sowie die spezifischen Tests im Stehen und Liegen in Rücken-, Seiten und Bauchlage. Der erste Schritt in der Diagnostik ist nach wie vor die Durchführung konventioneller Röntgenbilder im Sinne einer Beckenübersichtsaufnahme in Kombination mit einer seitlichen Aufnahme des Hüftgelenks („Cross table"-, Lauenstein- oder Dunn-Aufnahme) zur Beurteilung von Gelenkspalt, Femurkopfgeometrie und Morphologie des Kopf-/Hals-Übergangs („Offset") sowie die Konfiguration des Acetabulums.

MRT und MR-Arthrografie sind nützlich, um Weichteilpathologien zu beurteilen. Während die kontrastfreie MRT Osteonekrosen, Vorstufen der Epiphyseolysis capitis femoris (ECF) und Sehnenverletzungen erkennen lässt, lassen sich mit der MR-Arthrografie Labrumverletzungen und Knorpelpathologien besser darstellen, idealerweise mit radiären Schnitten in der Schenkelhalsebene. Eine Computertomografie (CT) mit der Möglichkeit zur dreidimensionalen Rekonstruktion kann bei der Beurteilung komplexer knöcherner Deformationen an der Hüfte helfen, sollte aber aufgrund der hohen Strahlenbelastung zurückhaltend indiziert werden.

27.1.5.1 Femoroacetabuläres Impingement

Schmerzen beim Log-Roll-Test mit Innen- und Außenrotation des extendierten Hüftgelenks in Rückenlage deuten auf einen intraartikulären Ursprung hin und können in der Folge weiter differenziert werden. Der klassische Impingement-Test mit Provokation von Leistenschmerzen bei Adduktion und Innenrotation bei 90° flektierter Hüfte in Rückenlage ist typisch für eine durch ein femoroacetabuläres Impingement

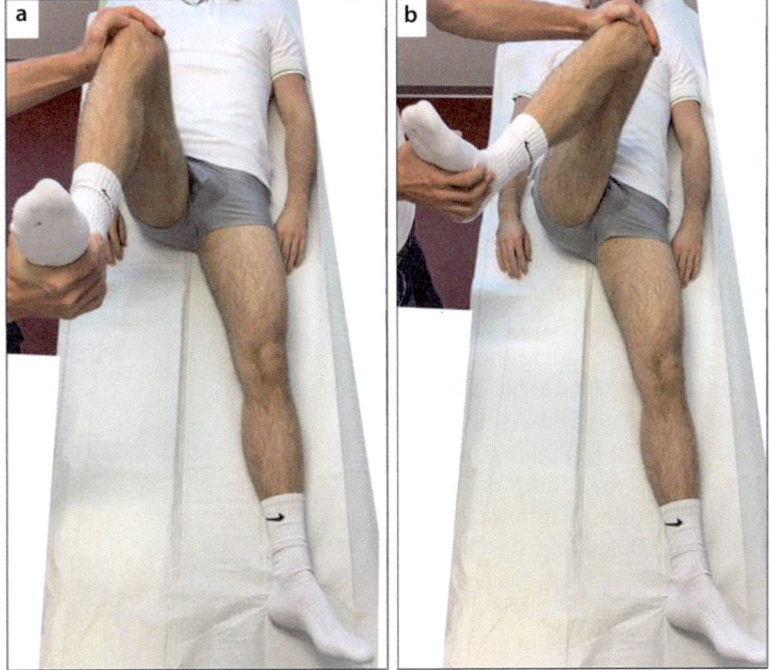

◘ Abb. 27.1 Klinische Prüfung zur Beurteilung eines femoroacetabulären Impingements (FAI). Initial wird in Rückenlage im Hüft- und Kniegelenk um 90° gebeugt (**a**). Der Test ist positiv für ein vorderes FAI bei Schmerzprovokation im Hüft- und Leistenbereich bei Innenrotation und Adduktion des 90° flektierten Hüftgelenks (**b**)

(FAI) verursachte intraartikuläre Pathologie (◘ Abb. 27.1).

Bezüglich der Pathomorphologie werden das Cam-Impingement (knöcherne Vorsprünge am Übergang vom Femurkopf zum Schenkelhals), das Pincer-Impingement (zu stark ausgeprägte Überdachung des Femurkopfes oder Fehlstellung der Hüftpfanne) sowie Torsionsstörungen des Femurs unterschieden (Leibold et al. 2019). Ein persistierendes FAI führt zu charakteristischen Schäden an den Gelenkbinnenstrukturen und stellt somit eine Hauptursache für die Entstehung der juvenilen Coxarthrose dar. Als mögliche Ursachen werden eine subklinische Epiphyseolysis capitis femoris oder ein nicht sphärischer Femurkopf als Folge einer Wachstumsstörung an der Wachstumsfuge des proximalen Femurs beschrieben (Goodman et al. 1997).

Mit der Entwicklung minimal invasiver und arthroskopischer Techniken zur operativen Behandlung des FAI rückten konservative Therapieansätze mit Anpassung der sportlichen Aktivitäten und gezielter Physiotherapie trotz guter kurzfristiger Ergebnisse zunehmend in den Hintergrund (Pennock et al. 2018).

27.1.5.2 Epiphyseolysis capitis femoris

Bei belastungsabhängigen Schmerzen im Bereich von Hüft- und Kniegelenken muss, gerade in der Phase des akzelerierten pubertären Wachstumsschubes, an die Möglichkeit einer Epiphyseolysis capitis femoris (ECF) gedacht werden. In 75 % der Fälle verläuft diese akut auf chronisch mit vorbestehenden Beschwerden mit akuter Verschlechterung innerhalb von 2 Wochen

27

(Hellmich und Krieg 2019). Eine radiologisch erkennbare Weitung der Epiphysenfuge ist pathognomonisch für den Beginn einer ECF. Mittels MRT ist ein Ödem von Gelenkschleimhaut, Kapsel und Periost nachweisbar. Der eigentliche Abrutsch vollzieht sich immer auf der Grundlage eines Missverhältnisses zwischen der lokalen Widerstandsfähigkeit und den einwirkenden Scherkräften. Mechanischen Faktoren kommt daher eine sehr wichtige Bedeutung zu. Dies gilt insbesondere für chronische Überlastungen, wie sie bei sportlichen Jugendlichen nicht selten sind. Neben der chronologischen Einteilung werden im Hinblick auf die Behandlung das Ausmaß des Abrutschens des Hüftkopfes und die Möglichkeit zur Belastung des betroffenen Beines (stabil vs. instabil) berücksichtigt. Bei der instabilen Form der ECF, bei der die Patienten das Bein nicht mehr belasten können, ist das Risiko einer avaskulären Femurkopfnekrose um mehr als das 9-Fache erhöht (Tosounidis et al. 2010). Zur Bestimmung des Schweregrads des Abrutschens wird der Southwick-Winkel (Epiphysen-Diaphysen-Winkel) verwendet (◘ Abb. 27.2).

Die ECF gehört zu den wenigen orthopädischen Notfällen und muss so schnell wie möglich fachorthopädisch abgeklärt werden. Trotz einer hohen Anzahl an wissenschaftlichen Untersuchungen herrscht weiterhin Uneinigkeit bezüglich der Wahl der adäquaten Behandlungsmethode. Im Wissen um das erhöhte Arthroserisiko mit zunehmendem Schweregrad der ECF wird die In-situ-Fixierung vermehrt durch offene Techniken mit Reposition der Epiphyse und Korrektur der Offset-Störung ersetzt.

27.1.6 Untere Extremität – Kniegelenk und proximale Tibia

Knieschmerzen kommen generell und insbesondere beim jungen Athleten sehr

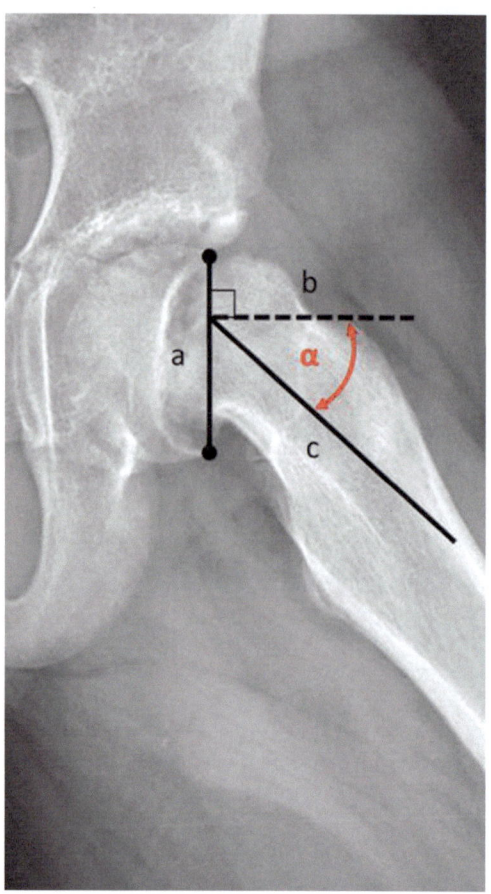

◘ **Abb. 27.2** Bestimmung des Abrutschwinkels nach Southwick bei Epiphyseolysis capitis femoris. Der Abrutschwinkel nach Southwick (α) wird auf einer lateralen Röntgenaufnahme des proximalen Femurs bestimmt und ist definiert durch eine Senkrechte (b) zur Tangente an die Basis der Epiphyse (a) und der Schenkelhalsachse (c)

häufig vor. Neben den klassischen Überlastungen wie dem M. Osgood-Schlatter und dem M. Sinding-Larsen-Johanssen (s. ▶ Kap. 26) stehen von orthopädischer Seite neben dem idiopathischen vorderen Knieschmerz vor allem Instabilitäten und Osteochondrosen im Vordergrund.

27.1.6.1 Idiopathischer vorderer Knieschmerz

Beim idiopathischen vorderen Knieschmerz (IVK) handelt es sich letztlich um eine

Ausschlussdiagnose bei unergiebiger Anamnese, Untersuchung und Diagnostik eines Patienten mit Knieschmerzen. Der Verlauf ist in der Regel selbstlimitierend, auch ohne gezielte Behandlung. Häufig finden sich jedoch muskuläre Dysbalancen mit und ohne Nachweis von Achsen- und/oder Torsionsfehlern. Auch eine Pathologie im Bereich der Hüfte kann sich gelegentlich durch Knieschmerzen klinisch bemerkbar machen. Dementsprechend wichtig ist die Beurteilung des gesamten Bewegungsapparates, und Kenntnisse über die physiologischen, altersabhängigen Veränderungen der Beinachsen und -torsionen sind entscheidend, um bei Bedarf eine Behandlung einzuleiten. Gelegentlich kann ein IVK bei einem jungen Athleten auch Ausdruck einer Schmerzsomatisierung sein, insbesondere bei hohen Erwartungen seitens der Eltern oder der Trainer.

27.1.6.2 Osteochondrosis dissecans

Die Osteochondrosis dissecans (OCD) ist ein erworbener Schaden des Gelenkknorpels und des subchondralen Knochens (Masquijo und Kothari 2019). Die Ursache gilt weiterhin als ungeklärt, allerdings spielen anatomische, mechanische und genetische Faktoren, aber auch repetitive Traumatisierungen eine wichtige Rolle. Sind die Wachstumsfugen bei Beginn der Erkrankung noch offen, spricht man von einer juvenilen OCD (JOCD). Die JOCD kommt am häufigsten im Bereich des Kniegelenks vor, mit typischer Lokalisation im lateralen Anteil des medialen Femurkondylus (◘ Abb. 27.3).

So wie die multifaktorielle Genese zeigt sich auch das klinische Bild äußerst variabel. Typischerweise werden belastungsabhängige, ungenau lokalisierbare Knieschmerzen beschrieben. In fortgeschrittenen Stadien können Krepitismus und Blockaden auftreten. Eine sorgfältige klinische Untersuchung des Kniegelenkes kann helfen, andere Ursachen der

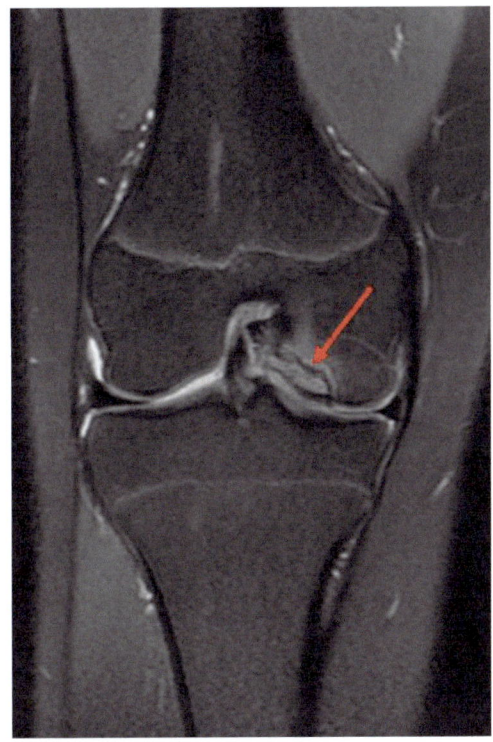

◘ **Abb. 27.3** Koronare fettgesättigte Magnetresonanztomografie des rechten Kniegelenks mit Nachweis einer Osteochondrosis dissecans (OCD) mit klassischer Lokalisation im lateralen Anteil des medialen Femurkondylus (Pfeil)

Beschwerden auszuschließen, pathognomonische Symptome oder Zeichen gibt es für die OCD am Kniegelenk jedoch nicht. Bei V.a. Vorliegen einer (J)OCD ist der erste diagnostische Schritt die Anfertigung konventioneller Röntgenbilder des Kniegelenks anteroposterior (ap) und lateral, allenfalls kombiniert mit einer Tunnelaufnahme. Bestätigt sich der Verdacht, wird empfohlen, auch das kontralaterale Knie zu röntgen, da in knapp einem Drittel die Gegenseite ebenfalls betroffen ist (Masquijo und Kothari 2019). Die MRT erlaubt die zusätzliche Beurteilung des Gelenkknorpels und der subchondralen Zone, was den Stellenwert sowohl in der Diagnostik als auch bei der Beurteilung des Verlaufs und nach gegebenenfalls erfolgter Behandlung unterstreicht.

27

Zudem kann ein Scheibenmeniskus als zu bedenkende Differenzialdiagnose mit dieser Modalität ausgeschlossen werden.

Verschiedene Klassifikationen zur Stadieneinteilung der (J)OCD sind gebräuchlich, wobei mit Optimierung und Verbreitung der MRT-Diagnostik zunehmend Einteilungen basierend auf dieser Modalität verwendet werden. Die Stabilität der Läsion kann weiterhin lediglich arthroskopisch objektiviert werden (Rossbach et al. 2016). Basierend auf einer multizentrischen Studie der Europäischen Gesellschaft für Kinderorthopädie (EPOS) konnten mit der Auswertung von 509 Fällen von JOCD folgende Schlüsse gezogen werden: Die Prognose ist bei klassischer Lokalisation und bei Kindern und Jugendlichen besser als bei Patienten mit prämaturen oder geschlossenen Fugen. Bei sportlich aktiven Patienten ist die Prognose schlechter, was ein aggressiveres therapeutisches Vorgehen unter Umständen rechtfertigen kann (Hefti et al. 1999). Die bestehenden Richtlinien für die Behandlung der JOCD sind nach wie vor umstritten, da sie auf retrospektiven Fallserien und Expertenmeinungen basieren. Wenn immer möglich sollte versucht werden, das osteochondrale Fragment zu erhalten, nicht zuletzt aufgrund fehlender Langzeitresultate mit moderneren Behandlungsverfahren mit autologen Knorpelzellen.

27.1.6.3 Patellainstabilität

Patellaluxationen ereignen sich meist bei Adoleszenten mit einem Altersgipfel um das 15. Lebensjahr (Hasler und Studer 2016). Typischerweise wird ein Einknicken im Kniegelenk bei belasteter Flexion und Unterschenkel-Außenrotation beschrieben. Eine spontane Reposition ist nicht ungewöhnlich. Bei der Patellaluxation muss die akute traumatische Form von der akuten dispositionellen Luxation unterschieden werden. Während erstere auf ein adäquates Trauma zurückzuführen ist, führen prädisponierende Faktoren bei der dispositionellen Form im weiteren Verlauf oftmals

zu rezidivierenden Patellaluxationen. Dementsprechend wichtig ist die sorgfältige klinische Untersuchung mit Berücksichtigung von Achsen- und Drehverhältnissen der Beine, Muskellängen und -funktionen sowie des allfälligen Vorliegens einer Hypermobilität/Bandlaxität. Ein pathologisches Genu valgum oder eine erhöhte Außentorsion der Tibia können im Bereich der Patella zu einem vermehrten Kraftvektor nach lateral führen. Die Lateralisierbarkeit der Patella wird in verschiedenen Flexionsgraden beurteilt. Ein positives „Apprehension-Sign" bei Prüfung der Verschieblichkeit in 30° Kniebeugung mit Provokation von Beschwerden und Quadrizepsaktivierung ist typisch für eine Instabilität der Patella. Radiologisch können weitere begünstigende Faktoren wie eine Dysplasie der Femurkondylen und/oder der Trochlea oder eine Patella alta identifiziert werden.

Patienten mit erstmaliger Dislokation haben ein hohes Risiko, nicht zu ihrer früheren sportlichen Aktivität zurückzukehren. Dem sollte durch Anwendung stufenweise aufgebauter Behandlungsprotokolle mit physiotherapeutisch assistierter Rückführung zum Sport über einen Zeitraum von 3–4 Monaten begegnet werden. Das erste Ziel ist die Beseitigung von Schmerzen und Schwellungen, gefolgt von Maßnahmen zum Erreichen des vollen Bewegungsumfanges und zur Muskelkräftigung und schließlich sportartspezifischen Übungen. Bei persistierenden Beschwerden oder etablierter Instabilität sollten operative Maßnahmen in Erwägung gezogen werden, um neben der Möglichkeit zur Rückführung in den Sport mittel- und langfristig Knorpelschäden oder degenerativen Problemen vorbeugen zu können. Ziel einer operativen Maßnahme ist die Wiederherstellung der normalen anatomischen Verhältnisse, basierend auf einer detaillierten Evaluation prädisponierender Faktoren. Achsen- und Drehfehler können bereits im Wachstum operativ angegangen werden. Hingegen muss bei juxtaartikulären

Deformitäten und Trochleadysplasien der Verschluss der Wachstumsfugen abgewartet und allenfalls mit korrigierenden Weichteileingriffen überbrückend Zeit gewonnen werden.

27.1.7 Untere Extremität – Sprunggelenk und Fuß

Sportassoziierte Probleme im Bereich der Sprunggelenke und der Füße sind vorwiegend traumatisch bedingt. Dennoch gibt es einzelne orthopädische Entitäten, deren Kenntnis bei der sportmedizinischen Betreuung und Behandlung von Kindern und Jugendlichen von Bedeutung sind. Neben dem Morbus Osgood-Schlatter stellt die Apophysitis calcanei die zweithäufigste Überlastungsproblematik im Wachstum dar (siehe auch ► Kap. 26). Von orthopädischer Seite stehen der symptomatische Knick-Senkfuß, Rückfuß-Koalitionen und aseptische Knochennekrosen im Vordergrund.

27.1.7.1 Knick-Senkfuß

Im Vorschulalter ist ein Knick-Senkfuß als physiologisch zu betrachten (Staheli et al. 1987) und wird bei 6-Jährigen mit einer Inzidenz von bis zu 26 % beschrieben (Dare und Dodwell 2014). Beim flexiblen Knick-Senkfuß kann das mediale Längsgewölbe im Zehenspitzenstand aufgerichtet werden und es kommt zu einer Varisierung der Ferse. Eine Behandlung im Sinne einer Einlagenversorgung zur Unterstützung des medialen Längsgewölbes ist in aller Regel nicht notwendig und sollte auf symptomatische Patienten beschränkt bleiben. Vielmehr ist eine aktive Beübung der stabilisierenden Muskulatur (v. a. M. tibialis posterior) sinnvoll. Bei Ball- und Laufsportarten können durch eine exzessive Pronation sekundäre Probleme, vor allem im Kniebereich, resultieren und eine Einlagenversorgung rechtfertigen (Camathias und Rutz 2017).

27.1.7.2 Rückfuß-Koalitionen

Beim symptomatischen Knick-Senkfuß muss aktiv nach anderen Ursachen als Auslöser der Beschwerden gesucht werden. Anamnestisch rezidivierende Sprunggelenksdistorsionen und eine fehlende Varisierung der Ferse im Zehenstand können Ausdruck einer tarsalen Koalition mit fehlender Rückfußbeweglichkeit sein. Am häufigsten liegen calcaneonaviculare und talocalcaneare Koalitionen vor (◘ Abb. 27.4).

Dabei können neben einer knöchernen auch bindegewebige oder kartilaginäre Fusionen vorliegen, weshalb bei Verdacht auf eine tarsale Koalition bei vermeintlich unauffälligem konventionellem Röntgenbild eine Schichtbildgebung indiziert ist. Symptomatische tarsale Koalitionen bedürfen einer operativen Resektion zur Wiederherstellung der physiologischen Beweglichkeit der beteiligten Segmente.

27.1.7.3 Akzessorische Knochenkerne

Differenzialdiagnostisch muss auch an das Vorliegen akzessorischer Knochenkerne als Auslöser von belastungsabhängigen Fußschmerzen gedacht werden.

Os trigonum

Beim Os trigonum handelt es sich um ein nicht fusioniertes separates Ossifikationszentrum am posterioren Talus, welches um das 10. Lebensjahr auftritt und normalerweise innerhalb eines Jahres mit dem Talus fusioniert (◘ Abb. 27.5).

Es wird mit einer Inzidenz von bis zu 25 % beschrieben (Mellado et al. 2003). Bei Sportarten mit exzessiver Plantarflexion im oberen Sprunggelenk wie beim Ballett oder im Kunstturnen, aber auch bei Fußballern können gelegentlich Beschwerden durch ein mechanisches Impingement zwischen posteriorer Tibia und dem Calcaneus entstehen. Bei der klinischen Untersuchung können diese Beschwerden durch forcierte Plantarflexion reproduziert werden. Bei

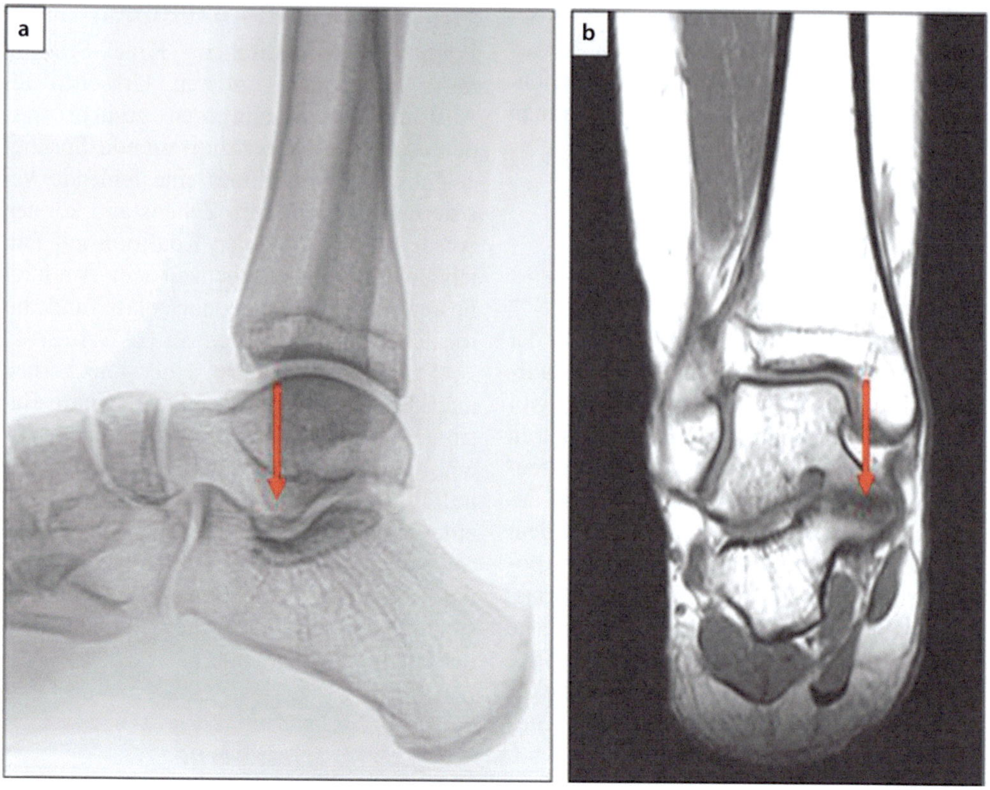

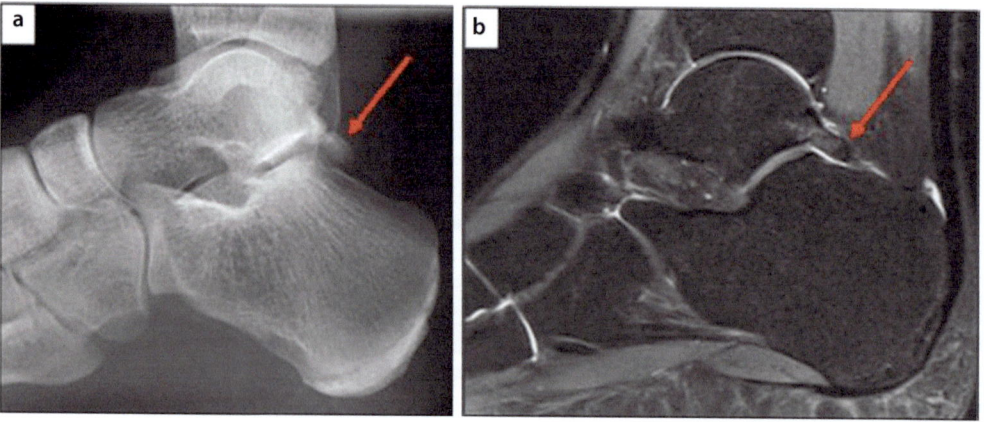

■ **Abb. 27.4** Konventionelles Röntgenbild (**a**) und Magnetresonanztomografie (**b**) mit Nachweis einer talocalcanearen Coalitio

■ **Abb. 27.5** Röntgenbild (**a**) und Magnetresonanztomografie (**b**) des Rückfußes mit Nachweis eines Os trigonum (Pfeil)

entsprechender Symptomatik und konventionell radiologischem Nachweis eines Os trigonum können in der MRT Begleitreaktionen wie Knochenmarködeme am posterioren Talus, eine Tenosynovitis der Sehne des M. Flexor hallucis longus und ein Gelenkserguss die Diagnose erhärten. Bei Versagen der konservativen Therapie mit Sportpause, lokaler und/oder systemischer Entzündungshemmung und Physiotherapie unter Vermeidung der Plantarflexion oder vorübergehender Ruhigstellung ist gerade beim ambitionierten jungen Athleten eine Resektion indiziert.

Os tibiale externum

In Kombination mit einem Knick-Senkfuß kann auch ein häufig und ansonsten asymptomatisch vorkommendes Os tibiale externum, welches medial im Bereich des Os naviculare im Ansatzbereich der Sehne des M. tibialis posterior liegt, zu Beschwerden führen (◘ Abb. 27.6).

Durch Abflachung des medialen Längsgewölbes unter Belastung kommt es zu einer vermehrten Prominenz des Os tibiale externum mit konsekutiver mechanischer Irritation, vor allem bei Sportarten, bei denen enges Schuhwerk getragen wird.

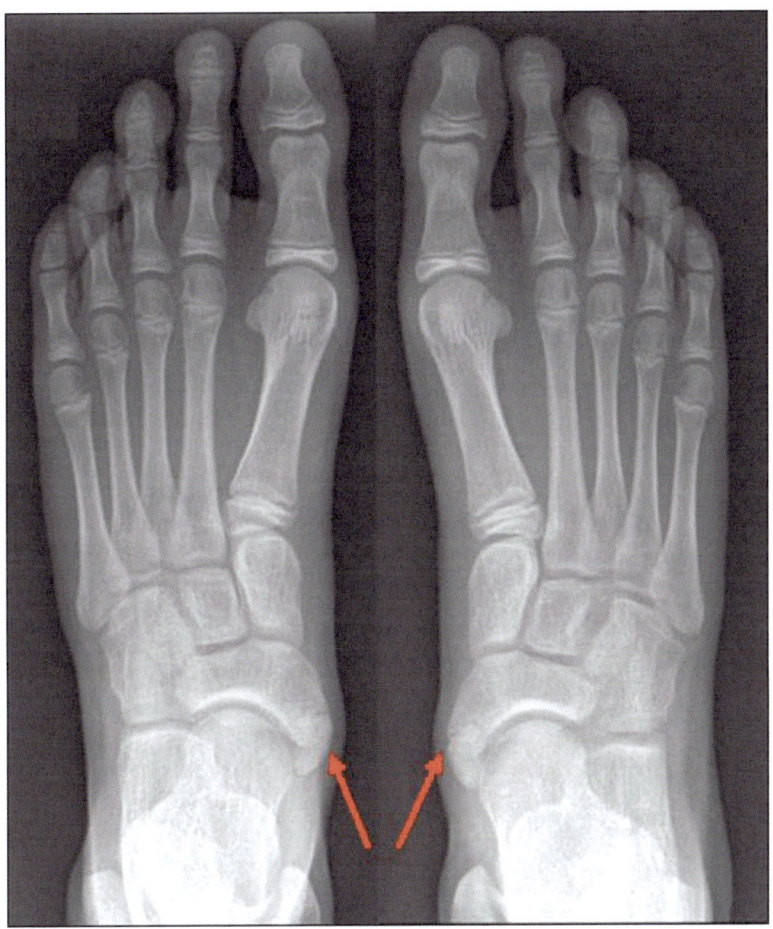

◘ **Abb. 27.6**   Röntgenbilder der Füße mit Nachweis eines beidseitigen Os tibiale externum am medialen Rand des Os naviculare (Pfeile). Dieser Befund wird auch als Os naviculare cornutum bezeichnet

In dieser Situation führt eine medial abstützende Schuheinlage zur Vermeidung der verstärkten Pronation häufig zu einer Beruhigung der Symptome. Bleibt eine Beschwerdebesserung aus, ist auch hier die operative Resektion als letzter Schritt in der Behandlungskaskade indiziert.

Os vesalianum

Wesentlich seltener, aber bei anhaltenden, vorwiegend unter Belastung auftretenden Beschwerden im Bereich der Basis des Os metatarsale V, kann ein symptomatisches Os vesalianum vorliegen. Dieses muss im Wachstum von der längs zur Schaftachse verlaufenden basisnahen Apophyse und einer traumatischen, in der Regel quer verlaufenden Fraktur abgegrenzt werden. Bei Notwendigkeit zur Resektion eines therapierefraktären Os vesalianum muss auf die Integrität der Sehne des M. peroneus brevis geachtet werden (Beil et al. 2017).

27.1.7.4 Aseptische Knochennekrosen/ Osteochondrosen

Besonders bei Sprung- und Stop-and-Go-Sportarten mit repetitiv hohen mechanischen Belastungen der Sprunggelenke und Füße kommen aseptische Knochennekrosen und Osteochondrosen gehäuft vor.

Osteochondrosis dissecans tali

Nach der OCD im Kniegelenk ist das Sprunggelenk die zweithäufigste Lokalisation. Ätiologisch werden neben einer akuten Traumatisierung vor allem repetitive Mikrotraumatisierungen beschrieben. Eine ligamentäre Laxität sowie die im Rahmen des pubertären Wachstumsschubs verminderte Propriozeption und Koordination tragen zur Entstehung einer OCD bei. Wie bei allen OCDs beginnt die Läsion im subchondralen Knochen mit sekundärer Beteiligung des darüber liegenden Gelenkknorpels. Am Talus findet sich der Defekt meist medial im mittleren und posterioren Drittel, entsprechend den Bereichen mit den höchsten biomechanischen Belastungen (◘ Abb. 27.7).

Bei Verdacht einer OCD des Talus im konventionellen Röntgenbild gilt die MRT heute als Methode der Wahl zur Objektivierung des Ausmaßes des Defektes. Die konservative Therapie mit Reduktion der sportlichen Aktivitäten in Kombination mit NSAR führt selten zu einer vollständigen Ausheilung des Defektes mit entsprechend hoher Rezidivrate, besonders bei leistungsorientierten Sportlern im Wachstum. Deshalb, und mit der gleichzeitigen Weiterentwicklung der operativen Techniken, wird heute eine frühzeitige chirurgische Therapie empfohlen (Hannon et al. 2014). Neben den klassischen Techniken im Sinne von Anbohrungen und osteochondralen Transplantationen wurden in den letzten Jahren zunehmend Techniken mit Implantation/ Transplantation von autologen Knorpelzellen mit und ohne zusätzliche Trägermatrix beschrieben.

Morbus Köhler

Der Morbus Köhler beschreibt eine aseptische Nekrose des Os naviculare und betrifft vorwiegend Kinder im Alter zwischen 4 und 9 Jahren mit einer erhöhten Prävalenz bei Knaben. In 25 % liegt eine bilaterale Beteiligung vor. Klinisch stehen belastungsabhängige Schmerzen des Mittelfußes im Vordergrund, welche teilweise durch eine vermehrte Belastung des Fußaußenrandes beim Gehen kompensiert werden. Die Diagnose basiert auf dem Röntgenbild mit Nachweis eines sklerosierten und verschmälerten Os naviculare (◘ Abb. 27.8).

Neben analgetischer Maßnahmen werden eine 4- bis 6-wöchige Gipsruhigstellung oder die vorübergehende Verwendung einer Carbon-Einlagesohle empfohlen.

Morbus Freiberg

Beim Morbus Freiberg handelt es sich um eine avaskuläre Nekrose der Epiphyse des

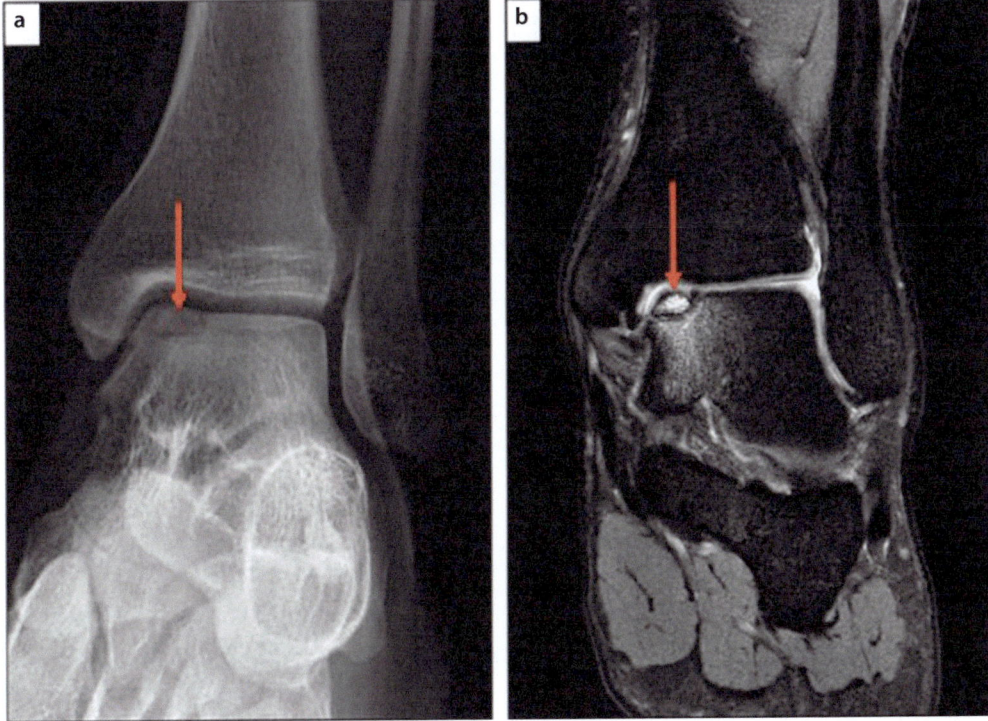

<hr>

Abb. 27.7   Röntgenbild (**a**) und Magnetresonanztomografie (**b**) des Sprunggelenks mit Nachweis einer Osteochondrosis dissecans mit typischer Lokalisation im Bereich der medialen Talus-Schulter (Pfeile)

Os metatarsale II, welche sich meist während der Pubertät manifestiert. Mädchen sind dreimal häufiger betroffen als Knaben. Die Diagnose erfolgt konventionell radiologisch und die Behandlung der selbstlimitierenden Entität ist symptomatisch mit vorübergehender Ruhigstellung oder Einlagenversorgung bei Pronationstendenz und hypermobilem erstem Strahl. In seltenen Fällen können auch die Epiphysen der Metatarsalia III–V betroffen sein.

Bei der Differenzialdiagnose von belastungsabhängigen Vorfußschmerzen, insbesondere im Zusammenhang mit Sprungsportarten, Ballett oder Tennis mit vermehrter Belastung des Fußballens, sollte auch an die Möglichkeit einer Entzündung der Sesambeine („Sesamoiditis") auf Höhe des metatarsophalangealen Gelenkes des ersten Strahls gedacht werden. Die Therapie ist symptomatisch mit Ruhe, Kühlung und lokalen oder systemischen Entzündungshemmern. In hartnäckigen Fällen können Einlagen mit Aussparungen im Bereich der Sesambeine zur Schmerzreduktion beitragen. Der Übergang zu Stressfrakturen der Sesambeine ist fließend und kann mittels MRT evaluiert werden. Bei einer objektivierten Stressfraktur wird eine 6-wöchige Gipsentlastung empfohlen.

27.1.8 Wirbelsäule/Rücken

Die Wirbelsäule ist bei jungen Athleten während des pubertären Wachstumsspurts gegenüber Überlastungen und Verletzungen besonders anfällig. Kenntnisse über spezifische sportassoziierte Probleme und deren Früherkennung sind Voraussetzung für eine

27

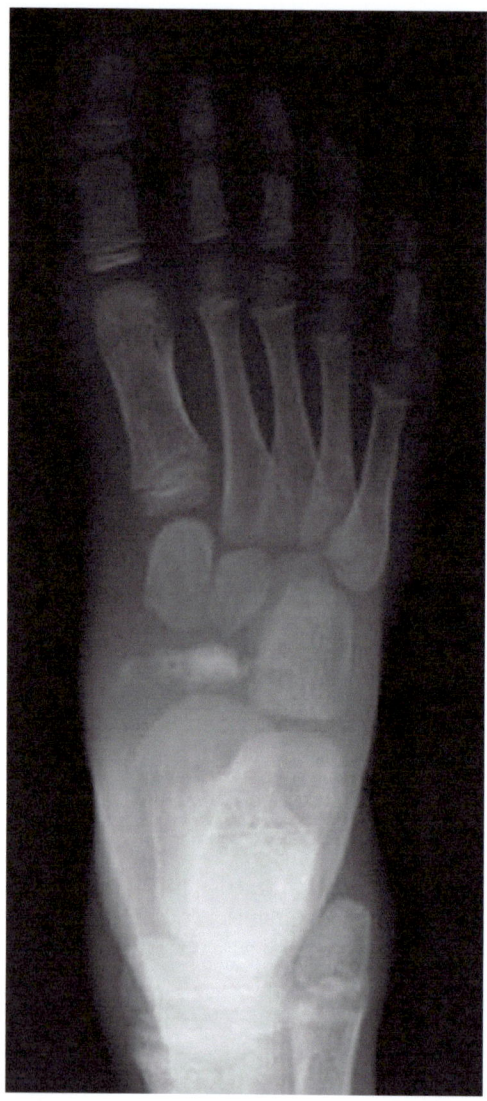

□ **Abb. 27.8** Röntgenbild des rechten Fußes mit verdichtetem und partiell fragmentiertem Os naviculare bei M. Köhler (aseptische Nekrose des Os naviculare)

adäquate Behandlung mit schneller Rückführung in den sportlichen Alltag sowie zur Vermeidung nachhaltiger Schädigungen.

27.1.8.1 Funktionelle Rückenschmerzen

Die Lebenszeitprävalenz von Rückenschmerzen im Wachstumsalter liegt bei bis zu 40 % (Kamper et al. 2016). Die nachweisbare Zunahme während des pubertären Wachstumsspurts bezieht sich mehrheitlich auf harmlose muskuläre Überlastungen. Nur selten führen diese Beschwerden zu Einschränkungen in den alltäglichen oder sportlichen Aktivitäten oder gar zu einer Vorstellung beim Arzt (Sato et al. 2008). Anamnestisch findet sich meist kein klares auslösendes Ereignis. Die Schmerzen treten entweder während oder im Anschluss an sportliche Aktivitäten oder bei monotonen Belastungen wie langem Sitzen oder Stehen auf. Warnzeichen wie Ruhe- oder Nachtschmerzen, eine Schmerzausstrahlung oder eine Verschlechterung des Allgemeinzustandes mit Fieber fehlen. Am häufigsten werden die Schmerzen im Bereich der Paravertebralmuskulatur der Lendenwirbelsäule (LWS) oder am thorakolumbalen Übergang lokalisiert. Die klinische Untersuchung der Wirbelsäule ist abgesehen von muskulären Verspannungen meist unergiebig. Eine Bildgebung ist unter diesen Voraussetzungen nur bei fehlendem Ansprechen auf die in der Folge beschriebenen Maßnahmen oder bei Auftreten der erwähnten Warnsignale indiziert. Die sportlichen Aktivitäten können und sollen in der Regel weitergeführt werden. Eine gezielte Kräftigung der Rumpf- und Rückenmuskulatur („core stability") sollte dabei fester Bestandteil des Trainings sein oder allenfalls im Rahmen einer physiotherapeutischen Behandlung unterstützend instruiert werden.

27.1.8.2 Angeborene Pathologien

Kongenitale Veränderungen als Ursache für lumbale Rückenschmerzen sind selten. Bei fehlendem Ansprechen therapeutischer Maßnahmen bei vermeintlich funktionellen Beschwerden sollte dennoch daran gedacht werden. Am häufigsten finden sich Pathologien im Bereich des lumbosakralen Übergangs im Sinne von Transitionswirbeln („transitional vertebrae") oder als Spina bifida occulta (Connolly und Connolly 2003).

Bei therapierefraktären Schmerzen kann bei radiologisch objektiviertem Vorliegen einer entsprechenden Pathologie eine diagnostische CT-gesteuerte Infiltration mit einem Lokalanästhetikum angezeigt sein. Bei positiver Infiltration (Reduktion oder Sistieren der Schmerzen) und Versagen konservativer Maßnahmen kommt als letzter Schritt eine operative Intervention infrage. Bei den lumbosakralen Übergangsanomalien führten partielle knöcherne Resektionen häufig zu Rezidiven, so dass heutzutage eine instrumentierte Spondylodese des lumbosakralen Übergangs favorisiert wird.

27.1.8.3 Spondylolysen/ Spondylolisthesen

Die evolutive Entwicklung des aufrechten Ganges führte zur Notwendigkeit der Lordosierung der LWS. Die posterioren Anteile der unteren LWS und des lumbosakralen Überganges sind deshalb vor allem bei reklinierenden Sportarten (z. B. Kunstturnen, Eiskunstlauf), aber auch bei Aktivitäten mit repetitiver Rotation (z. B. Golf, Baseball) oder axial einwirkenden Kräften (z. B. Trampolin) hohen Belastungen ausgesetzt. Die Inzidenz von Spondylolysen (Ermüdungsbruch im Bereich der Pars interarticularis) in der Bevölkerung liegt zwischen 5–10 % (Sakai et al. 2010). Diese Zahl muss vorsichtig interpretiert werden, da die meisten Spondylolysen als Zufallsbefund, z. B. bei der Abklärung nach einem Trauma, entdeckt werden und nur selten primär symptomatisch sind. Bei Risikosportarten wird von einem deutlich höheren Vorkommen mit Häufigkeiten von bis zu 50 % berichtet, was die Spondylolyse neben den funktionellen Beschwerden zu einer der häufigsten Ursachen für lumbale Rückenschmerzen macht (Sakai et al. 2010; Kim und Green 2011; Sundell et al. 2013). Klassischerweise finden sich die isthmischen Spondylolysen auf Höhe des 5. Lendenwirbels (L5) und in 80 % der Fälle liegt eine bilaterale Beteiligung vor (Abb. 27.9).

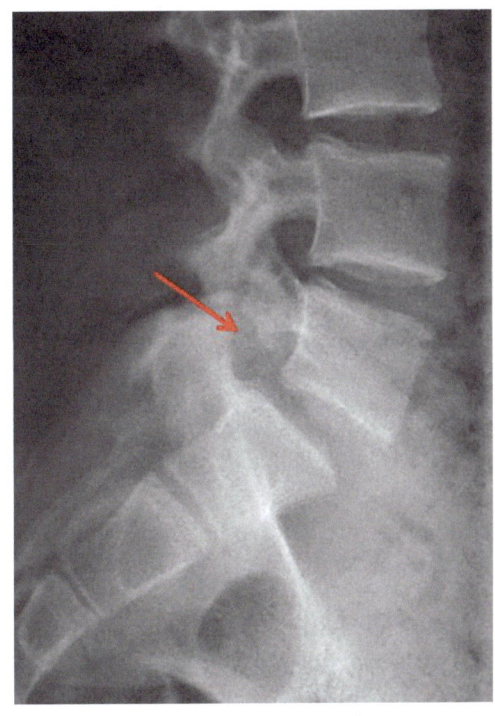

Abb. 27.9 Seitliches Röntgenbild des lumbosakralen Übergangs mit Nachweis einer Spondylolyse mit objektivierbarer Unterbrechung im Bereich der Pars interarticularis des 5. Lendenwirbelkörpers (Pfeil). Begleitend liegt eine leichte Spondylolisthese (Grad I nach Meyerding) mit ventralem Gleiten des 5. Lendenwirbelkörpers gegenüber dem 1. Kreuzbeinwirbel vor

Die Patienten klagen über belastungsabhängige tieflumbale oder lumbosakrale Schmerzen. Bei der Untersuchung können diese Beschwerden durch Aufforderung zur Reklination der Wirbelsäule provoziert oder verstärkt werden. Im konventionellen Röntgenbild lassen sich Spondylolysen nicht immer eindeutig abgrenzen, so dass bei passender Anamnese und Klinik eine Schichtbildgebung indiziert ist. Aus Gründen des Strahlenschutzes und wegen der Möglichkeit zum Nachweis eines Pedikelödems als Ausdruck einer beginnenden Spondylolyse wird die MRT gegenüber der CT favorisiert. Bei Vorliegen einer beidseitigen Spondylolyse im Bereich der Interartikularportion kann es vor

27

allem bei relevantem Restwachstum der Wirbelsäule und abhängig von den individuellen lumbopelvinen Parametern und der mechanischen Beanspruchung zu einem Wirbelgleiten (Spondylolisthese) kommen. Das Ausmaß des Wirbelgleitens wird in Abhängigkeit von der Ventraltranslation des betroffenen Wirbels zum kaudal angrenzenden Wirbel eingeteilt. Das Risiko einer Progression bei bestehendem Wirbelgleiten wird maßgeblich von Restwachstum, Gleitgrad und Abrutschwinkel (sog. „slip angle") und nicht von der sportlichen Aktivität beeinflusst (Frennered et al. 1991; Saraste 1987; Seitsalo et al. 1991). Asymptomatische Spondylolysen und niedriggradige Spondylolisthesen bedürfen grundsätzlich keiner Therapie und sind auch kein Grund, die sportlichen Aktivitäten zu sistieren. Regelmäßige klinisch-radiologische Verlaufskontrollen während der Dauer des Wirbelsäulenwachstums sind allerdings zu empfehlen. Die symptomatischen Fälle sprechen in 90 % auf eine konservative Behandlung an. Bei leistungsorientierten Sportlern mit symptomatischen Lysen in Frühstadien (Pars-Ödem in der MRT) kann eine konsequente Ruhigstellung in einem entlordosierenden Rumpfgips für 2 × 6 Wochen, gefolgt von physiotherapeutisch angeleitetem Aufbau der Rumpfmuskulatur, die Wiedereingliederung in den Sport ermöglichen. Bei anhaltenden Beschwerden unter Ausschöpfung der konservativen Maßnahmen sowie bei Vorliegen eines höhergradigen oder progredienten Wirbelgleitens sind operative Maßnahmen indiziert.

27.1.8.4 Wachstumsstörungen der Wirbelsäule

Nach dem Gesetz von Hueter und Volkmann kann das (Wirbelsäulen-)Wachstum über Kompression oder Distraktion im Bereich der Wachstumszonen moduliert werden. Sportinduzierte Wachstumsstörungen der Wirbelsäule sind mit zunehmendem Trainingsumfang häufiger zu beobachten und betreffen wachstumshemmend fast ausschließlich das sagittale Profil (Wojtys et al. 2000). Die pathogenetischen Vorgänge entsprechen dabei in gleicher Form denjenigen beim nicht sportinduzierten Morbus Scheuermann im Sinne einer überdurchschnittlichen mechanischen Belastung auf hormonell und genetisch bedingt geschwächte Wirbelkörperendplatten, vor allem während des pubertären Wachstumsspurts. Dies gilt in gleicher Form für die klassische, thorakale Form des M. Scheuermann wie auch für die atypische, thorakolumbale/lumbale Form.

Durch leistungsorientierten Sport verursachte Skoliosen kommen wesentlich seltener vor und verursachen in der Regel keine Schmerzen. Sportarten wie die rhythmische Sportgymnastik mit repetitiver Überstreckung der ventralen Anteile der Wirbelsäule können wachstumsstimulierend wirken und die bei der idiopathischen Skoliose vermutete Pathogenese mit vermehrtem ventralem Wachstum der Wirbelsäule simulieren. Dies wird zumindest als Erklärung für die erhöhte Skolioseinzidenz bei dieser Sportart postuliert (Burwell und Dangerfield 2002; Tanchev et al. 1976).

27.1.8.5 Diskopathien

Eine Herniation des Discus intervertebralis in den Spinalkanal ist bei Kindern und Jugendlichen selten. Die Inzidenz liegt zwischen 1–3 % und betroffen sind meist die Segmente L4–L5, oder L5–S1 (Dang et al. 2015). Sportarten, welche zu hohen Kompressionskräften auf die LWS führen (z. B. Rudern, Gewichtheben), scheinen das Risiko für eine Diskushernie zu steigern. Radikulopathien kommen dabei selten vor, da es sich meist um breitbasige mediane Vorwölbungen handelt, welche den Rezessus frei lassen. Entsprechend dominieren lumbal lokalisierte Rückenschmerzen. Zur Entlastung der betroffenen Segmente können Schonhaltungen eingenommen werden, meist im Sinne einer Entlordosierung der LWS, welche die gesamte Körperstatik beeinflussen und weitere Muskelgruppen überlasten können. Ebenso können muskuläre (z. B. Piriformis-Syndrom) und funktionelle Probleme (z. B. femoroacetabuläres Impingement) im Hüft- und Beckenbereich zu lumbalen Schmerzempfindungen führen und müssen differenzialdiagnostisch stets in Betracht gezogen werden. Bei fehlenden neurologischen Symptomen ist eine konservative Therapie mit gezielter physiotherapeutischer Anleitung zur Kräftigung der rumpfstabilisierenden Muskulatur meist zielführend. Kommt es bei konsequenter Durchführung der Physiotherapie und der instruierten Übungen über einen Zeitraum von 3–6 Monaten zu keiner Beschwerdeberuhigung, sind, ebenso wie beim Auftreten neurologischer Probleme, operative Maßnahmen sinnvoll und erfolgversprechend (Poussa et al. 1997; Stromqvist et al. 2016).

> **Praxistipps**
>
> - Adäquate und an die altersabhängigen biomechanischen Eigenschaften angepasste sportliche Aktivitäten fördern die Adaptationsfähigkeit des Bewegungsapparates und senken das Risiko von Überlastungen und orthopädischen Problemen.
> - Der Wachstumsknorpel im Bereich der Epi- und Apophysen ist vor allem während des akzelerierten Wachstums in der Pubertät besonders anfällig.
> - Kenntnisse über die altersabhängigen Veränderungen von Achsen und Torsionen der unteren Extremitäten sind Voraussetzung zur Differenzierung von physiologischen und pathologischen Befunden und müssen bei der Wahl der adäquaten Behandlung berücksichtigt werden.
> - Eine Spondylolyse ist die häufigste Ursache für strukturelle (lumbale)

> Rückenschmerzen bei jugendlichen Athleten.
> - Eine adäquate Erholungs- und Regenerationszeit hilft, Überlastungen und Pathologien am Bewegungsapparat zu verhindern und sollte fester Bestandteil des Trainingsplans sein.

Literatur

Astolfi MM, Struminger AH, Royer TD, Kaminski TW, Swanik CB (2015) Adaptations of the shoulder to overhead throwing in youth athletes. J Athl Train 50(7):726–732

Beil FT, Burghardt RD, Strahl A, Ruether W, Niemeier A (2017) Symptomatic Os vesalianum. A case report and review of the literature. J Am Podiatr Med Assoc 107(2):162–165

Burwell RG, Dangerfield PH (2002) The NOTOM hypothesis for idiopathic scoliosis: is it nullified by the delayed puberty of female rhythmic gymnasts and ballet dancers with scoliosis? Stud Health Technol Inform 91:12–14

Camathias CSB, Rutz E (2017) Der belastungsabhängige vordere Knieschmerz bei Jugendlichen. Paediatrica 28(1):30–31

Connolly LP, Connolly SA (2003) Skeletal scintigraphy in the multimodality assessment of young children with acute skeletal symptoms. Clin Nucl Med 28(9):746–754

Dang L, Chen ZQ, Liu XG, Guo ZQ, Qi Q, Li WS et al (2015) Lumbar disk herniation in children and adolescents: the significance of configurations of the lumbar spine. Neurosurgery 77(6):954–959

Dare DM, Dodwell ER (2014) Pediatric flatfoot: cause, epidemiology, assessment, and treatment. Curr Opin Pediatr 26(1):93–100

Frennered AK, Danielson BI, Nachemson AL (1991) Natural history of symptomatic isthmic lowgrade spondylolisthesis in children and adolescents – a 7-year follow-up-study. J Pediatr Orthop 11(2):209–213

Goodman DA, Feighan JE, Smith AD, Latimer B, Buly RL, Cooperman DR (1997) Subclinical slipped capital femoral epiphysis – relationship to osteoarthrosis of the hip. J Bone Jt Surg-Am Vol 79A(10):1489–1497

Hannon CP, Smyth NA, Murawski CD, Savage-Elliott I, Deyer TW, Calder JD et al (2014) Osteochondral lesions of the talus: aspects of current management. Bone Joint J 96-B(2):164–171

27

Hasler CC, Studer D (2016) Patella instability in children and adolescents. Efort Open Rev 1(5):160–166

Hefti F, Beguiristain J, Krauspe R, Moller-Madsen B, Riccio V, Tschauner C et al (1999) Osteochondritis dissecans: a multicenter study of the European Pediatric Orthopedic Society. J Pediatr Orthop-Part B 8(4):231–245

Hellmich HJ, Krieg AH (2019) Slipped capital femoral epiphysis-etiology and pathogenesis. Orthopade 48:644–650

Heyworth BE, Kocher MS (2013) Shoulder instability in the young athlete. Instr Course Lect 62:435–444

Ivins GK (1996) Supracondylar process syndrome: a case report. J Hand Surg-Am Vol 21A(2):279–281

Kamper SJ, Yamato TP, Williams CM (2016) The prevalence, risk factors, prognosis and treatment for back pain in children and adolescents: an overview of systematic reviews. Best Pract Res Clin Rheumatol 30(6):1021–1036

Kim HJ, Green DW (2011) Spondylolysis in the adolescent athlete. Curr Opin Pediatr 23(1):68–72

Kraus R, Pavlidis T, Heiss C, Kilian O, Schnettler R (2010) Arthroscopic treatment of post-traumatic shoulder instability in children and adolescents. Knee Surg Sports Traumatol Arthrosc 18(12):1738–1741

Leibold CSF, Tannast M, Siebenrock K, Steppacher S (2019) Femoroazetabuläres Impingement – aktuelles Verständnis. Z Orthop Unfallchirurgie 157(3):317–336

Masquijo J, Kothari A (2019) Juvenile osteochondritis dissecans (JOCD) of the knee: current concepts review. Efort Open Rev 4(5):201–212

Mellado JM, Ramos A, Salvado E, Camins A, Danus M, Sauri A (2003) Accessory ossicles and sesamoid bones of the ankle and foot: imaging findings, clinical significance and differential diagnosis. Eur Radiol 13:L164–L177

Pennock AT, Bomar JD, Johnson KP, Randich K, Upasani VV (2018) Nonoperative management of femoroacetabular impingement: a prospective study. Am J Sports Med 46(14):3415–3422

Poussa M, Schlenzka D, Maenpaa S, Merikanto J, Kinnunen P (1997) Disc herniation in the lumbar spine during growth: long-term results of operative treatment in 18 patients. Eur Spine J 6(6):390–392

Rossbach BP, Paulus AC, Niethammer TR, Wegener V, Gulecyuz MF, Jansson V et al (2016) Discrepancy between morphological findings in juvenile osteochondritis dissecans (OCD): a comparison of magnetic resonance imaging (MRI) and arthroscopy. Knee Surg Sports Traumatol Arthrosc 24(4):1259–1264

Sakai T, Sairyo K, Suzue N, Kosaka H, Yasui N (2010) Incidence and etiology of lumbar spondylolysis: review of the literature. J Orthop Sci 15(3):281–288

Saraste H (1987) Long-term clinical and radiological follow-up of spondylolysis and spondylolisthesis. J Pediatr Orthop 7(6):631–638

Sato T, Ito T, Hirano T, Morita O, Kikuchi R, Endo N et al (2008) Low back pain in childhood and adolescence: a cross-sectional study in Niigata City. Eur Spine J 17(11):1441–1447

Seitsalo S, Osterman K, Hyvarinen H, Tallroth K, Schlenzka D, Poussa M (1991) Progression of spondylolisthesis in children and adolescents – a long-term follow-up of 272 patients. Spine 16(4):417–421

Staheli LT, Chew DE, Corbett M (1987) The longitudinal arch – a survey of 882 feet in normal-children and adults. J Bone Jt Surg-Am Vol 69A(3):426–428

Stromqvist F, Stromqvist B, Jonsson B, Gerdhem P, Karlsson MK (2016) Lumbar disc herniation surgery in children: outcome and gender differences. Eur Spine J 25(2):657–663

Sundell CG, Jonsson H, Adin L, Larsen KH (2013) Clinical examination, spondylolysis and adolescent athletes. Int J Sports Med 34(3):263–267

Tanchev PI, Dzherov AD, Parushev AD, Dikov DM, Todorov MB (2000) Scoliosis in rhythmic gymnasts. Spine (Phila Pa 1976) 25(11):1367–1372

Tosounidis T, Stengel D, Kontakis G, Scott B, Templeton P, Giannoudis PV (2010) Prognostic significance of stability in slipped upper femoral epiphysis: a systematic review and meta-analysis. J Pediatr 157(4):674–U202

Wojtys EM, Ashton-Miller JA, Huston LJ, Moga PJ (2000) The association between athletic training time and the sagittal curvature of the immature spine. Am J Sports Med 28(4):490–498

Sport bei ausgewählten Erkrankungen im Kindes- und Jugendalter

Inhaltsverzeichnis

Kardiologische Erkrankungen

Wolfgang Lawrenz

Inhaltsverzeichnis

© Springer-Verlag GmbH Deutschland, ein Teil von Springer Nature 2021
I. Menrath et al. (Hrsg.), *Pädiatrische Sportmedizin*,
https://doi.org/10.1007/978-3-662-61588-1_28

Bereits im Kindes- und Jugendalter spielen kardiologische Erkrankungen eine wichtige Rolle. Angeborene Herzfehler sind mit einer Häufigkeit von 0,8–1,1 % die häufigsten angeborenen Fehlbildungen. Die verschiedenen Herzfehler unterscheiden sich in der Häufigkeit ihres Auftretens (Lindinger et al. 2010; ❏ Tab. 28.1), ihren hämodynamischen Auswirkungen und ihrer Symptomatik erheblich. Das Spektrum reicht von kleinen, nicht relevanten Defekten, die keiner Therapie bedürfen, bis zum komplexen Herzfehler mit der Notwendigkeit wiederholter Eingriffe. Durch Fortschritte in Diagnostik und Therapie erreichen heute viele Patienten mit komplexen Herzfehlern das Erwachsenenalter.

Daneben sind auch erworbene Herzerkrankungen wie die arterielle Hypertonie bei Kindern und Jugendlichen relevant. Myokarditiden sind selten, aber aus sportkardiologischer Sicht wegen des möglichen Zusammenhangs mit plötzlichen Todesfällen beim Sport von Bedeutung.

❏ **Tab. 28.1** Häufigkeit verschiedener angeborener Herzfehler (Lindinger et al. 2010)

Herzfehler	Häufigkeit (%)
Ventrikelseptumdefekt (VSD)	48,9
Vorhofseptumdefekt (ASD)	17,0
Pulmonalstenose	6,1
Persistierender ductus arteriosus (PDA)	4,3
Aortenisthmusstenose	3,6
Fallot'sche Tetralogie	2,5
Transposition der großen Arterien (TGA)	2,2
Singulärer Ventrikel (alle Formen)	2,8

28.1 Sport mit kardialen Erkrankungen

Bei Vorliegen einer kardialen Erkrankung bei einem Kind oder Jugendlichen stellt sich die Frage nach den Möglichkeiten und Grenzen von körperlicher Aktivität und Sport (s. ❏ Tab. 28.2). Körperliche Aktivität und Sport führen zu einer Belastung des kardiovaskulären Systems. Eltern, Ärzte und Betreuer, wie z. B. Sportlehrer, befürchten daher, dass das kranke Herz insbesondere beim Sport überlastet werden könnte. Die Folge ist, dass die Patienten weniger Zeit mit Sport verbringen, aber auch im Alltag weniger aktiv sind (Reybrouck und Mertens 2005), häufiger übergewichtig sind und mehr kardiovaskuläre Risikofaktoren haben (Pemberton et al. 2010). Dabei sind körperliche Aktivität und sportliche Betätigung für herzkranke Kinder und Jugendliche aus vielen Gründen sinnvoll.

So ist die kardiopulmonale Leistungsfähigkeit von Kindern und Jugendlichen mit angeborenen Herzfehlern häufig reduziert, selbst wenn eine annähernd normale hämodynamische Situation besteht (Schaan et al. 2017). Eine geringe kardiopulmonale Leistungsfähigkeit ist bei dieser Patientengruppe langfristig mit einer niedrigeren Lebenserwartung assoziiert. Bei Kindern und Erwachsenen mit angeborenen Herzfehlern konnte eine Verbesserung der kardiopulmonalen Leistungsfähigkeit durch regelmäßiges Training nachgewiesen werden (Duppen et al. 2013, 2015; Gomes-Neto et al. 2016). Hieraus kann gefolgert werden, dass durch regelmäßiges Training die Prognose bei Patienten mit angeborenem Herzfehler verbessert werden kann, auch wenn dies bisher nicht durch Studien belegt werden konnte.

28

◻ **Tab. 28.2** Beschreibung verschiedener sportlicher Aktivitäten in Bezug auf die Intensität. (Modifiziert nach Takken et al. 2012; Hager et al. 2015)

Bezeichnung	Beschreibung
Körperliche Aktivität	Jede Form von Bewegung, die den Energieumsatz über den Grundumsatz anhebt. Hierzu zählen auch Alltagsaktivitäten wie Fußwege oder Fahrradfahrten mit dem Ziel der Fortbewegung, Treppensteigen und ähnliches
Freizeit- und Breitensport	Sportliche Aktivität aus Freude an der Bewegung und an sportartspezifischen Bewegungsabläufen, mit Teilnahme an bestehenden oder selbst entwickelten Wettkampfsystemen. Auch wenn das Ziel das Erreichen einer möglichst guten Leistung ist, stehen Spieltrieb und Gruppenerlebnis im Vordergrund. Es besteht jederzeit die Möglichkeit, die Belastungsintensität zu reduzieren oder Pausen einzulegen Eine Teilnahme ist für Kinder und Jugendliche mit Herzerkrankungen in der Regel möglich und sinnvoll
Leistungssport	Regelmäßige sportliche Betätigung aus Freude an der Bewegung und an der ausgeübten Sportart mit systematischem Training und dem Ziel, die Leistungsfähigkeit stetig zu verbessern, um überdurchschnittliche Leistungen zu erreichen, mit Teilnahme an institutionalisierten Wettkämpfen. Die Möglichkeit, die Belastungsintensität zu reduzieren oder gar Pausen einzulegen, ist durch externen Druck durch Mitspieler, Trainer oder Zuschauer eingeschränkt Eine Teilnahme ist für Kinder und Jugendliche mit Herzerkrankungen bei weitgehend unauffälligen Ergebnissen der sportmedizinischen Diagnostik möglich
Hochleistungssport	Leistungssport mit dem Ziel, durch systematisches Training national oder international hervorragende Leistungen zu erzielen. Die Freude an der Bewegung ist in den Hintergrund getreten, der Sport ist Lebensmittelpunkt Eine Teilnahme ist für Kinder und Jugendliche mit Herzerkrankungen bei weitgehend unauffälligen Ergebnissen der sportmedizinischen Diagnostik und nach ausführlicher individueller Beratung möglich

Patienten mit angeborenen Herzfehlern haben häufig Defizite in der psychomotorischen Entwicklung (Majnemer et al. 2008). Hier kann durch gezielte motorische Förderung eine Verbesserung erreicht werden (Müller et al. 2013).

Regelmäßige körperliche Aktivität und sportliches Training spielen eine wichtige Rolle bei der Prävention der koronaren Herzkrankheit. Für Patienten mit einem angeborenen Herzfehler ist dieser Aspekt von besonderer Bedeutung, da eine zusätzliche Beeinträchtigung der kardialen Funktion zu einer weiteren Einschränkung der Leistungsfähigkeit führen wird. Allerdings gibt es hierzu bisher keine Daten, da die betroffene Patientengruppe noch sehr klein ist.

Negative Folgen sind in den bisher durchgeführten Studien zu den Effekten von Sport bei Patienten mit angeborenen Herzfehlern nicht berichtet worden (Duppen et al. 2013).

Sportliche Aktivität ist somit auch für Patienten mit angeborenen Herzfehlern sehr wichtig (Takken et al. 2012; Longmuir et al. 2013). Auch sie sollten nach Möglichkeit die von der WHO empfohlenen 60 min täglich mit moderater bis hoher Intensität körperlich aktiv sein (WHO 2010). Vorstellungen in der kinderärztlichen Praxis und in der kinderkardiologischen Ambulanz sollten dazu genutzt werden, um gezielt zu regelmäßiger körperlicher Aktivität und Sport zu ermutigen. Ca. 40–50 % der Patienten können ohne Einschränkungen

Sport treiben, z. B. bei hämodynamisch unbedeutendem Vorhof- oder Ventrikelseptumdefekt, nach Verschluss solcher Defekte ohne relevante Restbefunde sowie nach Verschluss eines Ductus arteriosus Botalli (Takken et al. 2012; Hager et al. 2015). Bei komplexen Herzfehlern muss eine individuelle Festlegung bezüglich der möglichen sportlichen Aktivitäten erfolgen.

> Nur sehr wenige Patienten können wegen der Gefahr lebensbedrohlicher Arrhythmien oder schwerer Herzinsuffizienz gar keinen Sport treiben. Empfehlungen zu den Möglichkeiten der sportlichen Betätigung sollte der betreuende Kinderkardiologe aussprechen und bei Veränderung der Befunde auch modifizieren.

28.1.1 Beurteilungskriterien für die Sportempfehlungen

Bei der Beurteilung der Sporteignung sollten folgende Aspekte berücksichtigt werden:
- Normale Hämodynamik oder funktionelle Korrektur (z. B. TCPC bei univentrikulärem Herzen, Vorhofumkehr-Operation bei TGA o. ä.)
- Aktuelle hämodynamische Situation (z. B. Rest-Shunt, Rest-Stenosen, Klappeninsuffizienzen, Ventrikelfunktion)
- Vorliegen von Herzrhythmusstörungen
- Blutdruckverhalten in Ruhe und unter Belastung

28.1.2 Sinnvolle Diagnostik

Als Grundlage für die Empfehlungen für die körperliche und sportliche Aktivität von Kindern und Jugendlichen mit Herzerkrankungen ist folgende Diagnostik sinnvoll:
- Anamnese mit besonderer Berücksichtigung von Symptomen bei körperlicher Belastung (z. B. Einschränkung im Vergleich zu Gleichaltrigen, Luftnot, Schwindel, Thoraxschmerz, Synkopen) sowie der Sportart und der Trainings- und Wettkampfbelastung (Häufigkeit und Intensität)
- Ruhe-EKG und Langzeit-EKG (AV-Blockierungen, Schenkelblockbilder, Arrhythmien)
- Echokardiografie (Restbefunde nach Operationen, Ventrikelfunktion)
- Ergometrie, am besten als Spiroergometrie (Herzfrequenzanstieg unter Belastung, Arrhythmien während und nach Belastung, Blutdruckreaktion unter Belastung, Objektivierung der kardiopulmonalen Leistungsfähigkeit, Differenzierung der Ursache bei eingeschränkter Belastbarkeit)
- In Einzelfällen weitere Untersuchungen wie Kardio-MRT, Stress-Echo oder Herzkatheter
- Bei Patienten mit Herzschrittmacher oder ICD: Kontrolle des Gerätes

Diese Untersuchungen sollten sowohl vor Beginn als auch regelmäßig im Verlauf der sportlichen Aktivitäten der Patienten erfolgen.

28.1.3 Auswahl der Sportart

Sportliche Aktivitäten werden in statische und dynamische Belastungsformen unterteilt. Statische Belastungen können z. B. bei Kraftsportarten vorliegen; Krafttraining mit hohen Intensitäten (>70 % des Einer-Wiederholungs-Maximums) führt zu einer Druckbelastung des Herzens. Dynamische Belastungen wie beispielsweise Langstreckenlauf führen in erster Linie zu einer Volumenbelastung des Herzens. Die meisten Sportarten haben sowohl statische als auch dynamische Komponenten in unterschiedlichen Ausprägungen.

Es gibt derzeit keine gesicherten wissenschaftlichen Daten zu der Frage, welche

Trainingsformen für Kinder und Jugendliche mit Herzerkrankungen besonders gut geeignet sind. Die bisher durchgeführten Studien weisen große Unterschiede bezüglich Trainingsdurchführung, Dauer und erfassten Messparametern auf (Duppen et al. 2013; Gomes-Neto et al. 2016).

Bei der Auswahl der Sportart sollte der Wunsch der betroffenen Kinder und Jugendlichen berücksichtigt werden. Zur Verringerung der Belastung kann es sinnvoll sein, die gewählte Sportart zu modifizieren, beispielsweise durch das Spielen auf einem kleineren Feld, die Auswahl einer geeigneten Position in einer Mannschaft oder die Möglichkeit, mehr Pausen zu machen.

28.1.4 Intensität der Belastung

Bei der Betreuung von Kindern und Jugendlichen mit angeborenen Herzfehlern muss die Frage nach sportlichen Aktivitäten immer wieder neu beantwortet werden. Dabei muss die zu erwartende Belastungsintensität berücksichtigt werden. Eine orientierende Einteilung diesbezüglich geht aus ◻ Tab. 28.2 hervor, wobei die Übergänge fließend sind.

Im Vorschulalter gibt es verschiedene Angebote wie Eltern-Kind-Turnen oder Kinderturnen, aber auch schon sportartspezifisches Vereinstraining, teilweise auch mit Teilnahme an Wettkämpfen. Da hierbei der spielerische Charakter und die motorische Förderung im Vordergrund stehen und die Kinder die Möglichkeit haben, jederzeit Pause zu machen, ist dies für fast alle Kinder mit Herzerkrankungen sinnvoll.

In der Grundschule steht die Teilnahme am Schulsport und Schulschwimmen an. Hier geht es in erster Linie um das Kennenlernen verschiedener Sportarten und das Erlernen motorischer Grundanforderungen. Auch hiervon profitieren Kinder und Jugendliche mit Herzerkrankungen, und eine Teilnahme ist auch aus Gründen der sozialen Integration sinnvoll. Vereinssport hat in diesem Alter ebenfalls das Ziel der motorischen Förderung, hier mit dem Schwerpunkt auf der ausgeübten Sportart. Allerdings spielt mit zunehmendem Alter der Leistungsgedanke eine größere Rolle, so dass für Kinder, bei denen hämodynamisch relevante kardiale Befunde bestehen, eine individuelle Entscheidung bezüglich der Teilnahme getroffen werden muss.

In den weiterführenden Schulen richtet sich die Benotung verstärkt nach der Erfüllung von Leistungsnormen. Hierdurch werden Kinder und Jugendliche, die durch ihre Herzerkrankung in der Leistungsfähigkeit beeinträchtigt sind, unter Umständen benachteiligt. Für diese Schüler kann eine teilweise Freistellung, beispielsweise eine Teilnahme ohne Benotung, sinnvoll sein. Im Vereinssport steht jetzt die Steigerung der Belastungsintensität im Vordergrund. Für Patienten mit relevanten kardialen Restbefunden muss bezüglich der Teilnahme wiederum eine individuelle Einstufung erfolgen.

28.2 Sportempfehlungen für die häufigsten Herzfehler

In ◻ Tab. 28.3 sind Sportempfehlungen für die häufigsten und wichtigsten Herzfehler aufgeführt. Insbesondere bei komplexen Herzfehlern ist in der Regel eine individuelle Entscheidung bezüglich der Sportteilnahme anhand der aktuell erhobenen kardialen Befunde erforderlich.

28

◻ **Tab. 28.3** Sportempfehlungen für die häufigsten Herzfehler. (Modifiziert nach Takken et al. 2012)

Herzfehler	Mögliche sportliche Aktivitäten	Kontrollen, Besonderheiten
Persistierender Ductus arteriosus (PDA)		
– Klein, keine Intervention	Keine Einschränkung	Alle 2–3 Jahre
– Interventionell oder operativ verschlossen	Keine Einschränkung	Keine
Vorhofseptumdefekt (ASD)		
– Hämodynamisch nicht relevant	Keine Einschränkung	Alle 1–2 Jahre
– Nach interventionellem Verschluss	In den ersten 3 Monaten nach Verschluss Sport nur mit moderater Intensität, danach keine Einschränkung	Jährlich, regelmäßig Langzeit-EKG
– Nach operativem Verschluss	In den ersten 3–6 Monaten nach OP Sport nur mit moderater Intensität, danach keine Einschränkung	Jährlich, regelmäßig Langzeit-EKG
Ventrikelseptumdefekt (VSD)		
– Nach Spontanverschluss	Keine Einschränkung	Keine
– Hämodynamisch nicht relevant	Keine Einschränkung	Alle 1–2 Jahre
– Nach interventionellem Verschluss ohne relev. Restbefunde	In den ersten 3 Monaten nach Verschluss Sport nur mit moderater Intensität, danach keine Einschränkung	Jährlich
– Nach operativem Verschluss ohne relev. Restbefunde	In den ersten 3–6 Monaten nach OP Sport nur mit moderater Intensität, danach keine Einschränkung	Jährlich
– Nach Verschluss, relev. Restbefunde (z. B. pulmonale Hypertonie, Arrhythmien)	Individuelle Festlegung in Abhängigkeit von den Restbefunden; Freizeit- und Breitensport meist möglich	Halbjährlich bis jährlich
Pulmonalstenose (nativ oder nach Therapie)		
– (Rest-)Gradient <30 mmHg	Keine Einschränkung	Jährlich
– (Rest-)Gradient 30–50 mmHg	Freizeit- und Breitensport	Jährlich
– (Rest-)Gradient >50 mmHg	Kein Sport, Indikation zur Therapie	
Pulmonalklappeninsuffizienz		
– Gering- bis mittelgradig, RV-Größe und Funktion normal	Keine Einschränkung	Jährlich
– Hochgradig, RV dilatiert	Freizeit- und Breitensport	Jährlich

(Fortsetzung)

◻ Tab. 28.3 (Fortsetzung)

Herzfehler	Mögliche sportliche Aktivitäten	Kontrollen, Besonderheiten
Aortenstenose (nativ oder nach Therapie)		
– (Rest-)Gradient <25 mmHg	Keine Einschränkung	Regelmäßig (Spiro-) Ergometrie, Blutdruckverhalten unter Belastung; Jährlich
– (Rest-)Gradient 25–50 mmHg	Freizeit- und Breitensport	Halbjährlich bis jährlich
– (Rest-)Gradient >50 mmHg	Kein Sport	Halbjährlich
Aortenklappeninsuffizienz		
– Gering- bis mittelgradig, LV-Größe und Funktion normal	Keine Einschränkung	Jährlich
Mittel- bis hochgradig, LV dilatiert	Freizeit- und Breitensport, Therapieindikation prüfen	Halbjährlich bis jährlich
Aortenisthmusstenose		
– Blutdruckgradient zwischen oberen und unteren Extremitäten <20 mmHg, Blutdruckanstieg unter Belastung <3 Standardabweichungen gegenüber Norm, keine Aneurysmata der Aorta oder der Hirnarterien	Sportarten mit hoher statischer Belastung vermeiden, darüber hinaus keine Einschränkungen	Jährlich; Alle 2–3 Jahre Langzeit-Blutdruckmessung und (Spiro-) Ergometrie, Blutdruckverhalten unter Belastung
Fallot'sche Tetralogie		
– Kein oder kleiner Rest-VSD, geringe Rest-Pulmonalstenose, gering- bis mittelgradige Pulmonalinsuffizienz, keine relev. Arrhythmien in Langzeit-EKG und Ergometrie	Keine Einschränkungen	Jährlich; Alle 2–3 Jahre Langzeit-EKG und (Spiro-)Ergometrie
– Relevante Restbefunde	Individuelle Festlegung anhand der sportmedizinischen Diagnostik, Freizeit- und Breitensport meist möglich	Halbjährlich bis jährlich
TGA (nach arterieller Switch-OP)		
– Keine oder nur geringe Stenose in Aorta oder Pulmonalarterie, geringe Klappeninsuffizienzen, keine relev. Arrhythmien in Langzeit-EKG und Ergometrie	Keine Einschränkungen	Jährlich; Alle 2–3 Jahre Langzeit-EKG und (Spiro-)Ergometrie
– Relevante Restbefunde	Individuelle Festlegung anhand der sportmedizinischen Diagnostik, Freizeit- und Breitensport meist möglich	Halbjährlich bis jährlich
Nach totaler cavopulmonaler Anastomose oder Fontan-OP (singulärer Ventrikel)	Individuelle Festlegung anhand der sportmedizinischen Diagnostik, Freizeit- und Breitensport meist möglich	Halbjährlich bis jährlich; Alle 1–2 Jahre Langzeit-EKG und (Spiro-) Ergometrie

28.3 Herzrhythmusstörungen

28.3.1 Extrasystolen

Extrasystolen können einen supraventrikulären oder einen ventrikulären Ursprung haben. Supraventrikuläre Extrasystolen sind bei Kindern und Jugendlichen häufig, je nach Alter werden sie im Langzeit-EKG bei bis zu 38 % der Heranwachsenden beobachtet. Sie sind in der Regel unbedeutend. Sport ist ohne Einschränkungen möglich (Heidbüchel et al. 2006a; Hager et al. 2015).

Auch ventrikuläre Extrasystolen werden im Langzeit-EKG bei 20–27 % der Kinder und Jugendlichen beobachtet, meist sistieren sie spontan. Da ventrikuläre Extrasystolen ein erstes Zeichen einer Myokarditis, einer Kardiomyopathie oder anderer Herzerkrankungen sein können, ist eine weitere Abklärung sinnvoll. Werden dabei unauffällige Befunde erhoben, ist Sport ohne Einschränkungen möglich (Heidbüchel et al. 2006a; Hager et al. 2015).

28.3.2 Tachykardien

Auch Tachykardien können supraventrikulär oder ventrikulär entstehen. Supraventrikuläre Tachykardien sind bei Kindern und Jugendlichen meist AV-Reentry-Tachykardien über eine akzessorische Leitungsbahn (offen oder verborgen) oder AV-Knoten-Reentry-Tachykardien.

Ventrikuläre Tachykardien können ein Hinweis auf eine Myokarditis, eine Kardiomyopathie oder eine Ionenkanalerkrankung

sein, so dass eine weitergehende kardiologische Diagnostik notwendig ist. Bis zum Abschluss sollten die Patienten keinen Sport treiben (Heidbüchel et al. 2006b; Hager et al. 2015).

In ◻ Tab. 28.4 sind Sportempfehlungen für die häufigsten Arrhythmien aufgeführt.

28.3.3 Ionenkanalerkrankungen

Eine seltene Ursache ventrikulärer Arrhythmien sind Ionenkanalerkrankungen, genetische Erkrankungen des Herzens, die mit einem erhöhten Risiko für einen plötzlichen Herztod durch ventrikuläre Arrhythmien assoziiert sein können. Am häufigsten sind das Long QT-Syndrom, das Brugada-Syndrom und die katecholaminsensitive polymorphe ventrikuläre Tachykardie (CPVT). Beim Long QT-Syndrom Typ 1 und der CPVT ist ein Zusammenhang von lebensbedrohlichen Arrhythmien mit sportlichen Aktivitäten und psychischem Stress nachgewiesen. Daher wird bei diesen Erkrankungen von Wettkampf- und Leistungssport abgeraten (Heidbüchel et al. 2006b; Hager et al. 2015). Wassersportarten, insbesondere Schwimmen, können problematisch sein, da hierbei eine Synkope zum Ertrinken führen kann. Auch Sportarten, bei denen Synkopen zu schweren Verletzungen oder gar Todesfällen führen können, wie beispielsweise Radsport, Motor- oder Flugsport, sollten vermieden werden.

Das Risiko für Synkopen und den plötzlichen Herztod ist bei Vorliegen einer Ionenkanalerkrankung von der Ausprägung abhängig. Daher müssen individuelle Empfehlungen erfolgen (◻ Tab. 28.5).

◘ **Tab. 28.4** Sportempfehlungen für die häufigsten Arrhythmien. (Modifiziert nach Heidbüchel et al. 2006a, b; Hager et al. 2015)

Arrhythmie	Mögliche sportliche Betätigung	Kontrollen, Empfehlungen
Supraventrikuläre Extrasystolen (SVES)	Keine Einschränkung	Jährlich bis 2-jährlich
Supraventrikuläre Tachykardien (SVT) – Selten, keine hämodynamische Beeinträchtigung	Keine Einschränkung	Jährlich
– Häufig oder hämodynamische Beeinträchtigung	Kein Sport bis eine Therapie (in der Regel Ablation) erfolgt ist	Jährlich
– Nach Katheterablation (bei häufigen SVT)	4–6 Wochen nach Ablation keine Einschränkung	
Offene Präexzitation (verkürzte PQ-Zeit, Delta-Welle im Oberflächen-EKG, keine SVT) – Ergometrie mit vollständigem und abruptem Verschwinden der Präexzitation	Keine Einschränkung	Jährlich
– Ergometrie mit Persistenz der Präexzitation bis zur maximalen Herzfrequenz > elektrophysiologische Untersuchung mit Option der Ablation	Bis zur Ablation kein Sport 4–6 Wochen nach Ablation keine Einschränkung	Jährlich
Ventrikuläre Extrasystolen (VES) – Monomorphe VES, keine familiäre Belastung mit plötzlichem Herztod, keine strukturelle oder arrhythmogene Erkrankung, keine Zunahme der VES unter Belastung	Keine Einschränkung	Jährlich
– Polymorphe VES, keine familiäre Belastung mit plötzlichem Herztod, Ausschluss einer strukturellen oder arrhythmogenen Erkrankung, >2000 VES/24 h, Zunahme der VES unter Belastung	Sportpause für 3–6 Monate, bei Besserung des Befundes keine Einschränkung	3- bis 12-monatlich
Idiopathische monomorphe ventrikuläre Tachykardie (rechts- oder linksventrikulärer Ausflusstrakt, verapamilsensitive faszikuläre LV-Tachykardie) – Asymptomatisch, kurze Tachykardien <10 Schläge	Keine Einschränkung	Jährlich
– Längere Tachykardien	Freizeit- und Breitensport	3–12-monatlich
– Medikamentöse Therapie, 3 Monate ohne Rezidiv	Freizeit- und Breitensport	3–12-monatlich
– Nach erfolgreicher Ablation, 3 Monate ohne Rezidiv	Keine Einschränkung	Jährlich

■ **Tab. 28.5** Sportempfehlungen bei Ionenkanalerkrankungen. (Modifiziert nach Heidbüchel et al. 2006b; Hager et al. 2015)

Erkrankung	Mögliche sportliche Betätigung	Kontrollen, Empfehlungen
Long QT-Syndrom (LQTS) – Symptomatisch – Asymptomatische Genträger, normale QT-Zeit – Asymptomatische Genträger, verlängerte QT-Zeit	Freizeitsport mit niedriger Belastung Keine Einschränkungen (bei LQTS Typ 1 Wassersport meiden oder nur mit Einzelbetreuung) Freizeitsport mit niedriger Belastung	3–6-monatlich Jährlich Jährlich
Short QT-Syndrom (SQTS)	Freizeit- und Breitensport	Jährlich
Katecholaminsensitive polymorphe ventrikuläre Tachykardie (CPVT) – Asymptomatisch, keine VT – Synkopen oder VT trotz ß-Blocker-Therapie	 Freizeitsport mit niedriger Belastung Kein Sport	 Jährlich 3–6-monatlich
Brugada-Syndrom	Freizeit- und Breitensport	Jährlich

28.4 Kardiomyopathien

Kardiomyopathien sind eine heterogene Gruppe von Erkrankungen des Myokards. Häufig sind sie genetisch bedingt, sie können aber auch auf toxische Einflüsse (z. B. Alkohol, Chemotherapie) oder Stoffwechselerkrankungen zurückzuführen sein. Es werden hypertrophe (HCM), dilatative (DCM) und restriktive Kardiomyopathien (RCM) unterschieden, besondere Formen sind die Non-Compaction-Kardiomyopathie und die arrhythmogene rechtsventrikuläre Kardiomyopathie (ARVC). Insbesondere HCM und ARVC zählen zu den häufigsten Todesursachen im Leistungssport (Harmon et al. 2015). Von besonderer Bedeutung bei der Betreuung von Leistungssportlern ist, dass es im Einzelfall schwierig sein kann, zwischen einem durch hohe Trainingsumfänge entstehenden Sportherzen und einer beginnenden dilatativen Kardiomyopathie zu unterscheiden.

Da die Ausprägung von Kardiomyopathien sehr unterschiedlich sein kann, müssen für jeden Patienten individuelle Empfehlungen erarbeitet werden (■ Tab. 28.6). Insbesondere bei HCM und ARVC sind Wettkampf- und Leistungssport zu vermeiden. Von Sportarten, bei denen Synkopen zu schweren Verletzungen oder gar Todesfällen führen können, wie beispielsweise Schwimmen, Radsport, Motor- oder Flugsport, sollte abgeraten werden.

◼ **Tab. 28.6** Sportempfehlungen bei Kardiomyopathien. (Modifiziert nach Hager et al. 2015; Pelliccia et al. 2019)

Erkrankung	Mögliche sportliche Betätigung	Kontrollen, Empfehlungen
Hypertrophe Kardiomyopathie (HCM)		
– Genträger ohne klinische oder phänotypische Manifestation	Keine Einschränkungen	Jährlich
– Typische echok. Befunde, Wanddicke <30 mm bzw. Z-Wert <6	Freizeit- und Breitensport	Jährlich
– Typische echok. Befunde, LVOT-Gradient >30 mmHg, Wanddicke >30 mm bzw. Z-Wert >6, Symptome	Freizeitsport ohne jeden Leistungsdruck	Jährlich
– Synkope ohne Prodromi, abnorme Blutdruckreaktion unter Belastung, ventrikuläre Tachykardie unter Belastung, überlebter plötzlicher Herztod, LVOT-Gradient >50 mmHg	Kein Sport	6–12-monatlich
Dilatative Kardiomyopathie (DCM)		
– Genträger ohne klinische oder phänotypische Manifestation	Keine Einschränkungen	Jährlich
– EF >40 %, keine Synkopen, keine höhergradigen Arrhythmien in Langzeit-EKG und Ergometrie	Freizeit- und Breitensport, Leistungssport unter engmaschiger Überwachung möglich	6–12-monatlich
– EF <40 %, Synkopen, relevante Arrhythmien in Langzeit-EKG oder Ergometrie, Narbenareale im MRT >20 %	Freizeit- und Breitensport	6–12-monatlich
Restriktive Kardiomyopathie (RCM)	Freizeit- und Breitensport mit niedriger statischer und niedriger dynamischer Belastung	6–12-monatlich
Non-Compaction-Kardiomyopathie		
– Ohne dilatative Komponente	Unklar, eher keine Einschränkung	Jährlich
– Mit dilatativer Komponente	Wie DCM	6–12-monatlich
Arrhythmogene rechtsventrikuläre Kardiomyopathie (ARVC)		
– Genträger, keine Arrhythmien, unauffällige kardiale Befunde	Freizeit- und Breitensport	Jährlich
– Ventrikuläre Arrhythmien, EKG, Echokardiografie oder MRT auffällig	Kein Sport	Jährlich

28.5 Myokarditis

Die Myokarditis ist eine entzündliche Erkrankung des Herzmuskels, meist durch virale Infektionen. Myokarditiden können akut oder chronisch verlaufen, ein Übergang einer akuten Myokarditis in eine chronische Verlaufsform ist beschrieben.

Die Symptomatik ist sehr variabel und reicht von asymptomatischen Verläufen über thorakale Schmerzen bis zu schweren Verläufen mit akuter Herzinsuffizienz oder lebensbedrohlichen Arrhythmien. Bis zu 14 % der Fälle von plötzlichem Herztod sind auf Myokarditiden zurückzuführen (Harmon et al. 2016).

In der Akutphase einer Myokarditis sollte daher ein Sportverbot ausgesprochen werden. Nach 3–6 Monaten Sportpause sind bei Normalisierung der kardialen Befunde sportliche Aktivitäten mit niedriger Intensität möglich. Im weiteren Verlauf kann eine Steigerung der Belastungsintensität unter regelmäßigen kardiologischen Kontrolluntersuchungen erfolgen. Nach 6–12 Monaten ist bei weiterhin unauffälligen Befunden in Echokardiografie, Langzeit-EKG und Ergometrie auch Leistungssport wieder möglich (Pelliccia et al. 2019).

28.6 Arterielle Hypertonie

Körperliche Aktivität und Sport werden bei arterieller Hypertonie bei Erwachsenen sowohl zur Prävention als auch zur Therapie empfohlen (Piepoli et al. 2016), da für diese Altersgruppe durch regelmäßiges Training positive Effekte auf den Blutdruck und eine Reduktion der Morbidität und der Morta-

lität nachgewiesen wurde. Für Kinder und Jugendliche liegen Daten zu den Wirkungen von körperlicher Aktivität und Sport überwiegend aus Studien mit adipösen Patienten vor. Für diese konnte eine signifikante Senkung des Blutdrucks durch regelmäßiges Training gezeigt werden, wobei aerobes Training bessere Effekte hatte als Krafttraining (García-Hermoso et al. 2013). Darüber hinaus konnte in Beobachtungsstudien ein günstiger Zusammenhang zwischen körperlicher Aktivität, aerober Leistungsfähigkeit und dem Blutdruckniveau festgestellt werden (Janssen und Leblanc 2010). Daher sollten regelmäßige körperliche Aktivität und Sport fester Bestandteil der Therapie bei allen Stufen der arteriellen Hypertonie sein (Flynn et al. 2017). In ◘ Tab. 28.7 sind die Sportempfehlungen bei den verschiedenen Stufen der arteriellen Hypertonie zusammengefasst. Lediglich bei unkontrollierter arterieller Hypertonie sollte kein Sport betrieben werden, bis eine adäquate Therapie erfolgt ist.

◘ **Tab. 28.7**   Sportempfehlungen bei arterieller Hypertonie

Kriterien	Mögliche sportliche Aktivität	Kontrollen
Blutdruck hochnormal	Keine Einschränkungen	Jährlich
Art. Hypertonie Stufe 1 – Keine Organschäden	Keine Einschränkungen	Jährlich
Art. Hypertonie Stufe 1 – Organschäden vorhanden (linksventrikuläre Hypertrophie, diastolische Funktionsstörung, Fundus hypertonicus, Nierenfunktionsstörung)	Kraftsportarten mit starkem Blutdruckanstieg vermeiden, darüber hinaus keine Einschränkungen	6–12-monatlich
Art. Hypertonie Stufe 2, mit oder ohne Organschäden	Kraftsportarten mit starkem Blutdruckanstieg vermeiden, darüber hinaus keine Einschränkungen	6-monatlich

Literatur

Duppen N, Takken T, Hopman MT, ten Harkel AD, Dulfer K, Utens EM, Helbing WA (2013) Systematic review of the effects of physical exercise training programmes in children and young adults with congenital heart disease. Int J Cardiol 168(3):1779–1787

Duppen N, Etnel JR, Spaans L, Takken T, van den Berg-Emons RJ, Boersma E, Schokking M, Dulfer K, Utens EM, Helbing W, Hopman MT (2015) Does exercise training improve cardiopulmonary fitness and daily physical activity in children and young adults with corrected tetralogy of Fallot or Fontan circulation? A randomized controlled trial. Am Heart J 170(3):606–614

Flynn JT, Kaelber DC, Baker-Smith CM, Blowey D, Carroll AE, Daniels SR, de Ferranti SD, Dionne JM, Falkner B, Flinn SK, Gidding SS, Goodwin C, Leu MG, Powers ME, Rea C, Samuels J, Simasek M, Thaker VV, Urbina EM (2017) Subcommittee on screening and management of high blood pressure in children. Clinical Practice Guideline for Screening and Management of High Blood Pressure in Children and Adolescents. Pediatrics. 140(3):e20171904.

García-Hermoso A, Saavedra JM, Escalante Y (2013) Effects of exercise on resting blood pressure in obese children: a meta-analysis of randomized controlled trials. Obes Rev 14(11):919–928

Gomes-Neto M, Saquetto MB, da Silva e Silva CM, Conceição CS, Carvalho VO (2016) Impact of exercise training in aerobic capacity and pulmonary function in children and adolescents after congenital heart disease surgery: a systematic review with meta-analysis. Pediatr Cardiol 37(2):217–224. doi:▸ https://doi.org/10.1007/s00246-015-1270-x

Hager A, Bjarnason-Wehrens B, Oberhoffer R, Hövels- Gürich H, Lawrenz W, Dubowy KO, Paul T (2015) Leitlinie Pädiatrische Kardiologie: Sport bei angeborenen Herzerkrankungen. ▸ https://www.kinderkardiologie.org/fileadmin/user_upload/Leitlinien/LL%20Sport_20150504.pdf

Harmon KG, Asif IM, Maleszewski JJ, Owens DS, Prutkin JM, Salerno JC, Zigman ML, Ellenbogen R, Rao AL, Ackerman MJ, Drezner JA (2015) Incidence, cause, and comparative frequency of sudden cardiac death in National Collegiate Athletic Association Athletes: a decade in review. Circulation 132(1):10–19. ▸ https://doi.org/10.1161/CIRCULATIONAHA.115.015431

Harmon KG, Asif IM, Maleszewski JJ, Owens DS, Prutkin JM, Salerno JC, Zigman ML, Ellenbogen R, Rao AL, Ackerman MJ, Drezner JA (2016) Incidence and etiology of sudden cardiac arrest and death in High School Athletes in the United States. Mayo Clin Proc 91(11):1493–1502

Heidbüchel H, Panhuyzen-Goedkoop N, Corrado D, Hoffmann E, Biffi A, Delise P, Blomstrom Lundqvist C, Vanhees L, Ivarhoff P, Dorwarth U, Pelliccia A (2006a) Study group on sports cardiology of the European Association for cardiovascular prevention and rehabilitation. Recommendations for participation in leisure-time physical activity and competitive sports in patients with arrhythmias and potentially arrhythmogenic conditions. Part I: Supraventricular arrhythmias and pacemakers. Eur J Cardiovasc Prev Rehabil 13(4):475–484

Heidbüchel H, Corrado D, Biffi A, Hoffmann E, Panhuyzen-Goedkoop N, Hoogsteen J, Delise P, Hoff PI, Pelliccia A (2006b) Study Group on Sports Cardiology of the European Association for Cardiovascular Prevention and Rehabilitation. Recommendations for participation in leisure-time physical activity and competitive sports of patients with arrhythmias and potentially arrhythmogenic conditions. Part II: ventricular arrhythmias, channelopathies and implantable defibrillators. Eur J Cardiovasc Prev Rehabil 13(5):676–686

Janssen I, Leblanc AG (2010) Systematic review of the health benefits of physical activity and fitness in school-aged children and youth. Int J Behav Nutr Phys Act 7:40. Published 2010 May 11

Lindinger A, Schwedler G, Hense HW (2010) Prevalence of congenital heart defects in newborns in Germany: Results of the first registration year of the PAN Study (July 2006 to June 2007). Klin Padiatr 222(5):321–326

Longmuir PE, Brothers JA, de Ferranti SD, Hayman LL, Van Hare GF, Matherne GP, Davis CK, Joy EA, McCrindle BW (2013) American Heart Association Atherosclerosis, Hypertension and Obesity in Youth Committee of the Council on Cardiovascular Disease in the Young. Promotion of physical activity for children and adults with congenital heart disease: a scientific statement from the American Heart Association. Circulation 127(21):2147–2159.

Majnemer A, Limperopoulos C, Shevell M, Rohlicek C, Rosenblatt B, Tchervenkov C (2008) Developmental and functional outcomes at school entry in children with congenital heart defects. J Pediatr 153(1):55–60

Müller J, Pringsheim M, Engelhardt A, Meixner J, Halle M, Oberhoffer R, Hess J, Hager A (2013) Motor training of sixty minutes once per week improves motor ability in children with congenital heart disease and retarded motor development: a pilot study. Cardiol Young 23(5):717–721

Pelliccia A, Solberg EE, Papadakis M, Adami PE, Biffi A, Caselli S, La Gerche A, Niebauer J, Pressler A, Schmied CM, Serratosa L, Halle M, Van Buuren F, Borjesson M, Carrè F, Panhuyzen-Goedkoop NM, Heidbuchel H, Olivotto I, Corrado D, Sinagra G, Sharma S (2019) Recommendations for participation in competitive and leisure time sport in athletes with cardiomyopathies, myocarditis, and pericarditis: position statement of the Sport Cardiology Section of the European Association of Preventive Cardiology (EAPC). Eur Heart J 40(1):19–33

Pemberton VL, McCrindle BW, Barkin S, Daniels SR, Barlow SE, Binns HJ, Cohen MS, Economos C, Faith MS, Gidding SS, Goldberg CS, Kavey RE, Longmuir P, Rocchini AP, Van Horn L, Kaltman JR (2010) Report of the national heart, lung, and blood institute's working group on obesity and other cardiovascular risk factors in congenital heart disease. Circulation 121:1153–1159

Piepoli MF, Hoes AW, Agewall S, Albus C, Brotons C, Catapano AL, Cooney MT, Corrà U, Cosyns B, Deaton C, Graham I, Hall MS, Hobbs FDR, Løchen ML, Löllgen H, Marques-Vidal P, Perk J, Prescott E, Redon J, Richter DJ, Sattar N, Smulders Y, Tiberi M, van der Worp HB, van Dis I, Verschuren WMM, Binno S (2016) ESC Scientific Document Group. 2016 European Guidelines on cardiovascular disease prevention in clinical practice: the sixth joint task force of the European Society of cardiology and other societies on cardiovascular disease prevention in clinical practice (constituted by representatives of 10 societies and by invited experts) developed with the special contribution of the European Association for Cardiovascular Prevention & Rehabilitation (EACPR). Eur Heart J 37(29):2315–2381

Reybrouck T, Mertens L (2005) Physical performance and physical activity in grown-up congenital heart disease. Eur J Cardiovasc Prev Rehabil 12(5):498–502

Schaan CW, Macedo ACP, Sbruzzi G, Umpierre D, Schaan BD, Pellanda LC (2017) Functional capacity in congenital heart disease: a systematic review and meta-analysis. Arq Bras Cardiol 109(4):357–367

Takken T, Giardini A, Reybrouck T, Gewillig M, Hövels-Gürich HH, Longmuir PE, McCrindle BW, Paridon SM, Hager A (2012) Recommendations for physical activity, recreation sport, and exercise training in paediatric patients with congenital heart disease: a report from the exercise, basic & translational research section of the European Association of Cardiovascular Prevention and Rehabilitation, the European Congenital Heart and Lung Exercise Group, and the Association for European Paediatric Cardiology. Eur J Prev Cardiol. 19(5):1034–1065

WHO (2010) Global recommendations on physical activity for health. WHO Press, Geneva

Pneumologische Erkrankungen

Helge Hebestreit und Thomas Radtke

Inhaltsverzeichnis

© Springer-Verlag GmbH Deutschland, ein Teil von Springer Nature 2021
I. Menrath et al. (Hrsg.), *Pädiatrische Sportmedizin*,
https://doi.org/10.1007/978-3-662-61588-1_29

Respiratorische Symptome im Zusammenhang mit körperlicher Belastung sind häufig und können ganz unterschiedliche Ursachen haben. So kann ein Trainingsmangel ebenso zu einer Dyspnoe bei Belastung führen wie eine funktionelle Atemstörung oder eine chronische Lungenerkrankung. Gerade bei Kindern und Jugendlichen, die sich in der Regel häufiger und intensiver belasten als Erwachsene, kann die respiratorische belastungsinduzierte Symptomatik bei manchen Krankheitsbildern sogar das erste manifeste Zeichen der Erkrankung sein. Hierzu gehören z. B. manche Fälle von Asthma bronchiale, bei denen es (zunächst) nur nach intensiver Belastung zu Atemnot, Giemen und Husten kommt. Auch bei den im Kindesalter seltenen interstitiellen Lungenerkrankungen können zunächst nur bei Belastung eine Kurzatmigkeit und Atemnot – manchmal verbunden mit einer Zyanose – auftreten. Nicht zuletzt können sich aber auch Erkrankungen mit einer primären Manifestation außerhalb der Atmungsorgane wie eine Herzinsuffizienz oder ein hepatopulmonales Syndrom primär durch Atemnot bemerkbar machen.

Umgekehrt stellt sich im Kindes- und Jugendalter nicht nur im Leistungssport die Frage, inwieweit eine körperliche Belastung bei respiratorischen Infektionen ein Risiko darstellt, wann und in welchem Umfang ein körperliches Training (wieder) aufgenommen werden kann und ob Wettkämpfe bestritten werden dürfen.

Dieses Kapitel gibt eine Einführung in die Effekte körperlicher Belastung bei verschiedenen Atemwegserkrankungen, diagnostische Clous und – wenn vorhanden – therapeutische Ansätze.

29.1 Diagnostische Clous aus Anamnese und körperlicher Untersuchung

Wenn bei körperlicher Belastung respiratorische Symptome auftreten, können die Anamnese und körperliche Untersuchung helfen, die Ursache(n) einzugrenzen und gezielte Diagnostik einzuleiten.

> Zur Dokumentation von respiratorischen Beschwerden im Alltag ist ein Handyfilm ein wichtiges diagnostisches Hilfsmittel in Ergänzung zur Anamnese und körperlichen Untersuchung.

Sollte ein solcher Handyfilm bei dem Erstkontakt nicht vorliegen, würden wir die Patienten bzw. ihre Eltern bitten, einen Film anzufertigen und bei der nächsten Vorstellung mitzubringen. ◻ Tab. 29.1 fasst einige Clous aus Anamnese und Untersuchung zusammen.

Auch bei einer bekannten chronischen Lungenerkrankung müssen respiratorische Symptome nicht automatisch auf die Grunderkrankung zurückzuführen sein. Ein typisches Beispiel diesbezüglich wäre eine Vocal Cord Dysfunction (VCD), die gehäuft bei einem Asthma bronchiale beobachtet wird.

◼ **Tab. 29.1**   Diagnostische Clous bei belastungsinduzierten respiratorischen Symptomen aus Anamnese und Untersuchung

Fragestellung	Diagnostische Information
1. Tritt die Symptomatik wie Husten, Stridor oder Atemnot bei Belastung oder wenige Minuten nach Belastungsende auf?	Beim Asthma bronchiale tritt eine Atemnot, Giemen oder Husten typischerweise wenige Minuten **nach** kurzer, intensiver Belastung auf. Bei längerdauernder, moderater Belastung kann es jedoch auch nach einigen Minuten zu einer vorübergehend erschwerten Atmung kommen, dem „Running-through"-Phänomen. Bei Trainingsmangel, funktionellen Atemstörungen oder anderen chronischen Lungenerkrankungen tritt die Symptomatik typischerweise **bei** Belastung auf
2. Ist bei Einatmung oder Ausatmung ein pfeifendes Geräusch zu hören?	Bei Asthma bronchiale ist – wenn es auftritt – typischerweise ein Pfeifen bei der Exspiration zu hören, bei einer funktionellen Atemstörung wie der Vocal Cord Dysfunction (VCD) oder Anomalien im Kehlkopf bzw. im subglottischen Raum bei der Inspiration
3. Welche Belastungen bzw. welche Situationen können das Problem auslösen?	Beim Asthma bronchiale tritt ein Anfall besonders oft nach kurzen, intensiven Laufbelastungen v. a. in der Kälte auf. Bei einer Vocal Cord Dysfunction (VCD) ist die Symptomatik häufig durch zusätzlichen Stress bei Belastung wie z. B. im Wettkampf verstärkt
4. Hilft die Inhalation von z. B. 2 Hub Salbutamol 15 min vor einer definierten Belastung, die Symptomatik zu mildern?	Wenn die vorangehende Inhalation mit Salbutamol die Symptomatik mildert oder verhindert, ist dies ein starker Hinweis auf ein zugrunde liegendes Asthma bronchiale
5. Kommt es bei Belastung zu einer Zyanose?	Eine Zyanose unter körperlicher Belastung kann sowohl bei einer fortgeschrittenen Lungenerkrankung (z. B. Mukoviszidose, Exogen allergische Alveolitis, andere interstitielle Lungenerkrankungen) als auch bei einem (verstärkten) Rechts-Links-Shunt (z. B. Herzfehler, M. Osler mit intrapulmonalen Shunts, hepatopulmonales Syndrom) auftreten
6. Gibt es Zeichen einer atopen Dermatitis oder allergischen Rhinokonjunktivitis?	Die genannten Erkrankungen aus dem atopischen Formenkreis erhöhen die Wahrscheinlichkeit eines Asthma bronchiale
7. Hat das Kind Trommelschlegelfinger oder Uhrglasnägel?	Trommelschlegelfinger und Uhrglasnägel weisen auf eine chronische Lungen- oder Herzerkrankung hin, auch wenn sie bei anderen Erkrankungen und sogar bei Gesunden auftreten können
8. Ist die Thoraxform auffällig?	Eine starke Skoliose oder Trichterbrust kann die Leistungsfähigkeit limitieren. Ein Fassthorax mit Brustkyphose und nach vorne gezogenen Schultern deutet auf eine chronische Überblähung hin
9. Ist die Auskultation von Herz oder Lunge auffällig?	Insbesondere bei auffälligen Auskultationsbefunden und einer belastungsinduzierten Symptomatik ist weitere Diagnostik sinnvoll

29.2 Weitergehende Diagnostik

> Fast alle Ursachen einer respiratorischen belastungsabhängigen Symptomatik lassen sich durch Anamnese und körperlichen Untersuchungsbefund eingrenzen.

An weiterführender Diagnostik reicht dann in der Regel die Messung der Sauerstoffsättigung in Ruhe und ggf. unter Belastung sowie eine Lungenfunktionsdiagnostik (Spirometrie, ggf. Bodyplethysmografie und/oder Messung der Diffusionskapazität).

Bei unklaren Fällen kann eine standardisierte Belastungsuntersuchung mit kontinuierlicher Messung von Ventilation und Gasaustausch unter Belastung (Spiroergometrie) pathologische Atemmuster erkennen und/oder eine Beeinträchtigung von O_2-Aufnahme bzw. CO_2-Abgabe zeigen. Auch kann mit der Spiroergometrie eine respiratorische Ursache einer eingeschränkten körperlichen Leistungsfähigkeit von einer kardialen oder einer muskulären Genese abgegrenzt und – was relativ häufig auch bei Lungenerkrankungen vorkommt – auch von einem Trainingsmangel unterschieden werden. Spezialdiagnostik wie z. B. eine Echokardiografie oder eine Videolaryngoskopie unter Belastung sind selten erforderlich.

29.3 Wichtige Krankheitsbilder

29.3.1 Asthma bronchiale

Unter einem Asthma bronchiale leiden in Deutschland zu einem gegebenen Zeitpunkt ca. 3,5 % aller Kinder und Jugendlichen zwischen 0 und 17 Jahren, wobei bei ca. 6 % jemals die ärztliche Diagnose eines Asthma bronchiale gestellt wurde. Typisch für ein Asthma ist klinisch eine bronchiale Hyperreagibilität mit passager auftretender bronchialer Enge, die durch eine Reihe von Stimuli wie u. a. Allergenkontakt, das Atmen

kalter Luft und intensive körperliche Belastung ausgelöst werden kann.

Typisch für eine belastungsinduzierte bronchiale Konstriktion im Rahmen eines Asthma bronchiale ist das Auftreten von Beschwerden einige Minuten nach Beendigung einer intensiven körperlichen Belastung (Storms 1999). ◘ Abb. 29.1 zeigt den typischen Verlauf der Einsekundenkapazität (FEV_1) bei einem bisher nicht diagnostizierten und damit unbehandelten Jungen mit einem Asthma bronchiale. Meist wird ca. 3–5 min nach einer akuten, intensiven Belastung über ein Engegefühl in der Brust, Atemnot, trockenen Husten und ggf. ein exspiratorisches Giemen geklagt. Es gibt jedoch bei längeren Belastungen im Rahmen eines Asthma bronchiale auch ein sogenanntes „Running-through"-Phänomen, bei dem es einige Minuten nach Beginn einer moderaten Belastung zu respiratorischen Symptomen kommt, die dann im weiteren Verlauf der Belastung wieder verschwinden.

Ein Asthma bronchiale wird oft aufgrund der typischen Symptomatik frühzeitig erkannt und entsprechend behandelt, sodass Symptome und signifikante Probleme beim Sport vermieden werden können. Nicht selten ist jedoch die Diagnose auch bei jugendlichen Leistungssportlern

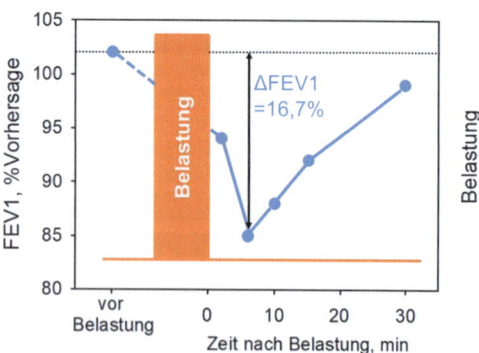

◘ **Abb. 29.1** Typischer Verlauf der Einsekundenkapazität (FEV_1) bei einem bisher nicht diagnostizierten und unbehandelten Jungen mit einem Asthma bronchiale

nicht gestellt, sodass bei diesen nicht nur eine Beeinträchtigung der Leistungsfähigkeit, sondern auch medizinische Risiken bestehen. Auch wenn die bronchiale Obstruktion nach Belastung oft selbstlimitierend ist, kann es bei insuffizienter Basistherapie und/oder in besonderen Situationen belastungsinduziert zu lebensbedrohlichen Situationen kommen. Besonders anfällig sind Betroffene u. a. im Rahmen von Infektionen, Allergenexposition und/oder Inhalation von kalter Luft.

> Die Dauertherapie des Asthma bronchiale – auch für den Sportler – besteht in einer suffizienten antientzündlichen Behandlung mit inhalativen Steroiden sowie ggf. der Gabe weiterer Medikamente wie langwirksamer ß2-Mimetika inhalativ und Leukotrienantagonisten oral (Nationale Versorgungsleitlinie Asthma 2018).

Treten unter einer suffizienten Dauertherapie weiterhin belastungsinduzierte Symptome auf, muss deren Ursache (z. B. Vocal Cord Dysfunction, s. u.) geklärt werden und ggf. eine Eskalation der Asthmatherapie erfolgen. Sind die Symptome einem Asthma zuzuordnen, die Kriterien für ein nur teilweise kontrolliertes Asthma aber nicht erfüllt, kann die Inhalation eines kurzwirksamen ß2-Mimetikums wie Salbutamol (alternativ bei Unverträglichkeit eines Anticholinergikums) ca. 15 min vor Belastung hilfreich sein. Bei Spitzensportlern sind die „Therapeutic Use Exemptions" der World Antidoping Agency und ggf. des zuständigen nationalen oder internationalen sportlichen Spitzenverbands zu beachten.

Neben der medikamentösen Therapie spielen andere Maßnahmen zur Verminderung einer belastungsinduzierten Bronchialkonstriktion wie besondere Aufwärmprogramme (Stickland et al. 2012) oder Atemmasken zur Erwärmung und Anfeuchten der Atemluft beim Skifahren nur eine untergeordnete Rolle.

In seltenen Fällen kann eine Asthmasymptomatik auch bei Spitzensportlern mit hohem Trainingsumfang durch starke physikalische oder chemische Reizung der Atemwege bedingt sein. Beispiele hierfür sind Skilanglauf (hohe Atemminutenvolumina bei sehr kalter Umgebungsluft), Eiskunstlauf oder Eishockey (Atemluft mit hohem Gehalt an Stickoxiden von Kältemaschinen oder Feinstaub von Poliermaschinen in Eishallen) oder Leistungsschwimmen (Chlor in den Schwimmhallen). Ein Asthma durch Ausüben der genannten Sportarten bereits im Kindes- und Jugendalter ist sehr selten.

29.3.2 Funktionelle Beschwerden

Insbesondere wenn über Dyspnoe bei körperlicher Belastung geklagt wird, müssen differenzialdiagnostisch auch funktionelle Störungen der Atmung oder Atemregulation in Betracht gezogen werden. Hierzu gehören u. a. die Vocal Cord Dysfunction (VCD), die Dysfunktionelle Atmung vom thorakalen Typ mit insuffizienter Ventilation (DATIV), aber auch eine Hypo- oder Hyperventilation aus anderen Gründen.

Vocal Cord Dysfunction Bei der VCD kommt es in der Inspiration zur Adduktion der Stimmbänder, es entsteht ein inspiratorischer Stridor (Kenn und Balkissoon 2011). Diese Fehlsteuerung der Stimmbänder kann durch körperliche Belastung, Stress oder eine Kombination ausgelöst werden. Gelegentlich tritt eine erkennbare Symptomatik nur unter Wettkampfbedingungen auf, manchmal auch ohne sportliche Belastung. Die Diagnose lässt sich meist durch die typische Anamnese mit fehlendem Ansprechen der Symptomatik auf ß2-Mimetika und ggf. ein Handyvideo eines Anfalls stellen. In Einzelfällen hilft eine Ergometrie mit gleichzeitiger Laryngoskopie weiter, um die Stimmbandfehlsteuerung von einem atemstromabhängigen „Einsaugen" der Aryknorpel bei intensiver Belastung zu unterscheiden. Dieses Phänomen tritt bei einzelnen Jugendlichen auf, geht mit einem rauen inspiratorischen Geräusch bei intensiver Belastung einher und wird als Exercise-induced Laryngomalacia bezeichnet.

Therapeutisch erfordert die VCD – insbesondere bei besonders schwer Betroffenen – ein multimodales Vorgehen.

Dysfunktionelle Atmung vom thorakalen Typ mit insuffizienter Ventilation Bei DATIV erfolgt die Atmung sehr stark thorakal und führt damit bei hohen Atemminutenvolumina zur Dyspnoe. Das Erlernen physiologischer Atemmuster kann durch eine Atemphysiotherapie gefördert werden.

29.3.3 Mukoviszidose und Bronchiektasen

Die Mukoviszidose ist eine seltene angeborene Multiorganerkrankung, bei der es aufgrund eines Defekts des transepithelialen Chlorid- und damit Flüssigkeitstransports zu Störungen des Sektrettransports u. a. in den Bronchien, den Gallenwegen und den Ausführungsgängen des Pankreas kommt. Vor allem aufgrund der progredienten Lungenerkrankung mit regional überblähten Arealen und Bronchiektasenbildung werden Ventilation und Gasaustausch beeinträchtigt. Eine verringerte körperliche Leistungsfähigkeit kann aber auch aus einer Ernährungsstörung mit verminderter Muskelmasse, einer kardialen Limitierung (eher im Spätstadium der Erkrankung) oder auch nur einem Trainingsmangel resultieren (Koelling et al. 2003; Hebestreit et al. 2006; Radtke et al. 2018). Neben Elektrolytentgleisungen bei Sport in warmer Umgebung durch Verluste von NaCl mit dem Schweiß sind eine belastungsinduzierte Hypoxämie sowie – selten – eine Hämoptoe oder ein Pneumothorax belastungsassoziierte Risiken von sportlicher Aktivität bei Mukoviszidose (Ruf und Hebestreit 2008, 2010). Bei

portaler Hypertension mit Splenomegalie und abdominellem Trauma kann es weiterhin zu einer Milzruptur kommen.

Sportliche Aktivität bei Mukoviszidose und bei Bronchiektasen anderer Genese kann helfen, Sekrete aus den Atemwegen zu mobilisieren. Weiterhin sind positive Effekte von regelmäßiger Bewegung auf die körperliche Leistungsfähigkeit (Radtke et al. 2017) und die Lebensqualität (Hebestreit et al. 2014) der Betroffenen belegt. Bei Mukoviszidose ist eine gute körperliche Leistungsfähigkeit weiterhin mit einer höheren Überlebenswahrscheinlichkeit in den folgenden Jahren assoziiert (Hebestreit et al. 2019).

Die Zentren für Mukoviszidose motivieren ihre Patienten zu einem sportlich-aktiven Lebensstil und unterstützen die Teilnahme am Sport. Für eine individuelle Beratung sind nicht nur die Vorlieben und Abneigungen sowie die medizinischen Befunde des einzelnen Patienten relevant, sondern auch das Wissen um mögliche belastungsassoziierte Risiken. Daher wurde eine jährliche spiroergometrische Belastungsuntersuchung bei allen Betroffenen ab einem Alter von 10 Jahren angeregt (Hebestreit et al. 2015). Auf jeden Fall sollte aber eine spiroergometrische Diagnostik Grundlage der Beratung bei Patienten mit reduzierter Leistungsfähigkeit, moderater oder fortgeschrittener Lungenerkrankung oder belastungsinduzierten Symptomen sein.

29.3.4 Akute Atemwegs- und Lungenerkrankungen

Akute Infektionen von Atemwegen und Lunge treten im Kindes- und Jugendalter häufig auf. Oft ergibt sich dann die Frage nach der Teilnahme an Schulsport, Training oder auch Wettkämpfen. Hierzu gibt es jedoch keine aktuellen Empfehlungen. In einem Buchkapitel aus dem Jahr 2000 schlug Stricker das folgende Vorgehen vor, welches in Einklang mit der bis 2018 gültigen Empfehlung der American Academy of Pediatrics (Rice 2008) ist:

Bei Fieber sollte aufgrund des Risikos von Dehydratation und Temperaturregulationsstörungen sowie – wenn auch selten – einer Myokarditis keine Teilnahme an sportlichen Aktivitäten erfolgen. Bei anderen Allgemeinsymptomen wie Myalgien, Erschöpfung oder erhöhtem Ruhepuls sollten intensive Belastungen mit erhöhtem Herzzeitvolumen vermieden werden. Bei Symptomen, die wie eine reine Rhinitis auf den Kopf beschränkt sind, ist eine Sportteilnahme möglich. Nach einer Infektion der Atemwege kommt es oft innerhalb von 7 bis 14 Tagen zu einem deutlichen Rückgang der Symptome und einer Normalisierung des Ruhepulses, sodass mit dem Training wieder sukzessive begonnen werden kann. Nach schweren Pneumonien dauert die Rekonvaleszenz oft einige Monate und damit deutlich länger.

Empfehlungen auch für den Patienten und dessen Eltern/Angehörige erhöht die Wahrscheinlichkeit, dass die besprochenen Maßnahmen umgesetzt werden.

> **Praxistipps**
>
> - Intensive körperliche Aktivität und Partizipation am Sport sollte soweit verantwortbar ermöglicht werden.
> - Bei chronischen Lungenerkrankungen ist eine der wichtigen Voraussetzungen eine adäquate und konsequent durchgeführte Therapie.
> - Die Sportberatung sollte motivieren und muss die individuelle Situation berücksichtigen.
> - Bei Fieber verbietet sich sportliche Aktivität.
> - Eine Spiroergometrie dient der Abklärung unklarer respiratorischer Symptome.

29.4 Beratung

Bei belastungsinduzierten Symptomen oder einer Erkrankung der Atemwege oder Lunge ist das Ziel, eine sportliche Aktivität zu ermöglichen und zu fördern. In jedem Fall ist eine Beratung des Patienten basierend auf seinen Wünschen und Fragen sowie den erhobenen Befunden und ggf. der Grunderkrankung erforderlich. Eine Belastungsuntersuchung kann in vielen Fällen nicht nur helfen, die Genese von Symptomen zu identifizieren, sondern auch für den Patienten gut nachvollziehbare und belegte Informationen zu möglichen Risiken oder erforderlichen Maßnahmen verdeutlichen. Fast noch häufiger ist es jedoch, dass durch die Untersuchung unter körperlicher Belastung ein besonderes Risiko durch sportliche Aktivität ausgeschlossen werden kann. Eine schriftliche Zusammenfassung der

Literatur

Hebestreit H, Kieser S, Rudiger S, Schenk T, Junge S, Hebestreit A et al (2006) Physical activity is independently related to aerobic capacity in cystic fibrosis. Eur Respir J 28(4):734–739

Hebestreit H, Schmid K, Kieser S, Junge S, Ballmann M, Roth K et al (2014) Quality of life is associated with physical activity and fitness in cystic fibrosis. BMC Pulm Med 14:26

Hebestreit H, Arets HG, Aurora P, Boas S, Cerny F, Hulzebos EH et al (2015) Statement on exercise testing in cystic fibrosis. Respiration 90(4):332–351

Hebestreit H, Hulzebos EHJ, Schneiderman JE, Karila C, Boas SR, Kriemler S et al (2019) Cardiopulmonary exercise testing provides additional prognostic information in cystic fibrosis. Am J Respir Crit Care Med 199:987–995

Kenn K, Balkissoon R (2011) Vocal cord dysfunction: what do we know? Eur Respir J 37:194–200

Koelling TM, Dec GW, Ginns LC, Semigran MJ (2003) Left ventricular diastolic function in patients with advanced cystic fibrosis. Chest 123(5):1488–1494

Nationale Versorgungsleitlinie Asthma (2018) Lang-
fassung, 3. Aufl. Version 1

Radtke T, Nevitt SJ, Hebestreit H, Kriemler S (2017)
Physical exercise training for cystic fibrosis.
Cochrane Database Syst Rev 11:CD002768

Radtke T, Hebestreit H, Gallati S, Schneiderman
JE, Braun J, Stevens D et al (2018) CFTR geno-
type and maximal exercise capacity in cystic fibrosis a cross-sectional study. Ann Am Thorac Soc
15(2):209–2016

Rice SG, Council on Sports Medicine and Fitness.
(2008) Medical conditions affecting sports participation. Pediatrics 121(4):841–848

Ruf K, Hebestreit H (2008) Exercise-induced hypo-
xemia and cardiac arrhythmia in cystic fibrosis. J
Cyst Fibros 8(2):83–90

Ruf K, Winkler B, Hebestreit A, Gruber W, Hebestreit
H (2010) Risks associated with exercise testing
and sports participation in cystic fibrosis. J Cyst
Fibros 9(5):339–345

Stickland MK, Rowe BW, Spooner CH, Vandermeer
B, Dryden DM (2012) Effect of warm-up exercise
and exercise-induced bronchoconstriction. Med
Sci Sports Exerc 44(3):383–391

Storms WW (1999) Exercise-induced asthma:
diagnosis and treatment for the recreatio-
nal or elite athlete. Med Sci Sports Exerc 31(1
Suppl):33–38

Strickler PR (2000) Acute illnesses. In: Sullivan JA,
Anderson SJ (Hrsg) Care of the young athlete.
American Academy of Pediatrics, American Aca-
demy of Orthopaedic Surgeons, S 213–218

29

Sport bei endokrinologischen Erkrankungen

Ingo Menrath, Simone von Sengbusch und Christine Graf

Inhaltsverzeichnis

© Springer-Verlag GmbH Deutschland, ein Teil von Springer Nature 2021
I. Menrath et al. (Hrsg.), *Pädiatrische Sportmedizin*,
https://doi.org/10.1007/978-3-662-61588-1_30

30.1 Sport bei Diabetes mellitus Typ 1

30.1.1 Hintergrund

Der Diabetes mellitus Typ 1 (DMT1) ist die häufigste Stoffwechselerkrankung bei Kindern und Jugendlichen in Deutschland. Ca. 30.000 Kinder und Jugendliche sind von einem DMT1 betroffen, die Zahlen sind ansteigend (Danne and Kapellen 2020). Beim DMT1 handelt es sich um eine Störung im Glukosestoffwechsel, dem ein absoluter Insulinmangel zugrunde liegt. Dieser plötzlich eintretende Insulinmangel ist multifaktoriell bedingt, eine große Rolle bei der Genese der Erkrankung spielen eine genetische Disposition, Virusinfektionen und Umweltfaktoren. Die Erkrankung ist nicht heilbar und ist mit einer lebenslangen Insulintherapie verbunden (DDG und AGPD 2015).

In ◻ Tab. 30.1 sind die Therapieoptionen des DMT1 (Insulinzufuhr und Messung der Glukose) aufgeführt. Eine Möglichkeit der Insulintherapie besteht in regelmäßigen subkutanen Insulinabgaben mit einem Insulinpen. Die meisten Kinder und Jugendlichen nutzen hierbei eine intensivierte konventionelle Insulintherapie (ICT), basierend auf einem 1-2×/Tag zu verabreichenden lang wirksamen Basalinsulin und einem schnell wirksamem Insulin zu allen Mahlzeiten. Mehr als die Hälfte der betroffenen Kinder in Deutschland verwendet inzwischen allerdings eine Insulinpumpe. Bei der Insulinpumpe erhalten die Kinder und Jugendlichen per Knopfdruck exakt berechnetes, schnell wirkendes Mahlzeiten- und mittels einer festgelegten Basalrate kontinuierlich Insulin über einen liegenden subkutanen Katheter. Bei Bedarf kann diese Basalrate generell oder aber nur für einen bestimmten Zeitraum (temporär) herab- oder heraufgesetzt werden. Neben der Insulingaben sind regelmäßige Kontrollen des Glukosespiegels erforderlich. Für den Glukosespiegel existieren zwei Maßeinheiten. Im Folgenden wird er in mg/dl angegeben. Ein mg/dl entspricht $18,02 \times$ mmol/l. Die Beurteilung des Glukosespiegels kann durch kapilläre Blutzuckermessungen erfolgen, alternativ tragen inzwischen die meisten Kinder und Jugendlichen Geräte zur kontinuierlichen Messung des Gewebezuckers (CGM). Dieser Gewebezucker entspricht dem Blutzucker in Stabilität bzw. mit einer zeitlichen Verzögerung von bis zu 20 min bei schnell steigenden oder fallenden Werten. Alle modernen CGM-Geräte geben Alarm, wenn der Gewebezucker zu hoch oder aber zu niedrig ist. Auch stehen immer mehr Geräte zur Verfügung, die mit einer Insulinpumpe gekoppelt werden können. Hier besteht bei manchen Systemen die Möglichkeit, dass die Basalrate bei schnell sinkender Gewebeglukose abgeschaltet wird, bevor ein (zu) niedriger Glukosewert erreicht wird. Neueste Systeme sind in der Lage, alle 5 min den Basalbedarf in einem Mikrobolus individuell abzugeben, um z. B. einen Zielwert von 120 mg/dl zu halten oder wieder zu erreichen (Hybrid-closed-loop-Pumpen). In der Zukunft wird es Systeme geben, die im Sinne eines „Closed-loop-Systems" praktisch ohne aktives Mitwirken des Patienten eigenständig den Gewebezucker im Zielbereich halten werden. Wie im Folgenden dargelegt, wird Sport aber auch zukünftig für Menschen mit einem DMT1 eine Herausforderung darstellen (DDG und AGPD 2015).

30.1.2 Bedeutung von Sport für Kinder und Jugendliche mit DMT1

Regelmäßige körperliche Aktivität und Sport, wie in Kap. 19 beschrieben, gehen bei Kindern und Jugendlichen mit einem DMT1 mit einer verbesserten Stoffwechsellage, gemessen am Langzeitwert HbA1c, einher. Dies ist am ehesten auf

◻ **Tab. 30.1** Anpassung der Diabetestherapie in Abhängigkeit von der genutzten Therapieform

Therapieform	Insulinpen oder Insulinpumpe mit Blutzuckermessung	Insulinpen mit Glukosesensor (CGM)	Insulinpumpe mit Glukosesensor (CGM)	Insulinpumpe mit Glukosesensor (CGM) mit automatischer Unterzuckerungsabschaltung	Insulinpumpe mit Glukosesensor (CGM) und automatisierter Basalrate
Ziel	Blutglukose/Sensorglukose vor Sportbeginn ca. 126–180 mg/dl, in Abhängigkeit von der sportlichen Aktivität und Intensität etwas höher oder niedriger				
Vorgehen vor Sport	Blutzucker messen, anhand des Wertes Kohlenhydrate essen oder/und Reduktion des Mahlzeiteninsulins vor dem Sport. Bei hohen Werten Insulinkorrektur spritzen	Sensorzucker und Trendpfeile ablesen, entsprechend Kohlenhydrate essen oder Insulinkorrektur abgeben	Sensorzucker und Trendpfeile ablesen. Bei niedrigen Werten entsprechend Kohlenhydrate essen oder/und Basalrate prozentual senken. Bei PGLM: tendenziell weniger Kohlenhydrate essen		Sensorzucker und Trendpfeile ablesen, eventuell kleine Menge Kohlenhydrate essen. Temporäres Ziel auf z. B. 150 mg/dl setzen
Vorgehen vor Schwimmen	Wie oben, aber zusätzlich 10–20 g Kohlenhydrate extra, sodass der Blutzucker bei ca. 200 mg/dl liegt				
Bei und nach dem Sport	Sensorwert und Trendpfeile beachten bzw. nach 30 – 60 min den Blutzucker messen, insbesondere auch dann, wenn das Körpergefühl vom Sensorwert abweicht Vorteilhaft ist die Aufnahme von Kohlenhydraten durch gesüßte Getränke, z. B. Fruchtsaft mit Mineralwasser gemischt, um gleichzeitig ein Flüssigkeitsdefizit zu verhindern. Flüssigzucker-Präparationen mit Fruchtaroma bieten viele Kohlenhydrate in wenig Flüssigkeitsvolumen, können leicht beim Sport mitgeführt werden, sind schnell wirksam und sind oft leichter zuführbar als fester Traubenzucker Nach dem Sport und in den Stunden danach sowie zur Nacht müssen oft noch extra Kohlenhydrate gegessen werden. Für die Gewichtskontrolle ist die Absenkung des Insulins zur nächsten Mahlzeit um z. B. 50 % bzw. der Basalversorgung zur Nacht günstig (z. B. um 20 %), um weniger Kohlenhydrate extra essen zu müssen				
Sensor-Alarmgrenzen	Entfällt, vor dem Sport und bei Bedarf Blutzucker messen	Bei Bedarf, z. B. längere Wanderung oder anstrengende körperliche Aktivität, Alarm(Tief)-Untergrenze höher stellen, sodass der Alarm bei fallenden Werten statt bei 80 mg/dl früher, schon bei 120 mg/dl, auftritt, sodass sehr zeitig Kohlenhydrate gegessen werden können, bevor eine Hypoglykämie überhaupt auftritt. Die Einstellung eines Voralarms (z. B. 30 min vor Erreichen der Alarmgrenze) oder Alarm für schnell sinkende Glukosewerte ist für diese besonderen Aktivitäten sinnvoll				

(Fortsetzung)

◻ Tab. 30.1 (Fortsetzung)

Hypoglykämien	Hypoglykämien können vor, während und vor allem auch nach dem Sport auftreten, also z. B. in der Nacht nach einem Training in den Abendstunden, wenn die Energiespeicher durch Aufnahme von Glukose aus dem Blut wieder gefüllt werden. Vorbeugend sind eine Verminderung der nächtlichen Insulindosis, der abendlichen Mahlzeitendosis oder/und die Einnahme von z. B. 10–20 g Kohlenhydraten vor dem Schlafengehen hilfreich. Höher automatisierte Insulinpumpensysteme schützen durch Automatisierung der Basalratenabgabe oder Abschaltung der Basalrate bei niedrigen Glukosewerten
Hyperglykämien	Hyperglykämien können trotz erhöhtem Glukoseverbrauch beim Sport auftreten: infolge Insulinmangels schon vor dem Sport (Insulinabgabe vergessen, Katheter defekt), zu viele Kohlenhydrate vor/bei/nach dem Sport, zu starke Absenkung des Insulins vor/während/nach dem Sport und bei starker körperlicher Anstrengung infolge von Katecholaminwirkung oder Laktatbildung. So vielfältig wie die Ursachen sind, ist auch deren Behandlung und reicht von einer korrigierten Therapieanpassung beim nächsten Training, Katheterkontrolle vor dem Sport, vorsichtige Korrektur vor dem Sport (halbe Korrekturdosis), dem Tragen der Insulinpumpe beim Sport (kein Ablegen) bis hin zu kleiner Insulinkorrektur am Ende der Trainingseinheit
Keton im Blut	Bei Hyperglykämien (>250 mg/dl), für die es keine Erklärung gibt, sollte vor dem Sport ein Ketontest im Blut durchgeführt werden, um eine Stoffwechselentgleisung aufgrund von Insulin- oder Energiemangel frühzeitig zu erkennen. Körperliche Symptome bei erhöhtem Keton (Betahydroxybutyrat) im Blut: Übelkeit, Erbrechen, Bauchschmerzen, Kopfschmerzen. Liegt der Wert über 0,6 mmol/l, deutet dies meist auf einen Insulin- und selten auf einen Energiemangel hin. Hyperglykämien müssen korrigiert werden, zumeist ist bei der Insulinpumpentherapie auch ein Katheterwechsel nötig. Bei Werten über 1,5 mmol/l darf kein Sport ausgeübt werden, bis die Stoffwechsellage normalisiert ist

30

eine verbesserte Insulinsensitivität zurückzuführen. Darüber hinaus kommt es wie bei gesunden Gleichaltrigen zu einer Verbesserung unterschiedlicher weiterer Stoffwechselparameter (z. B. der Blutfettwerte) (Codella et al. 2017). Bei Kindern und Jugendlichen mit einem DMT1 ist dies von besonderer Bedeutung, da sie aufgrund ihrer Grunderkrankung ein höheres Gesundheitsrisiko tragen. Auch die positiven kardiovaskulären Einflüsse regelmäßiger körperlicher Aktivität und Sport sind bei Kindern und Jugendlichen mit DMT1 von nicht zu vernachlässigender Bedeutung. Durch Sport kommt es zu einer Verbesserung des allgemeinen Wohlbefindens einschließlich der gesundheitsbezogenen Lebensqualität. Bis auf wenige Ausnahmen können Kinder und Jugendliche mit DMT1 nahezu alle Sportarten betreiben. Im Sinne einer maximalen Teilhabe sollte daher alles dafür getan werden, dass diese Kinder und Jugendlichen an möglichst vielen sportlichen Aktivitäten, vom Schul- bis hin zum Leistungssport, teilnehmen können (Adolfsson 2018).

30.1.3 Physiologische Prozesse bei Sport und DMT1

Sport erhöht den Bedarf an Glukose; diese kann der Körper aus mehreren Quellen über den Blutstrom zur Verfügung stellen. Die Vorhaltung von Glukose in gespeicherter Form und Abgabe von Glukose ins Blut erfolgt dabei in erster Linie über die Leber. Die entscheidende Rolle zur Regulation nehmen hier Insulin und Glukagon ein. Bei Menschen ohne DMT1 wird die Insulinabgabe bei Sport supprimiert und damit eine Steigerung der Glukoseausschüttung aus der Leber ermöglicht, die dem Verbrauch der Muskulatur entspricht. Modulierend kommen andere glukoregulatorische Prozesse hinzu (Waldhäusel et al. 2004).

Bei Menschen mit DMT1 hängt die Homöostase des Glukosestoffwechsels von der Art, Intensität und der Dauer des Sports ab. Auch spielen der zeitliche Abstand zur letzten Mahlzeit und die körperliche Fitness eine Rolle (Tagougui et al. 2019). Leichter bis moderater aerober Sport und länger anhaltender Sport führen meist zu abfallenden Glukosewerten. Sport mit hoher Intensität führt hingegen zur Ausschüttung von Glukagon bzw. Katecholaminen, was zur Abgabe von Glukose aus der Leber führt, die die Verwertung der Glukose übersteigt und so zu ansteigenden Glukosewerten führen kann (Gallen 2012).

30.1.4 Anpassung der Therapie bei sportlicher Aktivität

Im Folgenden wird beschrieben, wie die Therapie des DMT1 bei Sport angepasst werden kann. Grundlage für die Empfehlungen sind internationale Guidelines (Adolfsson 2018). Viele der Empfehlungen basieren auf Untersuchungen an Erwachsenen. Bei jüngeren Kindern kann daher eine Anpassung der Empfehlungen notwendig sein. Einen Überblick über die Anpassung der Therapie in Abhängigkeit von der genutzten Therapieform gibt ◻ Tab. 30.1. Grundsätzlich gilt, dass Kinder und Jugendliche mit DMT1 und wichtige Familienmitglieder regelmäßig über die Therapieanpassung bei Sport aufgeklärt werden müssen. Auch Sportlehrer und Trainer müssen über das grundlegende Management Bescheid wissen. Vor, während und nach dem Sport muss der Glukosewert bestimmt oder vom CGM-Gerät mit dem aktuellen Trend abgelesen werden. Kohlenhydrathaltige Snacks mit einem hohen glykämischen Index müssen bei jeglicher Form körperlicher Aktivität schnell zur Verfügung stehen.

Der Blutglukose-/Sensorglukosewert sollte vor Sportbeginn ca. 126–180 mg/dl betragen, in Abhängigkeit von der Art des Sports und der Intensität auch etwas höher (z. B. Schwimmsport) oder niedriger (z. B. bei anaerobem Sport). Eine vor dem Sport bestehende Hypoglykämie (<70 mg/dl) erfordert in jedem Fall zunächst eine Anhebung der Glukose in einen Bereich, der Sport ohne Risiko zulässt. Kontraindikationen für Sport sind eine schwere Hypoglykämie (<50 mg/dl oder notwendige Fremdhilfe bei Hypoglykämie) in den letzten 24 h (Adolfsson 2018) oder sehr hohe Glukosewerte mit Keton im Blut über 1,5 mmol/l (American Diabetes Association 2020), wobei diese Zustände meistens bei erheblichem Insulinmangel mit sehr hohen Glukosewerten auftreten und auch mit schlechtem Allgemeinbefinden einhergehen (Übelkeit, Bauchschmerzen).

Um Hypoglykämien bei oder nach dem Sport zu verhindern, gibt es zwei Grundprinzipien: 1) die Einnahme von Kohlenhydraten (KH) kurz vor, bei und ggf. nach dem Sport, insbesondere bei ungeplanter oder längerer Aktivität, 2) die Reduktion der Mahlzeiteninsulinmenge vor geplantem Sport oder/und Absenkung der basalen Insulinversorgung vor, während und nach dem Sport oder eine Kombination aus beidem.

Aus der Forschung im Bereich Sportphysiologie und Diabetes leitet sich eine neuere Empfehlung ab, die besagt, dass kurze 10-s-Sprints oder Krafttraining vor oder nach dem Sport auch genutzt werden können, um über die Stoffwechseleffekte der anaerobe Energiegewinnung Hypoglykämien nach dem Sport zu verhindern. Durch den Anstieg kontrainsulinärer Hormone kommt es zu einer erheblichen Steigerung der Glukoseproduktion in der Leber, welche die Aufnahmekapazität der Muskeln übersteigt. Diesen Überschuss an Glukose macht man sich in diesem Falle zur Verhinderung von Hypoglykämien zunutze (Tagougui et al. 2019; Fahey 2012; Bussau 2006). Grundsätzlich ist für Kinder und Jugendliche mit DMT1 die Nutzung eines CGM-Systems empfohlen, um die individuelle Reaktion auf Sport zu monitoren und die individuelle und optimale Therapieanpassung darauf aufbauend zu finden.

Das Management nach Sport hängt stark vom Leistungsstand, der Art und Dauer des Sports und weiteren individuellen Faktoren ab. Sowohl nach aerobem als auch nach anaerobem Sport bzw. Intervalltraining besteht für bis zu 24 h ein erhöhtes Risiko für Hypoglykämien, bis zu 48 h ist eine erhöhte Insulinsensitivität festzustellen (Riddell 2017). Vor allem bei Sport am Nachmittag oder Abend besteht ein hohes Risiko für nächtliche Hypoglykämien. Wichtig ist, die Insulinzufuhr zu reduzieren. Basalraten oder Basalinsulin sollten um 20 % reduziert werden. Auch das Insulin für Mahlzeiten nach Sport kann z. B. um 50 % reduziert werden. Neben der Insulinreduktion sollte auch ein insulinfreier Snack von 0,4 g KH pro kg Körpergewicht in Erwägung gezogen werden. Menschen mit einem CGM mit Alarmfunktion können bei Hypoglykämien gewarnt werden. Wird dieser Alarm häufiger überhört oder wird so ein Gerät nicht verwendet, sollte der Blutzucker zwischen 2 und 3 Uhr nachts überprüft werden (Adolfsson 2018).

Das Vorgehen bei Kindern und Jugendlichen, die Leistungssport betreiben, unterscheidet sich nicht grundlegend von den aufgeführten Empfehlungen. Allerdings bedarf es einer stärkeren individuellen Anpassung. Mit der Zeit werden die Kinder und Jugendlichen bzw. ihre Eltern zu Experten und können aufgrund von Vorerfahrungen die Therapie optimal individuell gestalten.

30.1.5 Generelle Empfehlungen zu der Art des Sports und Risikosportarten

Im Kindes- und Jugendalter sollte bei der Auswahl der Sportart im Mittelpunkt stehen, dass die Kinder und Jugendlichen Spaß an der Ausübung des Sports haben.

Entsprechend sollte auch bei Kindern und Jugendlichen mit DMT1 nicht die Erkrankung die Auswahl der Sportart bestimmen. Bis auf wenige Ausnahmen gibt es hier keine Beschränkungen. Sehr empfehlenswert sind gut recherchierte und erprobte Konzepte zur Stoffwechselführung, welche neben praxistauglichen Tipps auch Erfahrungsberichte zu vielen Sportarten bieten (Thurm und Gehr 2018; Colberg 2009).

30.1.5.1 Sportarten mit erhöhtem Hypoglykämierisiko

Zu den Risikosportarten zählen alle Sportarten, bei denen eine schwere Hypoglykämie zu einem besonders hohen Unfallrisiko führt. Für alle diese Sportarten gilt, dass bei einer guten Stoffwechseleinstellung und guter Therapieführung der DMT1 keine Kontraindikation darstellt. Vielmehr gilt es, noch stärker als generell bei körperlicher Aktivität auf eine gute Kontrolle des DMT1 zu achten. Neben einer guten Stoffwechseleinstellung und regelmäßigen Blutzuckerkontrollen sollte immer eine zweite Person dabei sein, die im Notfall helfen kann.

Ein deutlich erhöhtes Risiko birgt das Presslufttauchen, da im Medium Wasser Hypoglykämien nur schlecht gespürt werden, das Tauchen körperlich sehr anstrengend ist, die CGM-Systeme ihre Daten nicht auf Lesegeräte funken können und bei Hypoglykämien die Behandlung mit Flüssigzucker in kritischer Umgebung erfolgen muss. Es werden allerdings Kurse für Erwachsene mit DMT1 angeboten, jedoch unter sehr hohen Sicherheitsauflagen.

Beliebte Sportarten wie Surfen, Segeln und Gebirgstouren bergen dann ein erhöhtes Risiko, wenn sie allein und zudem ohne ausreichende Vorbereitung durchgeführt werden. Auch Paragliding und Kitesurfen können, aber nur unter hohen Sicherheitsmaßnahmen, durchgeführt werden. Diese Beispiele sind daher keine Negativliste. Bei jeder Sportart, die ein Kind oder Jugendlicher mit DMT1 betreiben möchte, sei es auf/im Wasser, in den Bergen oder in der Luft, muss überlegt werden, wie diese Sportart sicher betrieben werden kann. Bei Kontaktsportarten sollte die Insulinpumpe entweder abgelegt oder wie das CGM-System durch Bauchtaschen oder/und fixierende Sporttapes geschützt werden.

Wie bei vielen dieser Sportarten gefordert, sollte neben einem Sportmediziner ein Diabetologe die körperliche Tauglichkeit attestieren und die Kinder und Jugendlichen bzw. ihre Eltern ausführlich aufklären.

30.1.5.2 Schwimmsport

Beim Schwimmen hat die Vermeidung von Hypoglykämien einen besonderen Stellenwert. Daher ist es empfehlenswert, noch 10–20 g KH zusätzlich zu den notwendigen Sport-KH direkt vor dem Sport zu essen. Der Blutzucker sollte damit ein Niveau von mindestens 200 mg/dl vor dem Schwimmsport oder höher erreichen. Die Insulindosis sollte in jedem Fall vermindert werden, z. B. bei Pumpentherapie auf eine Basalrate von 50 % in der Stunde vor dem Schwimmen sowie einige Stunden nach dem Schwimmen. Alle 30 min sollte – am Schwimmbecken – der Blutzucker kontrolliert werden. Es ist mit einem deutlichen Abfall der Glukose zu rechnen, sodass ggf. ein glukosehaltiger Snack am Beckenrand gegessen werden muss. Obwohl das Hypoglykämierisiko etwas höher bei einem Schwimmtraining ist, dürfen Kinder mit DMT1 weder vom Schulschwimmen noch vom Vereinsschwimmtraining ausgeschlossen werden. Vielmehr erlangen die Kinder nach 2–3 Trainingseinheiten Sicherheit, wie viele Gramm KH sie extra benötigen, um den Bedarf durch Schwimmsport auszugleichen.

30.1.5.3 Sport bei Folgeerkrankungen

Bei Kindern und Jugendlichen sind Folgeerkrankungen aufgrund des DMT1 selten. Liegt z. B. eine DMT1-bedingte Netzhauterkrankung vor, muss die Auswahl der Sportart (z. B. Gewichtheben) kritischer diskutiert werden. Ein gut eingestellter arterieller Hypertonus beeinflusst die Auswahl der Sportart hingegen nicht.

Heutzutage stehen Menschen mit Typ-1-Diabetes nahezu alle Sportarten offen. Kinder mit DMT1 müssen ihren Körper und die nötige Therapieanpassung erarbeiten und brauchen dafür die Unterstützung von Eltern, Diabetesteams, Lehrkräften und Trainern. Ehemalige und aktive Leistungssportler wie z. B. Matthias Steiner (Olympiasieger im Gewichtheben), Anja Renfordt (mehrfache Kickboxweltmeisterin) oder als Nachwuchsathletinnen Lisa und Laura Selle (Leistungsschwimmerinnen) zeigen, dass mit hoher Disziplin, guter Vorbereitung und Beschäftigung mit der Physiologie des Energiestoffwechsels im Sporttraining auch extreme Leistungen möglich sind (▶ https://www.special-ones.de; ▶ https://www.selle-schwimm.de (Thurm und Gehr 2018)).

Praxistipps

- Kinder und Jugendliche mit DMT1 können praktisch jede Sportart und auch Leistungssport betreiben.
- Je nach Blutzuckerwert, CGM-Glukose und Trend, Alter, Gewicht, Trainingszustand und geplanter Aktivität (Intensität und Dauer) muss das Kind einen bestehenden Mangel an Energie (niedriger Blutzucker) vor dem Sport ausgleichen und den zu erwartenden Extrabedarf an KH abdecken und/oder die Insulinmenge ggf. absenken. Bei hohen Glukosewerten muss ggf. eine kleine Menge Insulin zur Korrektur gegeben werden.
- Sportlehrkräfte und Vereinstrainer sollten Traubenzucker, Flüssigzucker und das Notfallmedikament Glukagon (neuerdings als Nasenpulverspray) bei

sich bzw. an der Sportstätte vorhalten. Sie sollten dem Kind oder Jugendlichen die Pausen zugestehen, die es zum Therapiemanagement benötigt. Eine Hypoglykämie muss sofort und vor Ort behandelt werden, wobei das Anreichen von Saft oder das Auspacken von Traubenzucker hilfreich sein kann.
- Kinder mit DMT1 und einer noch nicht überwundenen Unterzuckerung sollten nicht ohne Begleitung zur Sporthalle, in die Umkleidekabine oder nach Hause geschickt werden.

30.2 Sport bei Übergewicht und Adipositas

30.2.1 Hintergrund

Knapp zwei Millionen Kinder und Jugendliche leiden in Deutschland an Übergewicht bzw. Adipositas. Übergewicht bzw. Adipositas werden anhand des Body-Mass-Index (BMI) bestimmt, der das Körpergewicht in Relation zur Körperhöhe setzt (BMI = Körpergewicht/Körpergröße (kg/m^2)) (AGA und DAG 2019). Da sich der BMI im Kindes- und Jugendalter physiologisch mit dem Alter verändert, muss zur Abschätzung des Übergewichtes der individuelle Wert auf eine Referenzpopulation bezogen werden. Dies erfolgt in der Regel über alters- und geschlechtsbezogene Perzentilwerte (Kromeyer-Hauschild et al. 2001, 2015). ◻ Abb. 30.1 zeigt die BMI-Perzentile für Jungen und Mädchen.

Ein gutes Maß, um das Ausmaß des Übergewichts besser zu differenzieren und Veränderungen des BMI zu erfassen, ist die Berechnung des BMI-SDS (BMI-Standard Deviation Score). Er gibt an, um ein Wievielfaches einer Standardabweichung ein individueller BMI vom BMI-Median einer alters- und geschlechtsbezogenen Referenzpopulation abweicht (Adipositas im

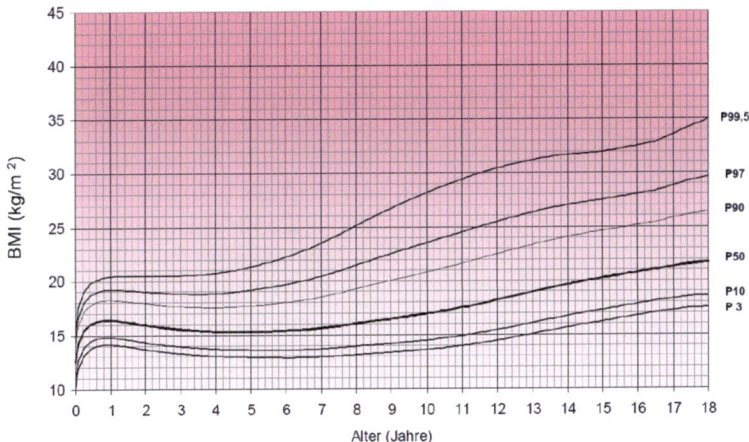

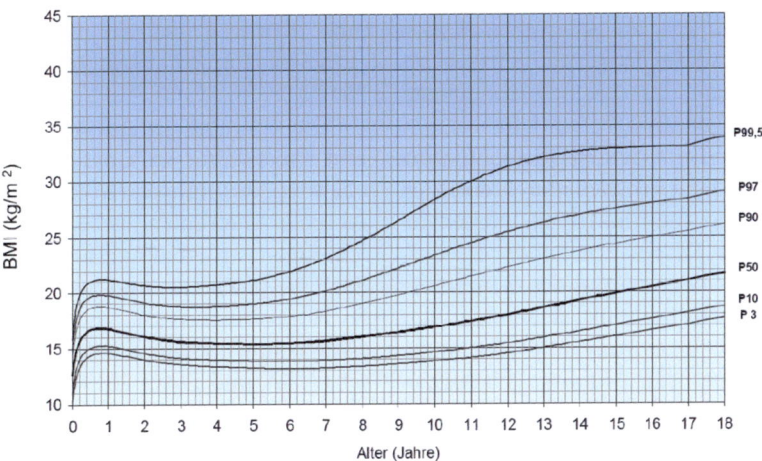

◘ **Abb. 30.1** Perzentilenkurven für den Body Mass Index für Mädchen und Jungen (Kromeyer-Hauschild et al. 2001, 2015)

Kindes- und Jugendalter (AGA und DAG 2019)). Unter folgendem Link kann der BMI-SDS online bestimmt werden: ▶ https://aga.adipositas-gesellschaft.de/mybmi4kids/.

Da der BMI bezogen auf die Körperkomposition nur begrenzt änderungssensitiv ist und nur näherungsweise den Körperfettanteil abbildet, sollte zusätzlich auch der Bauchumfang als guter Parameter für das abdominelle Fettgewebe und als Verlaufsparameter erfasst werden. Aktuelle Referenzwerte zum Bauchumfang können über die Arbeitsgemeinschaft Adipositas im Kindes- und Jugendalter (AGA) abgerufen werden (▶ https://aga.adipositas-gesellschaft.de). Weitere Möglichkeiten zur Messung des Körperfettanteils sind die Messung der Hautfaltendicke, die bioelektrische Impedanzanalyse, die DEXA (Dual Energy X-ray Absorptiometry) oder aber auch Messungen mittels

Magnetresonanztomografie (MRT) (Adipositas and im Kindes- und Jugendalter (AGA und DAG 2019)). Letztere kommen aufgrund von Strahlenbelastungen bzw. hohen Kosten vor allem in Studien zum Einsatz.

> **Definition**
>
> Bei einem BMI über der 90. Perzentile liegt Übergewicht, über der 97. Perzentile Adipositas und über der 99,5 Perzentile extreme Adipositas vor.

In den letzten 30 Jahren ist der Anteil übergewichtiger Kinder und Jugendlicher deutlich angestiegen, in den letzten Jahren ist es zu einer Stabilisierung der Prävalenzraten auf hohem Niveau gekommen. Daten des Kinder- und Jugendgesundheitssurveys (KiGGS) zeigen, dass ca. 8 % der Kinder und Jugendlichen an Übergewicht, ca. 6 % an einer Adipositas leiden (Schienkiewitz et al. 2019). Die Ursachen der kindlichen Adipositas sind multifaktoriell. Neben einer genetischen Disposition hat der Lebensstil eine hohe Bedeutung in der Genese der Adipositas. Im Mittelpunkt stehen hier eine hochkalorische Ernährung und eine unzureichende körperliche Aktivität. Beides zusammen führt zu einer ungünstigen positiven Energiebilanz, die mit einer stetigen Zunahme des Körpergewichtes einhergeht (Han et al. 2010). Der kindliche Lebensstil ist vor allem vom Lebensstil der Familie beeinflusst. Weitere Risikofaktoren sind ein niedriger sozioökonomischer Status und ein Migrationshintergrund (Kurth und Schaffrath Rosario 2010).

Adipöse Kinder und Jugendliche haben ein hohes Risiko, auch als Erwachsene adipös zu sein. Mit steigendem Übergewicht steigt langfristig das Morbiditäts- und Mortalitätsrisiko. Folgeerkrankungen der Adipositas sind weitreichend und können u. a. das kardiovaskuläre System (arterieller Hypertonus, Arteriosklerose), das endokrinologische System (Insulinresistenz, Diabetes mellitus Typ 2, polyzystisches Ovarsyndrom) und das gastrointestinale System (erhöhte Blutfettwerte, nichtalkoholische Steatohepatitis) betreffen. Häufig kommt es zu orthopädischen Problemen wie teils schmerzhaften Skelettfehlstellungen (z. B. Genua valga, Fehlstellungen der Wirbelsäule), außerdem liegt ein erhöhtes Risiko für eine Hüftkopflösung (Epiphysiolysis capitis femoris) vor (Han et al. 2010). Vor allem eine extreme Adipositas geht mit einer verminderten gesundheitsbezogenen Lebensqualität und einem verminderten Selbstwert einher. Auch haben adipöse Kinder und Jugendliche ein höheres Risiko, gemobbt zu werden. U. a. im Schul- und Vereinssport fühlen sich viele adipöse Kinder und Jugendliche aufgrund ihres Körpers und der mangelnden körperlichen Fitness ausgegrenzt (Pont et al. 2017).

Die Therapie der Adipositas im Kindes- und Jugendalter ist langwierig und häufig nur wenig erfolgreich (Muehlig et al. 2014). Aktuelle Leitlinien geben Therapieempfehlungen in Abhängigkeit vom Ausmaß des Übergewichtes und vom Vorliegen von Risikofaktoren bzw. Folgeerkrankungen (Adipositas and im Kindes- und Jugendalter (AGA und DAG 2019)). Bestandteil aller Empfehlungen ist eine Verbesserung der Energiebilanz durch eine Reduktion der täglichen Kalorienzufuhr und eine Steigerung der körperlichen Aktivität. Bei schweren Formen des kindlichen Übergewichts werden multimodale Adipositastherapieprogramme empfohlen (Adipositas and im Kindes- und Jugendalter (AGA und DAG 2019)). Viele Studien zeigen, dass die Programme kurzfristig zu einer Gewichtsabnahme führen. Die langfristige Gewichtsabnahme ist jedoch umstritten und die Studienlage uneinheitlich (Muehlig et al. 2014). Im Folgenden sollen unter Kenntnis dieser schwierigen Problemlage (hohes Mortalitätsrisiko und geringe langfristige Therapieerfolge) die Vorteile von Sport aufgezeigt, konkrete Empfehlungen abgegeben und Risiken, die zu bedenken sind, genannt werden. Wichtig ist in diesem Zusammenhang darauf hinzuweisen, dass das primäre Therapieziel bei adipösen Kindern und Jugendlichen nicht eine unrealistische Gewichtsnormalisierung, sondern eine Förderung der Gesundheit und eine Prävention von Folgeerkrankungen sein sollte (Muehlig et al. 2014). Hier hat der Sport einen nicht zu unterschätzenden Stellenwert.

30.2.2 Stellenwert des Sports in der Adipositastherapie

Wie in ▶ Kap. 19 beschrieben, hat die Bewegungszeit von Kindern und Jugendlichen gewichtsunabhängig im Alltag und in der Freizeit deutlich abgenommen. Inwieweit ein Zusammenhang zwischen Adipositas und Bewegungszeit besteht, ist bisher noch unzureichend geklärt. In der Healthy Lifestyle in Europe by Nutrition in Adolescence (HELENA)-Studie konnte ein Zusammenhang zwischen mehr Bewegung und weniger Übergewicht nur für Jungen, nicht aber für Mädchen gezeigt werden (Ruiz 2011). Unklar ist auch, wie erfolgreich im Kindes- und Jungendalter bei Adipositas eine vermehrte Bewegung zu einer Gewichtsreduktion führt. Vieles deutet darauf hin, dass für eine Gewichtsreduktion im Sinne einer negativen Energiebilanz vor allem eine Reduktion der täglichen Kalorienaufnahme wichtig ist. Unstrittig ist hingegen, dass Sport zur Gesundheitsförderung und Tertiärprävention in der Adipositastherapie von höchster Bedeutung ist (Han 2018). Schon durch kleine Verbesserungen der Körperkomposition (z. B. Verringerung der Körperfettmasse) kann das Risiko von Folgeerkrankungen, wie z. B. kardiovaskuläre Erkrankungen, gesenkt werden. Nicht zu vernachlässigen sind auch die positiven Effekte sportlicher Aktivität auf psychosoziale Aspekte wie das Selbstvertrauen und die Selbstwirksamkeit (Graf et al. 2017).

> **Positive Effekte sportlicher Aktivität bei Adipositas**
> Ziel bei adipösen Kindern und Jugendlichen sollte sein, die Alltags- und Freizeitaktivität langfristig zu steigern. Eine häufig unrealistische Gewichtsreduktion sollte zweitrangig sein.

Viele adipöse Kinder und Jugendliche haben negative Erfahrungen im Zusammenhang mit Sport gemacht. Dies kann mitunter daran liegen, dass adipöse Kinder und Jugendliche im Vergleich zu Gleichaltrigen schlechtere Fähigkeiten bezogen auf Kraft, Ausdauer, Koordination und Flexibilität aufweisen (Woll 2013). Diese schlechtere Leistungsfähigkeit führt im häufig auf Leistung ausgerichteten Schul- und Vereinssport schnell zu Misserfolgen und Ausgrenzungen. Primäres Ziel muss es daher sein, adipöse Kinder und Jugendliche zur mehr Bewegung bzw. Sport zu motivieren und so langfristig ihre Alltags- und Freizeitaktivitäten zu steigern (Graf et al. 2015). Zur Erhöhung der Alltagsaktivität können schon einfache Maßnahmen wie z. B. das Fahrradfahren zur Schule einen positiven Effekt haben. Zur Förderung eines aktiveren Lebensstils bieten sich neben personenzentrierten Interventionen vor allem Gruppenaktivitäten an. In Gruppen können adipöse Kinder und Jugendliche sowohl in ihrer Individualität bestärkt als auch ihre sozialen Kompetenzen gefördert werden. Neben positiven körperlichen Effekten kann dies auch zu einem verbesserten Körper- und Selbstbild und gestärkten Ich-Kompetenzen führen. In ❏ Tab. 30.2 sind besonders positive Effekte verschiedener Sportarten bei Adipositas zusammengefasst.

◪ **Tab. 30.2** Besonders positive Effekte einzelner Sportarten bei adipösen Kindern und Jugendlichen (Graf et al. 2015)

Ausdauersportarten	Beanspruchen große und einfach zu steuernde Muskelgruppen, Reduktion des Körperfettanteils, positive Effekte auf metabolische und kardiovaskuläre Risikofaktoren
Radfahren und Schwimmen	Vor allem bei extremer Adipositas zu empfehlen, da das Körpergewicht getragen wird
Mannschaftssportarten	Sport in der Gemeinschaft fördert die Motivation, Erwerb sozialer Kompetenzen, Steigerung des Energieumsatzes erfolgt spielerisch
Rückschlagspiele (z. B. Badminton, Tennis)	Fördern motorische Fähigkeiten
Kampfsportarten	Fördern positive Körper- und Bewegungserfahrungen
Krafttraining	Nach der Pubertät Muskelzuwachs, vorher auch schon Kraftzuwachs durch verbesserte inter- und intramuskuläre Koordination, Verminderung des Körperfettanteils

30

30.2.3 Empfehlungen zur sportlichen Aktivität bei Adipositas

Konkrete Empfehlungen zur sportlichen Aktivität bei adipösen Kindern und Jugendlichen gibt es nicht. Wie auch für normalgewichtige Gleichaltrige gilt, dass sie etwa 60, besser 90 min täglich körperlich aktiv sein sollten (Graf et al. 2017). Wichtig erscheint, bei der Beratung adipöser Kinder und Jugendlicher und ihrer Eltern zwischen Gesundheitsförderung und Gewichts- bzw. Fettreduktion zu unterscheiden. Die genannten Empfehlungen sind auf eine generelle Förderung der Gesundheit ausgerichtet. Für eine Gewichtsreduktion bzw. eine Reduktion des Körperfettes sind deutlich intensivere Aktivitätsraten zur empfehlen. Hier ist von bis zu 180 min aerobem Training bei moderater bis höherer Intensität auszugehen (Atlantis et al. 2006).

Häufig stellt sich in der Beratung adipöser Kinder und Jugendlicher die Frage, ob aerobes Training oder Krafttraining einen besseren Effekt auf das Körpergewicht und kardiovaskuläre bzw. metabolische Risikofaktoren haben. Studien weisen darauf hin, dass beide Trainingsarten zu einer Reduktion des Körpergewichtes und insbesondere des Körperfettanteils führen und vermutlich eine Kombination aus aerobem Training und Krafttraining am effektivsten ist (Alberga et al. 2015). Neben positiven Effekten auf den Körperfettanteil scheint besonders aerobes Training zu positiven Effekten auf den Insulin- und Glukosestoffwechsel, den Blutdruck und den Fettstoffwechsel zu führen (Alberga et al. 2015; Marson et al. 2016; Davis et al. 2019).

❯ Sowohl aerobes Training als auch Krafttraining wirken sich positiv auf das Körpergewicht und den Körperfettanteil aus. Besonders effektiv scheint eine Kombination beider Trainingsarten zu sein.

Neben den genannten Sportarten können auch andere Verfahren die Motivation zur Steigerung der Aktivität unterstützen. Hierzu zählen u. a. altersentsprechende Entspannungsverfahren wie z. B. Körper- und Fantasiereisen, Partnermassagen oder die progressive Muskelrelaxation. Diese können dazu führen, dass adipöse Kinder und Jugendliche (wieder) positive Körper- und Bewegungserfahrungen machen und so ihren eigenen Körper besser annehmen können.

30.2.4 Besonderheiten der sportmedizinischen Untersuchung bei kindlicher Adipositas

Zunächst gilt es, das Ausmaß der Adipositas mittels des BMI abzuschätzen. Zur besseren Erfassung des Körperfettanteils und zur Verlaufskontrolle sollten der Bauchumfang und ggf. auch die Hautfaltendicke bestimmt werden. Wie bei nicht adipösen Kindern und Jugendlichen ist zum Ausschluss eines bereits bestehenden arteriellen Hypertonus der Blutdruck zu messen und mit Normwerten zu vergleichen. Bei erhöhten Blutdruckwerten ist eine Langzeitblutdruckmessung indiziert. Ist auch diese auffällig, sind eine weitere Abklärung und ggf. eine medikamentöse Therapie zu veranlassen. Adipöse Kinder und Jugendliche haben ein höheres Risiko, an einem Asthma bronchiale zu leiden (Vijayakanthi et al. 2016). Gibt es anamnestische Hinweise für ein bestehendes Asthma bronchiale, sollte großzügig eine Lungenfunktionsdiagnostik erfolgen. Je stärker das Übergewicht, desto größer ist die Belastung für das muskuloskelettale System. Hierüber sind die Kinder und Jugendlichen und ihre Eltern aufzuklären. Wie in Abschn. 30.3 erwähnt, eignen sich für adipöse Kinder und Jugendliche vor allem gelenkschonende Sportarten wie Schwimmen oder Radfahren. Gelenkbelastende Sportarten wie Badminton oder Tennis sollten mit erhöhter Vorsicht ausgeübt werden. Vor allem bei untrainierten adipösen Kindern und Jugendlichen können Sportarten wie Trampolinspringen zu erheblichen Verletzungen führen. Viele, vor allem extrem adipöse Patienten weisen bereits Fehlstellungen oder Schäden des Stütz- und Halteapparates auf (z. B. Fehlstellungen der Wirbelsäule, Genua valga oder auch Knick-Spreiz-Senkfüße), die bei Sport mit verstärkten Schmerzen einhergehen können (Hoffmann et al. 2016). Diesbezüglich sollte großzügig eine orthopädische Mitbeurteilung erfolgen.

Es ist wichtig, die Kinder und Jugendlichen und ihre Eltern während der sportmedizinischen Untersuchung darüber aufzuklären, dass Sport häufig nicht direkt zu einer Gewichtsreduktion führt, aber Sport sich trotzdem positiv auf verschiedene Gesundheitsbereiche auswirkt. Hier sollten zur Motivationssteigerung konkrete Beispiele genannt werden (Verbesserung des Wohlbefindens, positive Effekte auf den Blutdruck etc.).

> **Praxistipps**
>
> – In der sportmedizinischen Beratung sollte der Fokus auf die gesundheitsfördernden und präventiven Aspekte jeglicher körperlicher Aktivität gelegt werden.
> – Sowohl aerobes Training als auch Krafttraining wirken sich positiv auf das Körpergewicht, den Körperfettanteil und metabolische bzw. kardiovaskuläre Risikofaktoren aus.
> – Bei der Auswahl einer Sportart sollte im Mittelpunkt stehen, dass die Kinder und Jugendliche Spaß an deren Ausübung haben.
> – Vor allem bei extrem adipösen Kindern und Jugendlichen sind gelenkschonende Sportarten wie Schwimmen oder Radfahren zu empfehlen.
> – Adipöse Kinder und Jugendliche haben ein erhöhtes Risiko für einen arteriellen Hypertonus, ein Asthma bronchiale und Auffälligkeiten im Muskel- und Halteapparat. Dies gilt es in der sportmedizinischen Untersuchung besonders zu berücksichtigen.

Literatur

Adolfsson P et al (2018) ISPAD Clinical Practice Consensus Guidelines 2018: Exercise in children and adolescents with diabetes. Pediatr Diabetes 19(Suppl 27):205–226

Alberga AS et al (2015) Effects of aerobic and resistance training on abdominal fat, apolipoproteins and high-sensitivity C-reactive protein in adolescents with obesity: the HEARTY randomized clinical trial. Int J Obes (Lond) 39(10):1494–1500

American Diabetes Association (2020) Children and adolescents: standards of medical care in diabetes-2020. Diabetes Care 43(Suppl 1):163–182

Arbeitsgemeinschaft Adipositas im Kindes- und Jugendalter (AGA), Deutsche Adipositas Gesellschaft (DAG) (2019) Evidenzbasierte (S3-) Leitlinie der Arbeitsgemeinschaft Adipositas im Kindes- und Jugendalter (AGA) der Deutschen Adipositas-Gesellschaft (DAG) und der Deutschen Gesellschaft für Kinder-und Jugendmedizin (DGKJ), Therapie und Prävention der Adipositas im Kindes- und Jugendalter. AWMF-Nr. 050–002

Atlantis E, Barnes EH, Singh MA (2006) Efficacy of exercise for treating overweight in children and adolescents: a systematic review. Int J Obes (Lond) 30(7):1027–1040

Bussau VA et al (2006) The 10-s maximal sprint: a novel approach to counter an exercise-mediated fall in glycemia in individuals with type 1 diabetes. Diabetes Care 29(3):601–606

Codella R, Terruzzi I, Luzi L (2017) Why should people with type 1 diabetes exercise regularly? Acta Diabetol 54(7):615–630

Colberg S (2009) Diabetic athlete's handbook. Your guide to peak performance. Human Kinetics, Champaign

Danne T, Kapellen T (2020) Diabetes bei Kindern und Jugendlichen. In: Deutscher Gesundheitsbericht. Diabetes 2020. Die Bestandsaufnahme, Deutsche Diabetes Gesellschaft (DDG) und diabetesDE – Deutsche Diabetes-Hilfe (Hrsg) Kirchheim, Mainz, S 128–141

Davis CL et al (2019) Exercise effects on arterial stiffness and heart health in children with excess weight: The SMART RCT. Int J Obes (Lond)

Deutsche Diabetes Gesellschaft (DDG) und Arbeitsgemeinschaft für pädiatrische Diabetologie (AGPD) (2015) S3-Leitlinie Diagnostik, Therapie und Verlaufskontrolle des Diabetes mellitus im Kindes- und Jugendalter. ▶ https://www.awmf.org/uploads/tx_szleitlinien/057-016l_S3_Diabetes_mellitus_Kinder_Jugendliche__2017-02.pdf

Fahey AJ et al (2012) The effect of a short sprint on postexercise whole-body glucose production and utilization rates in individuals with type 1 diabetes

mellitus. J Clin Endocrinol Metab 97(11):4193–4200

Gallen I (2012) Type 1 Diabetes. Clinical management of the athlete. Springer, Berlin

Gehr B (2017) Spectrum: Schulungs- und Behandlungsprogramm zur kontinuierlichen Glukosemessung (CGM) für Menschen mit Typ-1-Diabetes, 2., überarbeitete Aufl. Kirchheim + Co. Verlag

Graf C, Bagheri F, Ferrari N (2015) Bewegung und Sport im Kontext der kindlichen Adipositas. Kinder- und Jugendmedizin 15:250–254

Graf C et al (2017) Empfehlungen für körperliche Aktivität und Inaktivität von Kindern und Jugendlichen – methodisches Vorgehen, Datenbasis und Begründung. Gesundheitswesen 79(1):11–19

Han A et al (2018) Effectiveness of exercise intervention on improving fundamental movement skills and motor coordination in overweight/obese children and adolescents: a systematic review. J Sci Med Sport 21(1):89–102

Han JC, Lawlor DA, Kimm SY (2010) Childhood obesity. Lancet 375(9727):1737–1748

Hoffmann S, Stucker R, Rupprecht M (2016) Orthopädische Probleme bei Adipositas im Kindes- und Jugendalter. Klin Padiatr 228(2):55–61

Kromeyer-Hauschild K et al (2001) Perzentile für den Body-Mass-Index für das Kindes- und Jugendalter unter Heranziehung verschiedener deutscher Stichproben. Monatsschrift Kinderheilkunde 149:807–818

Kromeyer-Hauschild K, Moss A, Wabitsch M (2015) Referenzwerte für den Body-Mass-Index für Kinder, Jugendliche und Erwachsene in Deutschland. Adipositas – Ursachen, Folgeerkrankungen, Therapie 9(3):123–127

Kurth BM, Schaffrath Rosario A (2010) Übergewicht und Adipositas bei Kindern und Jugendlichen in Deutschland. Bundesgesundheitsblatt Gesundheitsforschung Gesundheitsschutz 53(7):643–652

Marson EC et al (2016) Effects of aerobic, resistance, and combined exercise training on insulin resistance markers in overweight or obese children and adolescents: a systematic review and meta-analysis. Prev Med 93:211–218

Muehlig Y et al (2014) Weight loss in children and adolescents a systematic review and evaluation of conservative, non-pharmacological obesity treatment programs. Deutsches Arzteblatt International 111(48)

Pont SJ et al (2017) Stigma experienced by children and adolescents with obesity. Pediatrics 140(6)

Riddell MC et al (2017) Exercise management in type 1 diabetes: a consensus statement. Lancet Diabetes Endocrinol 5(5):377–390

Ruiz JR et al (2011) Objectively measured physical activity and sedentary time in European adolescents:

the HELENA study. Am J Epidemiol 174(2):173–184

Schienkiewitz A, Damerow S, Schaffrath RA (2019) Alles nur Methodeneffekte? Prävalenz von Untergewicht, Übergewicht und Adipositas bei Kindern und Jugendlichen in Abhängigkeit von Gewichtungsfaktoren und Referenzsystem. Bundesgesundheitsblatt Gesundheitsforschung Gesundheitsschutz 62(10):1235–1241

Tagougui S, Taleb N, Rabasa-Lhoret R (2019) The benefits and limits of technological advances in glucose management around physical activity in patients type 1 diabetes. Frontiers in Endocrinology 9(818)

Thurm U, Gehr B (2018) Diabetes- und Sportfibel. Mit Diabetes weiter laufen, 4. aktualisierte und erweiterte Aufl. Kirchheim, Mainz

Vijayakanthi N, Greally JM, Rastogi D (2016) Pediatric obesity-related asthma: The role of metabolic dysregulation. Pediatrics 137(5)

Waldhäusel W, Gries F, Scherbaum W (Hrsg) (2004) Diabetes in der Praxis, 3. Aufl. Springer, Berlin

Woll A et al (2013) Age- and sex-dependent disparity in physical fitness between obese and normal weight children and adolescents. J Sports Med Phys Fitness 53(1):48–55

Weiterführende Literatur

Abraham MB et al (2018) Reduction in hypoglycemia with the predictive low-glucose management system: a long-term randomized controlled trial in adolescents with type 1 diabetes. Diabetes Care 41(2):303–310

Breton MD et al (2017) Closed-loop control during intense prolonged outdoor exercise in adolescents with type 1 diabetes: the artificial pancreas ski study. Diabetes Care 40(12):1644–1650

Burckhardt MA et al (2019) Use of continuous glucose monitoring trends to facilitate exercise in children with type 1 diabetes. Diabetes Technol Ther 21(1):51–55

Cherubini V et al (2019) Optimal predictive low glucose management settings during physical exercise in adolescents with type 1 diabetes. Pediatr Diabetes 20(1):107–112

Collins H et al (2018) The effect of resistance training interventions on weight status in youth: a meta-analysis. Sports Med Open 4(1):41

Dovc K et al (2017) Closed-loop glucose control in young people with type 1 diabetes during and after unannounced physical activity: a randomised controlled crossover trial. Diabetologia 60(11):2157–2167

Felix J et al (2020) Health related quality of life associated with extreme obesity in adolescents – results from the baseline evaluation of the YES-study. Health Qual Life Outcomes 18(1):58

Graf C, Dordel S (2011) Therapie der juvenilen Adipositas aus sportmedizinisch/sportwissenschaftlicher Sicht. Bundesgesundheitsblatt Gesundheitsforschung Gesundheitsschutz 54(5):541–547

Gray LA et al (2018) Family lifestyle dynamics and childhood obesity: evidence from the millennium cohort study. BMC Public Health 18(1):500

Koch B et al (2016) Motorische Fitness extrem adipöser Kinder und Jugendlicher basierend auf der multizentrischen Adipositas-Patienten-Verlaufsdokumentation (APV). Klin Padiatr 228(2):84–90

Michalak A et al (2019) Assessment of exercise capacity in children with type 1 diabetes in the cooper running test. Int J Sports Med 40(2):110–115

Ostman C et al (2018) Clinical outcomes to exercise training in type 1 diabetes: A systematic review and meta-analysis. Diabetes Res C in Pract 139:380–391

Petruzelkova L et al (2017) Effectiveness of SmartGuard technology in the prevention of nocturnal hypoglycemia after prolonged physical activity. Diabetes Technol Ther 19(5):299–304

Pivovarov JA, Taplin CE, Riddell MC (2015) Current perspectives on physical activity and exercise for youth with diabetes. Pediatr Diabetes 16(4):242–255

Schienkiewitz A et al (2019) Body-Mass-Index von Kindern und Jugendlichen: prävalenzen und Verteilung unter Berücksichtigung von Untergewicht und extremer Adipositas. Bundesgesundheitsblatt Gesundheitsforschung Gesundheitsschutz 62(10):1225–1234

Schonau E (2013) Kindliche Adipositas – folgen für den Bewegungsapparat und Therapieansätze. Bundesgesundheitsblatt Gesundheitsforschung Gesundheitsschutz 56(4):528–531

Sigal RJ et al (2014) Effects of aerobic training, resistance training, or both on percentage body fat and cardiometabolic risk markers in obese adolescents: the healthy eating aerobic and resistance training in youth randomized clinical trial. JAMA Pediatr 168(11):1006–1014

Watts K et al (2005) Exercise training in obese children and adolescents: current concepts. Sports Med 35(5):375–392

Sport und körperliche Aktivität bei hämato-onkologischen Erkrankungen

Miriam Götte, Sabine Kesting, Franziska Richter und Judith Gebauer

Inhaltsverzeichnis

© Springer-Verlag GmbH Deutschland, ein Teil von Springer Nature 2021
I. Menrath et al. (Hrsg.), *Pädiatrische Sportmedizin*,
https://doi.org/10.1007/978-3-662-61588-1_31

31.1 Körperliche und sportliche Aktivität bei onkologischen Erkrankungen

31.1.1 Hintergrund

Onkologische Erkrankungen im Kindes- und Jugendalter (<18 Jahren) gehören mit jährlich ca. 2200 Fällen in Deutschland zu den seltenen Erkrankungen, die jedoch im Vergleich zu anderen Erkrankungen im Kindesalter eine hohe Sterblichkeit aufweisen. 0,2 % aller Neugeborenen erkranken innerhalb der ersten 15 Lebensjahre an einer Krebserkrankung. Die häufigsten Diagnosegruppen sind die Leukämien (30 %), Tumore des zentralen Nervensystems (24 %) und Lymphome (14 %). Weitere seltene Diagnosen sind Weichteilsarkome, Knochentumore, periphere Nervenzelltumore, Nierentumore, Keimzelltumore, Karzinome, Retinoblastome und Lebertumore. Die Prognose hat sich in den letzten Jahrzehnten stark verbessert, sodass aktuell 82 % der Betroffenen eine kindliche Krebserkrankung mindestens 15 Jahre überleben (Kaatsch et al. 2018). Abhängig von der Grunderkrankung und der medizinischen Behandlung können leichte und schwere unerwünschte Wirkungen der Therapie auftreten, wodurch die Kinder und Jugendlichen zum Teil stark in ihrer Lebensqualität eingeschränkt werden. Bewegungstherapie und Sport haben das Potenzial, einige unerwünschte Wirkungen und Spätfolgen zu mildern und insgesamt die Lebens- und Bewegungsfreude der Betroffenen zu erhalten.

31.1.2 Relevanz

Allgemeine körperliche Aktivität und Sporttreiben stellen essenzielle Bestandteile einer gesunden körperlichen, geistigen und sozialen Entwicklung dar. Die Behandlung einer schweren Erkrankung im Kindes- und Jugendalter bringt neben der notwendigen und meist über mehrere Monate andauernden medizinischen Therapie oft eine Einschränkung der Bewegungsräume und damit der körperlichen Aktivität mit sich. Diese Inaktivität hält häufig nach Ende der Akuttherapie an und erhöht das Risiko therapie- und krankheitsbedingter Spätfolgen (z. B. Herz-Kreislauf-Erkrankungen, Übergewicht, Osteoporose). Bewegungs- und Sporttherapie, die bereits unmittelbar nach der Diagnosestellung begonnen werden, bieten das Potenzial, körperliche Einschränkungen der Betroffenen bereits während der Therapie positiv zu beeinflussen, ein gewisses Maß an Normalität im Klinikalltag zu schaffen und dem Risiko einer lang anhaltenden körperlichen Inaktivität entgegenzuwirken.

31.1.3 Unerwünschte Wirkungen der medizinischen Therapie

Zur Behandlung von Krebserkrankungen werden Chemotherapie, Strahlentherapie, Operationen und zunehmend auch Immuntherapien und zielgerichtete Therapien (z. B. Antikörpertherapien) eingesetzt. Neben Störungen im Verdauungstrakt, Übelkeit, Haarausfall und einer beeinträchtigten Blutbildung mit resultierender erhöhter Infektanfälligkeit können auch Organe wie Nieren, Leber, Lunge und das Herz geschädigt werden. Hinzu können eine Fatigue-Symptomatik (starke Erschöpfung), Schleimhautentzündungen (Mukositis) und Schmerzen kommen. Bei einer Stammzelltransplantation können Spender-gegen-Empfänger-Reaktionen (GvHD: Graftversus-Host-Disease) auftreten; bei tumororthopädischen Maßnahmen sind häufig Belastungseinschränkungen, ein verändertes Körperbild oder ein Funktionsverlust die Folgen. Die Heterogenität der Erkrankungen und das breite Spektrum medizinischer Behandlungen lassen daher kaum allgemein gültige Rückschlüsse auf die körperliche Belastbarkeit sowie die Anleitung standardisierter Trainingsprogramme zu. Da körperliche Inaktivität jedoch die Therapiebelastungen weiter verstärkt, eine Abwärtsspirale der motorischen Leistungsfähigkeit bewirkt und insgesamt Kindern und Jugendlichen das Recht auf altersentsprechende Bewegung, Sport und Spiel nimmt, sollte eine angepasste Bewegungstherapie unter Berücksichtigung der medizinischen Situation vom Zeitpunkt der Diagnose bis in die Langzeitnachsorge ermöglicht werden.

31.1.4 Wirkungen von Bewegungs- und Sporttherapie in der Akutbehandlung

Die Studienlage zur Wirksamkeit bewegungstherapeutischer Maßnahmen ist aktuell noch unzureichend. Dies bedingt sich durch eine geringe Anzahl von Studien mit jeweils kleinen Kollektiven und heterogenen Endpunkten, Interventionen und Tumorentitäten. Die Machbarkeit sport- und bewegungstherapeutischer Programme wurde jedoch sowohl im Rahmen von Versorgungsprojekten bestätigt als auch in Studien wissenschaftlich evaluiert. Positive Effekte zeichnen sich darüber hinaus für die kardiopulmonale Leistungsfähigkeit, die Muskelkraft (Senn-Malashonak et al. 2019), die gesundheitsbezogene Lebensqualität und die tumorassoziierte Ermüdung (Fatigue) ab (Lam et al. 2018). Die Mehrzahl der Bewegungsinterventionen im Rahmen nationaler und internationaler Studien und Versorgungsmaßnahmen werden supervidiert und als Einzeltherapie durchgeführt (Rustler et al. 2017) (◘ Abb. 31.1).

31.1.5 Rahmenbedingungen stationärer Bewegungs- und Sporttherapie

■ **Strukturelle Aspekte**

Ein individualisiertes und strukturiertes Bewegungsprogramm im stationären Setting erfordert zur erfolgreichen Umsetzung gewisse Rahmenbedingungen (Götte et al. 2015).

Im Folgenden werden einige unterstützende Faktoren zur Implementierung von Bewegungsprogrammen genannt:

- Interdisziplinäre Zusammenarbeit und regelmäßiger Informationsaustausch zwischen allen am Behandlungsprozess beteiligten Berufsgruppen (medizinisches, therapeutisches und psychosoziales Personal)
- Absprache mit weiteren Anbietern stationärer Aktivitäten zur zeitlichen Entzerrung (u. a. Kunst-, Musik-, Ergo- und Physiotherapie, Lehrer, Erzieher)
- Ausführliche Aufklärungsgespräche mit den Betroffenen und Familien zu den Inhalten und Zielen der Sporttherapie und Abfrage der bewegungsassoziierten Wünsche, Ziele und Barrieren
- Abwechslungsreiches und ganzheitliches Sportprogramm
- Leichte Bewegungsformen bis hin zu Training; Dauer 15–60 min
- Variation der Orte je nach Verfügbarkeit (z. B. Patientenzimmer, Flur, Aufenthaltsraum, Klinikgarten)
- Akzeptanz stark variierender Allgemeinzustände und Motivationslagen

❯ Interdisziplinäre Zusammenarbeit spielt nicht nur in der Behandlung kindlicher Krebserkrankungen eine entscheidende Rolle, auch im Rahmen der Bewegungs- und Sporttherapie sollte zur optimalen

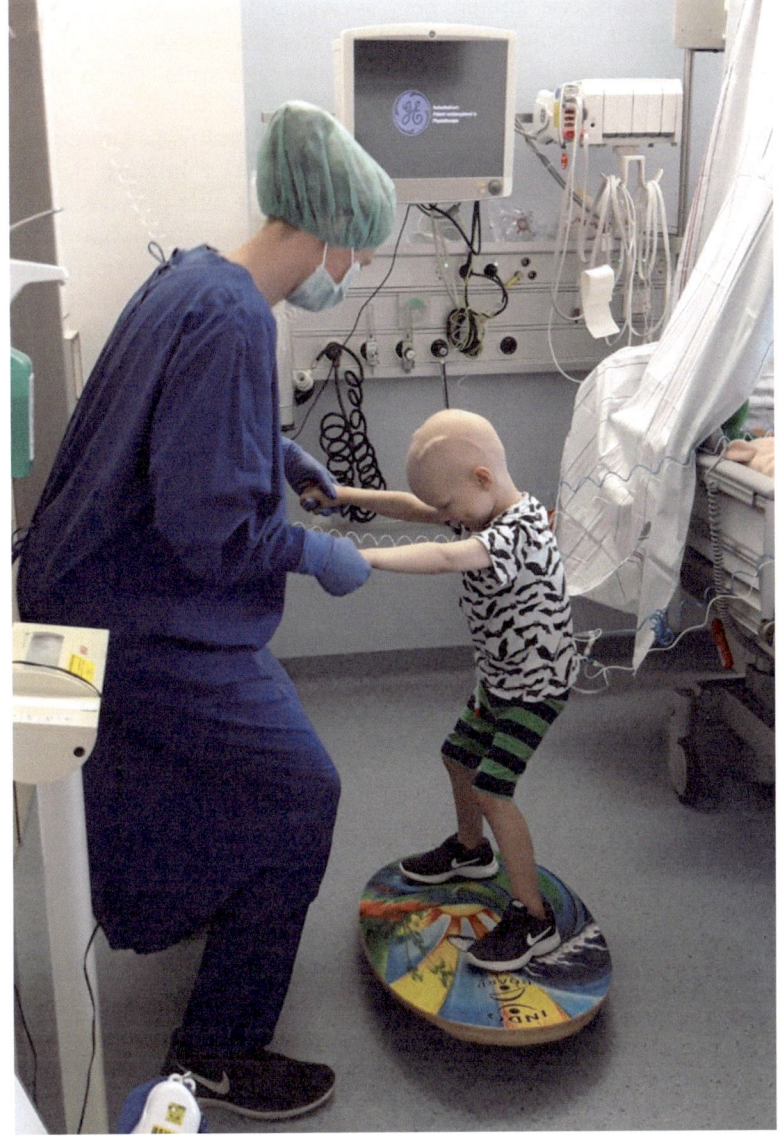

□ Abb. 31.1 Supervidierte Bewegungstherapie ist während aller Behandlungsphasen und auch während einer Stammzelltransplantation möglich

Umsetzung eine enge Kooperation zwischen den einzelnen beteiligten Fachrichtungen erfolgen.

Sicherheitshinweise und Kontraindikationen
Auch wenn angepasste Bewegungsformen jederzeit im Behandlungsverlauf möglich sind (Rustler et al. 2017), sollten einige

Aspekte zum aktuellen Gesundheitszustand und zu den Rahmenbedingungen vor Beginn der Bewegungstherapie abgeklärt werden. Die Absprache mit dem behandelnden Arzt sollte in jedem Fall vor der ersten Einheit und nach chirurgischen Eingriffen (z. B. Biopsien, Tumorresektion) erfolgen.

Folgende weitere Hinweise sollten bei der Planung von Trainingseinheiten bedacht werden:

- Einhaltung hygienischer Maßnahmen aufgrund der erhöhten Infektanfälligkeit, insbesondere während einer Stammzelltransplantation
- Belastungseinschränkungen beispielsweise nach der Diagnose eines Knochentumors oder von Knochenmetastasen (Gefahr einer pathologischen Fraktur)
- Beachtung der Wundheilungsdauer bei Narben und nach Operationen von ca. 6 Wochen
- Berücksichtigung der Anzahl von Thrombozyten und des Hämoglobinwertes: keine Interventionen mit Stoß- und Sturzgefahr <10.000 Thrombozyten pro µL Blut und kein isometrisches Maximalkrafttraining <30.000, bei einem Hämoglobinwert (Hb) <8 g/dl ist die Trainingsdurchführung abhängig vom Allgemeinzustand des Kindes (Kopfschmerzen, Schwindel), da ein niedriger Hb unterschiedlich gut toleriert wird
- Reduzierung der Intensität oder Pausen der sportlichen Betätigung während akuter Therapienebenwirkungen wie Übelkeit oder leichten Schmerzen
- Reduzierte Bewegungsfreiheit durch angeschlossene Infusionsleitungen
- Erhöhtes Sturzrisiko durch nebenwirkungs- und therapiebedingte Einschränkungen wie Gleichgewichts- und Koordinationsstörungen, periphere Polyneuropathien, Prothesen und Amputationen

Im Gegensatz dazu wird in folgenden Situationen von Bewegungs- und Sporttherapie abgeraten:

- Akute Blutungen
- Akute Infektionen, besonders bei auftretendem Fieber
- Unter Belastung ansteigende Schmerzen

Inhalte und praktische Umsetzung

Unter Berücksichtigung der aufgeführten Hinweise ist eine angepasste und angeleitete Bewegungs- und Sporttherapie möglich und sinnvoll. Praxiserfahrungen, Evidenz aus der Erwachsenenonkologie und erste Hinweise aus Interventionsstudien mit onkologisch erkrankten Kindern deuten darauf hin, dass unerwünschte Therapienebenwirkungen wie Müdigkeit, Erschöpfung oder körperliche Schwäche durch eine gesteigerte körperliche Aktivität und eine gezielte Bewegungstherapie gelindert werden können. Die Inhalte orientieren sich dabei an dem Alter und der motorischen Entwicklung der Kinder, dem individuellen Allgemeinzustand und auch den durch die Kinder und Familien angestrebten Zielen (z. B. Gehfähigkeit erhalten, Kraft aufbauen). In der internationalen Literatur sind die am häufigsten durchgeführten Bewegungsinterventionen während der Akuttherapie: supervidiert (1:1), bestehend aus kombiniertem Training (Ausdauer, Kraft, Beweglichkeit, Koordination [v. a. Gleichgewicht]), Häufigkeit 3–5 Einheiten pro Woche, Dauer 10–60 min, Intensität individualisiert je nach Allgemeinzustand (aber Belastung bis 70 % der maximalen Herzfrequenz ist möglich) (Rustler et al. 2017).

In ◘ Tab. 31.1 werden anhand von zwei konkreten Patientenbeispielen die Ziele und Inhalte bewegungstherapeutischer Maßnahmen aufgezeigt, die sich an den unerwünschten Therapienebenwirkungen orientieren.

▫ Tab. 31.1 Beispiele für individuell adaptierte Bewegungstherapie während stationärer Aufenthalte

	Schwerpunkt Periphere Neuropathie	Schwerpunkt Knochentumor
Kind/Jugendlicher	11 Jahre, Akute lymphatische Leukämie	16 Jahre, Osteosarkom distaler Femur
Medizinische Aspekte	Stark reduzierter Allgemeinzustand, eingeschränkte Mobilität und Gangunsicherheit durch Vinca-Alkaloid-induzierte periphere Neuropathien	Chemotherapieblock 3 von 6 vor der Tumoroperation (geplant endoprothetischer Gelenkersatz, MUTARS); Belastungseinschränkung des Beins; Allgemeinzustand reduziert
Ziele	Mobilisierung, Kräftigung der unteren Extremität, Verbesserung des Gangbilds	Erhalt der Mobilität und Muskelfunktion im betroffenen Kniegelenk, Sportmöglichkeiten aufzeigen
Beispielhafte Intervention im Stationsalltag	5 Minuten: Stand- und Gangvariationen (Zehen-, Fersengang) 15 Minuten: seit-alternierendes Training auf einer Vibrationsplatte in Intervallen 10 Minuten: Spiele mit sensomotorischen Inhalten (Wackelbretter; Bälle fangen im uni-, bipedalen Stand, Koordinationsleiter) 5 Minuten: körperbetonte Phantasiereise	5 Minuten: Oberarmergometer, alternativ: Luftboxen 10 Minuten: Training auf dem Fahrradergometer ohne Widerstand, ggf. Kurbelverkürzung nutzen falls Beugung eingeschränkt 15 Minuten: sitzend/anlehnend Badminton/Rückschlagsportart 5 Minuten: Dehnung der ischiocruralen Muskulatur, Atem-/Entspannungstechniken

Praxistipps

— Sport und Bewegung sind auch während der intensiven Krebstherapie möglich und sinnvoll.

— Die Inhalte und Intensität der Bewegungstherapie müssen an den Allgemeinzustand und die individuellen Ziele der Kinder und Jugendlichen angepasst werden.

— Die Komplexität der Krebsdiagnosen, der Behandlungen und mögliche unerwünschte Therapienebenwirkungen erfordern eine interdisziplinäre Zusammenarbeit.

— Es gibt Beratungsstellen und konkrete Angebote für Betroffene und Behandler. Mehr Informationen sind erhältlich über das Netzwerk ActiveOnco-Kids (▶ www.activeoncokids.de) für bewegungsbezogene Themen und über kinderkrebsinfo.de und die Deutsche Kinderkrebsstiftung für medizinische, psychosoziale und weitere Themen.

31.2 Körperliche und sportliche Aktivität in der Langzeitnachsorge

31.2.1 Hintergrund

Aufgrund verbesserter Behandlungsmöglichkeiten nimmt der Anteil der Langzeitüberlebenden einer Krebserkrankung im Kindes- bzw. Jugendalter in den letzten Jahrzehnten kontinuierlich zu. So befinden sich derzeit über 36.000 ehemalige Patienten in der Langzeitbeobachtung des Deutschen Kinderkrebsregisters (DKKR) (Kaatsch et al. 2018). Bei diesen Patienten liegt die Krebsbehandlung mindestens 5 Jahre zurück, sodass die reguläre onkologische Nachsorge in der Regel abgeschlossen ist. Drei Viertel dieser 5-Jahres-Überlebensgruppe, d. h. ca. 25.000 Patienten, sind bereits erwachsen und somit nicht mehr in einer regelmäßigen pädiatrischen onkologischen Betreuung. Viele dieser Patienten sind im Laufe ihres Lebens von neuen, durch die Krebsbehandlung verursachten gesundheitlichen Problemen und Erkrankungen, sogenannten Spätfolgen, betroffen. Daher werden regelmäßige Nachsorge- bzw. Vorsorgeuntersuchungen empfohlen, um mögliche späte Komplikationen einer onkologischen Therapie im Kindesalter frühzeitig erkennen und behandeln zu können. Aufgrund der häufig individualisierten onkologischen Behandlung und der Vielschichtigkeit der neuen Erkrankungen/Spätfolgen werden zur Umsetzung dieser Empfehlungen multidisziplinäre Teams aus Pädiatern, Internisten sowie Fachärzten weiterer Disziplinen empfohlen, die an einigen deutschen Universitätskliniken in den letzten Jahren aufgebaut wurden. Zusätzlich werden diese Teams an vielen Standorten durch Experten für Ernährungs- und Sportberatung ergänzt, sodass eine umfassende und spezialisierte Langzeitnachsorge für diese Patientengruppe angeboten werden kann (Langer et al. 2017).

31.2.2 Spätfolgen

Zusätzlich zu den akuten Komplikationen einer onkologischen Erkrankung und Behandlung können langfristige Folgeerkrankungen mit Auswirkungen auf den gesamten Körper sowie die Psyche auftreten. In ◘ Tab. 31.2 werden die häufigsten Spätfolgen in Abhängigkeit von der erhaltenen Therapie dargestellt.

⬛ Tab. 31.2 Mögliche Folgen einer kinderonkologischen Behandlung (modifiziert nach Schmitz et al. 2010)

	Opera-tion	Chemo-therapie	Bestrah-lung	Hormonelle Therapie, Oophorekto-mie oder Orchiektomie	Zielgerichtete Krebstherapie
Zweitmalignome		✓	✓		
Fatigue	✓	✓	✓	✓	✓
Schmerz	✓	✓	✓	✓	✓
Kardiovaskuläre Erkrankungen		✓	✓	✓	✓
Veränderungen der Lunge	✓	✓	✓		
Neurologische Veränderungen	✓	✓	✓	✓	✓
Endokrine Veränderungen	✓	✓	✓	✓	✓
Veränderungen des Körpergewichts *	✓	✓		✓	
Verschlechterte Knochengesundheit		✓	✓	✓	
Veränderungen oder Schädigung des Weichteilgewebes	✓		✓	✓	
Immunsystem					
Lymphödem	✓		✓		
Gastrointestinale Veränderungen	✓	✓	✓	✓	✓
Hautveränderungen			✓	✓	✓

* Körperfettmasse nimmt zu, fettfreie Masse nimmt ab

Aufgrund hormoneller Veränderungen sowie einer veränderten Körperzusammensetzung steigt das Risiko für die Entwicklung einer Adipositas und damit einhergehenden Erkrankungen wie Diabetes mellitus, kardiovaskulären Erkrankungen und Hypertonie (Gebauer et al. 2019). Kardiovaskuläre Erkrankungen wiederum zählen zu den häufigsten nichtmalignen Todesursachen bei Überlebenden einer Krebserkrankung, wobei insbesondere Hodgkin-Lymphom-Überlebende ein besonders hohes Risiko tragen (Jones et al. 2014). Langfristige Folgen können nicht nur in physischer Form auftreten; bei vielen Patienten können sich auch Jahre nach Beendigung der Krebsbehandlung psychische Probleme, insbesondere eine Depression oder auch ein Fatigue-Syndrom, entwickeln (Brinkman et al. 2018). Da sich Spätfolgen häufig erst im Erwachsenenalter manifestieren, ist es besonders wichtig, die Kinder und Jugendlichen früh über die Bedeutung der Prävention in Form eines gesunden Lebensstils und regelmäßiger Nachsorgetermine zu schulen.

> ❯ Spätfolgen treten teilweise erst Jahre nach einer onkologischen Behandlung im Kindes- und Jugendalter auf und können die Lebensqualität und die Lebenszeit der Betroffenen einschränken. Körperliche Aktivität bereits während der intensiven Therapie kann das Auftreten dieser Spätfolgen verringern.

31.2.3 Körperliche Aktivität in der Langzeitnachsorge

Spätfolgen können zu großen Teilen durch regelmäßige körperliche und sportliche Aktivität und eine gesunde Ernährung positiv

beeinflusst werden. Eltern ehemals krebs-
kranker Kinder neigen dazu, sehr vorsichtig zu sein und den bewegungsarmen Lebensstil ihrer Kinder zu akzeptieren. Es
sind jedoch alle Patienten in der Lage, unter Berücksichtigung ihrer körperlichen
Verfassung und Interessen wieder sportlich
aktiv zu sein. Dabei können sowohl die Art
als auch die Intensität der sportlichen Betätigung von der vor der Erkrankung ausgeübten Sportart abweichen (Zhang et al.
2017). Nach Absprache mit dem behandelnden Arzt können und sollten sportliche
und körperliche Aktivitäten schnellstmög-
lich wieder Teil des Lebens werden. Dadurch werden nicht nur die Körperzusammensetzung verbessert und das Risiko für
spätere Folgeerkrankungen verringert; auch
die psychische Gesundheit wird häufig positiv beeinflusst.

31.2.4 Empfehlungen für Kinder und Jugendliche

Die Bewegungsempfehlungen für Kinder,
die an einer Krebserkrankung erkrankt waren, sind aufgrund der Individualität mit
den behandelnden Ärzten und Bewegungs-
experten abzusprechen. Wenn allerdings
keine Einschränkungen vorliegen, gelten
die gleichen Empfehlungen wie für gesunde
Kinder. Demzufolge sollten Kinder unter
6 Jahren mindestens 3 h am Tag körperlich
aktiv sein, wobei dies jede Art von Bewegung mit allen Intensitäten umfasst. Kinder
und Jugendliche (6–17 Jahre) sollten mindestens 60 min täglich körperlich aktiv sein,
wobei die Bewegung moderat bis intensiv
sein darf. Mindestens zweimal pro Woche
sollte die Aktivität intensiv sein und Kräf-
tigungsübungen für die Muskulatur und
Knochen beinhalten. Kinder und Jugendliche, die regelmäßig körperlich und sportlich aktiv sind, können die Grundlage für
ein gesünderes Erwachsenenleben schaffen
(Gunkel und Hebestreit 2002).

31.2.5 Empfehlungen für Erwachsene

Das American College of Sports Medicine
und die American Cancer Society empfehlen Überlebenden einer Krebserkrankung,
sich wöchentlich mindestens 150 min mäßig
oder 75 min intensiv zu bewegen. Die körperliche Aktivität sollte dabei mindestens
10 min am Stück ausgeführt und sitzende
bzw. bewegungsarme Tätigkeiten sollten vermieden oder reduziert werden. Außerdem wird empfohlen, dass Erwachsene
mindestens zweimal pro Woche Kraftübungen für die großen Muskelgruppen, d. h.
Rücken, Gesäß, Oberschenkel, Bauch und
Brust, ausüben (Schmitz et al. 2010).

Somit lässt sich zusammenfassen, dass
regelmäßige sportliche und körperliche Aktivität auch für Langzeitüberlebende einer
Krebserkrankung einen besonderen Stellenwert hat, um das Auftreten bzw. den Verlauf möglicher Spätfolgen positiv zu beeinflussen. Daher sollten diese Themen regelmäßig im Rahmen der interdisziplinären
Langzeitnachsorge adressiert werden.

> **Praxistipps**
>
> - Körperliche und sportliche Aktivi-
>   täten sind auch nach überstandener
>   Krebserkrankung wichtig und sollten
>   so schnell wie möglich wieder in den
>   Alltag integriert werden.
> - Es sollte zuvor eine Absprache mit
>   dem behandelnden Arzt und ggf. ei-
>   nem Bewegungsexperten erfolgen.
> - „Wenig Bewegung ist besser als gar
>   keine" – die Alltagsbewegung (z. B.
>   Fahrradfahren zur Arbeit oder zu
>   Fuß einkaufen) ist dabei ein wichtiger
>   Faktor.
> - Ziel ist es, Bewegung und Sport lang-
>   fristig in das Leben der Betroffenen zu
>   integrieren, um Spätfolgen möglichst
>   gering zu halten oder gar zu vermei-
>   den.

31.3 Körperliche und sportliche Aktivität bei hämatologischen Erkrankungen

31.3.1 Hämophilie

31.3.1.1 Einleitung

Die Hämophilie stellt eine relativ seltene Erkrankung dar und basiert auf einem Mangel des Gerinnungsfaktors VIII (Hämophilie A, fünfmal häufiger) oder dem Gerinnungsfaktor IX (Hämophilie B), wodurch eine Blutungsneigung besteht. In Deutschland sind ca. 6000 Personen betroffen, wobei die Erkrankung aufgrund der X-chromosomalen Vererbung in der Regel ausschließlich bei Jungen auftritt. Unbehandelt können schwerwiegende Blutungen entstehen, die Gelenkschädigungen besonders im Knie-, Ellenbogen- und Fußgelenk und bleibende Behinderungen nach sich ziehen können. Man unterscheidet drei Schweregrade der Hämophilie in Abhängigkeit von der Restaktivität des betroffenen Gerinnungsfaktors (leicht: 5–30 % der normalen Gerinnungsfaktoraktivität, mittel: 1–5 %, schwer: <1 %). Die Häufigkeit und Intensität der Blutungen steigen mit zunehmendem Schweregrad an (Bidlingmaier und Kurnik 2018). Heutzutage können Betroffene mithilfe therapeutischer Maßnahmen ein weitgehend normales Leben führen. Hierbei unterscheidet man zwischen der bedarfsorientierten Faktorensubstitution (v. a. bei leichter und mittelschwerer Hämophilie) und der prophylaktischen Dauertherapie (insbesondere bei schwerer Hämophilie) (Manco-Johnson 2007).

> ❯ Es werden unterschiedliche Schweregrade der Hämophilie beschrieben, die eng mit der Häufigkeit und Intensität

möglicher auftretender Blutungen verbunden sind. Art und Intensität der sportlichen Aktivitäten sollten demnach je nach Schweregrad angepasst werden.

31.3.1.2 Bedeutung und Begründung körperlicher und sportlicher Aktivität

Wie für jedes gesunde Kind stellen Bewegung und Sport auch für Kinder und Jugendliche mit Hämophilie einen wichtigen Baustein in der Entwicklung auf psychischer, physischer und sozialer Ebene dar. Optimierte Therapieregime ermöglichen den Betroffenen, körperlich aktiv zu sein, Sport zu treiben und von den allgemeinen positiven Auswirkungen auf den Körper zu profitieren.

Da bei Kindern und Jugendlichen mit Hämophilie insbesondere blutungsbedingte Gelenkschädigungen ein hohes Risiko langfristiger Einschränkungen bergen, kann durch Sport genau dieser Gefahr entgegengewirkt werden. Trotz erster positiver Hinweise können noch keine konkreten Trainingsempfehlungen gegeben werden, denn die Forschung ist aufgrund geringer Patientenzahlen und heterogener Endpunkte noch sehr lückenhaft (Strike et al. 2016). Ein umfassendes Training kann präventive Potenziale bieten, Schmerzen reduzieren und die für Betroffene wichtige Körperwahrnehmung fördern. Durch die Stärkung der Knochen und eine erhöhte Muskelkraft im Rahmen eines Krafttrainings werden die Struktur und Stabilität der Gelenke unterstützt und geschützt. Ein Koordinationstraining fördert die Propriozeption, die zudem für die Gelenkpositionen relevant ist, und hilft dadurch Verletzungen und Stürzen vorzubeugen (Ross et al. 2009). Zur Verminderung von Verletzungen und einer Steigerung der Beweglichkeit der Gelenke dienen Übungen zur Mobilität. Ausdauer spielt eine ebenso bedeutende Rolle in einem ganzheitlichen Training zur

Verbesserung der körperlichen Fitness und der Prävention von Übergewicht, welches die Gelenke unnötig belastet (Negrier et al. 2013). Neben den bereits genannten Aspekten dient Sport zudem der Ausbildung des Selbstbewusstseins, der sozialen Integration und einer Steigerung der gesundheitsbezogenen Lebensqualität.

31.3.1.3 Sicherheitshinweise und Kontraindikationen

Aufgrund der Blutungsgefahr ist von ausgewiesenen Risikosportarten (z. B. Mountainbiking, Fallschirmspringen) und Kontaktsportarten (z. B. Kampfsportarten mit Gegner, körperbetonten Mannschaftssportarten) abzuraten. Auch Sportarten, bei denen ein Sportgerät zur Gefahr werden könnte (z. B. Hockey), sind weniger gut geeignet. Bei Verletzungen und Anzeichen akuter Blutungen (Kribbeln und Hitzegefühl in Gelenk oder Muskel) sollte die sportliche Aktivität sofort abgebrochen, Erste-Hilfe-Maßnahmen für Blutungen ergriffen und ein Arzt aufgesucht werden.

31.3.1.4 Möglichkeiten und empfohlene Sportarten

◨ Tab. 31.3 untergliedert exemplarisch geeignete und weniger geeignete Sportarten, bezogen auf das potenzielle Blutungsrisiko für Kinder und Jugendliche unter Prophylaxebehandlung. Vorausgesetzt wird die Nutzung der Schutzausrüstung für die jeweiligen Sportarten (z. B. Helm, Ellbogen-, Schienbein-, Knieschoner), um insbesondere Kopf- und Hirnverletzungen sowie Gelenkschädigungen vorzubeugen. Ebenso ist auf geeignetes Schuhwerk, gegebenenfalls knöchelhoch, zum Schutz des Fußgelenks zu achten. Grundlegend sollte zudem die Ausprägung der sportmotorischen Fähigkeiten des Betroffenen bei der Auswahl der Sportarten in Betracht gezogen werden. Je nach individuellem Ausprägungsgrad von beispielsweise Gleichgewicht, Kraft oder Beweglichkeit können einzelne Sportarten möglicherweise trotz vorliegendem Risiko ausgeübt werden (Siqueira et al. 2019).

Zusammenfassend eignen sich insbesondere technische, kontaktlose Sportarten mit kontrollierten Bewegungsabläufen

◨ **Tab. 31.3** Exemplarische Auflistung geeigneter und weniger geeigneter Sportarten unter Berücksichtigung des Blutungsrisikos für Hämophiliepatienten unter Prophylaxebehandlung

Geeignet	Mäßig geeignet	Nicht geeignet
Rückschlagspiele (Badminton, Tischtennis)	Fußball	Kampfsportarten mit Körperkontakt
Kraftausdauer- und Hypertrophietraining	Fechten	Paragliding/Fallschirmspringen
Klettern (Kletterhalle)	Basket-, Volley-, Handball	Mountainbiking
Kampfsportarten ohne Körperkontakt	Leichtathletik (Wurf-/Sprungdisziplinen)	Trampolin
Bogenschießen	Skifahren/Snowboarden	Maximalkrafttraining
Rudern	Reiten	Skateboard
Schwimmen	Inlineskaten	Felsklettern
Leichtathletik (Laufdisziplinen)	Tennis	Eis- und Feldhockey

für Betroffene (Srivestava et al. 2013). Obwohl das relative Blutungsrisiko bei intensiven sportlichen Aktivitäten nur leicht erhöht ist und die positiven Effekte von Sport überwiegen, können Pauschalempfehlungen aufgrund individueller Voraussetzung und Risiken nicht ausgesprochen werden. Jede sportliche Aktivität sollte im Einzelfall mit dem behandelnden Arzt abgesprochen werden. Grundsätzlich wird Sport bei Hämophilie jedoch aufgrund der positiven Auswirkungen empfohlen (Siqueira et al. 2019).

31.3.2 Immunthrombozytopenie

31.3.2.1 Hintergrund

Eine weitere seltene Bluterkrankung stellt die Immunthrombozytopenie dar, die als ITP abgekürzt wird. Bei dieser Autoimmunerkrankung kommt es durch einen antikörpervermittelten Abbau von Thrombozyten zu einem Thrombozytenmangel, der Blutungen begünstigen kann. In der Regel weist unser Blut 150.000–350.000 Thrombozyten pro µL Blut auf. Bei dieser Erkrankung liegt die Anzahl der Thrombozyten wiederholt unter 100.000/µL. Am häufigsten tritt die ITP zwischen dem 1. und 6. Lebensjahr und bei 3–5 von 100.000 Kindern pro Jahr auf, wobei in vielen Fällen ein respiratorischer oder gastrointestinaler Infekt vorausgeht. Bei einem Teil der Betroffenen (20–30 %) bleibt die ITP dauerhaft bestehen (Kühne 2018). In der Therapie der Erkrankung unterscheidet man eine Prophylaxe im Sinne einer Vorbeugung lebensbedrohlicher Blutungen von der Behandlung bereits bestehender Blutungen. Nach nationalen und internationalen Richtlinien werden therapeutisch unter anderem eine Immunsuppression oder eine Immunmodulation sowie die Stimulation der Thrombozytenproduktion angewandt.

31.3.2.2 Körperliche und sportliche Aktivität und geeignete Sportarten

Zwar liegt der ITP eine andere Ätiologie zugrunde als einer Hämophilie, die Sportempfehlungen sind jedoch aufgrund der Blutungsgefahr sehr ähnlich (s. Hämophilie).

Auch hier gilt der Hinweis auf die Verwendung vorhandener Schutzausrüstung (Protektoren, Helm etc.), um einer Blutungsgefahr durch Stürze und Verletzungen vorzubeugen, und die Absprache mit dem behandelnden Arzt. Insbesondere bei niedrigen Thrombozytenzahlen von weniger als 50.000 pro µL Blut sollten Kontakt- und Risikosportarten gemieden werden (Matzendorff et al. 2019).

31.3.3 ß-Thalassämie

31.3.3.1 Hintergrund

Bei der erblich bedingten ß-Thalassämie ist die Bildung des Hämoglobins aufgrund einer fehlerhaften Globinkettensynthese gestört. Je nach Schweregrad werden die Thalassaemia major, intermedia und minor unterschieden. Die Thalassaemia major fällt schon im 1. Lebensjahr durch eine Anämie auf, die sich u. a. durch Blässe, Ikterus und Verzögerung der körperlichen Entwicklung manifestieren kann. Die Anämie führt zu einer vermehrten, ineffektiven Produktion von roten Blutkörperchen im Knochenmark und zu einer gesteigerten Eisenaufnahme. Die Folge sind Eisenüberladungen und Wachstumsstörungen sowie Skelettveränderungen durch die ineffektive Erythrozytopoese. Die wichtigsten Behandlungssäulen bei der Thalassämie major stellen Bluttransfusionen, die Behandlung der Eisenüberladung und als kurative Option eine allogene Stammzelltransplantation dar.

31.3.3.2 Bedeutung und Begründung körperlicher und sportlicher Aktivität

Kinder und Jugendliche mit der Diagnose einer ß-Thalassämie sollten in normalem Umfang körperlich aktiv sein und Sport treiben. Auch bei Kindern mit Thalassaemia major ist ein altersentsprechendes Level körperlicher und sportlicher Aktivitäten möglich, da die Erkrankung durch regelmäßige Bluttransfusionen meist gut behandelt werden kann. Individuelle Krankheitssymptome wie Abgeschlagenheit und schnelle Ermüdbarkeit sind jedoch häufig Barrieren für körperliche Aktivität. Die Evidenzlage zu den Risiken und dem Nutzen gezielter Bewegungsinterventionen ist sehr lückenhaft. Erste Ergebnisse deuten jedoch darauf hin, dass Bewegungsinterventionen zu einer Reduktion des Ferritins führen können (Molazem et al. 2016). Weiterhin kann aufgrund der im Vergleich zu Gesunden meist reduzierten körperlichen Leistungsfähigkeit und den unerwünschten Wirkungen der ß-Thalassämie auf den Knochen und das Herz davon ausgegangen werden, dass körperliche und sportliche Aktivität zu einer Stabilisierung der Knochendichte (Doulgeraki et al. 2012) und der kardiopulmonalen Leistungsfähigkeit beitragen.

31.3.4 Sichelzellanämie

31.3.4.1 Hintergrund

Die Sichelzellanämie ist eine Erbkrankheit, bei der das das Hämoglobin in den Erythrozyten verändert ist. Bei einer schweren Infektion oder in anderen Situationen (z. B. Flugreisen oder perioperativ) mit deutlichem Sauerstoffmangel (Hypoxie) verformen sich die Erythrozyten sichelförmig und verringern durch ihre Steifigkeit den Blutfluss (insbesondere in den kleinen Blutgefäßen, z. B. Lunge, Milz) und hierdurch die Sauerstoffversorgung im Kör-

per. Betroffene Kinder leiden neben den Zeichen einer Anämie (Müdigkeit, Schwäche, Blässe) häufig unter Schmerzkrisen in den Knochen, Gelenken und dem Bauch sowie unter Schädigungen des Herz-Kreislauf-Systems, der Milz, weiterer Organe und der Knochen. Neben Symptommanagement ist die einzige kurative Therapie eine Stammzelltransplantation.

31.3.4.2 Bedeutung und Begründung körperlicher und sportlicher Aktivität

Grundsätzlich sollen Kinder und Jugendliche, die mit einer Sichelzellkrankheit leben, wie jedes andere Kind Sport treiben und im Alltag körperlich aktiv sein. Die Studienlage deutet darauf hin, dass betroffene Kinder reduzierte Level körperlicher und sportlicher Aktivitäten (Melo et al. 2018) und eine reduzierte körperliche Leistungsfähigkeit aufweisen (Liem et al. 2015). Eine Teilnahme am Schulsport und Vereinssportaktivitäten sowie Sport in der Freizeit sind demnach sinnvoll und möglich. Die Lehrer und Trainer sollten jedoch gut über die Krankheit aufgeklärt sein und die folgenden Sicherheitshinweise beachten.

31.3.4.3 Sicherheitshinweise und Kontraindikationen

Eine große Gefahr birgt ein Flüssigkeitsverlust bei intensiven körperlichen Aktivitäten, besonders im Sommer, da der Blutfluss dadurch weiter gestört wird. Es sollte darauf geachtet werden, dass die Kinder besonders beim Sport ausreichend viel trinken. Von Hochleistungssport wird außerdem im Allgemeinen abgeraten. Auch sehr kalte Umgebungen sollten vermieden werden sowie schnelle Temperaturwechsel wie beispielsweise beim Sprung in kühles Wasser. Auch große Höhen können für Kinder mit Sichelzellanämie zum Auslösen einer Sichelzellkrise führen.

31.3.4.4 Möglichkeiten und empfohlene Sportarten

Grundsätzlich gilt für erkrankte Kinder und Jugendliche, dass sie sich entsprechend ihren individuellen Möglichkeiten so viel wie möglich bewegen sollten. Kindern, die von Schmerzen bei schnellem Laufen und Rennen berichten, könnten Sportarten wie Volleyball oder technische Sportarten mit geringem Laufpensum empfohlen werden. Für positive Effekte auf das Muskel-Kapillar-Netzwerk hat sich ein dreimal pro Woche durchgeführtes moderates Ausdauertraining auf einem Fahrradergometer als wirksam erwiesen (Merlet et al. 2019).

> **Praxistipps**
>
> - Kinder und Jugendliche mit hämatologischen Erkrankungen können sportlich aktiv sein – die Auswahl und Intensität der Aktivität sollte jedoch immer in enger Abstimmung mit dem behandelnden Hämatologen erfolgen.
> - Insbesondere bei der Heranführung an sportliche Aktivitäten bei jüngeren Kindern und vor der Aufnahme einer neuen Sportart sind die Beratung durch einen Bewegungsexperten (z. B. Physiotherapeut, Sporttherapeut) und ein intensives Training der Bewegungsabläufe und Koordination sinnvoll.
> - Ziel ist es, die Betroffenen langfristig für Sport zu begeistern, um die positiven Aspekte der sportlichen Aktivität möglichst optimal nutzen zu können.

Literatur

Bidlingmaier C, Kurnik K (2018) Hämophilie A und B. In: Niemeyer C, Eggert A (Hrsg) Pädiatrische Hämatologie und Onkologie. Koagulopathien. Springer, Heidelberg, S 142–147.

Brinkman TM, Recklitis CJ, Michel G, Grootenhuis MA, Klosky JL (2018) Psychological symptoms, social outcomes, socioeconomic attainment, and health behaviors among survivors of childhood cancer: current state of the literature. JCO 36(21):2190–2197

Doulgeraki A, Athanasopoulou H, Voskaki I, Tzagaraki A, Karabatsos F, Fragodimitri C, Georgakopoulou E, Iousef J, Monopolis I, Chatziliami A, Karagiorga M (2012) Bone health evaluation of children and adolescents with homozygous ß-thalassemia: implications for practice. J Pediatr Hematol Oncol 34(5):344–348

Gebauer J, Calaminus G, Baust K, Grabow D, Kaatsch P, Langer T (2019) Beobachtung von Langzeitnebenwirkungen bei Überlebenden kindlicher Krebserkrankungen. Forum 34(2):175–180

Götte M, Kesting S, Taraks S, Boos J (2015) Rahmenbedingungen individualisierter stationärer Bewegungsförderung in der kinderonkologischen Akutversorgung. B&G 31:117–123

Gunkel J, Hebestreit H (2002) Auswirkungen von Training im Kindes- und Jugendalter. In: Hebestreit H (Hrsg) Kinder- und Jugendmedizin: Grundlagen, Praxis, Trainingstherapie. Thieme, Stuttgart, S 21–28

Jones LW, Liu Q, Armstrong GT, Ness KK, Yasui Y, Devine K et al (2014) Exercise and risk of major cardiovascular events in adult survivors of childhood hodgkin lymphoma: a report from the childhood cancer survivor study. J Clin Oncol 32(32):3643–3650

Kaatsch P, Grabow D, Spix C. (2018) German Childhood Cancer Registry – Annual Report 2017 (1980–2016). Institute of Medical Biostatistics, Epidemiology and Informatics (IMBEI) at the University Medical Center of the Johannes Gutenberg University Mainz

Kühne T (2018) Primäre Immunthrombmozytopenie. In: Niemeyer C, Eggert A (Hrsg) Pädiatrische Hämatologie und Onkologie. Das thrombozytäre System. Springer, Heidelberg, S 127–130

Lam KKW, Li WHC, Chung OK, Ho KY, Chiu SY, Lam HS, Chan GCF (2018) An integrated experiential training programme with coaching to promote physical activity, and reduce fatigue among children with cancer: A randomised controlled trial. Patient Educ Couns 101(11):1947–1956

Langer T, Grabow D, Steinmann D, Wörmann B, Calaminus G (2017) Late effects and long term follow up after cancer in childhood. Oncol Res Treat 40(12):746–750

Liem RI, Reddy M, Pelligra SA, Savant AP, Fernhall B, Rodeghier M, Thompson AA (2015) Reduced fitness and abnormal cardiopulmonary responses to maximal exercise testing in children and young adults with sickle cell anemia. Physiol Rep 3(4):e12338

Manco-Johnson M (2007) Comparing prophylaxis with episodic treatment in haemophilia A: implications for clinical practice. Haemophilia 13(Suppl. 2):4–9

Matzendorff A, Eberl W, Kiefel V, Kühne T, Meyer O, Ostermann H, Pabinger-Fasching I, Rummel MJ, Wörmann B (2019) Immunthrombozytopenie (ITP). Onkopedia-Leitlinie. ► https://www.onkopedia.com/de/onkopedia/guidelines/immunthrombozytopenie-itp/@@guideline/html/index.html. Zugegriffen: 25. März 2020

Melo HN, Stoots SJ, Pool MA, Carvalho VO, Aragão MLC, Gurgel RQ, Agyemang C, Cipolotti R (2018) Objectively measured physical activity levels and sedentary time in children and adolescents with Sickle Cell Anemia. PLoS ONE 13(12):e0208916

Merlet AN, Messonnier LA, Coudy-Gandilhon C, Béchet D, Gellen B, Rupp T, Galactéros F, Bartolucci P, Féasson L (2019) Beneficial effects of endurance exercise training on skeletal muscle microvasculature in Sickle Cell Disease patients. Blood 134(25):2233–2241

Molazem Z, Noormohammadi R, Dokouhaki R, Zakerinia M, Bagheri Z (2016) The effects of nutrition, exercise, and a praying program on reducing Iron overload in patients with Beta-Thalassemia major: a randomized clinical trial. Iran J Pediatr 26(5):e3869

Negrier C, Seuser A, Forsyth A, Lobet S, Llinas A, Rosas M, Heijnen L (2013) The benefits of exercise for patients with haemophilia and recommendations for safe and effective physical activity. Haemophilia 19(4):487–498

Ross C, Goldenberg NA, Hund D, Manco-Johnson MJ (2009) Athletic participation in severe hemophilia: bleeding and joint outcomes in children on prophylaxis. Pediatrics 124:1267

Rustler V, Hagerty M, Daeggelmann J, Marjerrison S, Bloch W, Baumann FT (2017) Exercise interventions for patients with pediatric cancer during inpatient acute care: a systematic review of literature. Pediatr Blood Cancer 64(11). doi: 10.1002/pbc.26567

Schmitz KH, Courneya KS, Matthews C, Demark-Wahnefried W, Galvão DA, Pinto BM et al (2010) American College of Sports Medicine roundtable on exercise guidelines for cancer survivors. Med Sci Sports Exerc 42(7):1409–1426

Senn-Malashonak A, Wallek S, Schmidt K, Rosenhagen A, Vogt L, Bader P, Banzer W (2019) Psychophysical effects of an exercise therapy during pediatric stem cell transplantation: a randomized controlled trial. Bone Marrow Transplant 54(11):1827–1835

Siqueira TC, Dominski FH, Andrade A (2019) Effects of exercise in people with haemophilia: an umbrella review of systematic reviews and meta-analyses. Haemophilia 25:928–937

Sivastava A, Brewer AK, Mauser-Bunschoten EP, Key NS, Kitchen S, Llinas A, Ludlam CA, Mahlangu JN, Mulder K, Poon MC, Street A (2013) Treatment guidelines working group on behalf of the world federation of Hemophilia. Haemophilia 19(1):e1–47

Strike K, Mulder K, Michael R (2016) Exercise for haemophilia (Review). Cochrane Database Syst Rev 12:CD011180. Doi: ► https://doi.org/10.1002/14651858.CD011180.pub2.

Zhang FF, Kelly MJ, Must A (2017) Early nutrition and physical activity interventions in childhood cancer survivors. Curr Obes Rep 6(2):168–177

31

Psychiatrische und neurologische Erkrankungen

Dennis Dreiskämper

Inhaltsverzeichnis

© Springer-Verlag GmbH Deutschland, ein Teil von Springer Nature 2021
I. Menrath et al. (Hrsg.), *Pädiatrische Sportmedizin*,
https://doi.org/10.1007/978-3-662-61588-1_32

32.1 Einordnung

Unter psychischer Gesundheit kann nach dem bio-psycho-sozialen Gesundheitsverständnis der Weltgesundheitsorganisation (WHO) nicht nur das Freisein von psychischen und neurologischen Erkrankungen sowie das völlige psychische Wohlbefinden verstanden werden, sondern auch das eigene Erleben des persönlichen Zustands als gesund und funktional. Entsprechend wird die psychische Gesundheit als Voraussetzung dafür angesehen, das eigene intellektuelle, emotionale und soziale Potenzial voll ausschöpfen zu können (Schlipfenbacher und Jacobi 2014).

Während der letzten Jahre konnte im Kindesalter eine Verschiebung von somatischen hin zu psychischen Störungen identifiziert werden, also Störungen des Erlebens und Verhaltens. Dies wird gemeinhin auch als die „neue Morbidität im Kindesalter" bezeichnet (Ravens-Sieberer et al. 2007). Zu den häufigsten psychischen (bzw. psychiatrischen) Erkrankungen im Kindesalter gehören Ängste, Depressionen, Störungen des Sozialverhaltens und Aufmerksamkeitsdefizits- bzw. Hyperaktivitätsstörungen. Insgesamt zeigen aktuelle Ergebnisse der BELLA-Studie (im Rahmen des Jugendgesundheitssurveys KiGGS; Klasen et al. 2017), dass bei rund 10 % der 3- bis 6-jährigen, 20 % der 7- 10-jährigen und 22 % der 11- bis 13-jährigen Kinder psychische Auffälligkeiten vorliegen. Aus verschiedenen Studien geht hervor, dass die Prävalenzen in den letzten Jahren auf hohem Niveau relativ stabil sind (Klipker et al. 2018). In ◘ Tab. 32.1 sind die Prävalenzraten bezogen auf einzelne Störungsbilder dargestellt. Hinsichtlich der Verläufe von psychischen Erkrankungen im Kindesalter weisen die Längsschnittresultate der KiGGS-Studie darauf hin, dass rund 45 % der Auffälligkeiten auch nach einem Zeitraum von 6 Jahren bestehen bleiben und dass rund 12 % der zuvor unauffällig getesteten Kinder bei einem zweiten Messzeitpunkt

Auffälligkeiten aufweisen (Baumgarten et al. 2018). Weiterhin können diesem Themenfeld auch Essstörungen zugeordnet werden. Unter neurologischen Erkrankungen im Kindesalter sind in erster Linie Epilepsien zu nennen.

Einerseits scheint über den generellen Einfluss von körperlicher Aktivität auf die psychische Gesundheit ausreichend Evidenz vorzuliegen, auch über positive Effekte von Sportinterventionen liegen hinreichend Befunde vor. Entsprechend werden der körperlichen Aktivität und dem Sport ein positiver Einfluss auf diverse psychosoziale Variablen wie Selbstwert, Wohlbefinden oder kognitive Funktionen zugeschrieben (Biddle und Asare 2011). Unter den von Biddle und Asare beschriebenen Faktoren, die positiv von körperlicher Aktivität beeinflusst werden, sind unter anderem auch die Selbstwirksamkeit und soziale Eingebundenheit empirisch belegt. Beide stellen laut Bettge und Ravens-Sieberer (2003) zwei zentrale Schutzfaktoren für psychische Gesundheit im Kindesalter dar, so dass hier von einer direkten wie indirekten Wirkung auf die psychische Gesundheit ausgegangen werden kann. Als Wirkmechanismen von Sport beschreiben Schulz et al. (2011), dass Sport induzierend für die Bildung von BDNF („brain-derived neurotrophic factor"), Beta-Endorphin, VEGF („vascular endothelial growth factor") und Serotonin wirkt und somit wichtig für eine einsetzende Neurogenese ist, die die neuronale Plastizität fördert (Schulz et al. 2011).

Andererseits liegen bisher relativ wenige Studien zum Einfluss von körperlicher Aktivität auf verschiedene psychiatrische und neurologische Krankheitsbilder vor. Zwar kann grundsätzlich davon ausgegangen werden, dass körperliche Aktivität bei jeglicher Form von psychiatrischen Erkrankungen möglich ist und auch keine gesundheitliche Gefahr darstellt, auch nicht bei der Epilepsie. Dennoch sind die Kenntnisse über positive Effekte körperlicher Aktivität

◻ **Tab. 32.1**   Prävalenzraten für psychiatrische und neurologische Auffälligkeiten (inkl. Konfidenzintervallen, KI = 95 %, sofern berichtet) im Kindesalter

Störung	Prävalenz (%)	Altersgruppe	Stichprobe	Quelle
Ängste	10 % [KI: 8,7–11,6 %]	7- bis 17-jährige Kinder und Jugendliche	National, repräsentativ (BELLA-Studie, teil des KiGGS)	Ravens-Sieberer et al. 2007
Depressionen	5,4 % [KI: 4,3–6,6 %]	7- bis 17-jährige Kinder und Jugendliche	National, repräsentativ (BELLA-Studie, teil des KiGGS)	Ravens-Sieberer et al. 2007
Störungen des Sozialverhaltens	7,6 % [KI: 6,5–8,7 %]	7- bis 17-jährige Kinder und Jugendliche	National, repräsentativ (BELLA-Studie, teil des KiGGS)	Ravens-Sieberer et al. 2007
ADHS und Hyperaktivität	2,2 % [KI: 1,6–3,1 %]	7- bis 17-jährige Kinder und Jugendliche	National, repräsentativ (BELLA-Studie, teil des KiGGS)	Ravens-Sieberer et al. 2007
	5,3 % [KI: 5,01–5,56 %]	3- bis 18-jährige Kinder und Jugendliche	Internationale Schätzungen	Polanczyk et al. 2007
	6,5 %	7- bis 13-jährige Kinder	Internationale Schätzungen	Polanczyk et al. 2007
	3,5 %	13- bis 17-jährige Kinder und Jugendliche	Internationale Schätzungen	Polanczyk et al. 2007
Essstörrungen insgesamt	Unklar		Internationale Schätzungen	Lock 2015
Anorexia nervosa	0,48–1,7 %	13- bis 17-jährige Mädchen	Internationale Schätzungen	Lock 2015
Bulimia nervosa	1–2 %	13- bis 17-jährige Mädchen	Internationale Schätzungen	Lock 2015
	0,5 %	13- bis 17-jährige Jungen	Internationale Schätzungen	Lock 2015
Binge Eating Disorder (BED)	2,3 %	13- bis 17-jährige Mädchen	Internationale Schätzungen	Lock 2015
	0,8 %	13- bis 17-jährige Jungen	Internationale Schätzungen	Lock 2015
Epilepsie	≤1 %	0- bis 18-jährige Kinder und Jugendliche	Internationale Schätzungen	Wong und Wirell 2006

auf die Symptomstärke der Erkrankungen oder unterstützend bei der Therapie spezifischer Krankheitsbilder relativ begrenzt (Ströhle et al. 2007). Insgesamt zeigt sich ein negativer Zusammenhang zwischen körperlicher Aktivität und dem Auftreten psychiatrischer Erkrankungen im Jugendalter, wie Ströhle und Kollegen zeigen (Ströhle et al. 2007). Ahn und Fedewa (2011) geben in einer Metaanalyse einen Überblick über 73 randomisierte und kontrollierte (RCT) sowie nicht randomisierte und kontrollierte (non-RCT) Interventionsstudien zu den Effekten von körperlicher Aktivität auf die Reduzierung psychiatrischer Symptome im Kindesalter. Laut Ahn und Fedewa konnte in RCTs gezeigt werden, dass eine Steigerung der körperlichen Aktivität Symptome in den Bereichen Depression, Ängstlichkeit, psychologischer Distress und emotionale Störungen reduziert. Demgegenüber seien in Non-RCTs lediglich Effekte auf den Schutzfaktor Selbstwert nachweisbar. Hinsichtlich der Art und des Umfangs von Sportinterventionen zeigten sich Interventionen mit einem Schwerpunkt auf Kraft- und Ausdauertraining sowie solche mit kombiniertem, breit ausgelegtem Fokus als wirksam (Ahn und Fedewa 2011). Jeglicher Umfang von körperlicher Aktivität (insgesamt wurden <20 h bis hin zu >33 h pro Woche erfasst) erwies sich als positiv. Bereits Interventionen, die einmal oder zweimal pro Woche stattfanden, zeigten sich als positiv wirkend auf psychiatrische Symptome. Die Ergebnisse der Non-RCTs deuten an, dass auch die reine Teilnahme an Sportangeboten ohne spezifischen Interventionscharakter einen positiven Einfluss hat. Im Folgenden soll auf verschiedene Krankheitsbilder jeweils kurz eingegangen werden. Hierbei werden stets Prävalenzraten in Deutschland, Zusammenhänge zu körperlicher Aktivität und Wirkungen von körperlicher Aktivität und Sport (und ggf. Art des Sports) berichtet.

32.2 Ängste und Depressionen

Laut Ergebnissen der deutschlandweit repräsentativen BELLA-Studie (Ravens-Sieberer et al. 2007) liegt die Prävalenzrate für Depression (für das gesamte Spektrum ICD-10 F31–34) bei 7- bis 10-jährigen sowie 11- bis 13-jährigen Kindern bei 5 %.

Auffällige Werte für Ängste (ICD-10 F40–41) wurden bei 9 % der 7- bis 10-Jährigen und 12 % der 11- bis 13-Jährigen diagnostiziert.

Larun et al. (2006) haben in einem systematischen Überblicksbeitrag Ergebnisse zu den Effekten körperlicher Aktivität bezüglich der Prävention und Behandlung von Angststörungen und Depressionen zusammengetragen. Die Ergebnisse weisen darauf hin, dass in elf Studien mit RCT-Design positive Effekte für Interventionen mit hoher körperlicher Aktivität (was in diesem Fall als Sportintervention beschrieben werden könnte) im Vergleich zu Kontrollgruppen ohne Intervention gefunden wurden. Hierbei bezogen sich sechs Studien auf den Bereich Ängstlichkeit und fünf Studien auf Kinder mit Depressionen oder depressionsähnlichen Störungsbildern. Darüber hinaus fanden sich keine Unterschiede zwischen Interventionen mit hoher oder niedriger körperlicher Belastung („vigorous" vs. „low intensity") sowie zwischen Interventionen mit körperlicher Aktivität und solchen, die auf psychosoziale Ressourcen fokussierten (Larun et al. 2006). Entsprechend wirkten die Bewegungsinterventionen ähnlich gut wie Interventionen auf psychosozialer Ebene. Diese Ergebnisse decken sich mit den Resultaten von Biddle und Asare (2011), die zusammenfassend darlegen, dass Interventionen mit körperlicher Aktivität einen positiven Einfluss im Vergleich zu keinen Interventionsmaßnahmen zeigen. Bewegung ist folglich bei der Behandlung beider Störungsbilder förderlich und keinesfalls schädlich. Jedoch sollte bei der Durchführung von Sport mit Kindern, die unter Depressionen und/oder Angststörungen leiden, berücksichtigt werden, dass die Erkrankungen auch das Verhalten in Sportgruppen, bei Mannschaftssportarten und Sportspielen sowie bei spezifischen Übungen und Sportarten (z. B. Klettern, Schwimmen) maßgeblich beeinflussen können. Hier gilt es, die Kinder und Jugendlichen besonders zu motivieren und in die Sportgruppe zu integrieren, sie aber gleichzeitig nicht zu überfordern und so möglicherweise die Erkrankung zu verschlimmern.

32.3 Störungen des Sozialverhaltens

In der BELLA-Studie konnte nachgewiesen werden, dass 9 % der Kinder zwischen 7 und 10 Jahren an Störungen des Sozialverhaltens (ICD-10 F91.1–9) leiden. Bei Kindern zwischen 11 und 13 Jahren beträgt die Quote 8 % (Ravens-Sieberer et al. 2007). Unter diesem Störungsbild werden sich wiederholende, anhaltende Muster dissozialen, aggressiven und/oder aufsässigen Verhaltens zusammengefasst, die über einen Zeitraum von mindestens 6 Monaten zu beobachten sind. Alle Symptome dieser Störungen stellen für den Sportunterricht und die Arbeit im Sportverein große Herausforderungen dar. Gleichzeitig ist es das Ziel von therapeutischen Maßnahmen bei Störungen des Sozialverhaltens, soziale Kompetenzen zu fördern, moralische Werte zu vermitteln und soziale Interaktionen zu ermöglichen (Petermann et al. 2004). Der körperlichen Aktivität und dem Sport werden diese Effekte zugeschrieben. In zahlreichen sozialpädagogischen Projekten sind sportliche Elemente enthalten, es fehlt jedoch bisher an einer gezielten Erforschung der Effekte von körperlicher Aktivität und Sport auf die Symptome der Störung des Sozialverhaltens. Einzelne Projekte, in denen Sport systematisch als Bestandteil der Verhaltenstherapie eingesetzt wurde, zeigen ein hohes Potenzial auf (Hess und Scheithauer 2008). Für den allgemeinen Sport in heterogenen Gruppen bleibt zu konstatieren, dass Kinder, die aggressives und/oder dissoziatives Verhalten zeigen, transparente Grenzen erfahren müssen und hinsichtlich ihrer besonderen Charakteristika (wie z. B. der herabgesetzten Frustrationstoleranzgrenze) besondere Anforderungen dar-

stellen können. Konkrete Zusammenhänge zwischen Symptomen der Störung und Umfang von körperlicher Aktivität im Allgemeinen liegen gegenwärtig nicht vor.

32.4 ADHS und Hyperaktivität

Als Aufmerksamkeitsdefizit-Hyperaktivitätsstörung (ADHS), auch hyperkinetische Störung (ICD-10 F90.0–9) genannt, werden neurologisch bedingte Störungen mit komplexer Symptomatik beschrieben. Hierzu gehören vor allem ein übersteigerter Bewegungsdrang, gestörte Konzentrationsfähigkeit und Impulsivität. Zur Prävalenz von ADHS liegen unterschiedliche Angaben vor. Während Schätzungen des weltweiten Aufkommens zwischen 5–10 % liegen (Christiansen et al. 2019), ist die in der KiGGS-Studie ermittelte Prävalenz von ADHS in Deutschland weitaus geringer als oftmals gemeinhin angenommen. In der BELLA-Kohorte betrugen die Prävalenzraten für 7- bis 10-Jährige 4 % und für 11- bis 13-Jährige 2 %. Auffällig ist zudem, dass die Rate über die gesamte Kindheit und Jugend (7–17 Jahre) bei Jungen (3 %) dreimal so hoch ist wie bei Mädchen (1 %) (Ravens-Sieberer et al. 2007).

Grundsätzlich steht ADHS nicht im Widerspruch zu körperlicher Aktivität, im Gegenteil: Kinder mit ADHS oder Hyperaktivität sind oftmals sogar körperlich aktiver (auch durch die erhöhte motorische Unruhe) und auch in Bereichen wie Ausdauer und Kraft fitter als Kinder ohne diese Störungen (Leithäuser und Beneke 2013). Problematisch sind für Kinder mit ADHS allerdings oft schwierige grob- und feinmotorische Aufgaben, weswegen sie hierin häufig auch schlechter abschneiden als Kinder ohne ADHS. Vor allem bei motorischen Aufgaben, die eine erhöhte Konzentration und/oder Präzision erfordern, haben Kinder mit ADHS oft nur schwer kontrollierbare Schwierigkeiten. Bei rund 30 % der Kinder mit ADHS stellen diese Koordinationsschwächen eine weitere für sich stehende Störung dar (siehe Info zu DCD). Körperliche Aktivität kann die Symptome von Hyperaktivität und ADHS in vielerlei Hinsicht positiv beeinflussen. Interventionen in Schulen zeigen, dass die Konzentrationsleistung von Kindern mit ADHS nach Bewegung und körperlicher Aktivität generell zunimmt und durch regelmäßige Bewegung neben der Konzentration auch die kognitiven Leistungen dieser Kinder gesteigert werden können (Christiansen et al. 2019). Körperliche Aktivität kann auch dazu beitragen, andere Symptome wie innere Unruhe oder niedrige Frusttoleranz zu lindern und das Wohlbefinden von Kindern mit ADHS zu stärken.

Für Sport und Unterricht gilt es zu beachten, dass Kinder mit ADHS vor allem durch vielfältige Übungsformen und Bewegung in der Natur angesprochen werden (Leithäuser und Beneke 2013). Auch scheint es wichtig, dass Kinder mit ADHS stets miteingebunden werden. Dies kann durch eine gezielte Ansprache oder das Verteilen von speziellen Aufgaben erfolgen. Hierdurch kann gewährleistet werden, dass diese Kinder auch bei komplexen Aufgaben, bei denen ihre Aufmerksamkeit notwendig ist, dabeibleiben und sich aktiv einbringen. Bewegung wird grundsätzlich nur als ein Bestandteil von komplexen ADHS-Interventionen verstanden und kann hierbei auch durch erfahrene Erfolgserlebnisse und die Steigerung des Selbstbewusstseins als indirekter Wirkfaktor gesehen werden.

- ▪ **Developmental Coordination Disorder (DCD)**

Eine oftmals mit ADHS einhergehende Belastung für Kinder ist eine Entwicklungsstörung der koordinativen Fähigkeiten (Developmental Coordination Disorder, DCD). Schätzungen zufolge sind 5–9 % aller Kinder von DCD betroffen, rund 30 % aller Kinder mit ADHS weisen auch eine Entwicklungsstörung der koordinati-

ven Fähigkeiten (also z. B. Gleichgewicht, Hand-Auge-Koordination, Rhythmisierung etc.) in Form einer DCD auf. DCD zeigt sich in einem systematischen Mangel an koordinativen Fähigkeiten und einer nicht altersangemessenen Entwicklung der Koordination. Definitorisch sind schwächere akademische Leistungen und Probleme mit alltäglichen Bewegungs- und Koordinationsaufgaben mit DCD verbunden (Cairney et al. 2005). Die Komorbidität von ADHS und DCD erfordert einen besonderen Fokus darauf, wie gut Kinder mit ADHS motorische Aufgaben umsetzen können und welche Formen der motorischen Kontrolle Probleme bei den Kindern auslösen.

32.5 Essstörungen

Bereits im Kindesalter können verschiedene Formen von Essstörungen (Anorexia nervosa, Bulimia nervosa, Binge Eating und andere Essstörungen), teilweise komorbid mit anderen psychischen Störungen (ICD-10 F50.0–8), auftreten. Die Prävalenzraten sind generell bei Mädchen höher als bei Jungen, jedoch für das Kindesalter noch relativ unklar (Lock 2015). Allerdings besteht sowohl bei Störungsbildern, die zu Übergewicht und Adipositas führen können (Binge Eating), als auch bei den Störungsbildern, die oftmals mit Untergewicht einhergehen (Anorexia nervosa), bereits im Kindesalter ein langfristiges Gesundheitsrisiko. Während körperliche Aktivität grundsätzlich bei allen Therapiemaßnahmen im Bereich der Essstörungen ergänzend eingesetzt werden kann, stellt Sport je nach Art der Ausprägung und Stand der Behandlung eine potenzielle Kontraindikation bei Essstörungen dar. Vor allem bei Krankheitsbildern der Anorexie (ICD-10 F50.0–1) kann Sport die Symptome, also das Streben nach Gewichtsreduzierung, sogar verstärken. Entsprechend bedarf jede Form von körperlicher Aktivität bei diesen Störungsbildern eines guten Monitorings durch den Therapeuten/die Therapeutin. Für die Bedeutung von Sport und körperlicher Aktivität bei der weiteren Behandlung von Anorexie liegen sehr wenige Studien im Kindesalter vor, so dass die bisherigen Daten nicht aussagekräftig sind. Ähnliches gilt für die Bulimie (Lock 2015). Zum Einfluss von körperlicher Aktivität in Interventionsstudien weist ein systematischer Überblick von Pratt und Woolfenden (2002; aktualisiert in 2009) nur eine einzige Studie auf, in der körperliche Aktivität Teil des Interventionsprogramms war. Relativ robust sind Hinweise darauf, dass Interventionsprogramme zur Adipositasprävention in der Regel keine Gefahr dafür darstellen, dass Essstörungen ausgelöst werden können (Schwartz und Henderson 2009). Hingegen könnte es sogar sinnvoll sein, Adipositas- und Essstörungsinterventionen zu kombinieren, da beide Patientengruppen oftmals von einem gestörten Körperbild und Ernährungsverhalten betroffen sind. Hierbei kann gemeinsame körperliche Aktivität einen wesentlichen Bestandteil der Intervention darstellen (2005).

32.6 Epilepsie

Im Kindesalter können unterschiedliche neurologische Erkrankungen vorliegen. Allen gemein ist, dass sie in sehr geringer Anzahl auftreten und dementsprechend eine individuelle Herangehensweise erfordern. Dies gilt auch für die Möglichkeiten und Grenzen von körperlicher Aktivität, über die keine generelle Aussage getroffen werden kann. Eine gewisse Ausnahme stellen die Formen der Epilepsie dar, da hier von einer Prävalenzrate von bis zu 1 % im Kindesalter ausgegangen werden kann (Wong und Wirell 2006). Epilepsiepatienten wird oft von körperlicher Aktivität abgeraten. Dies führt zu deutlich schwächeren Werten im Bereich ihrer physischen Fitness, wie eine Studie von Jalava und Silanpää (1997)

gezeigt hat. In einer Geschwisterstudie zeigen Wirell und Wang (2006), dass Kinder mit Epilepsie sich weniger an Sportaktivitäten beteiligen und auch weniger in Sportteams aktiv sind als ihre Geschwister. Bedenkt man den positiven Einfluss von körperlicher Aktivität auf die physische wie auch psychische und soziale Gesundheit, zeigen diese Ergebnisse, dass bei Kindern mit Epilepsie mehr darauf geachtet werden sollte, dass auch sie tägliche Bewegungszeiten haben. Wie Püst (2015) zusammenfasst, sind bis auf Ausnahmen wie unbeaufsichtigter Wassersport, Klettern oder Tauchen bei entsprechender Ausrüstung und Aufklärung der Aufsichtspersonen alle Formen von Sport und körperlicher Aktivität und Bewegung ausdrücklich empfohlen. Da Epilepsie oft mit anderen Störungsbildern (z. B. Depressionen oder Angsterkrankungen) einhergeht, ist in solchen Fällen eine enge Absprache zwischen Eltern und Ärzten erforderlich. Insgesamt sollte aber die Möglichkeit der körperlichen Aktivität für Kinder mit Epilepsie in jeder Form gefördert werden.

> **Praxistipps**
>
> - Körperliche Aktivität und Sport stellen Schutzfaktoren für psychische Erkrankungen dar.
> - Um Kinder mit psychischen Erkrankungen oder Epilepsie bestmöglich in Sportangebote integrieren zu können, sollten Trainerinnen und Trainer gut über die Störungsbilder informiert sein.
> - Körperliche Aktivität und Sport gelten auch bei psychischen Erkrankungen und Epilepsien als gesundheitsfördernd, auch wenn ein direkter Effekt auf die Krankheitssymptome bisher häufig nicht nachgewiesen werden konnte.
> - Bei der Anorexia nervosa sollten körperliche Aktivität und Sport nur nach

> Absprache mit dem behandelnden Therapeuten empfohlen werden.
> ▬ Bis auf wenige Ausnahmen (z. B. unbeaufsichtigter Wassersport) stellt eine Epilepsie keine Kontraindikation für körperliche Aktivität und Sport dar.

Literatur

Ahn S, Fedewa AL (2011) A meta-analysis of the relationship between children's physical activity and mental health. J Pediatr Psychol 36(4):385–397. ► https://doi.org/10.1093/jpepsy/jsq107

Baumgarten F, Klipker K, Göbel K, Janitza S, Hölling H (2018) Der Verlauf psychischer Auffälligkeiten bei Kindern und Jugendlichen. Ergebnisse der KiGGS-Kohorte. J Health Monitor 3(1):60–65. ► https://doi.org/10.17886/RKI-GBE-2018-011

Bettge S, Ravens-Sieberer U (2003) Schutzfaktoren für die psychische Gesundheit von Kindern und Jugendlichen – empirische Ergebnisse zur Validierung eines Konzepts. Gesundheitswesen 65(3):167–172. ► https://doi.org/10.1055/s-2003-38514

Biddle SJH, Asare M (2011) Physical activity and mental health in children and adolescents: a review of reviews. Br J Sports Med 45(11):886–895. ► https://doi.org/10.1136/bjsports-2011-090185

Cairney J, Hay JA, Faught BE, Wade TJ, Corna L, Flouris A (2005) Developmental coordination disorder, generalized self-efficacy toward physical activity, and participation in organized and free play activities. J Pediatr 147(4):515–520. ► https://doi.org/10.1016/j.jpeds.2005.05.013

Christiansen L, Beck MM, Bilenberg N, Wienecke J, Astrup A, Lundbye-jensen J (2019) (13) Effects of exercise on cognitive performance in.pdf

Hess M, Scheithauer H. (2008) fairplayer.sport – soziale Kompetenzen spielerisch fördern (41):76–83

Jalava M, Sillanpää M (1997) Physical activity, heath-related fitness, and health experience in adults with childhood-onset epilepsy: A controlled study. Epilepsia 38(4):424–429. ► https://doi.org/10.1111/j.1528-1157.1997.tb01731.x

Klasen F, Meyrose AK, Otto C, Reiss F, Ravens-Sieberer U (2017) Psychische Auffälligkeiten von Kindern und Jugendlichen in Deutschland: Ergebnisse der BELLA-Studie. Monatsschrift fur Kinderheilkunde 165(5):402–407. ► https://doi.org/10.1007/s00112-017-0270-8

Klipker K, Baumgarten F, Göbel K, Lampert T, Hölling H (2018) Psychische Auffälligkeiten bei Kindern und Jugendlichen in Deutschland – Querschnittergebnisse aus KiGGS Welle 2 und Trends

Larun L, Nordheim LV, Ekeland E, Hagen KB, Heian F (2006) Exercise in prevention and treatment of anxiety and depression among children and young people. Cochrane Database of Systematic Reviews. ► https://doi.org/10.1002/14651858.cd004691.pub2

Leithäuser R, Beneke R (2013) Sport bei ADHS – Plan für Desaster oder verschenkte Ressource? German J Sports Medicine/Deutsche Zeitschrift fur Sportmedizin 64(10):287–292

Lock J (2015) An update on evidence-based psychosocial treatments for eating disorders in children and adolescents. J Clin Child Adoles Psychol 44(5):707–721. ► https://doi.org/10.1080/15374416.2014.971458

Neumark-Sztainer D (2005) Can we simultaneously work toward the prevention of obesity and eating disorders in children and adolescents? Int J Eat Disord 38(3):220–227. ► https://doi.org/10.1002/eat.20181

Petermann F, Niebank K, Scheithauer H (2004) Entwicklungswissenschaft. Springer, Berlin

Polanczyk G, De Lima MS, Horta BL, Biederman J, Rohde LA (2007) The worldwide prevalence of ADHD: a systematic review and metaregression analysis. Am J Psychiatry 164(6):942–948

Pratt BM, Woolfenden S (2002) Interventions for preventing eating disorders in children and adolescents. Cochrane Database of Systematic Reviews, (1). ► https://doi.org/10.1002/14651858.cd002891

Püst B (2015) Bei Epilepsie sind die meisten Sportarten erlaubt und empfohlen. Pädiatrie: Kinder- und Jugendmedizin hautnah 27(5):35–37. ► https://doi.org/10.1007/s15014-015-0483-z

Ravens-Sieberer U, Wille N, Bettge S, Erhart M (2007) Psychische Gesundheit von Kindern und Jugendlichen in Deutschland: Ergebnisse aus der BELLA-Studie im Kinder- und Jugendgesundheitssurvey (KiGGS). Bundesgesundheitsblatt – Gesundheitsforschung – Gesundheitsschutz 50(5–6):871–878. ► https://doi.org/10.1007/s00103-007-0250-6

Schlipfenbacher C, Jacobi F (2014) Psychische Gesundheit: Definition und Relevanz. Public Health Forum 22(1):2.e1–2.e5. ► https://doi.org/10.1016/j.phf.2013.12.012

Schulz KH, Meyer A, Langguth N (2011) Körperliche Aktivität und psychische Gesundheit. Bundesgesundheitsblatt – Gesundheitsforschung – Gesundheitsschutz 55(1): 55–65. ► https://doi.org/10.1007/s00103-011-1387-x

32

Schwartz MB, Henderson KE (2009) Does obesity prevention cause eating disorders? J Am Acad Child Adolesc Psychiatry 48(8):784–786. ► https://doi.org/10.1097/CHI.0b013e3181acfb88

Ströhle A, Höfler M, Pfister H, Müller AG, Hoyer J, Wittchen HU, Lieb R (2007) Physical activity and prevalence and incidence of mental disorders in adolescents and young adults. Psychol Med 37(11):1657–1666. ► https://doi.org/10.1017/S003329170700089X

Wong J, Wirrell E (2006) Physical activity in children/teens with epilepsy compared with that in their siblings without epilepsy. Epilepsia 47(3):631–639. ► https://doi.org/10.1111/j.1528-1167.2006.00478.x

Rheumatische Erkrankungen und chronische Schmerzerkrankungen

Daniel Sahm

Inhaltsverzeichnis

© Springer-Verlag GmbH Deutschland, ein Teil von Springer Nature 2021
I. Menrath et al. (Hrsg.), *Pädiatrische Sportmedizin*,
https://doi.org/10.1007/978-3-662-61588-1_33

33.1 Einleitung

In Deutschland sind etwa 20 000 Kinder und Jugendliche von rheumatischen Erkrankungen betroffen. Die häufigste rheumatische Erkrankung im Kindes- und Jugendalter ist der Gelenksrheumatismus, die sogenannte juvenile idiopathische Arthritis (JIA). Sie beginnt nach der Definition der ILAR („International league against rheumatism") vor dem 16. Lebensjahr und ist primär durch eine chronische Gelenkentzündung ohne andere Ursachen definiert. Je nach klinischem Bild können verschiedene Erkrankungsformen der JIA klassifiziert werden (Krumrey-Langkammerer M, 2001). Prinzipiell können alle Gelenke betroffen sein, häufig auch tragende Gelenke wie die Knie- oder Sprunggelenke. Das Spektrum kinderrheumatologischer Erkrankungen umfasst außerdem Kollagenosen (z.B. systemischer Lupus erythematodes), Vaskulitiden, autoinflammatorische Erkrankungen, periodische Fiebersyndrome, die nicht-bakterielle Osteomyelitis (NBO) und chronische Schmerzstörungen (Haas J. P., 2012). Im Folgenden wird vor allem auf die JIA und chronische Schmerzerkrankungen eingegangen. Krankheitsspezifische Besonderheiten hinsichtlich Sport und Bewegung können prinzipiell auf andere rheumatische Erkrankungen übertragen werden, wobei mögliche Organbeteiligungen bei den rheumatischen Systemerkrankungen berücksichtigt werden müssen.

33.2 Juvenile idiopathische Arthritis (JIA)

Die JIA führt über immunologisch inzwischen gut verstandene Mechanismen zu Gelenkentzündungen, die mit Schwellung, Schmerz, Überwärmung und Bewegungseinschränkung einhergehen können und Auswirkungen auf den gesamten Organismus haben. Vor allem zu Beginn der Erkrankung im frühen Kindesalter können wichtige körperliche und motorische Entwicklungsschritte verzögert werden (Bechtold und Simon 2014). Die Arthritis führt bei Kindern und Jugendlichen häufig zu Schonhaltungen, aus denen langfristig Fehlhaltungen und Deformitäten entstehen, wodurch zudem die körperliche und sportliche Aktivität beeinflusst wird (Häfner 1998). Infolgedessen kommt es zu Einschränkungen der Ausdauer- und Kraftleistungen sowie der Beweglichkeit, die sich u. a. in einer reduzierten Knochen- und Muskelmasse äußern (Uziel et al. 2009). Es entsteht ein Teufelskreis körperlicher Inaktivität (◘ Abb. 33.1). Zusätzlich spielt die Angst von Patienten bzw. Eltern, Therapeuten, Sportlehrern und Ärzten vor einer Gelenkdestruktion eine relevante Rolle, wodurch es in der Folge häufig zu übervorsichtigem Verhalten kommt (Lelieveld et al. 2010).

> Die muskuloskelettalen Veränderungen und ihre Folgen sind durch vermehrte körperliche Aktivität umkehrbar

Dies konnte bei Kindern und Jugendlichen mit rheumatischen Erkrankungen in mehreren randomisierten und kontrollierten Studien nachgewiesen werden (Takken et al. 2002; Sandstedt 2013). Darüber hinaus zeigte sich, dass Sport nicht zu einer Verschlechterung der Erkrankung führt und somit durchführbar und sicher ist (Philpott et al. 2010). Zusätzlich kommt es zu positiven Auswirkungen, u. a. auf das Herz-Kreislauf-System, den Stoffwechsel und die gesundheitsbezogene Lebensqualität (Gualano 2017). Diese Erkenntnisse sollten nicht zu dem Trugschluss führen, allen Kindern und Jugendlichen mit einer JIA uneingeschränkt Sport zu empfehlen. Hinsichtlich der Belastungsnormative (z. B. Umfang, Intensität) des sportlichen Trainings müssen einige Grundsätze beachtet werden: So ist stets die Krankheitsaktivität zu berücksichtigen (◘ Abb. 33.2).

33

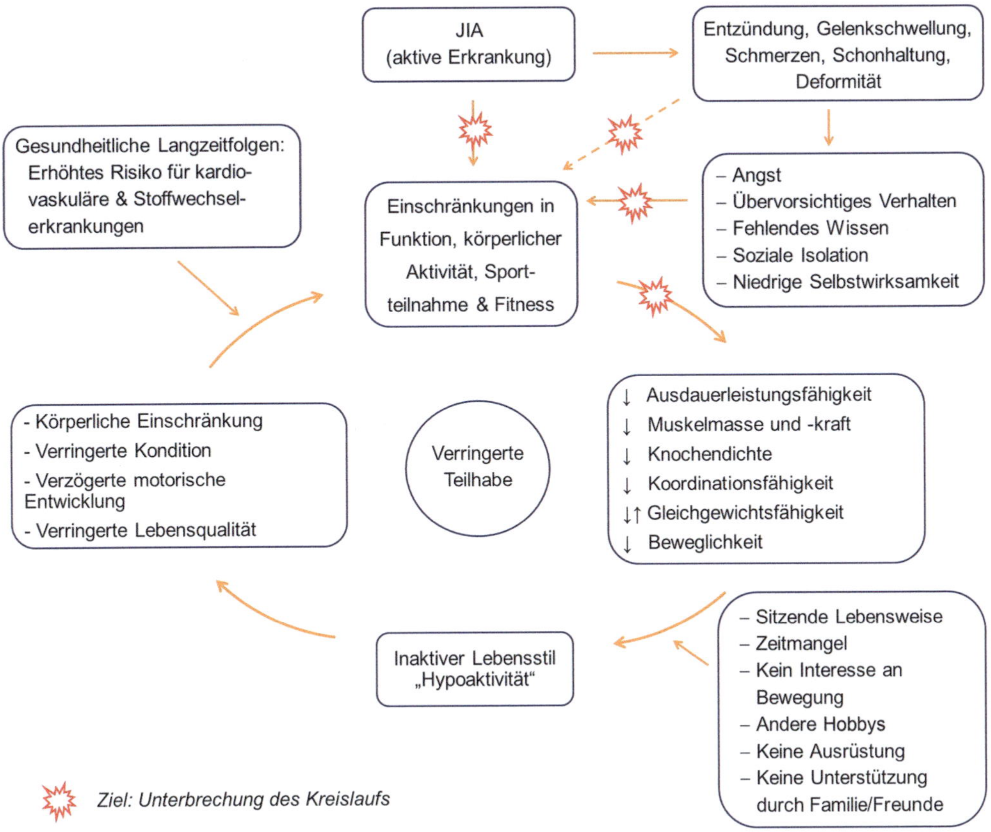

JIA
(aktive Erkrankung)

Entzündung, Gelenkschwellung,
Schmerzen, Schonhaltung,
Deformität

Gesundheitliche Langzeitfolgen:
Erhöhtes Risiko für kardiovaskuläre & Stoffwechsel-
erkrankungen

Einschränkungen in
Funktion, körperlicher
Aktivität, Sport-
teilnahme & Fitness

− Angst
− Übervorsichtiges Verhalten
− Fehlendes Wissen
− Soziale Isolation
− Niedrige Selbstwirksamkeit

- Körperliche Einschränkung
- Verringerte Kondition
- Verzögerte motorische
  Entwicklung
- Verringerte Lebensqualität

Verringerte
Teilhabe

↓ Ausdauerleistungsfähigkeit
↓ Muskelmasse und -kraft
↓ Knochendichte
↓ Koordinationsfähigkeit
↓↑ Gleichgewichtsfähigkeit
↓ Beweglichkeit

Inaktiver Lebensstil
„Hypoaktivität"

− Sitzende Lebensweise
− Zeitmangel
− Kein Interesse an
  Bewegung
− Andere Hobbys
− Keine Ausrüstung
− Keine Unterstützung
  durch Familie/Freunde

Ziel: Unterbrechung des Kreislaufs

◘ Abb. 33.1 Teufelskreis körperlicher Inaktivität. Nach (Lelieveld 2010; van Brussel et al. 2007; Merker et al. 2018)

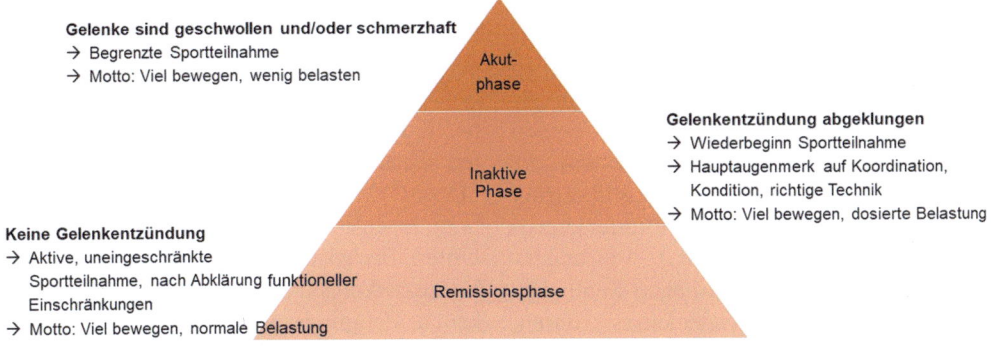

Gelenke sind geschwollen und/oder schmerzhaft
→ Begrenzte Sportteilnahme
→ Motto: Viel bewegen, wenig belasten

Akut-
phase

Gelenkentzündung abgeklungen
→ Wiederbeginn Sportteilnahme
→ Hauptaugenmerk auf Koordination,
   Kondition, richtige Technik
→ Motto: Viel bewegen, dosierte Belastung

Inaktive
Phase

Keine Gelenkentzündung
→ Aktive, uneingeschränkte
   Sportteilnahme, nach Abklärung funktioneller
   Einschränkungen
→ Motto: Viel bewegen, normale Belastung

Remissionsphase

◘ Abb. 33.2 Einteilung der Krankheitsaktivität bei der Juvenilen idiopathischen Arthritis

Während der Akutphase mit geschwollenen und/oder schmerzhaften Gelenken sollte keine sportliche Belastung erfolgen. Das Motto sollte stattdessen „viel bewegen, wenig belasten" lauten. Dies kann z. B. durch Schwimmen realisiert werden. In der inaktiven Phase mit abgeklungenen Gelenkentzündungen können die konditionellen Fähigkeiten Kraft, Ausdauer, Schnelligkeit und Beweglichkeit wieder trainiert werden. Das Hauptaugenmerk sollte auf einer korrekten Bewegungstechnik und einer Verbesserung der Koordination (z. B. Gleichgewicht) liegen. In der Remissionsphase kann prinzipiell wieder die uneingeschränkte Sportteilnahme empfohlen werden, allerdings sollten zuvor funktionelle Einschränkungen abgeklärt und bei der Sportempfehlung berücksichtigt werden. Eine progressive Steigerung der Belastung spielt eine große Rolle, um eine adäquate Anpassung der zuvor geschonten Strukturen zu ermöglichen und um Überlastungsschäden zu vermeiden (Hartmann et al. 2018).

Generell können Bewegungseinschränkungen oder Achsenfehlstellungen trotz adäquater Behandlung der Arthritis bestehen bleiben. Durch eine regelmäßige und intensive Physiotherapie sollten sie jedoch in der Regel positiv beeinflusst werden (Spamer et al. 2012). Für die sportliche Aktivität haben beide Defizite eine wesentliche Bedeutung. So muss beispielsweise bei einem relevanten Streckdefizit des Kniegelenks berücksichtigt werden, ob ein begleitendes Kraftdefizit vorliegt und sich die Fehlstellung auf andere Gelenke überträgt (z. B. Beckenschiefstand durch unterschiedliche funktionelle Beinlängen). Achsenfehlstellungen können zu deutlichen Fehlbelastungen und damit zu Gelenkstress führen, wie z. B. bei der sogenannten „Pseudovalgus"-Fehlstellung am Kniegelenk. Darüber hinaus sind Patienten auf allgemeine Trainingsgrundsätze in Bezug auf die inhaltliche Gestaltung und Belastungsnormative hinzuweisen, z. B. auf den Aufbau einer Trainingseinheit mit Aufwärmen und Abwärmen, die Pausengestaltung und die oben angesprochene progressive Steigerung der Belastung nach Trainingspausen. Zudem ist eine adäquate Ausrüstung wichtig, um Bewegungseinschränkungen leichter kompensieren zu können. Dabei können individuell angepasste Einlagen, Bandagen oder Anpassungsmöglichkeiten am Sportgerät (z. B. ein variabler Lenker am Fahrrad) sinnvoll sein. Neben Freizeit- und Vereinssport stellt vor allem der Schulsportunterricht eine wichtige Möglichkeit für Kinder und Jugendliche dar, sportlich aktiv zu sein. Deshalb ist eine vollumfängliche Teilnahme oder zumindest eine differenzierte Teilnahme anzustreben (Hartmann et al. 2018). Außerdem können die allgemeinen Bewegungsempfehlungen der WHO für Gesunde (Aktivitätspyramide) auf junge Patienten mit rheumatischen Erkrankungen übertragen werden.

Die Auswahl geeigneter Sportarten für Kinder und Jugendliche mit rheumatischen Erkrankungen wird häufig diskutiert. Traditionell werden sogenannte gelenkschonende Sportarten wie z. B. Schwimmen und Fahrradfahren empfohlen. Gerade Kinder wünschen sich jedoch oftmals Sportarten mit spielerischem Charakter (z. B. Fußball, Klettern, Handball, Parcours, Trampolin), die jedoch auch mit höheren Stoßbelastungen (High-Impact-Sportarten) und einem höheren Verletzungsrisiko einhergehen. Generell sollten diese Sportarten nicht verboten werden. Entscheidend ist letztlich die „Dosis" des Trainings, die sich über Umfang, Intensität und Häufigkeit steuern lässt. Unter Berücksichtigung der individuellen Voraussetzungen (Alter, motorische Fähigkeiten, Trainingszustand) sollten diese Belastungsvariablen angepasst werden. Unter entsprechenden Voraussetzungen können auch Leistungssport und Rheuma miteinander vereinbar sein. Allerdings kann Breiten- und Gesundheitssport vermutlich am wirkungsvollsten eine nachhaltige Wirkung in Sachen Gesundheit, Teilhabe und Lebensqualität erzielen. Da die JIA eine heterogene Gruppe an Erkrankungen mit sehr unterschiedlichen Krankheitsverläufen darstellt, sollte vor Aufnahme intensiver sportlicher Aktivität eine individuelle Sportberatung, idealerweise in einem Zentrum für Kinderrheumatologie, angestrebt werden (Merker et al. 2018). Dabei können nach erfolgter kinderrheumatologischer Untersuchung, gegebenenfalls ergänzt um eine Bewegungsanalyse (z. B. 2D/3D-Gang- und Laufanalyse mit Sprunganalyse) und einen Fitnesstest (z. B. Deutscher Motorik-Test 6–18), unter Berücksichtigung der persönlichen Interessen des Kindes sowie der strukturellen Voraussetzungen am Heimatort Vorschläge erarbeitet werden, welche sportlichen Aktivitäten in welchem Ausmaß sinnvoll und für die Patienten sicher sind.

33.3 Chronische Schmerzerkrankungen

Bei Patienten mit chronischen Schmerzerkrankungen im Kindes- und Jugendalter bestehen andere Herausforderungen (Hoefel et al. 2016). Bei Schmerzen, die länger als drei Monate bestehen und bei denen sich keine adäquate somatische Ursache findet, spricht man von einer chronischen Schmerzerkrankung. Hier liegt keine medikamentös zu behandelnde Grunderkrankung vor und die Schmerzen sprechen auf medikamentöse Therapien in der Regel nicht an. Die Entstehung chronischer Schmerzerkrankungen wird gegenwärtig auf Basis des bio-psycho-sozialen Schmerzmodells verstanden (Twycross 2013). Chronische Schmerzerkrankungen entstehen häufig ohne eine Vorerkrankung, können aber auch sekundär nach einem Trauma oder im Rahmen einer rheumatischen bzw. anderen chronischen Erkrankungen auftreten. Die Schmerzen werden dabei häufig am Bewegungsapparat (Gelenke, Muskeln, Rü-

cken) lokalisiert und/oder als chronische Kopf- oder Bauchschmerzen beschrieben (Haas 2014). Häufig kommt es infolge der Schmerzen zu körperlicher Schonung, Bewegungsängsten, vegetativen Veränderungen (wie Schlafstörungen), sozialem Rückzug und Beeinträchtigungen im Alltag (Fehlzeiten in der Schule oder in der Ausbildung, Aufgabe von Freizeitaktivitäten inklusive sportlicher Aktivität) (Offenbächer et al. 2016). Chronische Schmerzerkrankungen sind häufig begleitet von psychischen Beeinträchtigungen wie Angst oder Depression (Knook et al. 2011). Die Therapie unterscheidet sich von der Behandlung akuter sowie durch chronische Fehlstellungen bedingter Schmerzen. Die Behandlung bedarf idealerweise eines interdisziplinären multimodalen Therapiekonzepts mit Physio- und Ergotherapie, ärztlichen Informationen über Krankheitsbild, Krankheitsverlauf und Therapieoptionen, Ausdauertraining und Muskelaufbau sowie Übungen zur Körperwahrnehmung, physikalischen Anwendungen, pflegetherapeutischen Maßnahmen, psychologischen Einzelgesprächen, Erlernen von Entspannungstechniken und sozialpädagogischen Maßnahmen sowie regelmäßigem Schulbesuch (Hoefel et al. 2016). Im Alltag sind für die Betroffenen ein strukturierter Tagesablauf mit Schule, Bewegung und Sport sowie gezielter Entspannung wichtig. Analog zur JIA kommt es schmerzbedingt zu körperlicher Inaktivität mit Schon- und Fehlhaltungen und konsekutivem Verlust der Muskelkraft, allerdings ohne Entzündungen oder Destruktionen am Bewegungsapparat. Im Rahmen der interdisziplinär-multimodalen Therapie muss daher den Patienten vermittelt werden, dass trotz der empfundenen Schmerzen keine körperlichen Schäden entstehen und Sport auf verschiedenen Ebenen zum Abbau von Schmerzen hilfreich sein kann. Durch Bewegung und Training kommt es nicht nur zu einer Steigerung der körperlichen Leistungsfähigkeit, sondern auch zu einer Verbesserung der emotionalen, vegetativen und sozialen Beeinträchtigungen.

> **Praxistipps**
>
> - Kinder und Jugendliche mit JIA haben Einschränkungen von Ausdauer, Kraft und Beweglichkeit.
> - Diese Veränderungen sind durch vermehrte körperliche und sportliche Aktivität umkehrbar.
> - Die sportliche Aktivität sollte an die Krankheitsaktivität und die jeweils vorhandenen funktionellen Einschränkungen angepasst werden.
> - Eine individuelle Sportberatung durch einen Kinder- und Jugendrheumatologen ist aufgrund der Heterogenität der Erkrankung zu empfehlen.
> - Sport und Bewegung sind Teil der multimodalen Therapie von chronischen Schmerzerkrankungen im Kindes- und Jugendalter.

33

Literatur

Bechtold S, Simon D (2014) Growth abnormalities in children and adolescents with juvenile idiopathic arthritis. Rheumatol Int 34(11): 1483–1488

Gualano B, Bonfa E, Pereira RMR, Silva CA (2017) Physical activity for paediatric rheumatic diseases: standing up against old paradigms. Nat Rev Rheumatol 13(6):368–379

Haas JP (2012) Juvenile Idiopathische Arthritis. In: Manger B, Schulze-Koops H (Hrsg) Checkliste: Rheumatologie. Stuttgart, Thieme, S 377–431

Haas JP (2014) Gelenkbeschwerden im Kindesalter. Prozedere in der Praxis. Pädiatr Prax 82(1):135–147

Häfner R, Truckenbrodt H, Spamer M (1998) Rehabilitation in children with juvenile chronic arthritis. Baillière's Clin Rheumat 12(2):329–361

Hartmann M, Merker J, Henner N (2018) Inklusion chronisch kranker Kinder und Jugendlicher in den Schulsport. Arthritis + Rheuma 38(6):408–415

Hoefel L et al (2016) Multimodale Schmerztherapie bei Kindern. Akt Rheumatol 41:326–333

Knook LM et al (2011) Psychiatric disorders in children and adolescents presenting with unexplained chronic pain: what is the prevalence and clinical relevancy? Eur Child Adolesc Psychiatry 20(1):39–48

Krumrey-Langkammerer M et al (2001) Evaluation of the ILAR criteria for juvenile idiopathic arthritis. J Rheumatol 28(11):2544–2547

Lelieveld O et al (2010) Promoting physical activity in children with juvenile idiopathic arthritis through an internet-based program: results of a pilot randomized controlled trial. Arthritis Care and Res 62(5):697–703

Merker J, Hartmann M, Schrödl S, König M, Georgi M (2018) Bewegungs- und Sportberatung bei Kindern und Jugendlichen mit rheumatischen Erkrankungen. Arthritis + Rheuma 38(6):416–423

Offenbächer M et al (2016) Functional limitations in children and adolescents suffering from chronic pain: validation and psychometric properties of the German functional disability inventory (FDI-G). Rheumatol Int 36(10):1439–1448

Philpott J, Houghton K, Luke A (2010) Physical activity recommendations for children with specific chronic health conditions: Juvenile idiopathic arthritis, hemophilia, asthma and cystic fibrosis. Paediatr Child Health 15(4):213–25

Sandstedt E et al (2013) Muscle strength, physical fitness and well-being in children and adolescents with juvenile idiopathic arthritis and the effect of an exercise programme: a randomized controlled trial. Pediatr Rheumatol online J 11(1):7

Spamer M, Georgi M, Häfner R, Händel H, König M, Haas JP (2012) Physiotherapie bei der juvenilen idiopathischen Arthritis. Z Rheumatol 71(5):387–395

Takken T, Hemel A, van der Net J, HeldersPJ (2002) Aerobic fitness in children with juvenile idiopathic arthritis: a systematic review. J Rheumatol 29(12):2643–2647

Twycross A (2013) Managing pain in children: a clinical guide for nurses and healthcare professionals. Chapter 3, pain: a bio-psycho-social phenomenon, 2. Aufl. Wiley-Blackwell, Hoboken, New Jersey

Uziel Y, Zifman E, Hashkles PJ (2009) Osteoporosis in children: pediatric and pediatric rheumatology perspective: a review. Pediatr Rheumatol Online J 7:16

van Brussel M et al (2007) Aerobic and anaerobic exercise capacity in children with juvenile idiopathic arthritis. Arthritis Rheum 57(6):891–897

Sport für Kinder und Jugendliche mit besonderen Herausforderungen

Claudio Perret

Inhaltsverzeichnis

© Springer-Verlag GmbH Deutschland, ein Teil von Springer Nature 2021
I. Menrath et al. (Hrsg.), *Pädiatrische Sportmedizin*,
https://doi.org/10.1007/978-3-662-61588-1_34

34.1 Häufigste Behinderungen, physiologische Konsequenzen und Leistungsfähigkeit

Grundsätzlich manifestiert sich eine Behinderung im Kindes- und Jugendalter entweder bereits bei der Geburt oder wird später durch Krankheit oder einen Unfall im Verlaufe der Kindheit verursacht. Zu den typischen Erscheinungsbildern gehören u. a. Spina bifida, Querschnittlähmung, Zerebralparese, Sehbehinderung sowie Gehörlosigkeit. In der Folge wird detaillierter auf die entsprechenden Krankheitsbilder sowie deren Auswirkungen auf die Leistungsfähigkeit eingegangen.

34.1.1 Spina bifida

Auslöser dieses angeborenen Rückenmarkdefekts ist eine Fehlbildung des zentralen Nervensystems infolge einer Verschlussstörung des Neuralrohrs in der embryonalen Entwicklung. Daraus resultiert eine heterogene Palette von strukturellen Defiziten, die das Rückenmark, das Hirn und den Hirnstamm betreffen (Botto et al. 1999). Man unterscheidet verschiedene Typen der Spina bifida (z. B. Spina bifida occulta, Spina bifida aperta, Meningozele, Myelomeningozele), wobei die Myelomeningozele die schwerste und häufigste Form darstellt (Jenkinson et al. 2011). Die weltweite Inzidenz von Spina bifida beträgt 2–8 pro 10.000 Lebendgeburten (Oliveira et al. 2014) und gehört somit zu den häufigsten angeborenen Fehlbildungen. In Abhängigkeit von Typ und Schweregrad der Läsion treten Defizite bezüglich motorischer, sensorischer und kognitiver Funktion in unterschiedlicher Ausprägung auf (Vinck et al. 2010). Diese Voraussetzungen begünstigen bei Betroffenen mit Spina bifida das Risiko zu einem inaktiven Lebensstil (Roebroeck et al. 2009). So verwundert es nicht, dass

Kinder und Jugendliche mit Spina bifida im Vergleich zu einer gesunden Vergleichspopulation eine geringere kardiorespiratorischer Fitness (−32–54 % maximale Sauerstoffaufnahme), Muskelkraft (−58–90 %), eine deutlich schlechtere Beweglichkeit und einen höheren Körperfettanteil (159 % des Normwertes) aufweisen (für mehr Details vgl. Übersichtsartikel von Oliveira et al. 2014). Im Sinne einer nachhaltigen Prävention wird daher empfohlen, bei Kindern mit Spina bifida möglichst früh mit körperlicher Aktivität und sportlichem Training anzufangen (Oliveira et al. 2014).

34.1.2 Querschnittlähmung

Eine Querschnittlähmung kann unfall- oder krankheitsbedingt auftreten und bedeutet den teilweisen oder kompletten Verlust motorischer, sensorischer und vegetativer Funktionen unterhalb der Läsion (Hou und Rabchevsky 2014). Schweregrad (komplett vs. inkomplett) und Höhe der Läsion bestimmen dabei das Ausmaß der Einschränkungen. Der Hauptgrund für eine krankheitsbedingte Querschnittlähmung bei Geburt ist die Spina bifida (s. o.). Für die Inzidenz traumatologischer Querschnittlähmungen im Kinder- und Jugendalter fehlen bislang entsprechende Daten (Kulshrestha et al. 2020). Die physiologischen Konsequenzen einer Querschnittlähmung umfassen unter anderem Störungen bei der Anpassung von Herzfrequenz und Blutdruck, einen reduzierten Energiebedarf, Veränderungen der Körperzusammensetzung, einen massiven Muskel- und Knochenschwund, Atemwegskomplikationen, Dekubitalulzera, eine gestörte Thermoregulation, Blaseninfekte, gastrointestinale Beschwerden, Schulterschmerzen und Spastizität. All diese Aspekte können sich negativ auf die körperliche Leistungsfähigkeit und sportliche Aktivität auswirken (Perret und Abel 2016). Darüber hinaus schränkt der Rollstuhl die meisten

Querschnittgelähmten in ihrer körperlichen Aktivität ein, die primär auf die oberen Extremitäten beschränkt ist.

34.1.3 Zerebralparese

Unter Zerebralparese (CP) versteht man unterschiedlich ausgeprägte Störungen bei der Körperhaltung und Fortbewegung, die auf eine Schädigung des Gehirns (z. B. Sauerstoffmangel bei Geburt) zurückzuführen sind (Corsi et al. 2019). Pro 1000 Lebendgeburten treten ca. zwei CP-Fälle auf (Odding et al. 2006). Eine CP führt zu einem erhöhten Muskeltonus, die Muskeleigenreflexe sind gesteigert, Haltung und Bewegungsabläufe gestört, die Schulter-, Rücken- und Kopfhaltemuskulatur oft schwach. Häufig sind zusätzlich auch noch weitere Entwicklungsbereiche (Sprachentwicklung, geistige Entwicklung) beeinträchtigt. Viele Kinder und Jugendliche mit CP weisen eine reduzierte kardiopulmonale Fitness und Muskelkraft sowie eine deutlich geringere Teilnahme an allgemeinen körperlichen Aktivitäten auf (für mehr Details vgl. Übersichtsartikel von Verschuren et al. 2016). Es erstaunt daher nicht, dass das Erlangen einer möglichst guten körperlichen Fitness auch im Falle einer CP im Sinne einer optimalen physischen, emotionalen und psychosozialen Entwicklung des Kindes empfehlenswert ist (Verschuren et al. 2016).

34.1.4 Sehbehinderung

Die Ursachen für eine Sehbehinderung sind sehr verschieden und umfassen u. a. genetische Faktoren, Störungen bei der pränatalen Entwicklung, Krankheiten oder Unfälle. Eine Sehbehinderung findet sich bei 8 von 100.000 Kindern (50 % davon im Alter von < 3 Jahren) (Rosenberg et al. 1996). Diese tritt dann auf, wenn eine oder mehrere Komponenten des visuellen Systems (z. B. Augenstruktur/Rezeptoren, Sehnerv

oder visueller Kortex) geschädigt sind. Gesetzlich liegt in Deutschland gemäß Definition eine Blindheit vor, wenn das bessere Auge weniger als 1/50 der normalen Sehschärfe aufweist (Finger et al. 2012). Eine im frühen Kindesalter auftretende Sehbehinderung kann die visuelle, motorische und kognitive Entwicklung ungünstig beeinflussen und so langfristig auch negative psychosoziale Konsequenzen nach sich ziehen (Varma et al. 2017). Auch wenn sich erblindete Kinder und Jugendliche von den rein physiologischen Voraussetzungen (Kraft, Ausdauer) auf den ersten Blick kaum von einer gesunden Vergleichsgruppe unterscheiden, so liegen insbesondere bei den Bereichen Orientierung und indirekt auch beim Gleichgewicht Defizite vor. Diese können sich dann natürlich indirekt auf Training und Trainierbarkeit auswirken, selbst wenn die physiologischen Grundvoraussetzungen für Kraft- und Ausdauertraining gegeben sind. Hinzu kommen noch entsprechende Umweltfaktoren, die das Training zusätzlich erschweren können.

34.1.5 Gehörlosigkeit

Gemäß einer Studie von Chays et al. (2018) kommt eines von 1000 Kindern taub zur Welt. Hauptgründe für die Entstehung während der Schwangerschaft sind Infektionen (z. B. Röteln) oder toxische Schädigungen (z. B. durch gewisse sog. ototoxische Medikamente). Oft entwickelt sich aber die Gehörlosigkeit auch erst nach der Geburt, beispielsweise durch Gehirnerkrankungen (Enzephalitis, Meningitis) oder Infektionen (Masern, Mumps). Je nach Zeitpunkt spricht man dann von prälingualer oder postlingualer Gehörlosigkeit. Prälingual meint, dass die Gehörlosigkeit vor der Sprachentwicklung auftritt, die im Alter von ca. 7 Jahren abgeschlossen ist. Postlingual bedeutet, dass die Gehörlosigkeit nach bereits erfolgter Sprachentwicklung einsetzte. Die Konsequenz einer prälingualen

Taubheit ist das Fehlen eines entsprechenden Sprachwortschatzes. Tritt die Taubheit nach dem 7. Lebensjahr auf, bleibt der Wortschatz in der Regel erhalten. Nebst Schwierigkeiten bei der Kommunikation mit anderen Personen ergeben sich im Hinblick auf körperliche Aktivität (ähnlich wie bei Sehbehinderung) Schwierigkeiten insbesondere beim Gleichgewicht.

34.2 Herausforderungen beim Sport mit Behinderung

Grundsätzlich zeigt sich, dass die Teilnahme an organisierten Sportprogrammen bei Kindern und Jugendlichen mit Behinderung ganz im Sinne von „Exercise is Medicine" zu mehr Bewegung im Alltag wie auch zu einer besseren und gesundheitsrelevanten körperlichen Fitness führt (Lankhorst et al. 2019). So konnte festgestellt werden, dass bereits zwei Trainingseinheiten pro Woche im Rahmen eines organisierten Sportprogramms bei den Betroffenen zu einer signifikanten Verbesserung der aeroben und anaeroben Ausdauer sowie von Muskelkraft und Beweglichkeit führen (Lankhorst et al. 2019). Dies bedeutet, dass die Kinder proaktiv zur Teilnahme an sportlicher Aktivität und Bewegung motiviert werden sollen, mit dem langfristigen Ziel, im Erwachsenenalter ein möglichst selbstständiges Leben führen zu können (Roebroeck et al. 2009). Der Einstieg sollte dabei möglichst spielerisch und schrittweise erfolgen und den individuellen Voraussetzungen Rechnung tragen. Demgegenüber stehen – nebst den durch die Behinderung direkt verursachten Einschränkungen und dem damit verbundenen, meist schon sehr inaktiven Lebensstil – weitere Herausforderungen und Barrieren, die es zu meistern gilt. Dazu gehören sowohl persönliche als auch Umweltfaktoren (Bloemen et al. 2015). Persönliche Faktoren umfassen beispielsweise das Blasen- und Magen-Darm-Management (z. B. bei Spina

bifida oder Querschnittlähmung) oder die Kommunikation mit anderen Personen (z. B. bei Gehörlosigkeit). Zu den Umweltfaktoren zählen beispielsweise die Zugänglichkeit zu barrierefreien Trainingsstätten oder Informationen dazu, wo entsprechendes Fachpersonal oder Trainingsmöglichkeiten für Sportler mit Handicap zu finden sind. Erfreulicherweise gibt es bereits einige Angebote und Organisationen in Deutschland (z. B. Deutsche Behindertensportjugend; Rollikids des Deutschen Rollstuhlsportverbandes) und der Schweiz (z. B. Rollstuhlsport Schweiz; PluSport; Procap Sport), welche sich intensiv mit den Themen Partizipation, Integration und Inklusion auseinandersetzen und die Betroffenen auch entsprechend beraten und unterstützen.

34.3 Trainingsprogramme und Trainingsempfehlungen

Für Kinder und Jugendliche mit Behinderung gibt es kaum evidenzbasierte Trainingsempfehlungen, da für zuverlässige Aussagen noch zu wenig Daten vorliegen (Oliveira et al. 2014). Für die tägliche Praxis wird daher empfohlen, Inhalt, Dauer, Häufigkeit und Intensität der körperlichen Betätigung zunächst den körperlichen Voraussetzungen anzupassen, mit dem Ziel, sich schrittweise den allgemein gültigen Bewegungs- und Trainingsempfehlungen für gesunde Kinder und Jugendliche anzunähern. Die Herausforderung bei der Erstellung eines Trainingsprogramms liegt dabei darin, dass sich Art und Ausprägung der verschiedenen Behinderungstypen sehr stark unterscheiden und somit die Gründe für den Verlust bzw. den Einfluss auf die körperliche Leistungsfähigkeit mannigfaltig sind (Edouard et al. 2007). Zur Erstellung eines spezifischen Trainingsprogramms sollte idealerweise die Leistungsfähigkeit bekannt sein (Heath und Fentem 1997), und das Training sollte durch geschultes

▣ **Tab. 34.1**	Mögliche Trainingsziele für die verschiedenen Behinderungsarten
Behinderung	**Wichtige Trainingsziele**
Spina bifida und Querschnittlähmung	Kardiovaskuläre Fitness und Kraft der oberen Extremitäten verbessern und dadurch gleichzeitig Körperfettanteil und Körpergewicht stabilisieren/senken
Zerebralparese	Lokomotion, Koordination und Beweglichkeit verbessern; kardiovaskuläre Fitness steigern
Sehbehinderung	Gleichgewicht und Orientierung schulen; allgemeine körperliche Fitness verbessern
Gehörlosigkeit	Gleichgewicht sowie allgemeine körperliche Fitness verbessern

Fachpersonal (z. B. Physiotherapeuten) individuell unter Einbezug des Umfelds (z. B. Eltern, Lehrer, Sportverein) durchgeführt werden (Edouard et al. 2007). Je nach individueller Situation eines Kindes können dabei auch ganz verschiedene Therapie- und Trainingsansätze zum Erfolg führen (Kruijsen-Terpsstra et al. 2016). In der Regel bestehen die entsprechenden Programme zunächst einmal aus 2–3 Trainingseinheiten pro Woche, die jeweils mindestens 20–30 min dauern und während 1–3 Monaten durchgeführt werden (Dupuis und Daudet 2001). Trainingsanpassungen sollten dabei laufend erfolgen. Grundsätzlich wird empfohlen, das Trainingsprogramm so zu wählen, dass es individuell gestaltet werden kann sowie einfach, gut akzeptiert und kontrollierbar ist. ▣ Tab. 34.1 fasst mögliche Trainingsziele für die verschiedenen Behinderungsarten zusammen.

34.4 Spezielle Trainingsmöglichkeiten

In begründeten Fällen können in Absprache mit erfahrenen Fachpersonen auch spezielle Trainingsmöglichkeiten wie funktionelle Elektrostimulation oder Lokomotionstraining (inkomplette Querschnittlähmung) als eigenständige oder zusätzliche Trainingsmethode in Betracht gezogen werden. Allerdings sollten dafür vorrangig Aufwand und Ertrag sorgfältig gegeneinander abgewogen werden; dies im Bewusstsein darum, dass dafür doch mit einem beträchtlichen Aufwand an Zeit und Geräten zu rechnen ist.

> **Praxistipps**
>
> - „Exercise is Medicine" – auch für Kinder und Jugendliche mit einer Behinderung.
> - Betroffene sowie Eltern/Umfeld vom Nutzen körperlicher Aktivität überzeugen und dazu motivieren.
> - Für Kinder und Jugendliche mit Behinderung sind kaum evidenzbasierte Trainingsempfehlungen vorhanden.
> - Trainingsprogramme unter Berücksichtigung von Art und Schweregrad der Behinderung individuell erstellen und anpassen.
> - Begleitete Trainingseinheiten durch Experten anstreben, v. a. während der ersten Wochen eines (neuen) Trainingsprogramms.
> - Möglichst einfacher und hindernisfreier Zugang zu Sportmöglichkeiten (Vereine, Schulen etc.) suchen und dadurch gelebte Integration, Partizipation und Inklusion ermöglichen.
> - Leistungsstand und Trainingsprozess mittels möglichst einfacher, regelmäßig durchgeführter leistungsdiagnostischer Messungen überprüfen, steuern und dokumentieren.

Literatur

Bloemen MAT, Verschuren O, van Mechelen C, Borst HE, de Leeuw AJ, van der Hoef M, de Groot JF (2015) Personal and environmental factors to consider when aiming to improve participation in physical activity in children with Spina Bifida: a qualitative study. BMC Neurol 15:11

Botto LD, Moore CA, Khouri MJ, Erickson JD (1999) Neural-tube defects. N Engl J Med 231:1509–1519

Chays A, Labrousse M, Dubemard X (2018) Epidemiology and newborns universal hearing screening. Rev Prat 68(8):857–861

Corsi C, Santos MM, Moreira RFC, Dos Santos AN, de Campos AC, Galli M, Rocha NACF (2019) Effect of physical therapy interventions on spatiotemporal gait parameters in children with cerebral palsy: a systematic review. Disabil Rehabil 7:1–10

Dupuis J, Daudet G (2001) Médecine du Sport de l'enfant et de l'adolsecent. Ellipses, Paris

Edouard P, Gautheron V, D'Anjou MC, Pupier L, Devillard X (2007) Training programs for children: literature review. Annales de réadaptation et de médecine physique 50(6):510–519

Finger RP, Bertram B, Wolfram C, Holz FG (2012) Blindness and visual impairment in Germany – a slight fall in prevalence. Dtsch Arztebl Int 109(27–28):484–489

Heath GW, Fentem PH (1997) Physical activity among persons with disabilities – a public health perspective. Exerc Sport Sci Rev 25:195–234

Hou S, Rabchevsky AG (2014) Autonomic consequences of spinal cord injury. Compr Physiol 4(4):1419–1453

Jenkinson MD, Campbell S, Hayhurst C, Clark S, Kandasamy J, Lee MK, Flynn A, Murphy P, Mallucci CL (2011) Cognitive and functional outcome in spina bifida-Chiari II malformation. Childs Nerv Sys 27(6):967–974

Kruijsen-Terpstra AJA, Ketelaar M, Verschuren O, Gorter JW, Vos RC, Verheijden J, Jongmans MJ, Visser-Meily A (2016) Efficacy of three therapy approaches in preschool children with cerebral palsy: a randomized controlled trial. Dev Med Child Neurol 58(7):758–766

Kulshrestha R, Kuiper JH, Masri WE, Chowdhury JR, Kaur S, Kumar N, Lalam R, Osman AE (2020) Scoliosis in paediatric onset spinal cord injuries. Spinal Cord [epub ahead of print]

Lankhorst K, Takken T, Zwinkels M, van Gaalen L, Velde ST, Backx F, Verschuren O, Wittink, H. & de Groot, J. (2019) Sports participation, physical activity, and health-related fitness in youth with chronic diseases or physical disabilites: the health in adapted youth sports study. J Strength Cond Res [Epub ahead of print]

Odding E, Roebroeck ME, Stam HJ (2006) The epidemiology of cerebral palsy: incidence, impairments and risk factors. Disabil Rehabil. 28(4):183–191

Oliveira A, Jacome C, Marques A (2014) Physical fitness and exercise training on individuals with spina bifida: a systematic review. Res Dev Disabil 35(5):1119–1136

Perret C, Abel T (2016) Physiology. In: Vanlandewijck YC, Thompson WR (Hrsg) Training and coaching the Paralympic athlete. Wiley Blackwell, Singapore, S 53–74

Roebroeck ME, Jahnsen R, Carona C, Kent RM, Chamberlain MA (2009) Adult outcomes and lifespan issues for people with childhood-onset physical disability. Dev Med Child Neurol 51(8):670–678

Rosenberg T, Flage T, Hansen E, Riise R, Rudanko SL, Viggosson G, Tornqvist K (1996) Incidence of registered visual impairment in the Nordic child population. Br J Ophthalmol 80(1):49–53

Varma R, Tarczy-Hornoch K, Jiang X (2017) Visual impairment in preschool children in the United States. JAMA Ophthalmol 135(6):610–616

Verschuren O, Peterson MD, Balermans AC, Hurvitz EA (2016) Exercise and pyhsical activity recommendations for people with cerebral palsy. Dev Med Child Neurol 58(8):798–808

Vinck A, Nijhuis-van der Sanden MC, Roeleveld NJ, Mullaart RA, Rotteveel JJ, Maassen BA (2010) Motor profile and cognitive functioning in children with Spina bifida. Eur J Paediatr Neurol 14(1):86–92

Serviceteil

© Springer-Verlag GmbH Deutschland, ein Teil von Springer Nature 2021
I. Menrath et al. (Hrsg.), *Pädiatrische Sportmedizin*,
https://doi.org/10.1007/978-3-662-61588-1

A1: Sportmedizinischer Anamnesebogen

Sportmedizinischer Anamnesebogen

Untersuchungsdatum _____

Einverständniserklärung liegt vor?   Ja ☐   Nein ☐   Impfpass liegt vor?   Ja ☐   Nein ☐

Wurde schon mal eine sportmedizinische Untersuchung durchgeführt?   Ja ☐   Nein ☐

Persönliche Daten

Name, Vorname   _____   Geburtsdatum _____

Straße   _____

PLZ, Ort   _____   Hauptsportart _____

Falls bekannt: Größe _____ Gewicht_____   Hauptdisziplin _____

Trainingsinhalte

_____   Anzahl Trainingsjahre in Hauptsportart _____

_____   Trainingseinheiten pro Woche   _____

_____   Trainingsstunden pro Woche   _____

ALLGEMEINE MEDIZINISCHE FRAGEN		
1. Sind bei dir Allergien bekannt?	J ☐	N ☐
2. Hat schon mal jemand gesagt, dass du Asthma hättest?	J ☐	N ☐
3. Fühlst du dich beim / nach dem Training kurzatmiger als andere aus der Trainingsgruppe?	J ☐	N ☐
4. Bist du schon mal operiert worden oder musstest du schon mal im Krankenhaus übernachten?	J ☐	N ☐
5. Trägst du eine Brille?	J ☐	N ☐
6. Hattest du schon mal Leisten- oder Hodenschmerzen?	J ☐	N ☐
7. Hattest du schon mal Schmerzen oder Gedächtnisprobleme nach einem Sturz / Schlag auf den Kopf?	J ☐	N ☐
8. Bist du schon einmal durch Training bei Hitze krank geworden?	J ☐	N ☐
9. Bist du mit deinem Gewicht unzufrieden?	J ☐	N ☐
10. Versuchst du oder hat dir jemand empfohlen abzunehmen oder zuzunehmen?	J ☐	N ☐
11. Hältst du eine spezielle Diät oder vermeidest du bestimmte Lebensmittel?	J ☐	N ☐
12. Nimmst du regelmäßig Medikamente ein?	J ☐	N ☐
13. Nimmst du regelmäßig Nahrungsergänzungsmittel z.B. Eiweißshakes, Vitamine, Magnesium zu dir?	J ☐	N ☐
14. Hast du im Moment oder regelmäßig nach dem Training Schmerzen oder andere Beschwerden?	J ☐	N ☐
15. Hast du Fragen, die du mit dem Arzt / der Ärztin besprechen möchtest?	J ☐	N ☐

© Dr. med. Jutta Noffz, Christian-Albrechts-Universität zu Kiel, Abteilung Sportmedizin

HERZGESUNDHEIT		
16. Bist du schon einmal ohnmächtig geworden?	J ☐	N ☐
17. Hattest du schon einmal Schmerzen, Engegefühl oder Druck in der Brust?	J ☐	N ☐
18. Hattest du schon mal in Ruhe Herzrasen oder Herzstolpern?	J ☐	N ☐
19. Wurde dein Herz schon einmal untersucht (z.B. mittels EKG oder Herz-Echo)?	J ☐	N ☐

KNOCHEN UND GELENKE		
20. Hattest du jemals eine Verletzung, nach der du länger als eine Woche nicht trainieren konntest?	J ☐	N ☐
21. Hattest du schon mal Physiotherapie?	J ☐	N ☐
22. Wurdest du schon mal geröntgt oder wurde ein CT oder ein MRT durchgeführt?	J ☐	N ☐

FRAGEN ZU DEINER FAMILIE		
23. Ist ein Familienmitglied oder Verwandter von dir vor dem 35. Lebensjahr plötzlich verstorben?	J ☐	N ☐
24. Hat jemand in deiner Familie vor dem 35. Lebensjahr einen Herzschrittmacher bekommen?	J ☐	N ☐
25. Gibt es jemanden mit Marfan-Syndrom in deiner Familie?	J ☐	N ☐
26. Gibt es Familienmitglieder, die aus medizinischen Gründen keinen Sport betreiben sollen?	J ☐	N ☐

FRAGEN FÜR MÄDCHEN / FRAUEN		
27. Hattest du schon einmal deine Periode?	J ☐	N ☐
28. Wenn ja, wie alt warst du?		
29. Wie viele Perioden hattest du ungefähr in den letzten 12 Monaten?		
30. Kannst du während der Periode normal trainieren?	J ☐	N ☐

Hier können „Ja" Antworten genauer erklärt werden.

---   ---

Unterschrift Sportler:in   Unterschrift Erziehungsberechtigte/r

A2: Sportmedizinischer Untersuchungsbogen für Kinder und Jugendliche

Sportmedizinischer Untersuchungsbogen für Kinder und Jugendliche

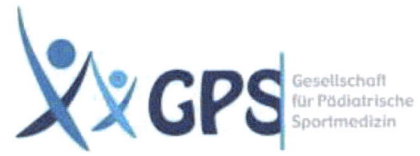

GPS — Gesellschaft für Pädiatrische Sportmedizin

Untersuchungsdatum:

Name: Vorname: Geburtsdatum:

Länge: cm   (.P.)   Gewicht: kg   (.P.)

BMI: kg/m^2 (.P.)   Blutdruck: mm Hg   (.P.)

Anamnese:
Eigenanamnese/Vorerkrankungen:
☐ Asthma bronchiale   ☐ Herzerkrankungen   ☐ Orthopädische Erkrankungen
☐ Diabetes mellitus   ☐ verzög. Entwicklung   ☐ Anfallsleiden
☐ Verletzungen/Operationen:
☐ Allergien:
☐ Medikamente:
☐ Andere Erkrankungen:
Ergänzungen:

Familienanamese:
☐ Marfan-Syndrom   ☐ hypertr. Kardiomyopathie   ☐ Hypertonie
☐ andere Erkrankungen:
Ergänzungen:

Sportanamnese:
Sportarten:
seit wann: wie oft: wie lange:
Symptome bei Belastung: ☐ Atemnot ☐ Schwindel ☐ Schmerz ☐ Synkope
Ergänzungen:

Klinische Untersuchung:

	o.p.B.	Auffällige Befunde
Augen		
HNO		
Mund/Zähne		
Lunge		
Herz/Gefässe		
Abdomen		
Muskulatur		
Flexibilität		
Gelenke		
Haut		
HWS		

BWS		
LWS		
Schultern		
Becken		
Füsse		
Genitale		

Tanner Stadium	☐1 ☐2 ☐3 ☐4 ☐5	(Brust/Schamhaare)

Ergänzungen:

Ergänzende Untersuchungen (fakultativ):

Urinstatus:
Blutbild:
Körperfettgehalt: (%) Methode: ☐ Hautfalten ☐ Impedanzmessung
EKG: Lagetyp: PQ-Zeit: sec   QTc-Zeit: sec
Auffälligkeiten:
Spirometrie:
Ruhe: FVC   l (%)   FEV1   l (%)
nach Belastung: FVC   l (%)   FEV1   l (%)

Weitere Untersuchungen:

Beurteilung:

Arztstempel und Unterschrift   Datum: _____

_____

A3: Ärztliche Bescheinigung für die Teilnahme am Schulsport

Ärztliche Bescheinigung für die Teilnahme am Schulsport

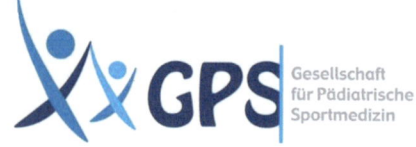

Gesellschaft
für Pädiatrische
Sportmedizin

Für die/den Schüler(in)   geb. am

Für die Zeit vom   bis   empfehle ich die folgende differenzierte
Teilnahme am Schulsport.

Dabei sind folgende Belastungen / Sportarten
zu vermeiden   besonders zu empfehlen

☐ Schwimmen (generell)   ☐
☐ Tauchen, Sprünge ins Wasser   ☐
☐ Ausdaueranforderungen (z.B. Dauerläufe)   ☐
☐ Schnelligkeitsanforderungen (z.B. Anläufe, Sprints)   ☐
☐ Sprunganforderungen (z.B. Absprünge, Landungen)   ☐
☐ Kraftanforderungen (welche Muskelgruppen:)   ☐
☐ Gelenkigkeitsanforderungen (welche Gelenke:)   ☐
☐ Mannschaftssport (Kontaktsport)   ☐
☐ Eine Allergen-/Reizexposition von: Sportförderunterricht zum Ausgleich von: ☐

☐ Weitere Vorschläge und Empfehlungen:

Eine – vorläufige – Vollfreistellung sollte vom   bis   erfolgen. Eine
Nachuntersuchung ist für den   vorgesehen.

Name der Schule bzw. Schulstempel   Datum: _____

_____   _____
Sportlehrer(in) bzw. Schulleiter(in)   Arztstempel und Unterschrift

☐ Bitte um Rücksprache mit dem Arzt

A4: Vorschlag einer Basisapotheke

Urs Wiget, Florian Schaub, Susi Kriemler.

Anbei finden Sie den Vorschlag einer kleinen Apotheke für den Arzt, der sporttreibende Kinder und Jugendliche begleitet. Bei der Entscheidung, was in eine Apotheke gehört, sind folgende Kriterien zu beachten:

▶ Es sollen nur Medikamente mitgenommen werden, deren Anwendung man gut kennt.

▶ Alle Dosierungen sind dem Körpergewicht anzupassen. Deshalb sollte man das Gewicht der Kinder und Jugendlichen kennen oder zumindest schätzen können.

Medikamente per os

Präparat	Dosierung	Anwendung
Paracetamol Tropfen oder Sirup	15–20 mg/kg/Dosis, max 1 g, bis 4x/Tag po	Schmerzen
NSAR Tropfen oder Sirup	Ibuprofen Sirup 10 mg/kg/Dosis, max 400 mg, bis 3x/Tag po	Schmerzen
Metamizol Tropfen	8–16 mg/kg/Dosis, max 1 g, bis 4x/Tag po	Schmerzen
Würfel-/Traubenzucker	Würfel oder Gel	Hypoglykämie
Antihistaminikum z. B. Levocetiricin	2,5–10 mg/Dosis (je nach Alter) po	Als Tropfen oder Tabletten bei allergischer Reaktion
Prednisolon z. B. Tbl oder Saft	1–2 mg/kg/Dosis po	Bsp bei allergischer Reaktion

Ampullen

Alle Ampullenlösungen (bis auf Adrenalin!) können auch intranasal mit dem MAD (Mucosal Atomization Device) – Spritzenaufsatz appliziert werden.

Präparat	Dosierung	Anwendung
Ketamin	iv. (1–1,5 mg/kg/Dosis) oder intranasal (2–4 mg/kg/Dosis), max 100 mg/Dosis resp. 200 mg/Dosis	Für schwerste (traumatische) Schmerzen
Fentanyl	iv. oder intranasal 1-2mcg/kg, max 100mcg	Für schwerste (traumatische) Schmerzen
Midazolam	Intranasal oder po 5mg/Dosis <5 Jahre, 7.5mg/Dosis 5-10 Jahre, 10mg/Dosis >10 Jahre	Panik – Angst – Reaktion – Krampfanfalle
Salbutamol	Dosieraerosol 100 mcg/Hub, <20kg bis 6 Hübe, >20kg bis 12 Hübe	akuter Asthmaanfall
Adrenalin	10mcg/kg im, max 0.3mg, alternativ altersangepasster Adrenalin-Pen	Anaphylaxie, topische Applikation allenfalls für Blutungsstillung

Diverses Material

Material	Anwendung
Material für iv Zugang SAM splint	Schienung, Stabilisierung, auch von HWS
Kältespray	Lokale Schmerzreduktion
Mefix/Omnifix / Fixomull 5 cm breit	Verbände/Pflaster, Wundverschluss
Elastische Binde 6 cm	
Tape	Distorsionen, zur Fixation
Skalpellklingen	Fremdkörper – Dornen, Ersatz für Schere
Injektionsnadeln	Entfernung von Dornen, Nagelhämatom
Frischhaltefolie, Tegaderm	Schürfungen, Wunden, Fussblasen, bei Tegaderm nicht klebende Oberfläche auf die Wunde oder Blase
Betadine 60 ml oder Alkoholtupfer	Desinfektion
Dosieraerosol z. B. Salbutamol	
Ev Gewebeleim	Wundverschluss sauberer einfacher Wunden

Literatur

Poonai N, Canton K, Ali S, Hendrikx S, Shah A, Miller M, Joubert G, Rieder M, Hartling, L. (2017). Intranasal ketamine for procedural sedation and analgesia in children: a systematic review. PLoS One, 12, e0173253

Shann F. (2017) Drug Doses, 17th Edition

Stichwortverzeichnis

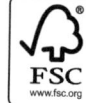